◆成人看護学◆
緩和・ターミナルケア看護論
【第2版】

兵庫医科大学看護学部教授　　　敦賀市立看護大学理事長・学長
鈴木志津枝　　　　　　　　　内布敦子

編　集

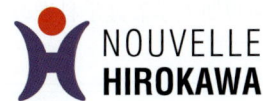

執筆者一覧 (50音順)

相原 由花	ホリスティックケアプロフェッショナルスクール学院長
安保 博文	国家公務員共済組合連合会六甲病院緩和ケア内科部長
荒尾 晴惠	大阪大学大学院医学系研究科保健学専攻教授
井沢 知子	京都大学大学院医学研究科人間健康科学系専攻助教
伊藤 由美子	兵庫県立がんセンター看護師長,がん看護専門看護師
井口 悦子	活水女子大学看護学部教授
上杉 和美	聖愛会松山ベテル病院,がん看護専門看護師
内布 敦子	敦賀市立看護大学理事長・学長
唐崎 愛子	元西南女学院大学保健福祉学部看護学科准教授
川崎 優子	兵庫県立大学看護学部教授
北添 可奈子	高知県・高知市病院企業団立高知医療センター,がん看護専門看護師
北山 奈央子	兵庫県立はりま姫路総合医療センター,がん看護専門看護師
小迫 冨美恵	横浜市立市民病院がんセンター看護部担当係長,がん看護専門看護師
近藤 恵子	JCHO九州病院がんセンター,がん看護専門看護師
齋藤 信也	岡山大学大学院保健学研究科教授
坂口 幸弘	関西学院大学人間福祉学部人間科学科教授
嶋中 ますみ	済生会横浜市南部病院,がん看護専門看護師
鈴木 志津枝	兵庫医科大学看護学部教授
髙山 良子	神戸市看護大学看護学部講師,がん看護専門看護師
田代 真理	悠翔会在宅クリニック新橋,がん看護専門看護師
田墨 惠子	大阪大学医学部附属病院看護師長,がん看護専門看護師
寺町 芳子	大分大学医学部看護学科客員研究員
長尾 綾子	神戸市立西神戸医療センター,がん看護専門看護師
沼田 靖子	元市立釧路総合病院,がん看護専門看護師
原 万里子	名古屋大学医学部附属病院,がん看護専門看護師
平井 啓	大阪大学人間科学部人間科学研究科准教授
廣川 恵子	川崎医療福祉大学保健看護学部教授
藤原 由佳	神戸大学医学部附属病院,がん看護専門看護師
槙埜 良江	広島大学病院,がん看護専門看護師
松本 仁美	兵庫県立はりま姫路総合医療センター,がん看護専門看護師
森 恵子	岡山大学学術研究院保健学域教授
山西 亜紀子	高知学園短期大学看護学科講師
吉田 亜紀子	高知学園短期大学看護学科准教授

第2版まえがき

　『緩和・ターミナルケア看護論』の初版が2005年に発刊されて以来，緩和・ターミナルケアに関連した診療報酬の改定や提供体制の法整備が急速に進んできており，緩和ケアは，生命を脅かす病気に直面している患者や家族に対して，終末期だけでなく治療の初期段階から積極的な治療と並行して，病棟・外来・在宅といった療養の場で切れ目なく提供されることが求められるようになってきた．

　医療がキュア（cure）一辺倒だった30年前と比較すると，現在はケア（care）とのバランスがかなりとられてきたと言うことができる．看護だけでなく医学や薬学，心理学，リハビリテーション学，哲学，倫理学などの多くの学問が緩和・ターミナルケアに関心を持って取り組んでおり，非常に幅広い学際的な領域として確立されつつある．このような背景の下，看護は基礎教育の中で緩和ケアやターミナルケアを取り上げ，医学による緩和治療の知識（特に薬剤の知識），生命を脅かす病気に直面した患者や死にまつわる人間の反応を取り扱う心理学・社会学等の知識も活用しながら，教育を行っている．看護独自の知識が十分に系統立っているとは言い難いが，臨床の看護師により獲得された臨床知や看護学の研究により見出されたエビデンスも着実に積み重なってきており，緩和・ターミナルケア看護学として体系立て学問に仕立て上げる必要がある．

　第2版である本書は，緩和・ターミナルケアに関連した医療や社会状況の変化を受け，初版を洗練化させ，読者の方々のニーズに応えて内容を充実させている．本書の主な改訂点は，「パートⅠ 理論編」において，緩和・ターミナルケア看護の考え方を明確に示したこと，また，ターミナルケアにおけるチーム医療やリハビリテーションの考え方を追加したこと，さらに家族への援助として，家族内の機能的コミュニケーションとエンリッチメント，家族が満足する看護実践（Good Practice），遺族ケアとしてのエンゼルケアの内容を追加したことである．「パートⅡ 実践編」の改訂点は，補完・代替療法〜アロマセラピーの効用〜を追加したこと，「パートⅢ 事例編」では，終末期がん患者のセデーションに焦点をあてた事例を追加したことである．

　本書は多くの部分を臨床の看護師，看護学の研究者，教育者が書いており，必要な部分は心理学や医学の専門家に執筆していただいた．改訂にあたり力を入れた点は，できるだけ臨床実践を通して獲得された臨床知や研究成果にもとづいたエビデンスを含めたことである．本書が，緩和・ターミナルケア看護の書として，基礎教育でのテキストとして，また臨床現場でも看護実践を導く有用なテキストとして活用されることを切に願っている．

2011年10月

編　者

目次

パートI 理論編 …………………………………………… 1

I 緩和・ターミナルケア看護学序説 ……………………… 3

1. ターミナルケア・緩和ケアの考え方 …………………………… 4
1）ターミナルケアとは…（内布敦子）4
2）緩和ケアとは………（内布敦子）5
3）ホスピスケアとは……（唐崎愛子）8
4）緩和・ターミナルケア看護とは
…（鈴木志津枝）15

2. 死にまつわる文化 …（齋藤信也）16
1）死とは何か（医学的な死）………16
2）死にまつわる文化的様相（社会的な死・文化的な死）………………18
3）日本人の死生観……………………21
4）わが国の葬送儀礼…………………21
5）死への準備…………………………22
6）死と看護……………………………23

3. ターミナル期にある人の療養の場…25
1）一般病棟におけるターミナルケア
…（北添可奈子）25
2）ホスピスにおけるターミナルケア
…（唐崎愛子）29

3）在宅におけるターミナルケア
…（沼田靖子）38

4. 死をめぐる倫理的課題 ……… 44
1）真実を伝える（truth-telling）
…（吉田亜紀子）44
2）意思決定………………………45
（1）治療拒否の権利（吉田亜紀子）45
（2）DNAR （吉田亜紀子）46
（3）ACP （田代真理）47
3）アドバンスディレクティブ，リビングウイル…………（田墨惠子）47
4）安楽死・尊厳死……（田墨惠子）49
5）セデーション………（田墨惠子）50
6）脳死の定義…………（田墨惠子）52

5. ターミナルケアにおけるチーム医療 ……………………（近藤惠子）54
1）看護師に求められるコーディネート力…54
2）栄養サポートチーム………………54
3）緩和ケアチーム……………………55
4）チーム医療の今後の課題…………59

II ターミナル期にある人とその家族の特徴と理解 ……………… 61

1. ターミナル期にある人の身体的特徴 ………………（内布敦子）62
1）ターミナル期の身体の変化………62
2）ターミナル期に出現する症状とそのメカニズム………………63

3）生命活動の停止と死の判定………66
4）身体症状の変化と患者の体験世界
…67
5）看取り………………………………68

2．ターミナル期にある人の心理的・社会的・霊的特徴 ………… 70

1）全人的苦痛とは何か‥（藤原由佳）70
2）死と死にゆくプロセス………74
　（1）死にゆく人の心理過程
　　　　　　　　　（藤原由佳）74
　（2）治療中断を余儀なくされた人の自
　　　己存在の意味づけ（長尾綾子）75
　（3）死の個性化（藤原由佳）79
　（4）看護師が行う全人的ケア
　　　　　　　　　（藤原由佳）79

3．ターミナル期にある人の死にゆくことに対する態度‥（高山良子）80

4．ターミナル期にある人の家族
　　　　　　　　　　…（鈴木志津枝）90

1）家族のとらえ方………90
2）大切な人を失う精神的・社会的苦痛
　　　　　　　　　　………91
3）死への気づき………91
4）死への気づきに対する反応と対処‥92
5）悲嘆反応………94
6）死別後の家族の生活上の変化……96

Ⅲ　ターミナル期にある人とその家族への看護援助 ……………… 99

1．QOL の維持・向上
　　　　　　　　　…（荒尾晴恵）100

1）QOL とは………100
2）緩和ケアでめざす QOL………101
3）ターミナル期の QOL に影響を与える
　因子………102

2．希望を支えるケアリングとエンパワーメント………（田墨惠子）104

1）ケアリング………104
2）エンパワーメント………107
3）希望を支えるケア………108
4）生きる意味を見いだす………110

3．悪いニュースの伝え方
　　　　　　　　　…（寺町芳子）112

1）「悪いニュース」の意味………112
2）「悪いニュース」を伝える・伝えない
　　　　　　　　　………113

4．人生と向き合う意思決定を支える援助………（寺町芳子）119

1）インフォームドコンセント………119
2）DNAR………127

5．予期悲嘆への援助とスピリチュアルケア………（小迫冨美恵）129

1）患者の予期悲嘆への援助………129
2）援助の基本的態度と技術………132
3）スピリチュアルケア………135
4）ライフレビュー………137

6．心身の安楽を維持するリハビリテーション………（森　恵子）140

1）患者が経験するさまざまな喪失…140
2）日常生活動作と生活関連動作……141
3）緩和ケアにおけるリハビリテーション
　の役割………142

7．家族内の機能的コミュニケーションとエンリッチメント………146

1）家族内コミュニケーション
　　　　　　　　　…（鈴木志津枝）146
2）家族内のコミュニケーションを促進する
　　　　　　　　　…（鈴木志津枝）147
3）家族にエンリッチメントをもたらす支
　援………（原　万里子）149

8．家族が求める看護実践（Good Practice）……………… **159**

　1）家族のニードの充足
　　　　　　　…（鈴木志津枝）**159**
　2）家族の予期悲嘆への援助
　　　　　　　…（鈴木志津枝）**161**
　3）家族内での役割移行への援助
　　　　　　　…（鈴木志津枝）**164**
　4）家族の意思決定への援助
　　　　　　　…（鈴木志津枝）**166**
　5）家族対処の促進への援助
　　　　　　　…（鈴木志津枝）**167**

　6）家族が満足する看護実践（Good Practice）…………（井口悦子）**169**

9．エンゼルケア・死別後のケア
　　　　　　　　　　　　…**173**

　1）死別後の遺族への援助
　　　　　　　…（廣川恵子）**173**
　2）遺族ケアの考え方
　　　　　　　…（鈴木志津枝）**178**

パートⅡ　実践編 ……………………………… **183**

Ⅳ　症状メカニズムとそのマネジメント …………………… **185**

1．倦怠感をもつ患者へのケア
　　　　　　　…（伊藤由美子）**186**

2．痛みをもつ患者へのケア
　　　　　　　…（北山奈央子）**191**

3．浮腫のある患者へのケア
　　　　　　　…（井沢知子）**205**

4．呼吸器症状をもつ患者へのケア
　　　　　　　…（松本仁美）**214**

5．消化器症状をもつ患者へのケア
　　　　　　　…（川崎優子）**224**
　1）嘔気・嘔吐……………………**224**
　2）消化管閉塞…………………**227**
　3）便　秘………………………**229**
　4）下　痢………………………**231**

6．精神症状のある患者へのケア
　　　　　　　…（槇埜良江）**235**
　1）不　安………………………**235**
　2）抑うつ………………………**238**
　3）せん妄………………………**241**

Ⅴ　薬剤の活用とその副作用への対処方法 ……………（安保博文）**245**

1．痛みに対する薬剤の活用とその副作用対策 ……………………… **246**
　1）がん患者の痛みの原因と発生機序
　　　　　　　　　　　　　…**246**
　2）鎮痛薬使用の基本原則………**247**

　3）鎮痛薬の副作用………………**249**
　4）非オピオイド鎮痛薬…………**249**
　5）オピオイド鎮痛薬……………**251**
　6）弱オピオイド鎮痛薬：軽度から中等度の強さの痛みに用いる ………**254**

7）強オピオイド鎮痛薬：中等度から高度の強さの痛みに用いる‥‥‥‥‥254
8）オピオイドの切り替え（オピオイドスイッチング）‥‥‥‥‥‥‥‥260
9）神経障害性の痛みに対する鎮痛補助薬‥‥‥‥‥‥‥‥‥‥‥‥‥‥261

2．**倦怠感に対する薬剤の活用とその副作用対策**‥‥‥‥‥‥‥‥‥‥263
1）がん患者の倦怠感の原因‥‥‥‥‥263
2）倦怠感の治療の基本‥‥‥‥‥‥264
3）倦怠感に対する薬と副作用対策‥‥265

3．**精神症状に対する薬剤の活用とその副作用対策**‥‥‥‥‥‥‥‥‥266
1）精神症状の治療に用いられる薬‥‥266
2）せん妄の治療と薬の使い方‥‥‥267
3）抑うつ・うつ病に対する薬と副作用対策‥‥‥‥‥‥‥‥‥‥‥‥‥271
4）不安に対する薬と副作用対策‥‥‥274
5）不眠に対する薬と副作用対策‥‥‥276

Ⅵ　コミュニケーション技術と技法 ‥‥‥‥‥‥‥‥‥‥（内布敦子）281

1）医療者自身が気づかない感情‥‥‥282
2）死にゆくことへの理解と共感‥‥‥282
3）言語化が死の恐怖や不安を浄化する‥‥‥‥‥‥‥‥‥‥‥‥‥‥283
4）ターミナルケアにおけるストレスとジレンマ‥‥‥‥‥‥‥‥‥‥‥284
5）コミュニケーションへのステップ（看護者の構え）‥‥‥‥‥‥‥‥286

Ⅶ　心理的支援の方法 ‥‥‥‥‥‥‥‥‥‥‥‥‥‥‥‥（平井　啓）293

1）患者の心理的適応とアセスメント‥‥294
2）心理的援助に用いられるさまざまなアプローチ‥‥‥‥‥‥‥‥‥‥295
3）アプローチの有効性‥‥‥‥‥‥‥297
4）特定の方法論にとらわれず注意深く評価‥‥‥‥‥‥‥‥‥‥‥‥‥299

Ⅷ　補完・代替療法　〜アロマセラピーの効用〜 ‥‥‥‥（相原由花）303

1）自己治癒力の向上‥‥‥‥‥‥‥304
2）アロマセラピー（芳香療法）‥‥‥305
3）アロマセラピーの実践‥‥‥‥‥308
4）家族の疲労も癒す‥‥‥‥‥‥‥310
5）教育の充実と看護技術への導入‥‥311

Ⅸ　家族・遺族ケアの方法 ‥‥‥‥‥‥‥‥‥‥‥‥‥‥（坂口幸弘）313

1．**遺族ケアの分類**‥‥‥‥‥‥‥‥314

2．**遺族ケアの実際**‥‥‥‥‥‥‥‥317
1）医療現場における現状‥‥‥‥‥317
2）遺族ケアプログラム‥‥‥‥‥‥318
3）今後の課題‥‥‥‥‥‥‥‥‥‥324

Ⅹ　医療従事者のストレスとその対処方法 ‥‥‥‥‥‥‥（平井　啓）329

1）医療従事者のストレス‥‥‥‥‥330
2）ストレスマネジメント‥‥‥‥‥330
3）看護師のためのプログラム開発‥‥331
4）今後の課題‥‥‥‥‥‥‥‥‥‥335

パートIII　事例編 ……337

1. トータルペインへのかかわり
   …（山西亜紀子）*338*

2. ターミナル前・中・後期の心理的変化 …………（嶋中ますみ）*344*

3. 家族・他職種連携による在宅ターミナルケア ………（田代真理）*350*

4. 家族役割をめぐる患者と家族のジレンマ …………（上杉和美）*356*

5. 病名を隠された患者の苦悩
   …（上杉和美）*362*

6. セデーションへの決断
   …（髙山良子）*367*

付録：用語の解説 …… *373*

索　引 …… *377*

パートI

理論編

八 文献編

I 緩和・ターミナルケア看護学序説

学習目標
1. 現代の医療問題とホスピス運動台頭の背景について理解する．
2. ホスピスの歴史をとおして，ターミナル期の患者に必要なケアのあり方について考える．
3. 死にまつわる文化的側面について理解する．
4. 日本人の死生観と諸外国の死生観とを比較し，日本人の死生観の特徴を理解する．
5. 療養の場の違いによる看護援助の特徴を理解する．
6. 死をめぐる倫理的課題を理解し，看護の役割について考える．
7. ターミナルケアにおけるチーム医療の重要性について理解する．

ターミナルケア・緩和ケアの考え方

 ターミナルケアとは

　ターミナルケアとは身体的な健康のレベルが低くなって，不可逆的な状態となり，死を迎える時期に提供されるケアをさしている．そこで提供されるケアは，ターミナルという時期の特徴を十分ふまえたものである必要がある．ターミナル期のとらえ方については表Ⅰ-1に記した．

　「ターミナル」という言葉のイメージは，いわゆる「最後に行き着くところ」といったものであり，必ずしも肯定的なイメージではない．しかし本来そこには，人生の仕事をなし終えて，休息をするときがきたことを安堵の気持ちで迎える静かな空気を感じることもできる．そういう意味で「完成期」といういい方をする人たちもいる．またend of lifeという言葉も使われている[1]．ともすれば否定的なイメージだけがつきまとうターミナル期を正確に理解してもらうためにさまざまな言葉が生みだされてきたといえよう．

　米国の1990年代の死に関する態度の変化について，ハイスフィールド・ウォルフ（Haisfield-Wolf, M. E.）は，「従来死は生と同じようにライフイベントという宿命の一つとして自然に起こるものとしてとらえられてきたが，医療技術の進歩によって日常生活から切り離され専門家の手によって取り扱われ，死を受容することはむしろ不自然になってしまった」と述べている[2]．わが国においても死はもはや日常的な出来事ではなく，病院という特殊な場所に隔離されている．一般の人々は地域社会の中でターミナル期にある人や死にゆく人に出会うことはなく，いざ自分の家族がターミナル期を迎えると，どのように接してよいかわからずとまどってしまう．医療従事者も同じようにコミュニティで暮らしている人間であることには変わりはなく，ターミナル期の患者をケアする技術は特定の訓練を受けた専門職以外は洗練されていないのが現状である．このような状況は患者にとっても家族にとってもターミナル期を過ごしにくいものにしている．表Ⅰ-2は，1951年と2021年とで死亡の場所がどのように変わってきたかを示したものである．1951年に9.1％であった病院での死亡は，2021年には65.9％まで増えている．自宅での死亡は

表Ⅰ-1　ターミナル期のとらえ方

状態・時期	引用文献
現代医療において可能な集学的治療の効果が期待できず，積極的な治療がむしろ患者にとって不適切と考えられる状態で，生命予後が6カ月以内と考えられる段階．	柏木哲夫，恒藤暁監修，淀川キリスト教病院ホスピス編（2007）緩和ケアマニュアル第5版，p.24, 最新医学社
時期は特に限定されておらず，あくまで医学的な予後予測として余命が6カ月または3カ月などといわれてきたが，むしろ数週間と考える方が妥当であるといわれている．	日野原重明監修，岡安大仁，柏木哲夫編（1989）ターミナルケア医学，p.7, 医学書院

表Ⅰ-2 死亡の場所の変遷

構成割合（％）

年　次	総　数	病　院	診療所	介護医療院・介護老人保健施設	助産所	老人ホーム	自　宅	その他
1951（昭和26）年	100	9.1	2.6	-	0	-	82.5	5.9
2021（令和3）年	100	65.9	1.5	3.5	0	10.0	17.2	1.8

注）1990（平成2）年までは老人ホームでの死亡は自宅またはその他に含まれている．
（厚生労働省ホームページ，2021年人口動態統計（確定数，上巻），死亡，表5-21より作成）

1951年に82.5％であったものが2021年には17.2％まで減少している．このように死を病院に隔離したために死に対する人々の態度は大きく変化してきた．家族の一員が死を迎えるとき，他の家族成員は大きなストレスをかかえるが，現在ではその対応能力は低下していることが予測される．

本来ターミナルケアはコミュニティの中で多くの人々がかかわって行われるべきケアであるが，今日，わが国ではターミナルケアの担い手は多くが医療の専門家になってしまった．家族の形態など社会的背景の変化をふまえて，ターミナルケアの提供形態も変遷することは必要なことであるが，死が特定の専門職の手にある限り，患者や家族のニーズを満たすことはますます難しくなるのではないだろうか．隔離された死によって，ターミナル期の否定的なイメージが固定化されてしまい，死にゆく患者に接することを人々がむやみに怖がり，死にゆく患者から遠ざかるようなことがあってはならない．

② 緩和ケアとは

1 定義と目的

緩和ケアの考え方については，さまざまな関連機関によって示されているが，基本的な考え方に大きな相違はない．第一義的な目的は，**症状の緩和**と患者の視点からみた**QOL（quality of life）の改善**である．患者の価値観やおかれている状況によって目標は異なり，その患者に最も適切なケアを提供することが求められる．

世界保健機関（World Health Organization：WHO，以下WHO）の定義によると，「緩和ケアとは，生命を脅かすような疾患による問題に直面している患者とその家族に対して，痛みやその他の身体的・心理社会的・スピリチュアルな問題を早期に発見し，的確なアセスメントと治療を行うことで苦痛を予防・軽減し，生活の質を向上させるアプローチのことである（英文は下記参照）」[3]．

> Palliative care is an approach that improves the quality of life of patients and their families facing the problem associated with life-threatening illness, through the prevention and relief of suffering by means of early identification and impeccable assessment and treatment of pain and other problems, physical, psychosocial and spiritual.

また，WHOでは，緩和ケアで提供されるサービスについて次のような説明をしている．

- 痛みをはじめとしてさまざまな症状を軽減する
- 人生の自然な経過としての死につながる生を支持する
- 死を早めることも遅らせることもしない
- 心理学的，または霊的（スピリチュアル）な視点からの患者ケアを統合する
- 死に至るまで，患者ができるだけ積極的に生きていけるようにサポート体制を提供する
- 患者が病気の間，家族がそれに対処できるように，また家族の悲嘆に対してサポートする体制を提供する
- チームアプローチを用いて，必要時，患者とその家族のニーズ―死別後のカウンセリングを含む―に応えるようにする
- 緩和ケアによって生活の質が向上し，また病気の経過によい影響をもたらす
- 病気の初期から適用し，延命のために行われる治療，すなわち化学療法，放射線療法などの治療と連結して用いることもできる．不快な合併症をよく理解し緩和するための検査も含まれる

（http://www.who.int/cancer/palliative/en/（2011.3 現在）を筆者が翻訳）

　治療優先の医療から，緩和ケアへの転換を行うことは必ずしも安易なことではない．治療の可能性が望めない場合，無駄な治療によって身体的，精神的，霊的（スピリチュアル），社会経済的な負担を被ることなく，自らの生をより豊かにすることができる選択肢をもつことが非常に重要である．緩和ケアにおいては，現状を正確に伝え選択肢を提示することこそが大事であって，治療から緩和ケアへの転換はあくまで患者の意志による．

　このように死にゆく過程をみることは難しさをともなう局面であり，包括的で全人的なケアが求められるので，緩和ケアには多くの種類の異なる専門家がかかわっている．中でも心理的側面へのかかわりは重要であり，サイコオンコロジーの領域の研究もその一つとして貢献を期待されている．サイコオンコロジーは，がんに関するすべての病期において患者や家族，ケア提供者の情緒的な反応を扱う学問であり，がんの発症率や死亡率に影響を与える心理的，行動的，社会的要因について研究する学問領域である．今後，多くの学問領域がターミナルケアの研究にかかわり，患者，家族，ケア提供者のQOLに貢献することが望まれる．

❷ がん対策基本法施行後の政策

　2006年に成立したがん対策基本法が施行されると，2007年にはがん対策推進基本計画が策定され，がん医療の充実の一つとして緩和ケアにも力を注ぐことが決められている．緩和ケアは重点的に取り組むべき課題として位置づけられ，特に治療の初期段階から積極的治療と並行して患者に提供されることや家族に対しても心のケアを行うことができるよう，医療従事者の育成を行う必要性について明示している[*1]．特にがん治療に携わる医師が標準的な緩和ケアの知識をもつことが重要であり，医師に対する緩和ケア研修を推進している．また，国はがん診療連携拠点病

---

*1 厚生労働省（2007）がん対策推進基本計画　平成19年6月15日発表，pp.7-17．

院を設け緩和ケアチームの設置を拠点病院の指定要件とするなど，**緩和ケアの均てん化**（全国どこでも質の高いケアを受けられるようにすること）もねらっている．さらに在宅においても適切な緩和ケアを受けることができるように，拠点病院が地域連携推進を行うよう求めている．

③ 緩和ケアの普及啓発

2005年に日本ホスピス・緩和ケア研究振興財団によって行われた「ホスピス・緩和ケアに関する意識調査」では，ホスピス・緩和ケアについて「よく知っている」が11.4％，「ある程度は知っている」が47.2％であった[*2]．2007年に同財団は同様の調査を「ホスピス」と「緩和ケア」に分けて認知度を調査しており，ホスピスの認知度は「内容をよく知っている」が8.2％，「内容をある程度は知っている」50.1％，緩和ケアに関してはそれぞれ6.6％，36.0％であった[*3]．

がん対策推進のための施策の一つとして，緩和ケアの普及啓発事業が始まった当初の2008年に全国規模で認識度調査が行われ，「緩和ケアという言葉と内容を知っている」23.1％，「言葉は知っているが内容は知らない」33.3％であり[*4]，認知度は暫時高くなっているが依然として反数近くの人は緩和ケアという言葉も知らないという状況である．また，一般市民の医療用麻薬を使用することへの抵抗感があり（抵抗があると回答した人32.6％），緩和ケアも終末期にのみ受けるものであるという強い印象が，緩和ケアを受けにくくしているものと思われる．

医師の緩和ケアに関する認識調査も2008年に実施されている．緩和ケアという言葉を「よく知っている」33.2％，「ある程度は知っている」50.7％，「聞いたことがある」14.0％で，「知らない」という医師も1.6％であるが存在している[*5]．医師は薬剤処方の権限をもっている唯一の医療者であることから，医師に緩和ケアに関して知識がない場合，患者は大きな不利益をこうむることになる．そこでがん対策推進基本計画では，がん治療に携わるすべての医師に緩和ケアの研修の機会を提供することとし，**PEACE**（Palliative care Emphasis program on symptom management and Assessment for Continuous medical Education）[*6]が教育プログラムとして全国で展開されている．

引用文献

1）Yarbro, Connie Henke, et al.eds.（2010）Chapter 74 Principles and issues in palliative care., Cancer nursing：principles and practice 7th ed., p.1815, Jones and Bartlet Publishers.
2）Haisfield-Wolf, M.E.（1996）End-of-life care: evolution of the nurse's role., Oncology Nursing Forum, 23（6），pp.931-935.

---

*2 日本ホスピス・緩和ケア研究振興財団（2006）ホスピス・緩和ケアに関する意識調査：人生観や死生観との関連，pp.11-12.
*3 日本ホスピス・緩和ケア研究振興財団（2008）ホスピス・緩和ケアに関する意識調査，pp.11-14.
*4 川崎優子，内布敦子（2009）緩和医療学，11（4），pp.345-350.
*5 日本医師会（2008）がん医療における緩和ケアに関する医師の意識調査報告書，pp.9-10.
*6 米国で開発された「オンコロジストに対する緩和ケアの教育プログラム」（Education in Palliative and End-of-life Care-Oncology= EPEC-O）を日本緩和医療学会が日本の実情に合わせて改変したもの．新たに「症状の評価とマネジメントを中心とした緩和ケアのための医師の継続教育プログラム」（PEACE）として運用しており，2008年から厚生労働省のがん対策推進基本計画にも取り入れられた．

3）WHO ホームページ，http://www.who.int/cancer/palliative/definition/en/

参考文献
1．厚生労働省ホームページ，人口動態統計年報　主要統計表（最新データ，年次推移）．

③ ホスピスケアとは

1 ホスピスの語源

　ホスピス（hospice）という言葉は，ラテン語のホスピティウム（hospitium）に由来しており，病院（hospital），ホテル（hotel），ホスピタリティ（hospitality）などは語源を同じくしている．中世ヨーロッパにおいて，当時の修道僧が聖地巡礼者や十字軍遠征によって傷ついた兵士たちに対して食物を与え，休息あるいは宿泊場所として修道院を開放したことがホスピスの始まりとされている．

　そのことからもホスピスとは，人々を親切にもてなす，歓待する，あるいは宿泊所という意味があり，現代のホスピスや病院，ホテルには共通にもてなしの要素が求められる．

2 ホスピス・緩和ケア

　現代におけるホスピス・緩和ケアは，治癒ののぞめない末期患者に対して専門的なケアをする特別の施設およびプログラムを意味する[1]．そこでは中世の修道院が示した温かい心とその行動を受け継ぎながら，患者一人ひとりの尊厳をまもり，最期のときまで「生」に焦点を当てるケアが提供される．

　ホスピス・緩和ケア病棟では患者のQOLを高め，充実した最期を迎えさせるために，必要であれば医療も提供される．しかし，あくまでも「苦痛を取り除き，安らかな死を迎えさせるための医療」であり，身体的ケア，精神的・社会的・スピリチュアルケアが中心となって提供される「包括的医療」である．

　具体的なホスピス・緩和ケアは下記の通りである．

①医療者が提供するインフォームドコンセントにもとづき，末期患者および家族自らが治療やケアを選択する（**インフォームドチョイス**）という主体的なケアへの参加を支援し，QOLを高める．

②末期患者がもっている4つの痛み（身体的，精神的，社会的，スピリチュアルペイン）を取り除く，あるいはその軽減のためにチーム（医師，看護師，栄養士，薬剤師，理学療法士，作業療法士，ボランティアなど）を組んで専門的なケアを提供する．

③可能な限り患者が家族や親しい人々と人間らしく充実した時間をもつことができるよう支援する．

　ホスピス・緩和ケアのめざすところは，末期患者のみならず，病気で苦しんでいる人々に対し，「いつでも，どこでも，だれにでも」わけへだてなく提供するケアである．

〔1〕ケアの歴史（西欧）

　ヨーロッパにおけるホスピスの歴史は古く，キリスト没後，2世紀ほどの間にその信仰と愛の教えは非常な勢いでローマ帝国に広がっていった．中でも上流階級の婦人たちによる，信仰にしたがって病める者や貧しい者，孤児などに対して救いの手を差しのべる行いとともに，信者たちによる訪問看護がさかんに行われていた．

　中世になると，ヨーロッパでは聖地エルサレムへの巡礼がさかんになり，困難と危険をおかしても聖地へ旅する人が絶えなかった．旅人たちの中には巡礼の途中で病気や飢えに苦しんだり，あるいは長旅の疲れで行き倒れになり，そのまま死んでいく者もいた．

　なお，この時代は聖地奪還のための十字軍の遠征がくり返された時代でもある．負傷兵の治療や看護のための病院や救護所が各地に設けられた．また当時の修道院が門戸を開放し，聖地巡礼者に一夜の宿を与え，負傷兵らに対して傷の手当てをしたり，温かいベッドと食べ物を提供したという．これがホスピスの始まりとされる．

　古代ローマ時代に生まれたホスピスが，ルネサンス，宗教改革の時期には衰退をしながらも現代に至るまでどのように発展してきたのか，歴史を概観してみたい（表Ⅰ-3）．

表Ⅰ-3　ホスピス・緩和ケアの歴史と発展（西欧）

年　代	内　容
＜古代＞ 390年	**ホスピスの芽生え** ・キリスト教徒であった**聖ファビオラ**（St.Fabiola）による施療所開設．巡礼者たちの憩いの家としてそこを訪れた旅人はだれでも食事と宿泊ができた．病気やけがをしている人は手厚いケアを受け，なおらない者は最後までやさしく看取られたという（ヨーロッパで最初の病院とされる）．ファビオラは貧民と苦労をともにしながら病人の看護に奉仕した．
＜中世＞ 542年 962年	**ホスピスの誕生（ヨーロッパ）** ・フランス・リヨンに**オテル・デュー**（神の宿）建設．修道院による看護がさかんに行われ，病気や旅人のケアを行った． ・**セントバーナード・ホスピス**の設立． スイスアルプスにある2,400mの峠に建てられたホスピスでは，修道僧らが訓練された救助犬とともに厳しい冬山に閉じ込められた登山者や巡礼者たちの救助活動を行った（千年以上をへた現在もこの活動は受け継がれている）．
1096年	・第1回十字軍の遠征（以後1270年まで約200年続く）． 修道院による十字軍の救護活動がさかんに行われる．十字軍遠征の際に傷ついた兵士や病気で行き倒れになった聖地巡礼者に対して，修道院を開放して病気の手当てや温かい食事と宿を提供した（聖ヨハネ修道騎士団，聖マグダレナ尼僧団など）．これらの活動が今日のホスピスの原型といわれている．
1163年 13世紀～ 18世紀	**ホスピスの消滅** ・当時の医学教育は聖職者と修道僧のみが受けていたが，聖職者は血液や膿で手を汚してはならないという宗教上の禁止令によって医療行為に携わることが不可能となった．聖職者は次第に医療の現場から手を引くことになり，手術は床屋が受け持つようになる（床屋外科の誕生）．同時にヨーロッパからホスピスが姿を消すことになった． ・教会によって維持されていた病院は荒廃し，看護も十分に行われなくなった．医療者たちにとっての暗黒時代． 　※　宗教改革に始まり，1836年にドイツのテオドール・フリードナーがカイザースベルト学園で看護教育を行うようになるまでの17世紀半ばから19世紀前半までを特に看護の暗黒時代（dark period of nursing）とよんでいる．

<近代> 1815年	**近代ホスピスの源流** ・**メアリー・エイケンヘッド**（Aikenhead, Mary 1787-1858）がシスターズ・オブ・チャリティ（慈善修道尼会）のアイルランド支部を設立．「死に臨んではすべての人が平等」というホスピス精神のもとに，貧しい人々や疫病の患者に対して安息の場所を提供し，看護活動を始めた． 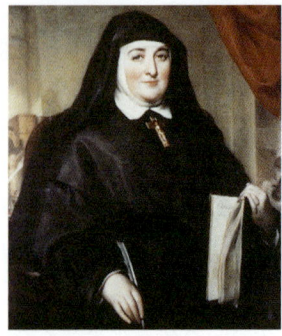 メアリー・エイケンヘッド
1879年	・シスターズ・オブ・チャリティのシスターたちによる**アワー・レディス・ホスピス**の設立（アイルランド）．エイケンヘッドの意思を生かしたホスピスである．当時の患者の多くは結核患者であった． 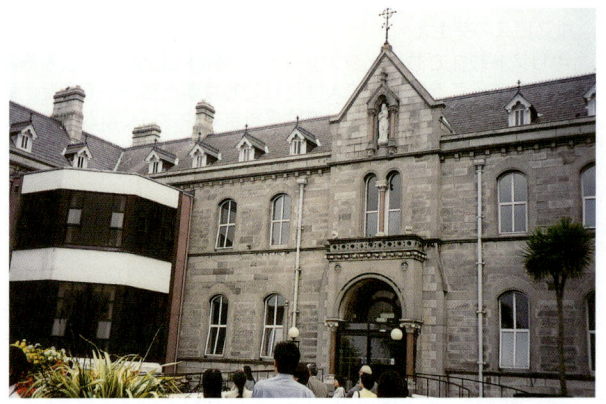 アワー・レディス・ホスピス．1879年当時の建物の一部をみることができる
1905年	・シスターズ・オブ・チャリティによるセント・ジョゼフ・ホスピスの設立（イギリス）．その目的は僧院内で不可能であった教育・看護活動を僧院外に出て積極的に行うことであった．
<現代> 1958年	・医師免許を取得した**シシリー・ソンダース**（Saunders, Cicely 1918-2005）がセント・ジョゼフ・ホスピスで働き始め，それまでイギリスの古い修道院で経験的な疼痛治療として使用されていたモルヒネの「定期的な経口投与」について研究的に取り組んだ．
1963年	**ホスピス運動の台頭** ・ソンダースがアメリカのイェール大学に招へいされて末期医療に関する講演を行う．1950-1960年にアメリカ社会で起こった消費者運動，公民権運動，患者の権利運動などが下地となってホスピス運動が開花．アメリカから全世界へホスピス運動を進展させるきっかけとなった．

1967年	**現代ホスピス** ・ソンダースによる**セント・クリストファー・ホスピス**の設立（イギリス）．それまでのホスピスの中心的な理念である宗教的な配慮を残しながら，科学的基盤に立った新しい発想のホスピスをめざした．「ホスピスの中のホスピス」と評価され，ホスピスのモデル施設として，世界中から関係者が研究・研修のために訪れている． 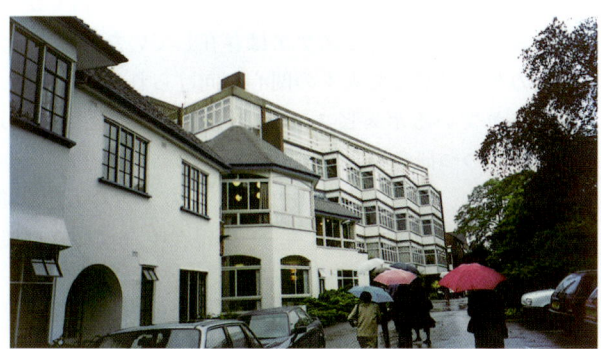 セント・クリストファー・ホスピス
1974年	・コネチカット・ホスピス開設．アメリカにおける最初のホスピス．イギリスのホスピス運動に学びつつ，独自の方向を模索してできるだけ患者が自宅で療養できることをゴールとした．以後，アメリカでは在宅ホスピスを中心に発展する．
1975年	**緩和ケアの始まり** ・B. マウント（Mount, Balfour）医師によりモントリオール・ロイヤル・ビクトリア病院に**緩和ケア病棟**が開設された（カナダ）．このときはじめて「緩和ケア」という言葉が使われた．「ホスピス」と命名すると慈善救貧院と混同されるため，この名称をつけたとされる．
1980年初頭	・イギリスをはじめとするヨーロッパ諸国，オーストラリアなどで緩和ケアの学会が設立される．
1982年	・世界最初の子どもホスピス，ヘレン＆ダグラスハウス開設（イギリス）．修道院のシスターが脳腫瘍の子どもを預かってケアしたのがきっかけとなった．
1986年	・オーストラリアで最初の子どもホスピス，ベリー・スペシャル・キッズ開設
1987年	・医学の一つの専門分野として緩和医療学が認識されるようになった．
2002年	・**WHOによる緩和ケアの新しい定義**が発表される．1989年のWHOによる定義が修正されたものであり，ケアの対象として「がん」という文言がない（ケアの対象の拡大をめざしているため）．緩和医療に関してWHOの果たしてきた役割は大きく，QOLの概念を主軸としてそのあり方を提言している．
2004年	・世界最初の若年成人のためのホスピス，ダグラスハウス開設．現在はヘレン＆ダグラスハウスとして活動中（イギリス）．

〔2〕ケアの歴史（日本）

「ホスピス」という言葉からは，西洋から輸入されたというニュアンスが強く感じられるが，ホスピスという言葉は使われていなくても古くから日本にもホスピスケアは存在していた．

飛鳥時代に聖徳太子が建立した敬田院・施薬院・療病院・悲田院や奈良時代に光明皇后が屋敷を開放してハンセン病の患者を手厚く看護した歴史があり，古くから貧しい人々，孤児，病気，とくにハンセン病患者に対するホスピスケアは存在していたのである．また，仏教伝来やキリスト教伝来は，看取りのケアに対して人々の関心が向けられるきっかけともなった（表Ⅰ-4）．

今日，日本で展開されているホスピスは70年代に活動を開始して以来，ハード面やソフト面を欧米のホスピスに学びつつ研究を重ねてきた．その結果，一般の人々の間にもホスピス・緩和ケアに関する理解は深まり，その開設が切望されたのである．1981年にわが国最初のホスピスが静岡県浜松市に開設されて以来，2021年11月現在で全国459施設，9,464病床が緩和ケア病棟として届出受理されている[2]．

表Ⅰ-4　ホスピス・緩和ケアの歴史と発展（日本）

年　代	内　容
593年	・聖徳太子（574-622）が現在の大阪市難波に四天王寺を設立．敬田院・施薬院・療病院・悲田院の四箇院を建立した．仏教の教えによる貧窮者，病者，孤児などの救済をした．
730年頃	・光明皇后（701-760）が施薬院，悲田院を設け救療事業を行う．またハンセン病患者に対する慈悲深い看護を提供した．
985年	・源信（942-1017）が「往生要集」を著す．ホスピス同様，宗教的理念にもとづいた看取りの場としての無常院が存在した．
1240年頃	・鎌倉に光明寺を開いた良忠（1199-1287）が著した「**看病用心鈔**」は日本初の仏教看護書であり，ホスピスに関する書物といわれている．
16世紀中期	・フランシスコ・ザビエル（1506-1552）の来日により，わが国に初めてキリスト教による死の作法，死の看取りが伝えられた．宣教師らによるキリシタン信仰の証として組織されたミゼリコルジア（Misericordia，慈悲の意）によるホスピスケアは社会的にも高い評価を受けたといわれる．
<1970年代>	**わが国におけるホスピスの黎明期**
1971年	・キューブラー=ロス（1926-2004）の著書「死ぬ瞬間」の日本語訳が出版され，わが国の末期医療に対して問題を投げかけた．
1973年	・淀川キリスト教病院精神科医，柏木哲夫によるOCDP（The Organized Care of the Dying Patient）という末期患者に対するチームアプローチの研究会が発足．
1977年	・わが国に初めてホスピスが紹介される（7月13日付・朝日新聞夕刊　東京版）． ・大阪大学名誉教授・金子仁郎を世話人とした「死の臨床研究会」発足．
<1980年代>	**わが国最初のホスピス**
1981年	・浜松市にある聖隷三方原病院に**院内独立型ホスピス**（一般の病院とは無関係にホスピスだけが独立して存在するタイプ）が開設される．
1982年	・厚生省（当時）が緩和ケアに関する研究として初めて「**末期がん患者の精神的・肉体的苦痛緩和（ターミナルケア）に関する研究**」に助成金を拠出．
1984年	・淀川キリスト教病院に院内病棟型ホスピス（総合病院の病棟の一部をホスピスとして利用するタイプ）が開設される．わが国のホスピス第2号． ・「対がん10か年総合戦略」スタート（研究に重点をおいた政府の取り組み）．
1987年	・厚生省（当時）「末期医療に関するケアの在り方の検討会」設置． ・麻薬取締法の全面改正と麻薬管理マニュアルの作成．
1989年	・「末期医療に関するケアの在り方の検討会」による「がん末期医療に関するケアのマニュアル」作成（国の緩和ケア対策事業での先駆的な試み）．

<1990年代>		緩和ケアが医療保険の診療項目として正式に制度化
1990年		・緩和ケアが医療保険の診療項目として制度化され，「緩和ケア病棟入院料」という診療報酬項目が新設された．行政の認可による経済的基盤が得られたことによってホスピス・緩和ケア病棟をもつ医療機関が増えるきっかけとなった（国の緩和ケア対策事業での先駆的な試み）．
1991年		・ホスピス・緩和ケアを行う施設の質の向上とホスピス・緩和ケアの啓発・普及を目的として「全国ホスピス・緩和ケア病棟連絡協議会」（事務局：聖隷三方原病院）設立．
1992年		・国立がんセンター東病院に25床の緩和ケア病棟（palliative care unit：PCU）が設置される（国の緩和ケア対策事業での先駆的な試み）．
1994年		・「がん克服新10か年戦略」（研究に重点をおいた政府の取り組み）
2004年		・「第3次対がん10か年総合戦略」（研究に重点をおいた政府の取り組みによって，がんの診断・治療技術は進歩した）
2006年		・「がん対策基本法」制定 放射線療法ならびに化学療法の推進ならびにこれらを専門的に行う医師等の育成，治療の初期段階から緩和ケアの実施などが重点課題として示された．
2007年		・「がん対策基本法」7月施行 ・「がん対策推進基本計画」を閣議決定し，2011年までの5か年計画でがん対策を総合的かつ計画的に推進していくことを決定．その内容は，①放射線療法・化学療法の推進，これらを専門的に行う医師等の育成，②治療の初期段階からの緩和ケアの実施，③在宅医療の推進，④治療ガイドラインの作成（標準治療の推進と普及），⑤医療機関の整備，⑥相談支援と情報提供，⑦がん登録の推進，⑧がん予防，⑨がん検診，⑩がん研究——など．
2011年		・「第2期がん対策推進基本計画」策定作業 「がん対策推進基本計画」の見直し・評価．
2012年		・「第2期がん対策推進基本計画」実施（～2016）
		わが国最初の子どものためのホスピス
		・大阪市の淀川キリスト教病院に12床の子どもホスピス病院開設．
2018年		・「第3期がん対策推進基本計画」閣議決定 ・診療報酬改定で，緩和ケアの対象疾患に「末期心不全」が加わる．

③ 現代にホスピスが求められた背景

(1) 生命至上主義と行き過ぎた医療

　近代医学は合理主義・実用主義に貫かれて一切の無駄を省き，手段と結果を重んじる競争原理の中で分析，効率，進歩に高い価値がおかれた．科学は万能であるという錯覚さえいだき，科学至上主義は長い間人々の考えの中心をなしていた．医学・医療の発展も同様に科学至上主義の流れの中で，多くの病気とその克服をくり返しながら現代に至っている．

　現代の病院は「検査」「診断」「治療」「延命」の4つの機能を有して，1分でも1秒でも長生きさせるという命題のもとに「生命至上主義」を中軸にして発展した．多くの患者の命が救われ，病気からの回復，社会復帰を可能にしたのは現代医療の恩恵によるものである．しかし，生命至上主義は「死は医療者の敗北」という考えを生むことにもつながった．なおる見込みのない患者や死が切迫している末期患者に対しても回復可能な患者と同じような医療が適応されたため，過剰な検査，薬漬け，スパゲティー症候群などとよばれ，行き過ぎた医療が問題となったのである．それにともなって医療者の関心は回復可能な患者へと向けられてしまい，病気の末期や死にゆく患者の痛みや不快な症状に対しての関心が薄れてしまうという問題が浮上した．

(2) 生命の長さから生命の質へ

　一方で，人々は生活習慣病に代表される克服できない病気の存在を認めざるを得なくなった．「なおらない病気」があることを認識した人々は，病気に対する考え方の転換を迫られることにな

る．「少しでも長生きしたい」という考えから，「死期が迫っていると判断されたときは苦痛を軽減してもらい，人間としての尊厳を保ちながら自然な形で死に臨みたい」と考えるようになったのである．つまり，生命は何にもまして尊く（sanctity of life：SOL），1分，1秒でも長生きするという「人生の長さ」を問題にするのではなく，最期のときは，家族や親しい人に囲まれて自分らしく過ごしたいという「人生の質」（quality of life：QOL）に価値をおく考えへの転換である．

〔3〕ホスピスケアを現代医療に取り戻す

かつて中世の修道院には，入り口近くに宿泊施設が設けられ，隣接して厨房やパンを焼く部屋が設置されていたという．宗教施設であると同時に，聖地巡礼者や病気になった旅人や貧困者が訪れることを最初から想定して設計されており，衣・食・住および看護を提供していた慈善施設でもあった．

その頃の人々の中に浸透していた死の概念もまた注目されるところである．「メメント・モリ（死を想え）」という思想が深く受け入れられていた．死は忌み嫌うべきものではなく，人々の中に共通にしかも身近なものとして存在しており，誕生と同じように死もまた日常生活と結びついていたのである．当時の人々にとって死はタブーではなく，生涯をかけて学ぶべき一つの芸術であったという．このように，人間は死すべき存在として，歴史の中におだやかな死があったことを私たちは再認識する必要があるだろう．

近代以降，「死を敗北」としてとらえたことは，末期医療に対していえば，必ずしも患者に対する理想的な医療の提供とはならなかったのである．現代のホスピス・緩和ケアは，これまでの末期医療のあり方を反省し，過去の歴史にならって医療の中に人間性を取り戻そうとする働きかけから誕生したということができる．その試みの一つとして中世のホスピスに学び，その理念を導入しようとする医療者の懸命な努力があったことを忘れないようにしたい．

引用文献

1) 柏木哲夫（2006）定本 ホスピス・緩和ケア，p.79，青海社．
2) 日本ホスピス緩和ケア協会ホームページ，緩和ケア病棟入院料届出受理施設数・病床数の年度推移．

参考文献

1. アルフォンス・デーケン（2003）よく生き よく笑い よき死と出会う，新潮社．
2. 日野原重明（2009）メメント・モリ：死を見つめ，今を生きる，海竜社．
3. 唐崎愛子（1998）形態としてのホスピス・思想としてのホスピス，看護展望，23（11）．
4. 唐崎愛子（2001）ヨーロッパのホスピスの窓から，看護実践の科学，26（6）．
5. Donovan, Margaret（1979）Apostolate of love：Mary Aikenhead., Congregation of Sisters of Charity.
6. 中川米造監修，黒岩卓夫編，円山誓信（1991）ホスピスの歴史，宗教学と医療，弘文堂．
7. 新村拓（1992）ホスピスと老人介護の歴史，法政大学出版局．
8. シャーリー・ドゥブレイ著，若林一美ほか訳（1989）シシリー・ソンダース：ホスピス運動の創始者，日本看護協会出版会．

④ 緩和・ターミナルケア看護とは

　緩和・ターミナルケア看護という考え方を明確にしていくことは，他の看護分野との違いを明らかにするとともに，本書全体の基盤として存在する考え方を理解していくうえで重要である．ターミナルケアと緩和ケアは，しばしば互換性のある用語として活用されている．一方で，これらの言葉が使用される文脈によってさまざまな意味をもっている．そのため，これらの言葉の活用にあいまいさを生みだしている．そこで，本書において，ターミナルケアは緩和ケアと互換性のある用語ではなく，ターミナルケアを"病の軌跡"に応じて提供される緩和ケアの一部分であるととらえ，緩和・ターミナルケア看護という用語を用い，一つのまとまりある考え方としている．

　緩和・ターミナルケア看護は，ケアを展開するうえで患者と家族を一つの単位としてとらえ，生命を脅かすような病気の経過（診断初期から終末期，死別後，図Ⅰ-1参照）にそいながら，看護の目標を「患者と家族の身体的・心理社会的・スピリチュアルな苦痛を緩和し，quality of life（QOL）を向上させていくこと」においており，すべての発達段階にある人やすべての病期にある人，すべての療養の場におけるケアに活用できる考え方を示している．

　患者と家族の身体的・心理社会的・スピリチュアルな苦痛を緩和しQOLを向上させていくための看護師の役割として，①効果的な症状マネジメントを提供すること，②患者や家族の心理社会的ニーズやスピリチュアルニーズを満たすこと，③看護実践に患者や家族のもつ価値観を組み込むこと，④喪失や悲嘆，死別を経験している患者や家族を支援すること，⑤倫理的あるいは法的な意思決定を支援すること，⑥個人的な望みや好みを擁護すること，⑦効果的なコミュニケーションを活用すること，⑧患者や家族を含めたチームと協働すること——などが必要とされている．

　これらの8つの役割に加えて，看護師は，患者やその家族が入院中だけでなく外来通院中も病気とともにQOLの高い生活を継続していけるように，診断の早期から今後起こりうる病気の経過も考慮して，患者や家族のセルフケア能力を高め，患者や家族のもつ力をエンパワーしていくように働きかけていく必要がある．

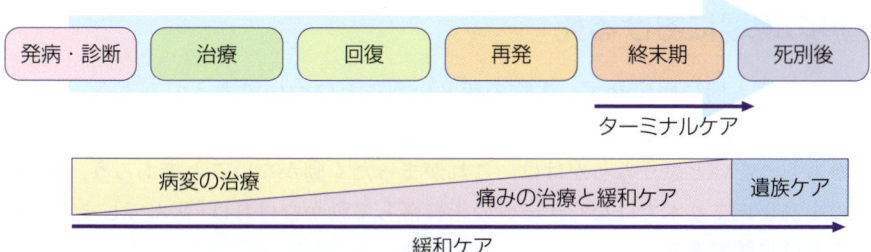

図Ⅰ-1　病気の経過と緩和ケア・ターミナルケアの提供

参考文献

1. Kinghorn, Shaun, Gaines, Sandra, eds.（2007）Palliative nursing：improving end-of-life care, 2nd ed., pp.1-7, Bailliere Tindall.
2. Lugton, Jean, McIntyre, Rosemary編著，真嶋朋子監訳（2008）実践的緩和ケア：看護は何をすべきか，pp.1-3, エルゼビア・ジャパン．

死にまつわる文化

　柏木[1]は現代の死の特徴として，①家庭死から病院死へ，②交わりの死から孤独な死へ，③情緒的な死から科学的な死へ，④現実の死から劇化された死へ——という4つをあげているが，特に③の科学的な死というのは，医学・看護学がサイエンスであるとする立場から，血圧の低下，呼吸の減弱といった一見科学的に測定可能な因子に死という現象を還元するという医療・看護の現場でみられがちな傾向をさしている．本来はすぐれて社会的存在である人の死の文化的側面に顧慮することなく，血圧，尿量，呼吸数といった数値に死を矮小化するこうした動きは「**死の医学化（メディカリゼーション：medicalization）**」とよばれ，緩和医療にかかわる医療関係者が戒めなければならない態度である．しかし一方で，看護者は，医学・看護学という科学性をバックにもった専門職である限り，単に死の情緒面にのみ流されることも望ましい姿勢ではないであろう．さらに，看護学が実践科学の要素が強い以上，死にゆく患者への具体的な症状緩和の理論を学び，技術を習得することは重要であり，本書もそうした要求に応える内容となっている．それに対して，この節では看護者がターミナル看護学の専門性を深める中で等閑視される可能性のある死にまつわる文化的側面について考察を行い，より深みのある緩和・ターミナルケアに少しでも役立つことを念頭におき，論述を進めることとする．

① 死とは何か（医学的な死）

1 医療の現場における死

　ここでは，まず人間に限定せず，生物の死ということについて考えてみよう．「死とは何か」という問いに対して，生物学者はその必要条件として「動かないこと」をあげる．確かに生き物が死んだかもしれないと思うきっかけは，これがまったく動かないことであろう．大事にしていたペットの小鳥が止まり木ではなくケージの床に落ちて動かなければ「死んでしまったのでは？」と考えることは自然である．

　では医療現場に返ってみると，看護師が夜間に訪室して患者さんが動いていなくても，まさか死んでいるとは思わないであろう．寝ていると判断するのが普通であろうし，動いていないといってもよく見れば胸は上下し，いびきをかいている人もいるであろう．しかし，まったく動きが見られず「何か変である」と感じるケースでは，顔を近づけ，呼吸を確認し，血管に触れ拍動があるかどうかを調べ，場合によっては声をかけて反応を見るに違いない．こうした生体反応（バイタルサイン）が確認できない場合は，あわててナースコールで同僚を呼ぶなり，ナースステーションにとんで帰って，当直医に連絡するはずである．医師がやってくるまで，看護師は血圧を

測り，心電図モニターを装着し，バイタルサインをチェックするが，心拍動が停止していれば，心マッサージを開始するかもしれない．こうした蘇生を行っても，心拍動が再開せず，医師が死亡を確認すれば，残念ながらそれが患者の死であるというプロセスになるはずである．

❷ 死の三徴候と脳死

それでは，人がまったく動かず（もちろん呼吸もしていない），呼びかけに反応しなければ，その人は死んでいるのであろうか．「そんなはずはない．心臓が動いている限りは人は死んでいない」という答えが返ってくるであろう．確かにこの状況は，手術中の全身麻酔状態（呼吸は人工呼吸器で行っている）でつねに起きていることである．では，これに加えて心臓が動いていなければ（意識消失＋無動（無呼吸）＋心停止），人は死んでいるのであろうか．人工心肺装着による心停止下の心臓手術中の患者はどうであろうか．この状態の患者を死んでいるという人はいないであろう．では何で区別すればよいのであろうか．それは脳の機能が失われているかという点である．人工心肺装着患者は呼吸も心拍動も停止しているが，脳への血流は保たれており，脳は活動している．こう考えれば「脳死が人の死である」という概念は理解しやすいであろう．

一般にいわれる死の三徴候というものも「心停止」「呼吸停止」は心肺停止を，「瞳孔散大」は脳死をみているのである（Ⅰ章4節6項「脳死の定義」，Ⅱ章1節3項「生命活動の停止と死の判定」参照）．

❸ 死の宣告と医学的な死

では，この三徴候がそろったら，すぐに死亡宣告をするのかという問題がある．つまり通常はこの三徴候があっても，蘇生措置を行うことも多い．蘇生をあきらめた時刻がそのまま死亡時刻になるというのは医療現場では少なからず経験することである．そうなれば死亡時刻とは絶対的なものでなく，医師が恣意的に判断しているのではないかという批判が起きて当然である．まさにそうした指摘のとおり，医師の宣告する「医学的な死」というのは，もう蘇生不可能であるという点（ポイントオブノーリターン：point of no return）を判定しているにすぎないのである．

臨床経験の豊富な看護師なら，医師が三徴候を確認してすぐに死亡宣告を行った後に，患者が大きな息をもう一回するのに遭遇したことがあるであろう．この時点では，心臓はすでに停止し，脳にも不可逆な変化が起きていると思われる．たとえ呼吸様の運動がみられたとしても，蘇生不可能ということでは大きな判断ミスはしていないはずである．そうはいっても，ベテランの医師は，家族の前で死亡宣告を行った後に，患者が息（のようなもの）をすることにより家族から不審の目で眺められるのを防ぐために，少なくともこうした呼吸様運動（チェーンストークス呼吸と同じ機序で起こると考えられる）が起きないポイントまで，死亡宣告を遅らせているのである．こうした点でも，人の死亡時刻というものがかなり恣意的に決定されていることに気づくはずである．

より確実に人の死を判定するには，遅ければ遅いほどよいわけであり，わかりやすくいえば病室の家族全員が「これはどうみても死んでいる」と納得できるときまで待てばその確実性は格段に向上するはずである．実際後述する「殯（もがり）」の儀式も，また火葬を死亡後24時間待つのも，蘇生の可能性がないことを確認し，より確実な死の判定をするための古くからの知恵といえよう．

では，なぜこうした時点まで死の判定が待てないのであろうか．つまりなぜ「医学的な死」は皆が納得する「社会的な死」を待てないのであろうか．そうしたわが国における「社会的な死」の問題について次の項で考えてみたい．

② 死にまつわる文化的様相（社会的な死・文化的な死）

1 近代日本の社会における死

明治以後，西欧にならい近代法が整備されるにしたがい，個人の権利関係に死亡時刻ということが重要な意味を占めてくるようになり，国家が秩序維持のため個人の生死を管理する役割を担うようになった．その結果，死亡の診断というのは，国家資格を有する医師による独占事業となり，死亡診断書がなければ埋葬許可がおりないという仕組みができた．

それまでは，例えば村落というコミュニティで死亡が周知のものとなれば，自分たちの判断で葬送の儀式を行い，自らの手で死者を埋葬していたはずであり，そこには必ずしも医師は介在していなかったはずである．昭和も戦後になってもしばらくは，僻地の医療を表現するのに「医者にかかるのは死ぬ前だけ」といわれてきたが，これは僻村では医療資源がそれほど希少であったという表面的なとらえ方以外に，死亡診断書がなければ，役所で埋葬許可証がもらえず，ひいては葬儀や埋葬が行えなかったことを意味している．つまり，わが国の伝統的な習俗にしたがえば，死体損壊罪を犯した犯罪者になる可能性が近代国家になって生じたわけである．また，死体を自然損壊に任せるということは衛生上も避けなければならないことであり，まして患者の治療を主目的とする近代病院で，現実的に不衛生な死者をいつまでも病室にとどめておくわけにはいかなくなったのである．

このように，周りの者たちが死を受容できるだけの十分な時間をかけることなく，死を「死亡時刻」というポイントオブノーリターンでとらえざるを得ない近代国家のシステムの下で，私たちがなじんできた「社会的な死」と近代的な「医学的な死」が引き裂かれてきたのである．まさにそのことが，現代の看護者が臨床・臨死の現場で直面する各種のジレンマの背景をなしているといってもよい．

そこでもう一度簡単に，わが国の社会における死について，その背後にある文化的な特性という点から光を当ててみたい．

2 日本の社会における死の文化的特性

死を霊と肉の二つの視点でとらえることが各文化圏に共通する枠組みであるが，わが国では，これに加えて骨というものに特別の意味をもたせてきた．よくいわれるように太平洋戦争の激戦地であった南方の島々に遺骨収集団を派遣するという行為は欧米人には理解しがたいものであるらしい．山折[2]は殯儀礼の仕上げとして持統天皇が火葬に付された例をあげて，これを肉身の剝落した遺体を「白骨化イコール清浄化」するための処置であるとしている．火葬の風習は仏教とともにわが国に伝わったとされるが，これにより，「火」による浄めにより穢れを除くとともに，舎利崇拝（釈迦の骨を崇める）につながる遺骨尊重の風習（納骨）が，古来の自然損壊にまかせた風習に取って代わってきた．その経緯は，山折により，平安期のネガティブな無常観としての

「死穢過敏症」から，鎌倉時代のポジティブな無常観としての「白骨崇拝」への転換として鮮やかに描きだされている．現在に続く遺骨崇拝の背景には，中世の庶民信仰である「穢れた死骸には穢れた死霊が宿るのに対して，白骨には浄められた祖霊が宿る」という観念があることは間違いない．骨という遺体を極度に圧縮した遺存物は，「霊」という不可視な存在が穢から浄へと推移する過程を集約的に象徴する祭祀の対象となり，後述する現在のわが国の葬送儀礼，先祖崇拝儀礼へと結びついていくのである．

❸ 日本以外の社会における死（さまざまな死生観）

ここでは，日本人の死生観をみていく前に，比較の対象として，あるいはそれに影響を与えたものとして，日本以外の社会におけるさまざまな死生観について簡単に触れておきたい（表Ⅰ-5）．

〔1〕西　洋

古代ギリシアでは，プラトン（Plato BC427-347）は「死」を魂が身体という「牢獄」から解放されることと定義した[3]．つまり，身体は囚われた存在であり，死んで初めて人間の霊魂は解放され，清浄な状態になると説いているように，そこには霊魂不滅思想がうかがわれる．

一方，キリスト教も魂の不死性を唱えるが，プラトンとは異なり，それは神の恩寵によるものとする．魂の不死と一体の肉体の蘇り，すなわち復活を説く．魂が死ぬときに離れた肉体に帰ってこなければ本当の復活にならない．アメリカで盛んなエンバーミング（embalming）とよばれる防腐処置を行い遺体を美しい状態で保存するという行為も，こうした復活思想にもとづいて遺体を尊重しその外見を重視するということに結びついているといえよう．

キリスト教徒にとっては，死は取り返しのつかない終末ではなくて，新しい生命の始まりであり，キリストが十字架の上での死を乗り越えて復活したように，死後に天国で，先に亡くなった愛する人たちと再会し，ともに神の無限の愛に包まれて生き続けるという希望が信仰の根底となっている[4]．

〔2〕インド

火葬は古くよりインドのバラモン社会において行われた葬送儀礼であり，その起源は古く「リグ・ヴェーダ」（BC1500～900頃につくられた古代インドの聖典）の時代にまでさかのぼる[5]．今日でも遺体を河畔で焼却し，残された骨灰をその川に流し，いわゆる遺骨への執着を示さない．ガンジス川では，こうした遺骸が流されている一方で，大勢の人が沐浴する風景はなじみのものである[6]．

ヒンズー教のもととなった古代インドのブラフマン思想では，来世へのより幸福な再生を求めても，来世にもまた死があることから，永遠の安らぎを得るためには，霊魂が輪廻から解放されなければならないとされた[7]．つまり，ブラフマン（梵）とアートマン（我）が一つになる梵我一如によって初めて輪廻から解脱できるとされたのである．

〔3〕中　国

古代中国では，霊魂には，魂と魄の二種類があると考えられていた．「魂は天に帰し，形魄は

表 I-5　死生観の比較

	死生観の特徴
西洋	**ギリシア思想**：死に際しては霊魂（プシュケー）と物質としての肉体が分離し，霊魂は不滅である． **ヘブライズム（旧約聖書）**：死は神から人間に与えられた生命の息の喪失を意味する．いったん滅びゆく肉体はいつの日にか復活する． **キリスト教（新約聖書）**：旧約聖書の死者の復活を前提とする． 肉体の復活が神の審きの前提となる（ヨハネ）． 死後ただちに主とともにあることで究極的な救いが与えられる（パウロ）． 死の直後にパラダイス（楽園）にあることを約束する（ルカ）． 不信心なものを義とする神ゆえ，信徒にとって死によって「もはや断罪されることはない」との確信が基盤にある．
インド	**古代インド**：死は身体の滅亡とその構成要素の分散をもって確認されうるが，その瞬間に各個の不滅の霊魂，すなわちアートマン（我）が身体から離脱する． 死後は神道（ブラフマン（梵）：宇宙の最高原理）界への再生，すなわち不死），祖道（地上への再生）という二つのプロセスがある（ウパニシャッド：二道説）． 来世における死後の存在性が今世における行為（業）と関連するという因果思想． **仏教**：古代インド思想と異なり，霊魂の有無を問題としない仏教では，寿命・体温・意識の三つが身体から離れる瞬間が死と判定された．輪廻（生死のくり返しは苦にほかならない）の状態から脱する解脱（げだつ）が目標．むしろ再生しないことが重要．本来の仏教では，輪廻の主体を認めないことが一般的． 因果応報をより強調（善因楽果，悪因苦果）することから，死者は生前に犯した悪業のゆえに，地獄の責苦を受ける．
中国	「死」という漢字は人間が骨に化すことを意味している（説文解字）． **儒教**：孔子は死よりも生を語る．祖霊の祭祀を生者の秩序規範である「孝」の倫理として位置づけ，儀礼を重視．その後「気」の思想が取り込まれ，「人間は，天の気を受けた「魂（精神）」と地の気を受けた「魄（形骸）」とが結合した存在であり，死は魂魄の気がそれぞれもとの天と地にかえること」とされた． **朱子学**：祖先と子孫とは同一の気から構成され，死に際してはすぐには拡散しないので，同気の子孫が祭祀すれば，これに感応する（儒教が重視した祖霊の祭祀と魂の消滅論の矛盾を解消する）． **道教**：身体を薬物などによって変容させ，死を克服しようとする「神仙思想」を承け，道教では，不死は単なる生の無限の延長ではなく，事実上の死を経て仙界で身体を変容させて再生する方法などを説いた． **仏教**：仏教本来の輪廻転生説では，輪廻する主体の実存性を認めなかったが，中国では，霊魂が別の身体を受けて転生すると解釈され，霊魂の不滅と再生が強調された．
日本	**古代**：死のイメージは腐敗してゆく屍体に対するリアルな観察と直結（黄泉国神話）．死者の魂は遺骸を葬った山や川に籠もっていて，その痕跡を雲や風を通じて感じ取っていた（万葉集挽歌）． **仏教**：人間は原理的に，生老病死の四苦を背負った存在であり，だれもがこれらの苦を逃れることはない． **浄土系仏教**：苦に満ちた穢土を脱して安楽な浄土に至る（厭離穢土，欣求浄土）実践法としての念仏．死者と生者は相互に関係し交渉するもの．生者が死者の霊を供養すれば，死者は「祖霊」となって子孫の安寧を守護してくれる．死は忌避するものではなく，受容すべきもの（生死一如・生死即涅槃）．

（廣松渉ほか編（1998）岩波哲学・思想事典，pp. 598-600，岩波書店より転載，一部改変）

地に帰す（礼記　郊特牲篇）」とあるように魂は死後肉体からすぐに抜けだすのに対し，魄は死後も体とともに残るとされた．ただし魂が肉体から離れることは死の瞬間にかぎらず，通常，魂は体から離れたりもどったりするものであるから，魂が肉体から抜けだし，その状態が永久に続くことがその人が死ぬことと考えられていた．そのため，死体をすぐに焼いたり，埋葬せず，殯とよばれるように遺体を室内に安置し，いったん離れた霊魂を再び体によびもどして再生をはかる「魂呼(たまよ)ばい」といわれる呪術を行い，それの無効を確認した後にやっと埋葬が行われた[8]．しかし，埋葬後も死体に霊魂が回帰して死体が復活することを期待して，死体をなるべく完全な形で保存しておこうという葬俗が発達することになった．土中で悪鬼，まむしやへびによる死体損壊を防ぐため（魂がもどってきても肉体が壊れていれば復活できない），例えばこれらを避ける

という蟬の形の玉を口中に含ませる習俗は,「ラストエンペラー」という清朝最後の皇帝を扱った映画でも描かれていたことを記憶されている人もいるであろう．

　一方，インドで起こった仏教は中国に伝わり，輪廻転生説も魂が別の身体を受けて生まれ変わるという素直なかたちで展開した．哲学的・思弁的要素の強いインド仏教は中国で道徳的・具体的なものに生まれ変わり，その後わが国の死生観に多くの影響を与えた[9]．

③ 日本人の死生観

　日本，西洋，インド，中国とそれぞれの社会の死生観を概観してきたが，ある程度共通する考え方としては，肉体は滅びても霊(たましい)は死後も残るとする霊魂不滅思想がある．死によってすべてが無に帰すという不安や恐怖に対して，霊の永遠を信じることで救いを求めるという考え方が，一つの祖型となっている．われわれ日本人にとって仏教の影響は大きく，輪廻転生の考えからいえば霊魂が肉体（人間に限らず）を転移するという考え方は理解しやすいが，仏教の正式教義では，輪廻転生する主体の実存性を認めないことが一般であった．また，輪廻転生の中に投げだされることは，本来の仏教教義では，まさに「一切皆苦(いっさいみなく)」であり，ここから抜けだして，永遠の生命を得ることが「解脱」であり，輪廻転生は忌避すべきものだったはずである．魂が乗り物を変えるようにして生命を反復しながら自然の中に存在し続けるという日本人に親和性の高い死生観は，これとはまったく逆で輪廻転生を肯定的にとらえているところに特徴がある．

　広井[10]は，死生観を「死」と「私自身」の関係として①肉体は滅んでも,「こころ」あるいは「たましい」は存在し続ける，②死んだら「自然」（生命，宇宙）に還り，かたちを変えて存在し続ける，③私自身の意識はなくなるが，かたちを変えて輪廻転生を続ける，④なんらかのかたちで「永遠の生命」を得る——という4つの類型に分類している．②と③はよく似ているが，日本人のように自然に親和性の強い場合は，②の考え方が一番理解しやすいであろう．つまり，2007年にヒットした「千の風になって」の死生観のように,「風になって」吹きわたっているという感覚が最も身近のようである．またこの歌は，死者と生者の交流という意味でも日本人の死生観になじむし，亡くなった人がかたちを変えて私たちを見守ってくれているという考え方は，死は忌避するものではなく受容すべきものであるという心情につながっている．これはわが国では，自殺者に対する同情や寛容，死者にむち打つ行為を非人間的とみる気持ちなどに反映している．④はキリスト教や仏教のような高次宗教の死生観であり，特に仏教では，恐怖の対象としての③のような輪廻転生を解脱して④のような永遠の生命に至る道筋が教義となっている．

　そこで，次の項ではこうした日本人の死生観を端的にあらわしていると考えられる伝統的習俗としての葬送儀礼について簡単にみていきたい．

④ わが国の葬送儀礼

　葬送儀礼は地方性・土俗性も強く，その共通部分を抜きだすことには困難をともなうが，標準的なプロセスとしては，まず，人の死が近くなると，虫が知らせるといった通常の五感では説明できない予兆を感じるといい，また，カラスがひどく鳴くときはまもなく死人がでるともいわれる．

　臨終に際しては，前述の「魂呼ばい」で死者の名前を呼んで生き返らせようとしたり，末期(まつご)の

水といって死者の唇を濡らしてやるという作法が行われる．

いよいよ死亡が確認されると，死体はあらためて北枕に直され（それまでは北枕は縁起が悪いと避けられている），枕元にはローソクや線香を供え，枕飯，枕団子といった供物が供えられる．また，逆さ屏風といい屏風を逆さまにして枕元に立てるということも行われる．布団の上には魔除けのための刀が置かれる．死者のそばには近親者がだれか必ず付いて，ローソクや線香の火を絶やさないようにする．

通夜は本来は，近親者たちによる死者への付き添いという性格が強く，死者の妻や跡取り息子が一晩添い寝をするという場合もある．湯灌（ゆかん）は，死者の体を洗う儀式であるが，死者の子どもや兄弟など最も血の濃い者たちの手で行われ，先に水を張ってから，熱湯を入れるという「逆湯」という方法がとられる．その後，白い晒布（さらし）の着物を着せて納棺する．死装束（しにしょうぞく）は，死出の旅路にでるということで巡礼姿にする例も多い．この際，着物を左前に着せたり，足袋と草鞋を左右反対に履かせるなど日常生活の逆の所作を行うことが多く，日常生活で例えば左前に着物を着ると縁起が悪いなどといわれるゆえんである．さらには，棺を担ぐ者は，座敷で草鞋を履き，そのまま屋外に降りることから，真新しい靴を家の中で履いてそのまま屋外にでることをいまでもタブーとする習俗が残っているのである．

このように日常とまったく異なった行為により，葬送儀礼が異常な空間と時間の中で演出されることは，この世との縁を切る儀礼（絶縁儀礼）的側面を端的にあらわしているものと考えられる．

ただし，こうした伝統的な葬送儀礼も近年の葬儀業者主導のセレモニーとしての葬儀・告別式にとってかわられ，遺族は不案内なままませき立てられるように業者の指示にしたがい，とりあえず言われるとおりに手順をこなすという風潮が強くなってきた．

葬儀には，別項で触れられるように遺された者が愛する人の死を受容し，悲嘆を乗り越えてゆくという「グリーフケア」としての重要な機能があるが，私たちが，「社会的な死」を「医学的な死」に置き換えられたことで経験する悩みや苦しみと同じようなことが，現代日本の葬送儀礼の中にもあらわれていることは象徴的である．遺体が一度も自宅に帰ることなく病院からセレモニーホールに直行し，通夜といっても告別式とほとんど同じ形式で行われたとか，参列者がそれほど多くないのに葬儀社の従業員に焼香をせかされたといった経験をした人は少なくないのではないだろうか．

⑤ 死への準備

一方で，自分の葬式や骨の処理の手はずをあらかじめ整えておく人も増えてきている．法律の規制外という判断から散骨（遺骨を陸，海等にまく）を遺言するケースも少なくない．

さらにこうした単に葬儀や遺体の処理について遺言するといった狭い意味での死への準備だけではなく，**アルフォンス・デーケン**（Deeken, Alfons 1932-）は，日頃から死を身近な問題としてとらえ，生と死の意義を学ぶ中で，過剰な恐怖を緩和できるものとして，**死への準備教育**の重要性を説いている．具体的には，①財産などの物への執着を断つ，②許しと和解，③感謝の表明，④「さよなら」を告げる，⑤遺言状の作成，⑥自分なりの葬儀方法を考えて周囲に伝えておく──という心がけをあげている．さらに，患者の家族と遺族へのスピリチュアルケア（魂のケア）は，こうした人たちが愛する人の死後に体験する悲嘆と免疫力の低下に代表される肉体への影響を緩和する意味での予防医学としての側面があることも強調している．

こうした「死への準備教育」がめざしているのは，自分たちのかけがえのない生をまっとうできるように，死についてのより深い思索を促すことである．死は人生の同伴者として，生の真っただ中で，いつも私たちとともにいるのであり，死を深く見つめて考えることは，本質的な生の意味を問いかける「生の哲学」にほかならない[11]．

　近年，大学教育の中でもこうした死への準備教育を行うところも散見されるようになったが，デーケンのいうように，死について学ぶのは大人になってからではなく，子どものときから，また，大人になったあとも継続して行われるべきであり，生涯教育としての死の準備教育が大変重要であると思われる．

 ## 死と看護

　現在，利用できる緩和医療・ターミナル看護に関するテキストは決して少なくないが，こうした「死の文化的側面」に誌面を割いているものはそれほど多くないと考えられる．もちろん科学性に裏打ちされた的確な看護技術によりターミナル期にある患者の苦痛や不快な症状を緩和することはきわめて重要である．ただし，日常の看護実践の中で人の死をすべて医学に還元することによる弊害を痛切に感じているのもほかならぬ看護者自身である．このような最期の迎え方をこの患者は本当に望んでいたのだろうかという真摯な問いかけをつねに行っている看護者にとって，この短い文章がわずかでも役立てば幸いである．

引用文献

1）柏木哲夫（1997）死を看取る医学，NHKライブラリー，pp.11-27，日本放送出版協会．
2）山折哲雄（2002）死の民俗学：日本人の死生観と葬送儀礼，pp.17-104，pp.193-232，岩波現代文庫．
3）プラトン著，林一功訳（2007）饗宴／パイドン，京都大学学術出版会．
4）アルフォンス・デーケン（1996）死とどう向かい合うか，NHKライブラリー，p.310，日本放送出版協会．
5）早島鏡正監修，高崎直道編（1987）仏教・インド思想辞典，pp.50-60，pp.388-390，春秋社．
6）森岡恭彦（2003）死にゆく人のための医療，pp.76-77，日本放送出版協会．
7）村上重良（1987）世界宗教事典，pp.66-67，講談社．
8）伊藤清司（1998）死者の棲む楽園：古代中国の死生観，pp.203-232，角川書店．
9）鈴木大拙（2010）宗教の根本疑点について，pp.94-98，大東出版社．
10）広井良典（2001）死生観を問いなおす，pp.211-213，筑摩書房．
11）前掲書4），pp.205-247．

参考文献

1．新谷尚紀（1992）日本人の葬儀，紀伊國屋書店．
2．赤田光男（1986）祖霊信仰と他界観，人文書院．
3．八木透編著（2001）日本の通過儀礼，思文閣出版．
4．加藤周一，M.ライシュ，R.J.リフトン（1977）日本人の死生観　上・下，岩波書店．

5. 村上陽一郎（2000）生と死への眼差し，青土社．
6. 網野善彦ほか編，谷川健一（1994）太陽と月：古代人の宇宙観と死生観，小学館．
7. 日本死の臨床研究会編（2003）死生観，シリーズ死の臨床，人間と歴史社．
8. 河合隼雄，柳田邦男編（1997）死の変容，現代日本文化論 6，岩波書店．
9. 藤井正雄，矢木澤壮一監修（2007）日本葬送文化事典，四季社．
10. 山田慎也（2007）現代日本の死と葬儀，東京大学出版会．
11. 孝本貢，八木透編（2006）家族と死者祭祀，早稲田大学出版部．
12. 新谷尚紀，関沢まゆみ編（2005）民俗小事典　死と葬送，吉川弘文館．
13. ジョン・ボウカー編，松村一男監修（2006）ヴィジュアル版ケンブリッジ世界宗教百科，原書房．
14. クリストファー・パートリッジ編著（2009）現代世界宗教事典，悠書館．

3 ターミナル期にある人の療養の場

① 一般病棟におけるターミナルケア

　死に向かう患者に対する全人的なケアを考える場合，療養している場に制限されるのではなく，患者や家族が本当に望むようなケアを提供し，安心感や満足感がもてるようなかかわりを行っていく必要がある．日本においてもホスピスや緩和ケアの理念が取り入れられ，緩和ケア病棟は徐々に増えつつある．しかし現状では，一般病棟で最期を迎えるがん患者は多く，一般病棟におけるターミナルケアの必要性は大きい．

1 治療継続を望む患者や家族

　一般病棟でターミナル期を過ごしている患者や家族の特徴として，ターミナル期になってもそれまでの治療経過にともなう医療者との関係性の持続を望んでいる人たちが多いことや，治療の継続を強く望む患者や家族が多いことがあげられる．緩和ケア病棟は徐々に増加しているが，日本において緩和ケアの考え方が十分に浸透していない背景もあり，患者や家族がホスピス・緩和ケアという言葉から死をイメージする傾向がみられる．治癒への希望を最後まで抱く患者にとって，一般病棟で治療を継続するということが，生への望みや闘病意欲につながっている．一般病棟にとどまりターミナル期を過ごす患者や家族の特徴として，治療の継続に対する強い希望を抱いている場合が多い．

　また，近年は一般病棟でも告知に対する考え方が浸透しつつあるが，病名告知や詳しい病状の説明を行われていない患者が緩和ケア病棟に比べ多いことも特徴である．

2 ゆとりあるケアができない難しさ

　一般病棟では，ターミナル期の患者は重症患者や術後患者など急性期の患者とともにケアを受けている．松山ら[1]は一般病院におけるターミナルケアの現状について，看護体制面としては患者と十分に接することができないことやゆとりをもってケアをすることができていない状況があり，環境面においても個室の数が少なく，急性期患者を優先することなどからターミナル期の患者や家族が残された時間を有意義に過ごすことのできる空間を提供することが難しい現状となっていると述べている．また，一般病棟では緩和ケア病棟と比べ統一した学習の場やカンファレンスの場が確保できていないため看護師の知識や意識の充実が難しいという問題点も指摘されている．

③ ターミナルケア充実に向けての取り組み

　一般病棟におけるターミナルケアの問題点に対して，各病院でターミナルケアの充実に向けてさまざまな取り組みを実践している．その中からいくつかの取り組みを紹介したい．

〔1〕症状マネジメント

　患者の症状を改善させ，身体的・精神的安寧を維持するため，あるいはQOLを向上させるために症状マネジメントは重要である．患者から訴えられる痛みや倦怠感，吐き気などの苦痛症状の多くは主観的な症状であり，看護師は患者の苦痛を軽減するためにそれらの症状をアセスメントし，効果的な介入方法を選択していく必要がある．

事例1　IASM 概念モデルを用いた分析

　A病院では症状マネジメントの統合的アプローチ（IASM）概念モデルを使用して症例を分析し状況の把握につとめたり，患者の症状を把握するためにボディチャートなどが使用されたりしている．またそれらの情報を症状マネジメント記録用紙に記入することで，看護スタッフや他の医療スタッフが共通した情報をもち，治療やケアについての話し合いができるような工夫も行われている．

〔2〕緩和ケアチーム

　緩和ケアチームとは，一般病床に入院する悪性腫瘍または後天性免疫不全症候群の患者のうち，疼痛，倦怠感，呼吸困難等の身体的症状または不安，抑うつなどの精神症状をもつ患者に対して症状緩和にかかわる専従のチームである．2010年に行われた診療報酬改定では緩和ケアチームによる診察が行われた場合，1日1人につき400点の緩和ケア診療加算が算定できるようになり，病院経営の面からも緩和ケアチームが注目されるようになってきた．緩和ケアチームは身体症状の緩和を担当する医師と精神症状の緩和を担当する医師（うちいずれか1名は専従）と専従看護師，専任の薬剤師が必要であるが，各病院によってMSW（メディカルソーシャルワーカー）や管理栄養士，理学療法士など，その他の専門職種も参加し多種職で構成されている．緩和ケアチームは定期的なカンファレンスの開催や回診，情報交換などを行いながら，病院全体を横断的に活動し，専門的知識を生かした高度なケアの提供や，全人的苦痛の緩和，スタッフへのモデル提示などを通してがん看護の質の向上に貢献している．

事例2　症状緩和にむけた横断的な活動

　B病院の緩和ケアチームは緩和ケア内科医やペインクリニック医，がん看護専門看護師，薬剤師，MSWなどで構成されており，週1回のカンファレンスや定期的な回診を行いながら，麻薬量の調整や患者の心理面への介入を行っている．患者の表情や話などから症状の程度や薬の効果などを判定し，今後の症状コントロールを検討するとともに，少しでも苦痛が少なく安楽に過ごすことができるようケアの工夫などについて話し合っている．また，主治医や病棟看護師と積極

的に情報交換し，患者にかかわっているさまざまな職種が一つの同じ目標に向けて進んでいけるようにつとめている．

〔3〕チーム医療の推進

近年，各医療従事者が主体的に専門性を発揮しながらより質の高い医療を提供しようという目的でチーム医療が重視されている．特に，ターミナル期の患者に質の高い医療を提供していくためには，各専門職者がそれぞれの立場から意見をだし，今後の治療や方向性，かかわりなどについて検討していく必要がある．一般病院においても各専門職混合のカンファレンスや勉強会などが重要視され，近年徐々にその機会が増えつつある．

事例 3　職種を越えて集うキャンサーボード

キャンサーボード（cancer board）とは縦割りの診療科の垣根を取り払って，各専門科が一堂に集まり，一つの症例に対する治療を包括的に議論する場をさし，その結果，エビデンスにもとづいた有効性の高い集学的治療法を決定するという診療体制である．2008年からがん診療連携拠点病院の指定要件として追加され，看護師や薬剤師なども参加していることが望ましいとされている．

C病院では消化器科や腫瘍内科，放射線科，ペインクリニック科，がん看護専門看護師，薬剤師，理学療法士などが参加するキャンサーボードが週1回行われている．手術の適応や化学療法のレジメン（投与計画）変更，緩和的処置の適応などについて意見を交換し，その結果をふまえ主治医が患者や家族に今後の方向性についてインフォームドコンセントをしている．

〔4〕専門看護師，認定看護師の導入

特定の分野で熟練した看護技術と知識を用いて水準の高い看護実践のできる人材を育成するために1996年より日本看護協会で専門看護師・認定看護師制度が導入されている．がん看護においてもがん看護専門看護師や緩和ケア・がん性疼痛看護・がん化学療法看護・乳がん看護・がん放射線療法看護の認定看護師が徐々に増え活躍している．

専門看護師や認定看護師は一般病院における緩和ケアチームや創傷ケアチームなどの多種職混合チームに参加し，質の高いケアを提供しているほか，定期的に事例検討や勉強会の機会を設けるなどの活動を行っており，スタッフの知識や技術の向上や満足感・達成感の強化にもつながっている．

事例 4　現場スタッフへのコンサルテーション

D病院のがん看護専門看護師Eさんは緩和ケアチームの一員として定期的に回診やカンファレンスを行う一方，外来や病棟からの要望に応えて患者の言動への理解の仕方や看護のあり方などについて現場のスタッフと話しコンサルテーションを行っている．例えば患者や家族への告知の有無に関して問題となっている事例に対して，現場のスタッフや医師をまじえてカンファレン

スをする機会をつくり，関係のある医療スタッフ全員で少しでも質の高い看護を提供できるように調整をはかる役割を担っている．

4 今後の課題

　一般病棟におけるターミナルケアは充実に向けて徐々に進みつつある．今後の課題としては他種職との協働をより進め，カンファレンスを定期的に行うほか，緩和ケアチームや創傷チームなどの多種職混合チームをさらに多くの病院で立ち上げ活発化させていく必要がある．
　また，専門看護師や認定看護師などを活用し知識や技術の向上をはかっていくことが望まれる．ターミナル期の患者の疼痛マネジメントに関しては，少しずつ知識や技術が浸透しているが，倦怠感や口内炎など，その他の症状に対してはまだまだケアの充実がはかられておらず今後検討していく必要がある．
　さらに，ターミナル期の患者の苦痛は単に身体的なものだけでなく心理的・社会的・スピリチュアルな側面がすべて含まれる全人的な苦痛であることはいうまでもない．ターミナル期の患者は疾患に対する不安や今後に対する不確かさ，恐怖などを強く抱いており援助を必要としている．また家族も，患者と同様に強いストレスや予期的悲嘆をおぼえ危機的状況に陥っている．今後はがん領域の専門看護師や認定看護師を活用し知識を充実させるほか，事例検討などを通して患者や家族のおかれている状況や心理的問題の理解や介入の検討を進めていく必要がある．
　そのほか，環境面については，現在の一般病棟における看護体制では，ターミナルケアの提供に限界があり，今後看護体制，勤務体制，人員，受け持ち看護制度，病室の設備，病棟の患者層の整備などについて検討し，患者や家族が残された時間を有意義に過ごすことのできる環境づくりを進めていく必要がある．

引用文献
1）松山治美，篠田由美，長澤サユリ（2002）一般病棟におけるターミナルケアの現状：より良いケアを目指して，日本看護学会論文集，33，地域看護，pp.39-41．

参考文献
1. 内布敦子，竹本明子，山本真澄ほか（1999）IASMのための記録用紙：分析スタンダードの開発，がん看護，4（5），pp.414-417．
2. 小笠原鉄郎，白戸良子（1995）一般病棟における末期がん患者への緩和ケア，ターミナルケア，5（5），pp.381-384．
3. 小野充一（2003）地域一般病院における緩和ケアチーム活動の要点，ターミナルケア，13（4），pp.299-301．
4. 近藤まゆみ（1996）がん患者の症状マネジメントと看護活動，臨床看護，22（13），pp.1964-1968．
5. 高宮有介（2001）ギアチェンジの動向と問題点，ターミナルケア，11（3），pp.173-176．
6. 長倉真寿美（1995）一般病棟におけるターミナルケア：問題点と今後の可能性，ターミナル

7. 日本総合研究所教育事業グループ編（1996）一般病棟・病院における緩和ケア・癒しの看護〔上巻〕第1版，日総研出版．
8. 日本総合研究所教育事業グループ編（1996）一般病棟・病院における緩和ケア・癒しの看護〔下巻〕第1版，日総研出版．

② ホスピスにおけるターミナルケア

1 ターミナル期の患者の共通体験

　地球の向こう側で起こった事件によって「死者がでた」というニュースを聞いてもあまり実感として死を感じることはないが，身近な人の死の知らせを聞くと，死が他人事ではなくなる．フランスの哲学者，V．ジャンケレヴィッチ（1903-1985）は，前者を「三人称の死」，後者を「二人称の死」とよんだ．三人称（彼・彼女・ヒト一般）の死は第三者の死であり，悲しみも恐怖もない抽象的で客観的な死ということができる．二人称（あなた＝配偶者，親子，兄弟姉妹，恋人など）の身近で親しい人の死に出会ったとき，私たちはつらく厳しい現実に立ち向かわなければならない．では，一人称（私）の死に対して私たちはどのように感じ，どのような体験をするのであろうか．

〔1〕死を前にして生じる不安や恐怖，孤独感

　患者は病気の回復が遅いときや悪化の一途をたどっているとき，症状や苦痛が緩和されないときなど死を予感することが多い．死はだれも経験したことがない．こうした実体のない，しかも深刻な状況に遭遇したとき，私たちは漠然とした不安に陥ることが多い．また自分自身が実際に死に直面したとき，死を現実のこととして受け止めなければならない．その結果，不安や恐怖を感じるようになり，さらに死は自分一人で迎えなければならないことを実感することによって，深い孤独感を体験することになる．

〔2〕激しい「生」への渇望

　アルフォンス・デーケンは第二次世界大戦下での親友の死，祖父の死，その他多くの人々の死の体験から，いつも生の意味や死の意味を意識するようになったという．その後自らが戦闘機の攻撃に遭い，まさに九死に一生を得た体験は，自らの「死」を前にして激しい「生」への渇望を覚えたと述べている．普段自覚することは少ないが，私たちがもつ欲求の中で最も強いものは「自己保存の欲求」であることを命の危機的状況に陥ったときには深く実感することになる．
　また，デーケンは「わたし自身の死の体験」は，その後濃密な「生」の充足感に変わり，生きることの意味を強烈に意識するようになったという[1]．

〔3〕人生の残り時間が限られる

　ターミナル期の患者に共通するのはその人の生きられる時間には限りがあるということである．年単位，月単位，週単位，あるいは日・時間単位で余命が告げられることがあるが，いずれも近い将来，死が訪れることが確実に迫っている．多くの人は普段は自分の死について真剣に考

えることは少ないが,「一人称の死」が間近になると,自分はどのように死に臨むかという意思決定を迫られることになる.

〔4〕これまでの役割を果たすことができない

人は家庭の中で,あるいは社会の中でそれぞれの役割を果たしながら,自己実現に向けて自らを高めようとする存在である.死が身近なものになるということは,これまで果たしてきた役割を手放さざるを得ないということである.このような人間的な営みは家族や仕事への気がかりを生じさせ,「生」への執着ともなる.また,病気になってしまった自分自身に対する罪悪感を抱かせることにもなり,複雑な心理過程をたどる一因となる.

〔5〕愛する人との別れ

死は,死にゆく人にとっても,残される人にとっても対象喪失の深い悲しみである.対象喪失の悲嘆や悲哀は,やがて自らの死が避けられないという事実を受け入れようとする態度に至るが,その過程は順調に進むとは限らない.しかし,死にゆく人と残される人の双方が,死に直面する苦悩を乗り越えてゆくことで人間としての人格成長の機会が得られるのではないだろうか.

❷ 現代ホスピスに求められる姿勢

いまやその存在が人々の理解を得られ,全世界に広まりつつあるホスピスであるが,基本的理念として関係者たちの一致した考えは,「ホスピスは建物や施設をさすのではなく,末期患者に対して最後まで生きることを目的とした総合的プログラムを提供しようとする哲学的理念であり,その総称」とされている.その理念は,以下のような内容で具現化されている.

〔1〕医療本来の姿への回帰

歴史的に近代医学が科学中心主義で発展し,そのまま受け継がれたため,現代医療はデータ重視,延命重視,治癒を重視した医療として提供されてきた.それは結果的に死を否定する医療につながり,医療者の関心もまた予後不良な患者よりも社会復帰可能な患者に向けられるという結果を招いている.

私たちが「ホスピス」とよぶ現代的な意味でのホスピスは,イギリス人医師,**シシリー・ソンダース**(Saunders, Cicely 1918-2005)によって1967年にロンドン郊外のシデナムという土地に建てられたセント・クリストファー・ホスピスである.ソンダースは現代の病院について,"テクノロジーは高度で,精度の高いコンピューターも導入されている.しかし,肝心かなめのケアがない.そんなことならばホスピスに立ち返れ"と批判した.セント・クリストファー・ホスピスの設立はhospitiumを語源としているhospitalがもつべき「温かくケアする」という理念を失ったことが反省となって実現したのである.

〔2〕尊厳ある死を支援する

現代ホスピスは,これまでの医療現場における反省を受け止めつつ,古代,中世において癒しの場であったホスピスに学ぼうと,人生の長さだけを問題とするのではなく,その人らしい人生を過ごし,最期は人間としての尊厳を保ちながら終焉を迎えるというQOL(生命の質)向上を

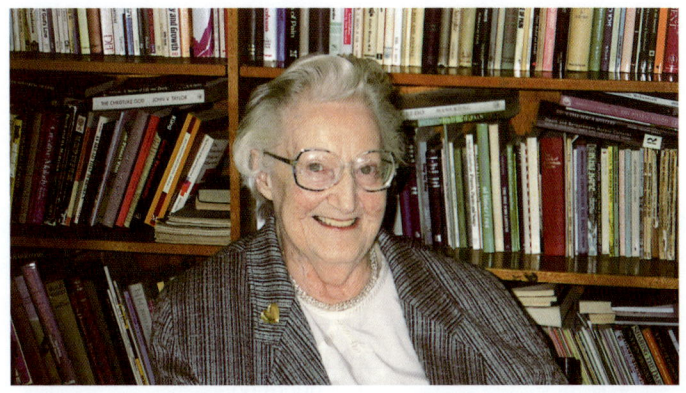

2000年, セント・クリストファー・ホスピスを訪問した際に筆者が撮影
図Ⅰ-2　シシリー・ソンダース

めざした生き方を支援することを理念としている．

　ホスピス・緩和ケアがいままでの医療と違う点について，柏木[2]は「自分のいのちをどのような形で全うするかという選択を患者に任せること，それを可能にする医療とケアを行うことこそホスピス」と述べている．人は死に至るプロセスをたどっているときにもなお，自己実現に向けて成長し続ける存在である．生物学的なヒトの死ではなく，「人格・理性をもった人間」として尊厳を保ちつつ，いのちの終焉を迎えることができるよう手助けすることがホスピス・緩和ケアに携わる医療者の使命であると考える．またそこでは，どのような死を望むかという患者自身の事前の意思決定を支援する役割も求められている．

(3) 個別的なケア

　ターミナルステージ，終末期とは，「現代医療において可能な集学的治療の効果が期待できず，積極的な治療がむしろ患者にとって不適切と考えられる状態で，生命予後が6カ月以内と考えられる段階である」といわれている[3]．人間にとって死は確実に訪れるにもかかわらず，通常，私たちはそれを実感することは少ない．死が自分の問題として目の前にあらわれたとき，私たちはどう対処したらよいのかわからず，驚き，とまどい，悩み，苦しむ．死とどのように向き合うかはその人の生き方と同じようにきわめて個別性が強いものである．一人の人間の死には，性別や年齢，信条，価値観，経験，社会的役割，あるいはそれらに対していかに生きてきたかということが大きく影響することはいうまでもない．また，死を迎える場所によっても違いがあるだろう．ホスピスにおけるケアには標準的なケアではなく，患者一人ひとりのニーズに合った個別的なケアが求められるのはそのような理由からである．

３ ホスピスの7つの働き

　ホスピスとは，主として末期患者のためにさまざまな援助プログラムを提供しようとする哲学的理念とその実践の象徴とされている．柏木はHOSPICEの7文字を使ってわかりやすくホスピスケアを紹介している（表Ⅰ-6）．中でもhospitalityは，hospiceの語源であるhospitiumに由来するものであり，医療者がケアを提供する際の基本的な姿勢である患者を温かく迎え，親切に

もてなすという意味が込められている.

表 I-6　HOSPICE の 7 つの働き

親切なもてなし	**H**ospitality
チームアプローチ	**O**rganized care
症状のコントロール	**S**ymptom control
精神的な支え	**P**ychological support
個別性の尊重	**I**ndividualized care
コミュニケーション	**C**ommunication
教育	**E**ducation

（柏木哲夫（2006）定本 ホスピス・緩和ケア, pp.219-231, 青海社より作表）

❹ ホスピスケアの具体的な展開

〔1〕疼痛コントロール

　ホスピスケアで最も重視されるのは，疼痛コントロールである．耐え難い身体的痛みは，時として患者の人格にまで影響を与え，人間としての尊厳を失わせる結果を招くことがあるため，本人だけでなく家族や周囲の人々にとっても重大な問題になるからである．

　ホスピスでは身体的痛みに対して，**WHO 三段階除痛ラダー**にそって積極的な疼痛コントロールがなされる．この方法によって 90％の身体的痛みを取り除くことができるといわれている．

〔2〕全人的苦痛へのケア

　末期患者の痛みは身体的痛みのみならず，精神的痛み，社会的痛み，およびスピリチュアルペイン（spiritual pain＝霊的・宗教的痛み）があるといわれており，これらの痛みを**トータルペイン**（total pain＝全人的苦痛）という．この中でも特にスピリチュアルペインは，「なぜ自分が死ななければならないのか」「生きていることに何の意味があるのか」「あのときのことをゆるしてほしい」「死が怖い」というように表現されることが多く，まさに最期のとき，その人の魂から発する苦悩であるといってもいいだろう．

　トータルペインは，急性の痛みとは違い，鎮痛薬のみでは解決できない複雑な様相を呈することが多く，患者を身体的・精神的・社会的・スピリチュアルな存在として全人的にとらえたうえで疼痛緩和に努めることが大切である．その一つの方法として「not doing but being」（何かをすることではなく，そばにいること）が提唱されている．患者のそばに座ってゆっくり話を聴くことによって，患者の死に対する恐怖感や孤独感をやわらげることにつながるからである．

〔3〕チームアプローチ

　ホスピスケアは，患者の残された人生のQOL向上をめざして提供され，患者一人ひとりのニーズを満たすための温かく思いやりのあるケアが求められる．しかし，医師，看護師だけで末期患者のもつ多種多様なニーズに応えるには限界がある．そこで，異なる職種の専門家がチームを編成して，患者のニーズに柔軟に対応しようとする試みがチームアプローチである．チームアプローチは，ホスピスケアの際立った特徴の一つといえよう．医師，看護師，薬剤師，栄養士，理

学療法士，作業療法士，医療ソーシャルワーカーや宗教家などがチームを編成したうえでそれぞれ専門分野の特性を生かし，平等な立場で協働してケアを提供する方法である．これらの専門家チームにボランティアチームが加わり，よりきめ細かなホスピスケアの提供が可能となる．

　一方，患者や家族は医療の受け手であるが，病気や治療法を理解したうえで自分の価値観，生活事情，人生設計，医療に対する希望を医療者に正しく伝え，チームのメンバーとして医療に参加する．重要な意思決定の場面では，医療者任せにすることなく，きちんと意見を述べることが大切である．

〔4〕患者の自己決定の尊重

　ホスピスケアの基本的な理念は患者中心のケアを提供することである．患者の自己決定を支えるためには**インフォームドコンセント**（informed consent）の理念を積極的に取り入れ，実践されなければならない．実施しようとする医療行為やケアについては，事前に十分説明を行ったうえで患者を交えて話し合い，患者が比較検討できるように複数の選択肢を示すことが前提となる．また患者の示す要望についても，大切に取りあげられ検討される．例えば，「もう一度家に帰りたい」と患者が希望した場合，まずホスピス関係者と患者および家族の話し合いの機会がもたれる．病状にもよるが，医療体制や家族の受け入れ体制，緊急時のサポート体制を整えて外泊させることも，あるいは施設間の連携による在宅ホスピスへの移行も選択肢の一つとなる．

〔5〕環境への配慮

　"ホスピスの中のホスピス"とよばれるセント・クリストファー・ホスピスの設立時にソンダースが構想の中心においたのは「患者は外の世界とふれあいながら生活することができ，光があたってまぶしかったり，すきま風が首すじにあたるなどということがないよう」「ベッドで自由に——庭や礼拝堂やデイルーム，さらにおしゃべりをしに他の患者のそばへも——動き回れるように」することだったという．さらに装飾は創造的で彩り豊かで，見て楽しめるもの（例えば金魚鉢など）がよいと考えた[4]．患者が治療して社会復帰することをめざす病院は，医療者の働きやすさや効率性が求められるが，ホスピスにおいては，患者の快適性が最優先される．家庭的なぬくもりとともに身近に自然を感じることができるよう工夫が施され，外からの光，植物の緑，そして水を環境面に上手に取り入れる．光は希望，緑と水は生命の象徴を意味しており[5]，そのためにホスピスは窓を大きく取った明るい病室が多く，室内外を問わず植物を育て，噴水や池をつくったり，あるいは魚を入れた水槽として自然を取り込む工夫がなされている．

〔6〕自分だけの時間

　ホスピスでは，人生の最終局面に立っている患者が，残された時間を有意義に使うことができるよう，一日のスケジュールは患者中心に立案・運営されている．例えば，メッセージカードや，色で示したカード（図Ⅰ-6）を病室のドアにかけて意思表示をすることによって，患者はだれにも邪魔されない時間を過ごすことができる．また，「一人になれる部屋（泣き部屋ともいわれている）」において，一人静かに人生を整理することもできるし，あるいはその中で大きな声で泣き叫ぶこともあるという．死という人生で最も危機的な状況に立たされている患者を側面から支え，残された時間が有意義に使われるように見守るのも医療者としての大切な役割である．

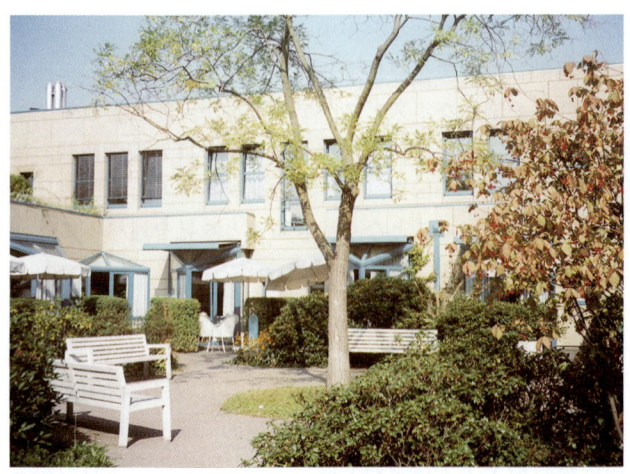

34　I　緩和・ターミナルケア看護学序説

病棟の中庭 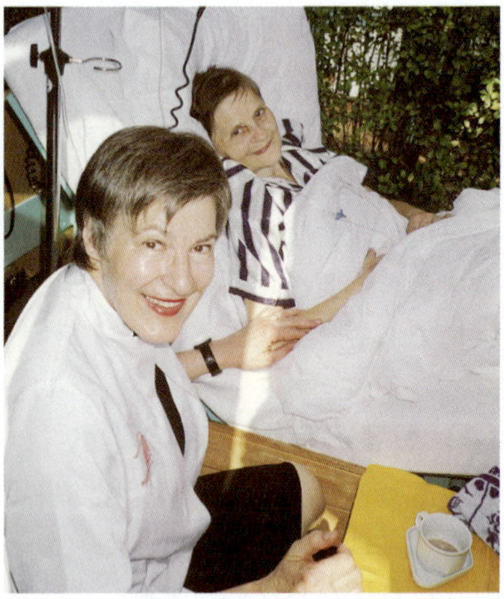　　　　　　　　　　　　　　日光浴中の乳がん末期患者と主治医

図I-3　ドイツ国立ケルン大学緩和ケア病棟

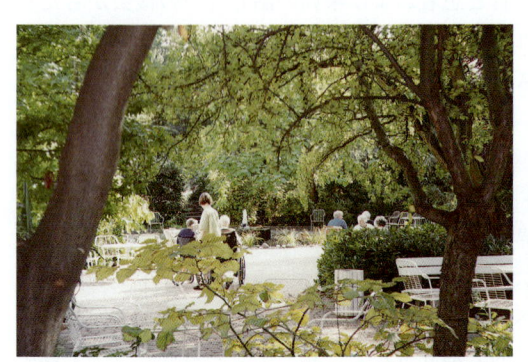

図I-4　ドイツ・アーヘンホスピスの中庭　　**図I-5　アイルランドの聖フランシスホスピスの一室**

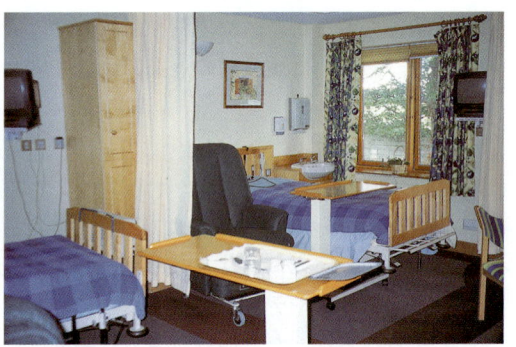

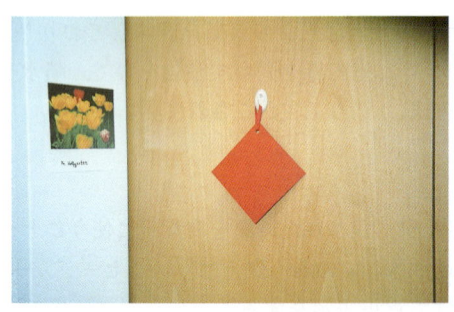

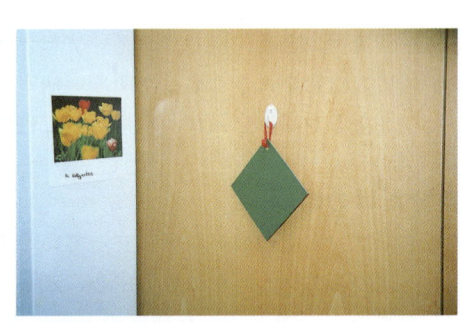

赤と緑のカードによって意思表示をする．
赤：今は一人にしておいてください
緑：どうぞお入りください

図I-6　病室のドアにかけられたカード（ドイツ・聖エリザベツホスピス）

〔7〕家族のケア

　患者と家族は一つの単位とみなしてケアするのがホスピスケアの原則である．医療者は家族に対していずれ訪れる患者とのつらい別れを前に十分悲しみを表出できるように(**予期悲嘆**という)サポートすることが求められる．家族はこの予期悲嘆によって患者の死を受容しやすくなり，患者の死後，うつ状態など病的な症状を引き起こすことが少なくなるといわれている．

　患者の死を迎えた段階で家族の予期悲嘆は終わり，今度は死別後の悲嘆が始まる．医療者には家族が患者の死を受け止め，悲しみを乗り越えられるようなさらなるサポートが求められる．例えば，家族が希望すれば死後の処置に参加してもらう，死亡退院する患者の見送り，患者の葬儀や初七日に出席して亡くなった後も家族が悲しみから立ち直るのを支える，などである．

〔8〕ホスピスにおけるボランティアの役割

　ホスピスボランティアは，ホスピスの大切な要素の一つである家庭的で温かい雰囲気を創造する担い手として期待されている．ボランティアの三原則として，①無償性，②連帯性，③自発性（先駆性・開拓性を加えて四原則とする考えもある）があげられるが，希望すればだれでもなれるというものではなく，三原則をふまえて，厳しい訓練と本人自身のたゆまぬ努力からホスピスボランティアが誕生する．

　アルフォンス・デーケンは，ホスピスボランティアには人格的な出会いが求められるとして，第一条件に「ひたすら患者の話を聴くことのできる人」[6]をあげる[*]．彼らの最も大切な仕事として，そばにいて，患者の話に耳を傾け，孤独の苦しみを慰めるという役割があるからである．その他のホスピスボランティアの仕事は，一般事務，受付，掃除，買い物，植木の手入れ，在宅ホスピスやデイホスピスなどの運転手，絵画療法や音楽療法の講師，喫茶室でのお茶のサービスや美容室でカットや爪のマニキュアなどがあり，多様な患者のニーズに対応している．また，ボランティアには，ホスピスに外の風を吹き込むという別の役割も期待されている．

　一方，無償で他者のために働くボランティアの人たちも，死にゆく人から受け取るメッセージによって自分自身を見つめ直す機会が与えられる．ケアする者とされる者に生まれる心の交流が人間としての生き方に影響を与え合い，互いに生きることの意味が深められていくのである．

5 ホスピス・緩和ケアの今後の課題

　1981年に浜松市にある聖隷三方原病院に日本で初めてのホスピスが誕生して約40年が経過しようとしている．その中で浮上している問題も含め，今後の課題をいくつかあげてみたい．

〔1〕質の向上

　1990年に医療保険が適用されたときにはわずか5施設117床であった全国のホスピス・緩和ケア病棟は，現在では大きくその数を増やしている．全国で緩和ケア病棟として届出受理されている施設の累計は2021年11月現在で，459施設，9,464病床である（図Ⅰ-7）[7]．

---

[*] アルフォンス・デーケンはホスピスボランティアとして，第一に大切なのは「聴くこと」．第二も「聴くこと」．第三もひたすら「聴くこと」という．すなわち，ボランティアの基本は「聴くこと」に徹する態度が求められる．患者が話したくないときも黙ってそばにいてくれる人，ともに笑ったり泣いたりしてくれる人，秘密を守り，信頼に値する人などが「望ましいボランティア像」として紹介されている．

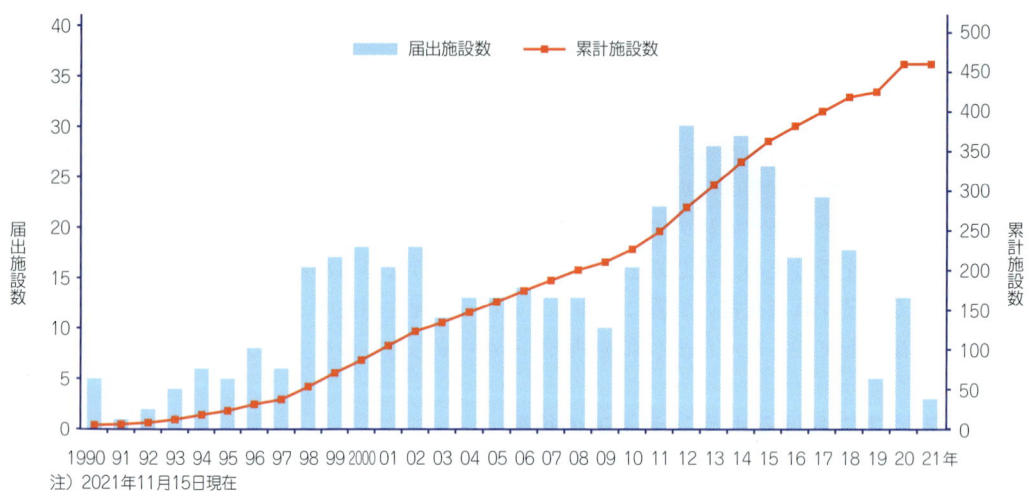

図Ⅰ-7 緩和ケア病棟入院料届出施設数の推移
（日本ホスピス緩和ケア協会ホームページより転載）

注）2021年11月15日現在

　そのような中で2003年に「ホスピス・緩和ケアに対する評価尺度」の開発研究が行われた（志真泰夫ほか：厚生労働科学研究費補助金 医療技術評価総合研究事業「緩和医療提供体制の拡充に関する研究」）．この研究の評価内容には患者に対するインフォームドコンセント，患者に提供する身体的・精神的ケア，施設の設備や環境，費用，利用しやすさなどが示されている．日本におけるホスピス・緩和ケアの関心は，ホスピスの黎明期といわれる1970年代から今日に至るまで，病床数を増やすことに力が注がれてきたが，今後は質を問う時期にきていることが理解できる．

(2) 教育・研究・国際交流の充実

　ホスピス・緩和ケアに携わる医療者はホスピスの理念および実践を西欧に学び，試行錯誤を重ねながら日本の文化に根づくよう努力を重ねつつ大切にホスピスケアを育ててきた．そのような中で得られた知識や技術は蓄積され，精選されて今日のケアに生かされている．

　今後は教育の場として，ホスピス・緩和ケア病棟が十分に活用されるとともに，時代をへても変わらないホスピスケアを次の世代にどう伝えるのかを考えていかなければならない．ホスピスケアの実践・教育・研究は，一人でも多くの患者が，温かいケアを受け，苦しまずに旅立ってほしいと願うホスピス・緩和ケア関係者の大切な課題だからである．

　ホスピス・緩和ケア領域は急速に進歩している．学会や研修会へ積極的に参加することによってつねに最新の知識を身につけるだけでなく，今後は日本発のホスピスケアを海外へ発信するという役目も担っていることを忘れないようにしたい．そのような真摯な取り組みによってホスピス・緩和ケアはもっと多くの人々に理解されると考える．

(3) ケア対象者の拡大

　現在，ホスピス・緩和ケアはがん末期患者，エイズ患者などで死期の近い患者が主な対象者であるが，欧米では難治性疾患のすべての患者，心臓病，肺疾患，腎不全，肝不全，不治の神経疾患など対象者が拡大されている．今後は「ホスピス・緩和ケアを必要としている人すべて」が対象者として理解されることを期待したい．

WHOが意図しているように，治療の初期段階から苦痛がある場合もホスピス・緩和ケアの対象となる．また高齢社会の進展を考えると，認知症，アルツハイマー，慢性呼吸器疾患なども今後検討の俎上にのせられることになるだろう．

〔4〕子どもホスピスの設立に向けて

1982年，イギリスで脳腫瘍の子どもの介護に疲れた母親をみかねたシスターが，修道院でその子を預かったことがきっかけとなり，重い病や障害をもつ子どもとその家族のための子どもホスピス「ヘレン＆ダグラスハウス」が世界で初めて開設された[8]．2016年現在，イギリスには50以上の子どもホスピスがあり，ドイツ，カナダ，オーストラリアにも広がりつつある．

日本では，成人の緩和ケアを必要とする患者層に比べて，小児枠は後回しになりがちであるという問題や，全人口に占める高齢者の比重が高くなっていることによる医療保障が，小児患者の緩和ケアにおいては予算計上が難しいという経済的問題を抱える中で，子どもホスピスの設立が模索されている．がんだけでなく神経難病や小児期における特殊な病気の治療，治療法の少ない病気の研究，介護する家族の肉体的・精神的負担の軽減と在宅における痛みや症状の緩和を中心としたケアを受けられる専門的施設に対するニーズが高まっているからである．

そのような実情をふまえ，2012年に大阪市の淀川キリスト教病院に12床の子どもホスピス病院が開設され，小児がんや重い難病，障害をもった子どもたちとその家族に対するホスピスケアが提供されている．2016年には東京の国立成育医療研究センター内に子どもホスピス「もみじの家」が，同年，一般社団法人こどものホスピスプロジェクトによる「TSURUMIこどもホスピス」が大阪市鶴見区に創設された．そのほかにも神奈川，福岡，奈良，北海道などで子どもホスピスの設立に向けた力強い活動が展開されている．

〔5〕ホスピス外来の充実

ホスピスの課題の一つに，継続ケアがある．患者は症状が緩和されれば，状況が許す限り入院と同じケアを受けながら在宅で家族とともに過ごすことができるような医療形態が求められる．その際の在宅とホスピス・緩和ケア病棟の窓口の役割を果たし，在宅療養を支援するのがホスピス・緩和ケア外来である．かかりつけ医と連携をとりながら，在宅における疼痛コントロール，化学療法や放射線療法などの治療を受ける患者の副作用などの身体症状をはじめ，精神的な問題，療養上起こってくるさまざまな問題に対し，患者の負担や不安に対処する役割が求められる．

引用文献

1）アルフォンス・デーケン（2003）よく生き よく笑い よき死と出会う，pp.32-34，新潮社．
2）柏木哲夫（2006）定本 ホスピス・緩和ケア，pp.299-300，青海社．
3）淀川キリスト教病院ホスピス編（2007）緩和ケアマニュアル 第5版，p.19，最新医学社．
4）シャーリー・ドゥブレイ著，若林一美ほか訳（1989）シシリー・ソンダース：ホスピス運動の創始者，pp.115-116，日本看護協会出版会．
5）唐崎愛子（2001）ヨーロッパのホスピスの窓から：ホスピスとコミュニティ，看護実践の科学，26（10），p.75．
6）前掲書1），pp.172-176．

7）日本ホスピス緩和ケア協会ホームページ，届出受理施設数・病床数の年度推移．
8）前田浩利（2010）英国のヘレン＆ダグラス視察と日本での子どもホスピスへの期待，小児看護，33（11），pp.1460-1465.

参考文献

1．日野原重明（2003）よく生きる：ひとり一人のよい人生を全うしていただくための提言，ライフ・プランニング・センター．
2．柏木哲夫（1995）死を学ぶ：最期の日々を輝いて，有斐閣．

③ 在宅におけるターミナルケア

1 在宅ターミナルケアの現状

　人間は，この世に生を受け，最後は死で完結する．その生命の誕生の場や生命の最後の場は，施設であったり自宅であったり，個人によって異なる．本項では，在宅ターミナルケアについて患者の死亡場所，介護者，在宅移行期と臨死期のケアの側面で考える．

〔1〕死亡場所の変化

　少子高齢化・核家族化が進む昨今，自宅で人が亡くなるという場面に居合わす機会は大変少なくなってきている（前出の表Ⅰ-2参照）．悪性新生物による死亡者の死亡場所[1]をみると，1960年では6割が自宅で3割が施設で死を迎えていた．1965年頃を境に病院死が多くなり，2021年の死亡場所は，70.8％が病院で，診療所は1.3％，介護医療院・介護老人保健施設は1.1％，老人ホームは4.5％（以上，施設合計77.7％），自宅は21.4％で，施設での死亡数が3/4以上を占めている（図Ⅰ-8）．一方で，2005年から自宅での死の割合がわずかではあるが増え，特に，ここ7年間で，住み慣れた環境下で死を迎えたいと希望し，自宅で死を迎える人が増加しているといえる．この背景には2000年以降，訪問看護ステーション事業所数が増加したことや診療報酬が改定され，在宅死を可能にする状況が整いつつあることが関係していると思われる（表Ⅰ-7）．

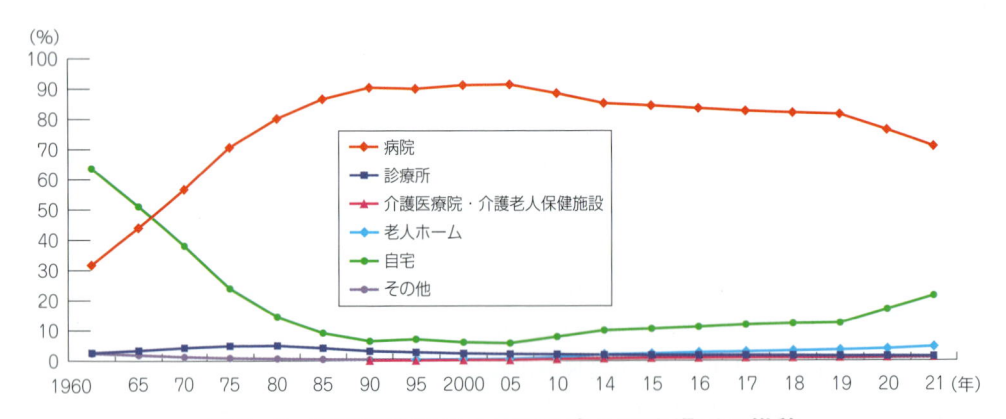

図Ⅰ-8　悪性新生物による死亡者の死亡場所の推移

（厚生労働省ホームページ，2021年人口動態統計（確定数，死亡），表5-21より作成）

表 I-7 在宅ターミナルケアにおける診療報酬改定内容

改定年	内　容
2002年	在宅で死亡した者について1月以上にわたりターミナルケアを行った場合は，在宅ターミナルケア加算として所定点数に1,200点を加算．
2006年	在療診の医師が死亡前24時間以内に訪問し看取った場合には，10,000点を算定．死亡前2週間以内に死亡日を除いて複数回の訪問看護を行い，かつ，死亡前24時間以内にターミナルケアを行った場合は1,200点を算定．
2010年	①在宅で死亡した患者について死亡日前14日以内に2回以上の往診または訪問診療を行った場合（往診または訪問診療を行った後，24時間以内に在宅以外で死亡した場合も含む）に2,000点を加算． ②在宅療養支援診療所または在宅療養支援病院の保険医が死亡前24時間以内に2回以上の往診または訪問診療を実施し，死亡前24時間以内に訪問して患者を看取った場合（往診または訪問診療を行った後，24時間以内に在宅以外で死亡した場合を含む）に10,000点を加算．
2012年	がん専門訪問看護料（5年以上がん患者の看護に従事した経験を有し，がん患者への緩和ケアなどにかかわる6カ月以上の研修を修了した専門性の高い者と訪問看護ステーションの看護師が同一に訪問することで12,850円を加算）の新設．ターミナルケア加算（死亡日前14日以内に2回以上の訪問看護・指導がターミナルケア加算の必須条件であったが，2回目においては，死亡日の訪問看護・指導を含む）の見直し．
2014年	地域包括診療料（1,503点／月）の新設． 機能を強化した在支診・在支病（病床あり）が6,000点，病床なしが5,000点となり，看取りの場合，看取り加算が3,000点の加算． 在宅医療を担当する常勤医師は3名以下，十分な緊急往診および看取りの実績を有する在支診または在支病に対して在宅療養実績加算新設（ターミナルケア加算含む）．
2016年	在宅医療における看取り実績に関する評価を充実させる目的で，従来の在宅療養実績加算は在宅療養実績加算1となり，在宅療養実績加算2（ターミナルケア加算500点含む），在宅緩和ケア充実診療所・病院加算（ターミナルケア加算1,000点含む）が新設．
2018年	ターミナルケア加算の算定者数が多い場合（ターミナルケア加算の算定者が年5名以上）に看護体制強化加算（Ⅰ）（600単位／月，（Ⅱ）は算定者1名以上で300単位／月）が新設． 介護老人福祉施設内で看取りの場合の評価を追加． ターミナルケアマネジメント加算400単位／月が新設． 訪問看護ターミナルケア療養費2（10,000円）が新設． 機能を強化した在支診・在支病（病床あり）が6,500点，病床なしが5,500点となり，看取りの場合，2014年同様に3,000点の加算となる．患者の自宅で死亡診断を行った場合に200点追加となる．
2021年	死亡日45日前〜31日前まで看取り介護加算（Ⅱ）（72単位／日）が新設． 介護老人保健施設における看取りに対して，死亡日45日前〜31日前（80単位／日）の場合，ターミナル加算が新設．同様に，介護付きホームでの看取りの場合，看取り加算Ⅰ・Ⅱ新設．

　なぜ在宅死を可能にする状況が必要であるのか．在宅で死を迎えることと施設で死を迎えることの違いは，在宅は，患者や家族の日常の中で「その人に合わせた最期」を迎えることができることではないかと思われる．自分の好きな空間や空気の中で，自然に死を迎えることを可能にする．元来，ターミナルケアは，その人の生を尊重することが大きな柱となり，一人ひとりのニーズに合わせたケアが展開されることが望ましいといわれている．そのため，自宅は，その人の生を尊重するための一つの「ケアの場」であるといえ，この生活の中に生も死も存在すること自体に意味があると考える．

〔2〕在宅療養を支える介護の条件

　それでは，どのような条件が整えば，在宅ターミナルケアが実施できるのであろうか．「在宅ケアを可能にする条件」として，①患者自身が強く在宅を希望すること，②家族が納得し受容すること，③医療や看護のサポートがあること――があげられ，また「あれば望ましい条件」として，①ある程度の苦痛の緩和がなされていること，②一定以上の居住環境と経済状態であること，③いざというときの受け入れ病院があること，④同居していない親族の強い反対がないこと[2]――があげられる．この条件をみてもわかるとおり，在宅ターミナルケアには，家族の協力が不可欠である．WHOが，緩和ケアの目標を「患者とその家族（患者と血縁関係にある人，あるいはその他の人々で，患者にとって重要な鍵となる人をさす）にとってできる限り良好なクオリティ・オブ・ライフを実現させることである」[3]としていることから，患者だけではなく，家族もケアの対象になるといえる．一般的に，在宅でターミナル期にある患者を介護する家族は，自宅死の場合の方が病院死の場合より，介護する人が看取りのために何をしたらよいかを理解している場合も多い[4]といわれている．また，このような家族は，ある程度介護力や意欲があることが多いと予測されるが，介護を通じて家族は，在宅療養開始前に不安を抱き[5]，急変時の対応に対して負担を感じている[6]と同時に，介護することによって自己を尊重する気持ちが高まり，ケアすることに満足感を感じる[7]ことを体験する．

〔3〕在宅移行期と臨死期の見極め

　患者と家族にかかわる看護者が一番配慮しなければならない時期が，在宅ターミナルケアを始めるとき（開始時）と，死が近づいてきたとき（終末・臨死期）である．それは，その移行時期の見極めが難しく，かかわりが重要であるため[8]であり，この時期の見極めにズレが生じると，患者や家族のQOLに大きな影響を与えることになるからである．

　この移行期に看護者は，患者や家族に何を提供しなければならないのか．移行期の患者の例として，ADL（日常生活動作）が低下している患者が在宅へ移行する場合を考える．ADLが低下していると介護力が必要になってくるため，患者や家族に日常生活を送るために必要な知識や技術を指導する必要がある．この教育的介入は，患者や家族の生活に関する情報をもとに個別的な指導を行うことが理想とされ，これらの情報は，前述した在宅ケアを可能にする「あれば望ましい条件」の②に相当する．よって，看護者は，在宅ケア移行前に患者の生活環境や経済に関する情報を得，移行時期を見極め，患者と家族にとって，どのような知識や技術が必要なのかをアセスメントする役割をもっている．また，入院時から患者や家族と「最期のとき」をどこでどのように過ごすか，その過ごし方を実現するためには何が必要かについて話す機会をもつことは，大変有効なかかわりではあるが，現実的には大変難しいことであり，技術も要求されることであると思われる．しかし，だからといって何も話さないのではなく，自然に話すことができるようなタイミングを見計らうことも大切な看護者の技術であるといえる．

　また，臨死期，死亡直前の患者には，さまざまな身体的徴候が出現する．家族が患者を在宅で看取るためには，死亡徴候の知識を学習し，家族も死の準備をする必要がある．死亡直前の身体の変化に関しては，パンフレットにまとめて家族に事前に渡したりしているところもあるが，家族自身が（パンフレットの内容を）読むことがつらい，読みたくない，読むことができない，（患者の死を）理解したくない状況が多い．そこで，看護者は脈拍測定などを一緒に行い，「この脈や呼吸がどのようになったら死が近いのか」を具体的に家族に伝えていくことができる．さらに，

死亡直前の徴候に関する説明時は、キーパーソンだけではなく、何人かの家族に同席を依頼し、一緒に聞いてもらうことによって、責任を一人に負わせることのないように配慮する必要もある。

前述したように、在宅で亡くなる患者は施設で亡くなる患者より少ない。この理由の一つとして、予後が日単位と判断されたときに患者が在宅死を希望したとしても、家族のマンパワーの不足などから在宅死を選択しない場合や「死」への恐怖心から、施設での死を迎える場合もあるからではないかと推測できる。もちろん、在宅ケアを受けているから、必ずしも自宅で死を迎えなければならないというきまりはなく、患者や家族の意思次第で「死の場所」を選択することが望ましい。予後が数日と予測された際には、患者や家族に自宅で最期を看取るか、あるいは最終的に看取りは施設にするかの選択ができるような機会を提供するとともに、どのような選択をしても看護者は支援することを言語化し伝えることも看護者としての大きな役割なのではないかと考える。

以上のことから、在宅での介護は、最後まで患者がその人らしく、家族が家族らしく、その人の生活空間の中で生きるという目標に向かって、覚悟を決め、不安や負担を感じながらも、最終的には家族自身が成長しているというプロセスを踏んでいる。医療者は覚悟を決めた患者と家族に何ができるのであろうか。多くの文献[9]-[11]において、医療者の24時間支援体制の必要性について述べている。筆者の研究[12]においても、自宅で看取る際は訪問看護師が24時間支援してくれることが不可欠であるという結果が明らかになっている。

看護者は、在宅移行前に患者や家族の生活について情報を収集しながら、信頼関係を築き、在宅ケアの開始時と臨死期の見極めに配慮し、適切な時期に患者や家族が最期の場面をイメージできるように説明する役割を担っている。患者と自宅で介護する家族の状況を把握し、家族の成長を見守り、最期をどこで迎えるかの意思決定を支えるケアを行っていく必要がある。

❷ 在宅ターミナルケアの課題

治療方法の開発により今後も治癒率が上昇することが予測され、がんイコール死というよりは、がんは慢性疾患であるという考えに変化しつつある。そうなれば、がんに罹患すると治療期間が長期となり、入退院をくり返すことが多くなる可能性もある。施設から自宅へ療養の場が変わる際には、退院時カンファレンスを通して在宅療養の目的や具体的な方法を共有する必要がある。例えば、患者や家族に在宅療養の希望がある場合、早い時期に退院支援担当者に情報を提供し、資源を活用することもできるかもしれない。その患者が退院し、次回入院時に外来から入院病棟や在宅支援担当者に情報提供をすることによって、切れ間のないターミナルケアが実現できると考える。また同居家族が少ないことが介護者の負担を増強させることにもなり得よう。このような背景に加えて、近年の少子高齢化という社会現象により、介護者が高齢になってくる可能性があり、「介護者の健康問題」に関する対応が今後の課題といえる。

また前述したように、私たち看護者は、施設入院中から患者・家族と人間関係を良好に保つように配慮している。良好な人間関係の中で、看取りまでの間、最期を迎える場所の選択肢を看護者が患者・家族に提案することによって、患者・家族自身が納得して「最期の場」を決めることが望まれているが、その具体的方法が明らかになっていない。患者や家族が「最期の場」を選択しようとするとき、看護者は患者や家族に選択肢を示すなど、具体的方法を紹介していくことも今後の課題となってくるのではないかと思われる。例えば、「最期の場」を患者や家族が決めよ

> 介護者の健康問題に対する対応策

> 患者や家族が決めたことを支持する看護者の姿勢

> 患者や家族の状況をその場でアセスメントする能力と積極的に話し合える環境づくり…

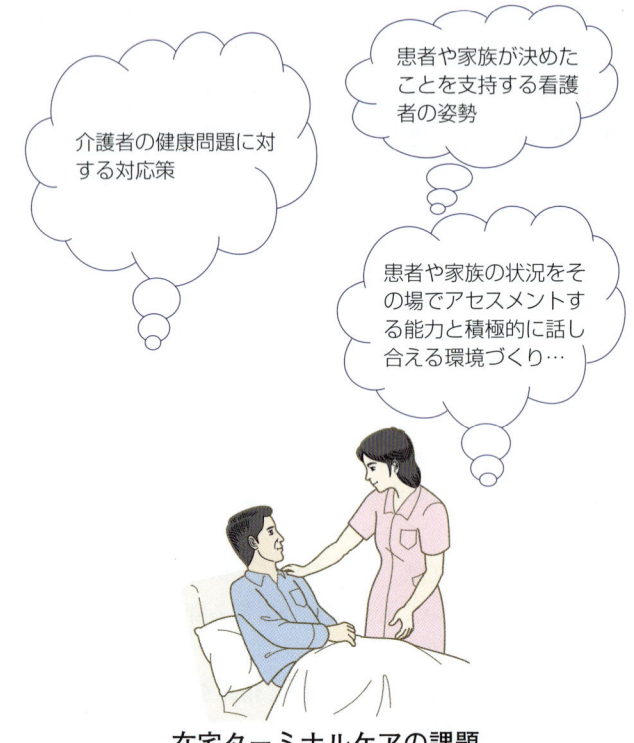

在宅ターミナルケアの課題

うとしている際には,「自宅」「病院」を選択した場合のメリットやデメリットについて説明したうえで,必ず,「私たち医療者は,患者や家族が決めたことを支持する」ことを伝え,実際に決めたことを支援していくようにする.このように,患者や家族の決めたことを保証し,さらにその実行を支援することが,特に残される家族に後悔を残さないことになりうる.

看取りの場において家族は不安を抱きながら,いろいろな決定をしなければならない立場にある.そのような家族に対して,看護者は患者や家族がどのように決めても,支援していく姿勢で接することが求められているのではないかと考える.加えて,患者と家族がどこで最期を迎えるかの意思決定をするために,①看護者が患者や家族が意思決定できるような方法を提案,②24時間体制の在宅医と訪問看護師の補充,③診療報酬の増額,④入院保証ができる緩和ケア病床数の増加,⑤訪問看護師の症状マネジメント技術の教育──が必要と考える.

前述したとおり,在宅移行期には介入方法や介入時期に関して看護者は見極めを慎重にしなければならない.見極めのとき,患者や家族の状況をその場でアセスメントする能力が看護者能力を培うための方法として,スタッフ間でのカンファレンスや事例検討会などを行うことを推進したい.このような意見交換の場を設けることができるような環境であるかどうかを振り返り,自らこのような環境をつくることを課題としたい.

引用文献

1) 厚生労働省ホームページ，2021年人口動態統計，死亡，表5．
2) 中西睦子監修，川越博美，山田雅子編著，馬面千春（2003）TACSシリーズ在宅看護学，p.188，建帛社．
3) 世界保健機関編，武田文和訳（1993）がんの痛みからの解放とパリアティブ・ケア，p.5，金原出版．
4) 福本恵，桝本妙子ほか（1999）高齢者の終末期の看取りに関する研究（第1報）：遺族に対する質問紙調査，京都府立医科大学　医療技術短期大学部紀要，9(1)，pp.35-44.
5) 本郷澄子，近藤克則ほか（2003）在宅高齢者のターミナルケアにおいて介護者が求めている支援：遺族を対象とした調査，ターミナルケア，13(5)，pp.404-411，三輪書店．
6) 張恩敬，濃沼信夫ほか（2003）在宅緩和ケアにおける介護負担に関する研究，死の臨床，26(1)，pp.77-83.
7) Hunt, Chantal K. (2003) Concepts in caregiver research., Journal of Nursing Scholarship First Quarter, 35 (1), pp.27-32.
8) 西浦郁絵，能川ケイほか（2004）在宅ターミナルケアを支える訪問看護実践の一考察：事例に見られる在宅ターミナルケアの諸相と看護，神戸市看護大学短期大学部紀要，23号，pp.23-32.
9) 栗山誓子，野原直子ほか（2007）がんターミナル患者の看とりからの考察：在宅における24時間連絡体制の重要性，神奈川看護学会集録，10号，pp.131-133.
10) 神津仁（2008）在宅療養支援診療所の現状そして今後の課題，東京内科医会会誌，23(3)，pp.220-225.
11) 鈴木志津枝，弘末美佐（2007）がん患者の緩和ケアに関する地域ネットワークモデルの構築，公衆衛生，71(2)，pp.128-132.
12) 沼田靖子（2010）緩和ケア病棟から在宅療養へ移行した事例の分析：在宅での看取りの前提と条件を中心に，死の臨床，33(2)，p.280.

4 死をめぐる倫理的課題

① 真実を伝える（truth-telling）

　これまで病状説明の際に使われてきた<u>告知</u>という言葉には，医師からの一方的な宣告という印象が強かった．しかし患者の権利意識の向上，自己決定権の尊重がすすむなかで，告知という言葉にまつわる，伝えるか伝えないかという議論は，どのように伝えるのか，さらには伝えた後どのようにサポートするのかという議論に移行してきた．また，「告知」という言葉にかわって「真実を伝える」という言葉がしばしば用いられるようになってきた．

　「真実を伝える」（truth-telling）という言葉には，情報を伝えるということと，つらい思いを共有するという意味合いが含まれている[1]．また，医師と患者が情報・意見交換を行い，医療上の重要な事柄を決定することを意味している[2]．さらに，真実を伝えるとはコミュニケーションであり，精神的援助となる．単に言葉としてのみでなく，関係性のなかで知らされるべきものであり，"関係"のうえに成り立つものである[3]といわれている．

　終末期医療において真実を伝えるということは，良いニュースが少なく，患者や家族，そして医療者にとっても非常につらいことである．しかし，限られた時間のなかでその人らしい人生を生きる，身辺の整理を行う，苦痛な症状を緩和するための治療を受ける，終末期における療養の場を決定するなど，終末期にあっても患者にとって最善の選択を行えるような自己決定を支えていくためにも，真実を伝えることは重要な意味をもっている．

　真実を伝えるということにおいて，何を伝えるのかということは非常に重要である．患者の<u>知る権利</u>とともに，<u>知らない権利</u>も考慮していく必要がある．終末期医療において，真実を伝える場面にはさまざまな状況がある．例えば自分の病状に疑問をもった患者に対して治癒をめざした治療が困難な状況であることを伝えなくてはいけない場面や，治療に反応しなくなった状況で患者にとって適切な療養の場を選択する場面などが考えられる．このとき，患者が知りたいことや医療者が伝えたいこと，真実を伝える目的や必要性，どこまでをどのように伝えるのかなどを十分検討する必要がある．特にがん終末期など病状が複雑であることも多く，すべてを正確に伝えることや理解することの難しさもある．患者の受け止め方や反応を確認しながら，慎重に行っていく必要がある．

　また，真実を伝えることによってすべてが終了するわけではなく，むしろその時点から自己決定を支える援助が始まる．真実を知ったことで患者は落ち込むかもしれない．またそのことで家族も動揺するかもしれない．看護者はそのような患者や家族の心の揺れに寄り添い，患者が自分の病状を理解し，選択にともなうメリット，デメリットを考慮したうえで患者にとって最良の自己決定が行えるようチームで支えていく必要がある．

真実を伝えることにおいて，患者や家族，あるいは医療チーム内でしばしば意見がまとまらず，看護者としてジレンマを感じることもあるかもしれない．このような場合，看護者は患者の意思が尊重されるようにチーム内での調整役割を担っていくことができるだろう．患者が自分の病状をどれだけ理解しているか，どこまで知りたいと思っているのかなどについて，日々の患者とのコミュニケーションを通して情報を得て，チームの方針に反映させていくことも必要である．また，このことには問題にかかわるそれぞれの個人のもつ価値観の違いが影響していることがある．人それぞれ生や死のもつ意味にも違いがあり，多様な価値観を理解し，尊重することが大切となってくるであろう．臨床の場において，多様な価値観を話し合う機会や教育の場をもつことが必要といえる[4]．

　真実を伝えることに関しては，今後さらに患者の自己決定権の重視，価値観の多様化，終末期医療の進歩にともなった選択肢のひろがりなどの変化が予想される．看護者としてつねに新しい情報を吸収し，社会のニーズに応えていくことが求められている．

② 意思決定

　終末期医療において患者の意思決定を支えていくうえでは，治療法の選択に関する決定にとどまらず，人生の終焉をいかに締めくくるかという決定をも含んでいることを考慮していく必要がある．人の信念や価値観は多様であり，終末期における意思決定においては，患者や家族のもつさまざまな価値観を理解することが求められる．

　例えば進行がん患者の場合，治癒をめざした治療にトライするのか，それとも治癒をめざした治療を受けずに家族と過ごすことや自分のやりたいことを大切にして自分らしく生きることを選択するのか，といった意思決定を必要とされる場合もある．がんの治療にはさまざまな副作用がともなう．患者にとって苦痛も大きく，QOLを低下させる場合も多い．治療を拒否する権利も含めて，患者の意思決定を支えていくことは，看護者の重要な役割である．

　2021年に改定された日本看護協会の「**看護職の倫理綱領**[5]」では，「看護職は，人々の権利を尊重し，人々が自らの意向や価値観にそった選択ができるよう支援する」と明記されている．また，解説の中で「人々は，知る権利及び自己決定の権利を有している．看護職は，これらの権利を尊重し，十分な情報を提供した上で，保健・医療・福祉，生き方などに対する一人ひとりの価値観や意向を尊重した意思決定を支援する」としている．看護者は患者の意思決定において，価値観や意向を丁寧にくみとり，代弁者，多職種間の調整者などの役割を担っていくことが求められる．

1 治療拒否の権利

　患者の信念，価値観にもとづいた判断は，それが他者に害を与えない限り，それを尊重することが必要である．看護者として，患者の信念や価値観，大切にしているものを見極めていく力が求められる．

　例えば進行がん患者において，ときに化学療法などの治療を拒否し，民間療法を選択する場合もあるかもしれない．このような場合，医療者は一方的に自分たちが行っている治療を押しつけるという態度ではなく，患者が民間療法を選択することに対しても理解を示したうえで，両者の

折り合いの接点を見出していくことも必要である．可能であれば民間療法と治療とを並行して行う方法も検討していく必要があろう．しかし病状や今後の経過，治療の内容については適切な形で可能な限り情報を提供することも必要である．患者にとって意思決定に必要な情報が十分提供され，患者がそれを十分理解しているかということを見極めていく必要がある．

　宗教的信念にもとづく治療拒否は医療者にとって理解しがたいことがある．しかし，治療拒否やそれにともなって生じる結果のみに注目するのではなく，患者にとっての信念の重要性，重み，信念にそって生きることの価値を理解しているという態度を示すことも必要である．

❷ DNAR

　DNAR（do not attempt resuscitation）[※1]とは，いかなる治療にも反応しない不治の進行性病変で目前に死が迫っている患者や救命の可能性のない患者などが，心臓あるいは呼吸が停止したときに，一切の心肺蘇生（cardio pulmonary resuscitation：CPR）を行わないことを前もって指示しておくこと[6]をいう．

　ここで，がん終末期で，DNAR指示がない患者が急変した場合について考えてみよう．がん終末期患者においては，出血による急激な意識レベルの低下や肺炎による呼吸状態の悪化など病状の急変という状況もあり[7]，このようなときに医療従事者は，心肺蘇生を行うかどうか，蘇生を行うかどうかをだれが決めるのか，といった判断に迫られる．これらの判断を行うとき，医療従事者間で倫理的葛藤やジレンマが生じる．すなわち，医療従事者間で現在の状態に対して，さまざまな意見や価値観が表出されるだろう．現在の状態は本当に治療に反応しないといえるのか，死が迫っているといえるのか．また，本人の意思が確認できず，家族間の意見が一致しない場合には，だれに代理意思決定をしてもらうことが患者の最善の利益につながるのかなど，判断が困難な状況が生じる．

　心肺蘇生を行う状況は非常に緊迫した状況であり，事前に急変の場合の予測を立て，できるだけ患者や家族の意思を確認し，細やかな指示を明記しておくことがのぞましい．また，どのような処置を蘇生とするのか，蘇生の意味のとらえ方についても，患者や家族，医療従事者間で統一しておくとよい．

　DNARについては，患者でなく家族の意思の確認がなされている場合が多いかもしれない．しかし，終末期医療に対する情報の普及や「尊厳死」という概念の広がりとともに患者自らDNARの意思をあらわす場合も増えてきており，この場合医療者や家族との信頼関係，良好なコミュニケーションは不可欠であるといえる．

引用文献
1) INR日本版編集委員会（2001）臨床で直面する倫理的諸問題：キーワードと事例から学ぶ対処法，pp.31-33，日本看護協会出版会．
2) 近藤まゆみ，東原正明編（2000）緩和ケア，看護QOLBOOKS，pp.37-53，医学書院．

[※1] 以前はDNRという言葉が活用されていたが，最近ではDNRよりもDNARという言葉が用いられることが増えてきている．DNRという言葉では蘇生する可能性があるのに治療をするというイメージが強いのに対して，DNARは蘇生の可能性はもともと低いので，蘇生を試みることを控えるという意味を含んで使われている．

3）恒藤暁（1999）最新緩和医療学，pp.38-46，最新医学社．
4）田村恵子（2003）緩和ケアにおける倫理的ジレンマと看護職の役割，日本がん看護学会誌，17（2），pp.42-44．
5）日本看護協会ホームページ，看護職の倫理綱領．
6）前掲書1），pp.19-21．
7）恒藤暁（1999）最新緩和医療学，p.24，最新医学社．

3 ACP

　ACP（advance care planning，**アドバンスケアプランニング**）は，さまざまな定義があるが，年齢や病期を問わず，成人患者が自身の価値観，生活の目標，今後の治療に対する意向を理解・共有することを支援するプロセスである[1]．厚生労働省はACPの愛称を「**人生会議**」とし，「もしものときのために，望む医療やケアについて，前もって考え，くり返し話し合い，共有する取組み[2]」として普及・啓発を進めている．大切なことは，ACPはDNARやアドバンスディレクティブを包括する概念であり，事前指示書の作成ではなく，その決定に至ったプロセスに焦点を当てている点である．患者本人が最期の時にどのような治療やケアを受けたいのかだけでなく，なぜそのような選択をしたのか，患者のどのような価値観がその決定に影響しているのかなどを，周囲の者と共有していくことを重視している．現在は核家族化や価値観の多様化が進み，死への考え方も人それぞれだと考えられる．また，日本人は死についての話をタブー視する傾向がある．そのため，代理意思決定者としてとらえられやすい家族でさえも，最期の時に患者本人がどこでどのような治療やケアを受けたいかわからないことが多く，家族も「これでよかったのか」と悩み，後悔の念を抱くことがある．また医療者も，終末期まで可能な限りの治療に集中し，患者本人が大切にしていることや，どのような最期を希望しているのかを話す機会が少ない現状がある．しかし，ACPによってあらかじめ患者の価値観や今後の治療，療養場所の希望，代理意思決定者などを共有しておくと，患者の意思決定能力が低下した時にも周囲が納得して患者の意向に沿った治療やケアを考えることができる．ただ患者の気持ちは状況に応じて変化するため，日々のケアを通して患者の思いに触れながら，適宜，今後の希望に変化がないか確認し，話し合いをくり返していくことが重要といえる．

引用文献

1）森雅紀，森田達也（2020）Advance Care Planningのエビデンス，医学書院，pp.23-30．
2）厚生労働省，「もしものときのために『人生会議』」リーフレット．

③ アドバンスディレクティブ，リビングウイル

　人は他人に迷惑をかけない範囲において生き方を自由に選択できると同時に，死に方も自由に選択でき，その選択は尊重されることが望ましい．しかし「法は倫理の必要最小限である」[1]といわれており，いかなる場合においても法的に認められない行為は控えるべきである．苦しむ患者が死を望むからという理由で医師が患者の選択を尊重し，患者を安楽死させた場合，状況によってはこれは自殺幇助ととられることもあり，法的な責任を追及されることになりかねない．終

末期医療において，医療者は法的に認められる範囲において患者の意思を尊重しなければならないという非常に困難な状況におかれている．そのためにも，倫理的に患者を擁護する方法と，法で認められている範囲を理解することが必要である．また，以下に述べる**アドバンスディレクティブ**（advanced directive：生前の意思表示書），**リビングウイル**（living will），安楽死・尊厳死などは，欧米との法律の相違はいうまでもなく，わが国独自の文化的背景に影響される問題である．

アドバンスディレクティブ（アドバンス・ディレクティブス）とは，将来自らが判断能力を失ったときに備えて，自分に行われる医療行為に対する意向を前もって意思表示しておくことである．この事前指示には，自分になされる医療に指示を与えること，また判断能力を失った場合に，自分の意思を自分に代わって判断してもらう代理意思決定者を委任することを含み，これらを包括的にアドバンスディレクティブという．アドバンスディレクティブにはDNARやリビングウイルが含まれ，自分が望む医療行為を文書の形で指示しておくものは，一般にリビングウイルとよばれている[2]．

リビングウイルは生前宣言ともよばれ，リビングは「生きていること」，ウイルは「遺言書」を意味しており，生前に効力を発揮する遺言書のことであり，自分の尊厳死について意思表示をすることである．医学的に回復の見込みがなく延命治療しか残されていない状況を想定して，あらかじめその状態における治療を拒否する意思を書面に記しておくことである[3]．最近は終末期の延命療法の全般に中止を求めるリビングウイルを準備する傾向が出てきている[4]．ただし，わが国においては尊厳死やリビングウイルについて法的な規定はない．一般に医療現場ではDNARによって患者・家族の意思を尊重している状況にある．

リビングウイルが世界で初めて認められたのは米国の**カリフォルニア州自然死法**（1976）である．これはカレン・アン・クインラン（Quinlan, Karen Ann）事件[*2]によって制定された法律である．日本ではリビングウイルが法制化されていないため，医師に対して実施を強要することはできないのが現状である．現在，日本尊厳死協会が会員のリビングウイルを登録して保管している．会員がリビングウイルを使って延命医療を中止してもらいたい場合に，日本尊厳死協会登録リビングウイルを受け入れる医師が増えてきている[4]．しかしリビングウイルは法的に認められた遺言書でないため，十分な検討が必要である．患者が自己決定の能力を喪失した時点では，患者のリビングウイルを踏まえ，家族と十分に話し合ったうえで，治療法を選択することが重要である．リビングウイルを容認する立場を選択する場合にも，あくまで自然死であり，死期を早める方法を選択してはならない．また，延命治療に該当するか否かの判断が難しい場合もある．

たとえ法的に認められていないとしても，リビングウイルは患者の意識レベルが低下した時点では治療法選択のために重要な情報となる．がん患者の場合，再発転移という状況では大半が数年以内に終末期を迎えることにもなり，リビングウイルについて考えることも必要である．しかし，日本は死をタブー視する傾向にあり，「もし末期になったとき」などという会話は「縁起でもない」と考えられることが多く，医療者からは言い出しづらい．特に再発転移などで死を身近に感じるようになればなるほど，それを認めることができず，リビングウイルについて考えるこ

[*2] 1975年，米国ニュージャージー州在住のカレン・アン・クインランさん（当時21歳）が急性薬物中毒で意識を失い病院に搬送されたが，その後持続的植物状態となった．カレンさんの姿を見かねた両親が娘の安楽死を求めたが担当医が拒否したため提訴，訴えは最高裁に持ち込まれた．判決では両親の主張が認められ，結果的にカレンさんの人工呼吸器ははずされた．このカレン裁判は尊厳死を認めた初の判例となり世界中の注目を集めた．

とは困難になる場合もある．一方で身体機能が保たれ，積極的治療を受けているときの方が，冷静に「もし終末期がきたら」と考える患者もいる．看護師は，患者から「最期はどうしたいか」に関する言葉があったときには，単に傾聴するにとどまらず，リビングウイルについて説明し，文書として残す方法もあることについて情報提供することが必要な場合もある．もし，看護師が患者の意思を聞いていたとしても，それを家族や医師に言葉のみで伝えるより，文書として残っている方が確実な意思表示となる．

リビングウイルにはインフォームドコンセントが不可欠である．終末期に，患者が自分の死について考えるためには，治療の継続が無効なことや緩和医療への移行を明確に患者に伝えることが必要である．

④ 安楽死・尊厳死

がん終末期患者のリビングウイルの実施を考えるうえでは，安楽死と尊厳死について理解することが重要である．

1 安楽死と自殺幇助

安楽死は，激痛に苦しむ末期患者を苦痛から解放するために死なせることである[1]が，明確な定義はなく，その分類もいくつかある．激痛のみを対象とした概念でもなく，またこの場合の苦痛とは患者の主観によるものであり，第三者によって評価された苦痛ではないことが問題を複雑にしている．オランダなど一部の国では安楽死が法的に認められているが，日本では一部を除き安楽死は認められていない．安楽死には，「積極的安楽死（慈悲殺）」と「消極的安楽死」とがあり，前者には「医師による自殺幇助」，後者には「延命措置の中止・回避」が該当する．一般に後者は尊厳死，自然死とされ，許容されているが，その場合においても安易に行うものではない[5]．

ICN 看護師の倫理綱領では，患者の苦痛を緩和することは看護師の基本的責任の一つとして，明確にされている（2012 年）．しかし，がん終末期患者の場合はいかなる手段をもってしても，その苦痛を緩和することが困難で，苦痛緩和のために，セデーション（後述）を余儀なくされることもあるが，結果的に患者の死を早めることにならないかという問題がある．適切なセデーションは死を早めることはないが，この懸念は，痛みに苦しむ患者を前に家族と医療者とを悩ませることになる．わが国で法的に許容されるとすれば，自然死であり，死を早めることは法的に責任を問われることになりかねないという点を十分に理解し，慎重に緩和療法を選択しなければならない．

塩野[6]は「安楽死が法的に正当化できるのは，医療の場で麻酔やペインクリニックなどによる鎮痛処置を行う治療的安楽死のみではないであろうか」と述べている．この場合でも，死を早めることがないようにという点は十分すぎるほどに考えたうえで疼痛治療を選択し，自殺幇助ではないという点はいうまでもない．

米国で 1996 年に Asch[7] が ICU 勤務の看護師の 17％ が安楽死，あるいは自殺幇助の依頼を受けたことがあると報告している．日本での報告はないが，患者から「楽にしてほしい」「死なせてほしい」という言葉を聞くことは，少なからずある．患者が早く死にたいという要因にはさまざまなことが考えられる．安楽死でとりあげられる要因は，耐え難い身体的苦痛であろう．それ

は「死なせてほしいほどの苦痛である」ということである．医療者は，その苦痛除去のために，可能な限りの努力をしているかどうかについて考え，まずは苦痛緩和のために最大限の手を尽くすべきである．

❷ 尊厳死とは何か

「尊厳死とは，植物状態の患者のように意識の回復の見込みのない者に対する無益な医療を打ち切って，患者に自然の死を迎えさせるための措置をいう」というのが尊厳死の定義である[8]．尊厳死は，**リスボン宣言**（1981年採択，1995年改定）の「尊厳性への権利」の「患者は人道的な末期医療（ターミナルケア）を受ける権利，およびできる限り尊厳と安寧を保ちつつ死を迎えるためにあらゆる可能な支援を受ける権利を有する」に由来する．

尊厳死とは，①安楽死，②自然死，③死の自己決定の三つを意味している[8]．この場合に許容される安楽死は消極的安楽死のことである．また，自然死とは無益な延命治療を行わないことによる死であり，有益な治療があるにもかかわらず行わない結果としての死とは区別されるべきである．わが国では，自然死と消極的安楽死とは許容される範囲にあるが，積極的安楽死は許容されないと考えるのが妥当であろう．しかし，がん医療の現場では終末期に行われる治療について，有益か無益かの判断は困難であり，事例ごとに医療チームで十分な検討がなされることが必要である．がん終末期患者は，大脳の広範囲の転移を除き，多くの場合，意識が清明かそれに近い状態を保っている．それゆえに，がん細胞の攻撃を受ける患者の苦痛は想像を絶するものなのである．いかなる方法をもってしても，この苦痛を除去することができない場合の苦痛の緩和法は，セデーション以外にはないのが現状であろう．よって，がん終末期の患者の苦痛除去のためには，やはり安楽死の議論とならざるを得ないのではないだろうか．しかしながら，安楽死は倫理的な課題を多くはらむため，今後も論争が続くことが推測できる．

患者の尊厳死の意思が尊重されるためには，少なくとも何らかのアドバンスディレクティブが必要である．安楽死，尊厳死に対する考え方は個人によってさまざまであるが，医療者は，自身の価値観を患者や家族に押しつけることなく，つねに専門的な立場で安楽死，尊厳死に関する情報を客観的に提供するとともに，法的な根拠を理解し，患者の死後，トラブルが起こることのないよう十分な注意が必要である．たとえ，患者のリビングウイルがあったとしても，家族との十分な話し合いなどのプロセスが必要であるが，現在，リビングウイルは法的に認められていないため，言及を避ける．

⑤ セデーション

セデーション（sedation）とは日本語で**鎮静**を意味する．緩和医療においては「苦痛を緩和するために意識レベルを低下させること」を意味する[9]．持続的セデーションや間欠的セデーション，浅いセデーションや深いセデーションなどいくつかの方法がある．通常のセデーションでは，呼吸抑制など，生命に影響するようなことはない．問題となるのはがん終末期のセデーションであり，その苦痛の程度が強いため，深い鎮静が必要になる．セデーションが死期を早めるという報告はないが，がん終末期患者の場合，薬剤の選択や投与量を慎重に行わなければ，全身状態の悪化などにより，呼吸抑制が出現し，患者の死を早める可能性がある．

森田[10]は，80％以上の医師が，呼吸困難，および予後が数日と考えられる患者の疼痛を鎮静の適応と考え，予後が数週と考えられる患者の精神的苦痛，および家族の疲労を適応でないと考えていたと報告している．鎮静の開始は，①セデーション以外のいかなる方法でも症状にともなう苦痛を緩和することができないと判断する場合，②患者に残された時間が数日以内（日単位）であると推測する場合，③チームで合意がなされている場合，④原則として本人の意思が確認されている場合――とし，その意思が，①合理的（意思決定能力があり，その要求が十分理解されうる），②自発的（経済的・社会的圧力がなく，本人の自由意志にもとづく），③継続的（一時的な気持ちの揺れではなく，一貫している）――であることを確認する[11]．

がん終末期患者には，残された時間に限界がある．一般的なセデーションと違い，がん終末期患者にセデーションを実施した場合は，そのセデーションが中止されることは，特別な場合を除いてはない．特に深く持続的なセデーションの場合は患者は残された時間を眠りで費やすということである．それは，家族との会話を不可能にしてしまうため患者のQOLを低下させることになるとも考えられる．一方で，セデーションをしなければ強い身体的苦痛のためQOLを著しく低下させることになる．セデーションは，この点においても，倫理的な問題としてとらえ，緩和ケアチーム等の専門家を交えるなどして十分な検討が必要である．

セデーションの実施について，患者や家族の同意を得ることは不可欠である．患者がすでにせん妄に陥っている場合やコミュニケーションが不可能な場合は，同意を得ることは困難であり，家族の同意のみということになる．可能な限りそのような状況に至る前に，病状悪化時の対処法としてのセデーションについてあらかじめ患者・家族と情報の共有をはかることが望ましい[12]．

セデーションは患者の意思，および家族の同意がなくては実施してはならない処置であるが，一度はセデーションに合意した患者の家族が，「セデーションをやめてほしい」と言いだすこともある．また，呼吸抑制の可能性も十分説明したうえで同意したはずの家族から「セデーションをしたとたん，状態が悪くなった」と言われる場合もある．家族がセデーションについてていねいに説明され，納得のうえ同意した場合でも，医療に携わっていない人が，現実にその状況を目の当たりにすると「こんなはずではなかった」と考えたり，「もう一度，声を聞きたい」と思ったりするのは当然ではないだろうか．家族がセデーションを中止してほしいと希望した場合には，推測される患者の苦痛を十分に説明して家族にセデーションの継続を納得してもらうことが必要である．セデーションが中断された場合，おそらく患者の苦痛は想像を絶するものであると推測できるからである．このようなことは家族がセデーションを十分に理解していない場合や，セデーションされた状態が長く続く場合に認められる．よってセデーションを開始する場合は，前述した基準に照らして，十分に検討することが重要である．患者・家族が同意しても，医療チームを含め，一人でも反対する人がいる場合は，その人の意見について十分検討して，セデーションの適応について考えなければならない．セデーションが決定されるプロセスに看護師の参加は不可欠であり，チームメンバーのだれかが疑問をもつのであればケースカンファレンスで十分論議されるべきである[12]．

セデーションと安楽死の相違については議論がなされるところである．明らかな相違は緩和を目的として実施されるか，死を目的として実施されるかである．緩和医療として適切な措置であるセデーションの結果としての死を「非意図的積極的緩和死」とよび，恒藤は「倫理的にも問題がないと考えられる」[13]としている．

ここでは，紙面の都合上がん終末期のセデーションの方法については述べないが，セデーショ

ンを実施する場合には，その基本を十分に理解したうえで実施することが重要である．またセデーション中の患者の尊厳が十分に保たれることは，患者の権利である．患者は話さないし訴えることもしないため，気づかないうちに，患者の尊厳を踏みにじっている可能性もある．看護師は，何気ない日常的なケアにおいても，患者の尊厳を保っているかどうかについて，つねに自問自答をくり返すことが重要であり，チーム全体で考えなければならない．また，最期のときを眠って過ごすことになった患者を見守る家族に対して十分な配慮を考えたケアを実施することも大切である．セデーションについては，日本緩和医療学会より「苦痛緩和のための鎮静に関するガイドライン」がだされており，セデーションを行うにあたって参考となる．

⑥ 脳死の定義

　人の死はいつの時点をもって死というのか．一般的には，医師が死亡と診断を下した時間である．「心拍動の不可逆的停止」「呼吸の不可逆的停止」「瞳孔散大」を死の三徴候とよぶ．これは心臓死とよび，呼吸，循環の不可逆的な停止のことである．わが国では広く受け入れられてきた死である．日本では，1997年に**臓器移植法**が制定され，脳死が人の死として認められるようになった．脳死をめぐって死の定義に関する論争があったことは記憶に新しい．脳死とは，全脳髄の不可逆的な機能喪失のことである．脳死になった場合は，人工呼吸器なしでは生きていくことができない．全脳髄が不可逆的な機能喪失状態になっているかどうかは，厚生労働省の**脳死判定基準**に従って行う．浅井ら[14]は「全脳死基準の利点は，新鮮な移植用の臓器が脳死者から摘出できるということであろう」と述べている．よって脳死判定は，臓器移植を行うドナーにのみ適用されている．

　臓器移植法第6条第1項で，医師は死亡した者が生存中に臓器を提供する意思を書面により表示し，告知を受けた遺族が摘出を拒まない場合，移植術に使用される臓器を死体から摘出することができるとしており，患者が臓器提供意思表示カード（図Ⅰ-9）を持っていた場合も，臓器移植には家族の同意が必要であることが明確にされている．家族が拒否した場合，患者の臓器提供の意思は尊重されないことになる．そして，2010年の法改正により「本人の臓器提供の意思が不明であって，遺族がこれを書面により承諾するとき」は臓器を摘出できる要件が加えられた．脳死における臓器提供においても家族の意思は尊重される傾向にある．

　患者が脳死状態になった場合，回復の可能性もなく，臓器提供の意思表示もなく，家族も死を

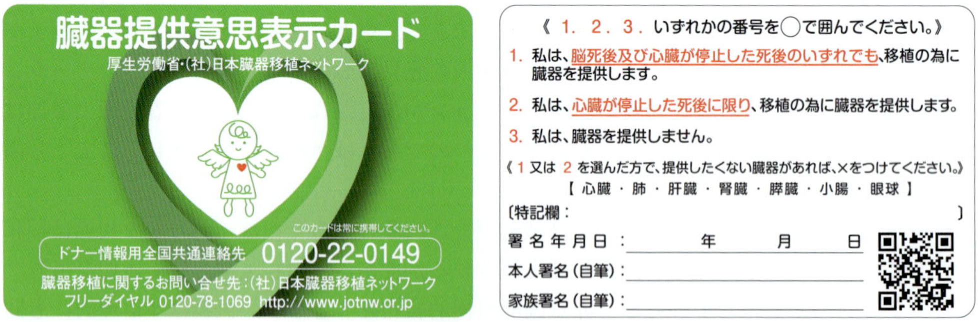

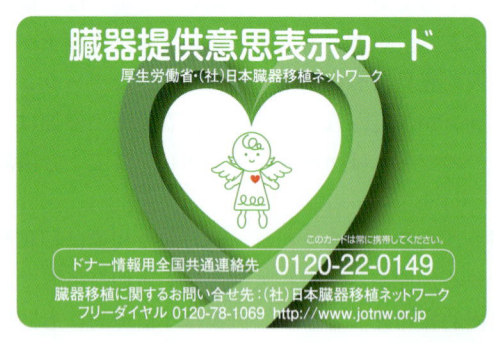

図Ⅰ-9　臓器提供意思表示カード

受け入れているときには人工呼吸器をつけていることの意味がなくなる[15]．このような場合には脳死判定は義務づけられておらず，無呼吸テストや脳幹反応などのテストをした後，人工呼吸器を除去して心臓停止を確認する．

　終末期医療において，臓器移植と直接かかわることは少ないが生命の尊さを考えるという点では共通している．看護師は，患者の意思を家族が代弁することができるよう支援することが大切である．

　尊厳死，安楽死，脳死など，死や死に方，また生きることや生き方に対する考え方や価値観は，個人によってさまざまである．医療者もそれぞれに価値観をもっているだろう．しかし，自分の考えを患者に押しつけることなく，つねに患者の価値観を認め支えることが必要である．特に患者の死に方，つまり人生の終え方については，許容できる範囲で，患者のリビングウイルを尊重することはいうまでもなく，家族に悔いが残らないよう支援することが大切であると考える．また，これまでに述べてきた死をめぐる問題は，時代の流れとともに変化していくと推測できる．看護師は，つねに新しい情報を得て患者や家族に適切な情報提供ができるよう心がけなければならない．

引用文献

1）医療倫理Q＆A刊行委員会編（1999）医療倫理Q＆A，p.17，太陽出版．
2）鶴若麻理（2006）アドバンス・ディレクティブス（事前指示）をめぐって，臨床看護，32（2），pp.237-238．
3）塩野寛（2003）生命倫理への招待 第2版，p.92，南山堂．
4）星野一正（2002）リビングウイル，日本医師会雑誌，128（1），pp.82-83，日本医師会．
5）前掲書1），pp.132-133．
6）前掲書3），p.85．
7）Asch, David A. (1996) The role of critical care nurses in euthanasia and assisted suicide., The New England Journal of Medicine, 334(21), pp.1374-1379.
8）前掲書3），p.86．
9）恒藤暁（1999）最新緩和医療学，p.241，最新医学社．
10）森田達也（2003）苦痛緩和のための鎮静：全国実態調査（速報），ターミナルケア，13（6），pp.437-442，三輪書店．
11）ターミナルケア編集委員会編，岩田広香，志麻泰夫（2001）鎮静の患者・家族への説明および薬剤の使用法，わかる できる がんの症状マネジメントⅡ，ターミナルケア増刊号，p.326，三輪書店．
12）山崎章郎（2003）セデーション 何が問題か，ターミナルケア，13(6)，pp.433-436，三輪書店．
13）前掲書9），p.248．
14）浅井篤，大西基喜，永田志津子ほか（2000）死の定義，病院，59(5)，pp.432-434，医学書院．
15）前掲書3），pp.58-59．

5 ターミナルケアにおけるチーム医療

① 看護師に求められるコーディネート力

　医療の多様化や専門化が進む昨今，がん診療・看護においては，「緩和ケアチーム」「栄養サポートチーム」「口腔ケアチーム」など，複数の専門職種から構成される専門チームがプライマリーチームからの相談を受け，主に院内を横断的に活動しながら患者・家族に必要な支援やケアを検討している．このようなチームの有機的な活動によって，患者と家族がもつ多様なニーズへの対応が可能となり，また，多様かつ専門的な考えが投入されることで治療や療養に関する総合的な判断や評価が得られるなど，チーム医療がもたらす効果は大きいといえる．

　しかし，チーム医療が円滑に機能していくためには，そこにかかわる一人ひとりの医療者が患者と家族のQOLの向上や医療者の成長につながるよう患者・家族・プライマリーチームが抱えている課題，日々変化していく患者の病状，治療やケアのめざす方向などを理解してチームアプローチが遂行されるように，チーム全体をコーディネートする存在が不可欠である．また，協働する医療者たちは互いのもつ専門性や立ち位置を理解し，各自の専門性をチームの中でどのように発揮していくべきかを考え，チーム医療に参加することが求められる．

　ターミナル期にある患者の病状は刻々と変わっていく．患者の痛みの緩和を考えるとしよう．今日，患者は鎮痛薬を服用できたとしても，明日も同じように服用できる状態にあるとは限らない．経口摂取が難しくなることによって，痛みの緩和の方略も変われば，提供される食事内容も変わる．昨日まで行っていたリハビリ内容も変更になるかもしれない．家族もまた，患者の状態に合わせて，これまで行ってきたケア方法を変更せざるを得ない．

　したがって，ターミナル期にあるがん患者と家族を支える医療者は患者の病状の変化をとらえながら，自分たちの行っている支援やケアが患者と家族に適しているのだろうか，彼らの苦痛の緩和につながっているのだろうかというディスカッションを重ねていくことが重要である．そして，看護師こそが，患者の状態に合わせた支援やケアを複数の専門家とともに検討し，チームアプローチを機能させていく**コーディネーター**であると筆者は考える．

② 栄養サポートチーム

　栄養サポートチーム（nutrition support team：NST．以下，NST）とは，栄養管理に必要な高度な知識と技術をもつ，医師，薬剤師，管理栄養士，看護師，臨床検査技師などで構成される専門チームであり，入院患者の合併症の減少と治癒率の向上，QOLの改善などを目的に，定期的な院内ラウンドや症例カンファレンスを行ったり，プライマリーチームからのコンサルテーシ

ョンに応じ，患者の治療法や栄養状態を評価しながら，個々の患者に対応した栄養管理サポートを実施している．このNSTは，1999年に日本静脈経腸栄養学会（JSPEN）がNSTの設立と普及を推進するためのプロジェクトを立ち上げて以降，約1,500の施設が同学会からNST稼働施設の認定を受け（2010年時点），活動を行っている[1]．

筆者が以前所属していた大学病院では50人近いスタッフがNSTに所属し，各病棟において栄養管理が難しいと評価された患者の栄養とQOLの改善についての相談を受け，症例検討会を開き，食事摂取状況，体重の増減，血液検査やレントゲン写真など，あらゆる角度から患者の病状と栄養状態をチームで評価していた．その後，患者のもとを訪ね，「お食事の具合はどうですか？」と声をかけ，食べやすさ，食事の好みや満足感などを聞き，食事摂取が落ちている原因を探り，患者が食事をおいしく楽しく食べられるための最善の方法をプライマリーチームと検討した（図Ⅰ-10）．また，病院職員に対する勉強会・講演会を定期的に開催し，栄養剤や経管チューブの取り扱い，口腔ケアなどについての知識・技術の共有にも取り組んだ．

がん患者の栄養障害には腫瘍による消化管狭窄・閉塞にともなう通過障害など「がんによって生じる栄養障害」と「がん治療によって生じる栄養障害」があるといわれている[2]．ターミナル期にあるがん患者においては飢餓の状態にがん悪液質が重なり，抗がん治療が継続されていることも少なくないため，栄養失調症を生じやすい[3]．したがって，この時期の患者の栄養管理においては悪液質と抗がん治療にともなう食欲不振や味覚障害などの有害事象を評価し，自由な食事の検討を行うことができるNSTの存在は大きい．NSTは，食べることができなくなっていく患者と，少しでも食事を口にして患者に元気を取りもどしてほしいと願う家族の意向や感情に配慮し，"食べること"が患者と家族にもたらしている意味を理解することを前提に，栄養価だけでなく，消化や口当たりがよく，臭いや味付け，患者が食べられそうな量に合わせた食事を工夫している（図Ⅰ-11）．

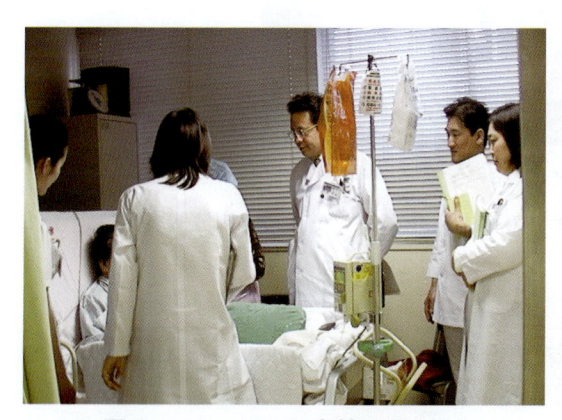

図Ⅰ-10　NSTの病棟ラウンド

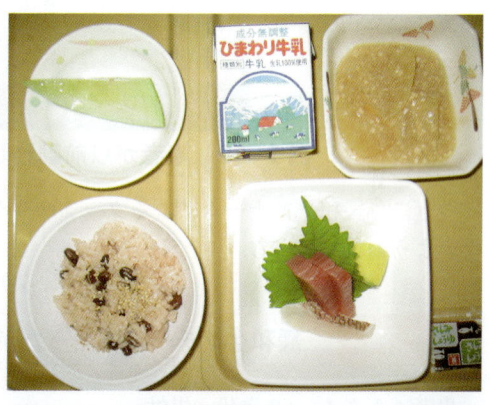

図Ⅰ-11　病院で提供しているハーフ食の例

③ 緩和ケアチーム

緩和ケアチームとは，主として入院・通院中のがん患者・家族のQOLの向上をめざし，患者の身体および精神症状の緩和に習熟した医師，緩和ケアの経験を有する看護師，薬剤師をはじめとする複数の専門職種からなる集団が患者・家族，医療者の双方に作用しながら，患者・家族に

対して専門的な緩和ケアを提供したり，医療者が抱える緩和ケアに関する困難な問題が効果的に解決されることをめざし，コンサルテーションや教育活動を行う人的リソースである．わが国では1992年に昭和大学で緩和ケアチーム活動が開始され，2002年の緩和ケア診療加算の導入や，がん診療連携拠点病院の設置基準にチームの整備が提唱されたことを機に多くの施設が緩和チームを立ち上げ，活動している．

緩和ケアチームはプライマリーチームからの相談を受け，がん治療によって生じる症状と病状の進行にともなう症状のアセスメントと緩和や精神的ケア，家族ケア，治療や療養などに関する意思決定の支援，療養場所の移行支援，栄養サポート，薬剤指導，リハビリテーションといった患者・家族の個別性に配慮したトータルケアを提供している．また，プライマリーチームが本来もつ力を発揮できるように患者・家族・医療者間，治療・療養環境に生じている力動を見極め，緩和ケアチームの介入バランスを考えながらチーム活動を展開している．そして，プライマリーチームとの協働事例を積み重ねたり，緩和ケアに関する学習会の開催を通じて臨床現場における緩和ケアに関する知識・技術が高まっていくよう教育的役割も担っている．さらに，院内のがん治療・看護の関連部署や部門，専門チーム，地域の緩和ケア関連医療福祉機関（緩和ケア病棟，訪問看護ステーション，診療所，薬局など）との連携をはかり，患者の治療と療養の継続がなされるようサポート体制を整えていく横断的な調整も行っている．

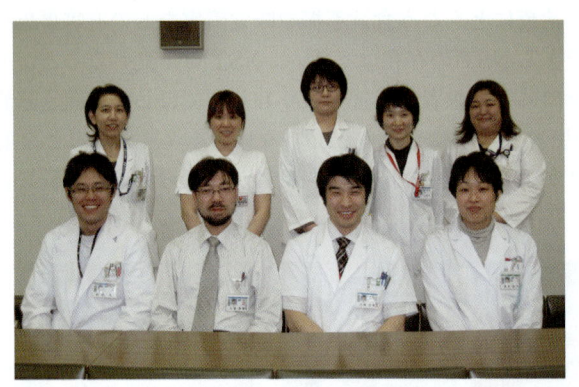

図Ⅰ-12　筆者が以前勤務していた大学病院緩和ケアチーム

つぎに，緩和ケアチームによるターミナルケアの例を紹介する．なお，事例は個人が特定されないよう編集している．

事例　緩和ケアチームに語ったがん患者の最期の思い

患者：Aさん　60歳代　男性
病名：肺がん
職業：元会社員
家族構成：妻（60歳代）と二人暮らし．長男・長女が県外に居住
主な介護者：妻

〔1〕化学療法開始から3週間で治療中断

約3カ月前，Aさんは散歩中に息切れを自覚し，風邪症状と思い様子をみていたが軽快せず，

近医を受診したところ肺がんを疑われ，がん診療連携拠点病院に紹介入院となった．入院時，1000mLもの胸水が貯留していたため，酸素投与と胸腔ドレーンが挿入され，胸膜癒着術が行われた．精査の結果，数カ所の脳転移をともなう肺扁平上皮がん（ステージⅣ）であることがわかり，医師はAさんと家族に「切除不能の進行性肺がんであり，余命は半年以内，急変もありうる状態です」と説明した．Aさんは涙を流し，「できるだけの治療をお願いします」と希望し，がん化学療法（CBDCA + weekly PTX）と脳転移に対してγナイフ治療が開始された．しかし，がん化学療法開始から3週間目に肺炎が起こり，治療は中断となった．

(2) プライマリーチームから緩和ケアチームへの相談

Aさんは「もうだめなのでしょうか．夜中に息がしんどくなり目がさめます．このまま逝ってしまうのではないかと怖くなります」と訴えることが多くなっていった．主治医は「病状説明を行った頃から患者さんがだんだん抑うつ的になっている感じがします．精神的ケアをお願いします」と緩和ケアチームの介入を依頼した．相談内容はAさんの精神面に焦点があてられていたが，Aさんの診療録をたどると，Aさんには少なくとも呼吸困難や死に対する不安といった身体・精神症状が，さらに，療養生活上のセルフケアと提供される看護ケアのバランスにも課題が生じている様子がうかがえたため，緩和ケアチームからは精神科医，身体専門医（当院においては麻酔科医が担当），看護師である筆者が初回訪問をすることにした．

(3) 医療者個々の内省と症状マネジメントの向上

主治医と受け持ち看護師よりAさんに緩和ケアチームが紹介された．Aさんは「緩和ケアチームが紹介されたということは，もうそういう時期ということなのですね」と目を潤ませた．緩和ケアチームは「主治医と担当看護師の方からAさんのお体や気持ちのつらさをなんとかしたいので力を貸してくださいと相談をもらい，うかがいました．患者さんとご家族が抱えておられるつらさや気がかりに対応できるよう医師や看護師，薬剤師，栄養士などたくさんの専門家が集まっているサポートチームです．Aさんとご家族のつらさや気がかりをやわらげていけるよう私たちも一緒に考えさせてください」とチームの役割，チームへの依頼のいきさつ，面談の意図などを伝えた．するとAさんは「ほっとしました．ぜひお願いします」と言い，胸中を語りはじめた．

「自分の体がどんどん弱っていくのを感じます．もうショックは通りこし，だんだんあきらめの境地に入っています．よい家族に恵まれ，病気もせず，仕事一筋で何の問題もなく幸せに生きてきました．それがこんなことになるなんて．動くと息が苦しくなります．最近，胸のあたりも痛むのです．痛みがでてきているということはよくないことなのでしょうね…．徐々に兆しがでてきていると思うと恐怖といいますか…，どうなるのだろうと不安になります．便のことも心配でなりません．昼間は妻に車いすを押してもらったり，歩行器でトイレに行っていますが，いずれ一人で行けなくなるのかと思うと…．看護師さんを呼ぼうと思うのですが，人に迷惑をかけたくない，一人でできなくなることが怖い，失敗してしまったらどうしよう，そんなことばかり考えてしまうのです」とAさんは苦しい心情を吐露し，涙を流した．

しかし，最後は笑顔がみられ，プライマリーチームと緩和ケアチームの訪問に感謝を示してくれた．Aさんは自分の最期がそう遠くないことを感じているようであった．そばにいた妻は「あなたらしくない．肺炎がなおったら抗がん剤を使って，栄養をつけて，元気になって家に帰りましょう」と涙をこらえAさんを励まし，自分がしっかりせねばと鼓舞しているようであった．

面談を通じて，呼吸困難や痛み，不安，自己喪失感などのAさんの苦痛や受け入れがたいAさんの現状に苦悩する家族のつらさをチームで共有することができ，また，Aさん・家族と医療者の関係性も強まった．主治医は「抗うつ薬を投与してはと思い緩和ケアチームに相談したのですが，Aさんの心のケアが必要ですね．息苦しさや痛みもがまんしていたのですね」と語り，看護師は「Aさんの気持ちを理解せず，トイレのときに息が苦しそうだったので，トイレのときは必ず看護師を呼んでくださいとか，無理をせずに尿器やポータブルトイレを使いましょうと一方的にケアを整えようとしていました．家族のケアも必要ですね」と語り，自分たちの治療や看護を内省しはじめた．プライマリーチームのAさん・家族に対する視点の広がりを感じた緩和ケアチームは，Aさん・家族に必要とされる緩和ケア内容をプライマリーチームに提案した．

　Aさんの訴えからは不安がもっとも強く感じられたが，実際に困り対処を求めている症状は原病から生じる呼吸困難であり，それによって不安が増強されていると思われた．そこで，呼吸困難に対してはコデインもしくはモルヒネ製剤，抗不安薬の適応があると考え，緩和ケアチーム麻酔科医はリン酸コデイン 40 mg／回の定期投与を，精神科医はリン酸コデインによる症状の緩和を評価した後に抗不安薬を検討することを提案し，Aさんと家族に対する支持的精神療法を基本として続けていくことを推奨した．そして，緩和ケアチーム看護師は，Aさんには呼吸困難や痛み，不安，排便困難など複数の症状が出現していることから，これらの症状の関連性や日常生活への影響を評価し，Aさんのセルフケア能力や自尊感情を支持していくアプローチが必要であることを伝えた．

　そこで，症状マネジメントの方略として，Aさんは話すことが呼吸困難の増強要因になっていること，症状や生活に関するマネジメントを主体的に行いたいという希望をもっていること，自分の状態を表現することにたけている強みから，Aさんに症状日記を記入してもらうことを提案した．プライマリーチームは「まずはリン酸コデインを試すことや症状日記の活用をAさんに伝え，Aさんと一緒に症状の評価を行っていこうと思います」と答え，プライマリーチームと緩和ケアチームの協働による緩和ケアサポートが開始された．

〔4〕患者自ら緩和ケア病棟転院を決意

　Aさんはリン酸コデインが投与されることによって呼吸困難がやわらぎ，食事量も増え，車いすで家族と病院周囲を散歩するなど，活気がみられるようになっていった．気にしていたトイレへの移動は看護師が見守り歩行器で移動することに合意し，このようなかかわりを通じ，看護師にサポートを頼みながら療養生活を送るという変化がみられていった．また，症状日記の導入によってAさん自身が呼吸困難や痛みが出現するパターンをつかむことができ，Aさんの苦痛を理解する一つの指針として症状日記を活用しながらAさんと家族，医療者が症状マネジメントの方略を考えることができるようになった．

　リン酸コデインが増量され呼吸困難は緩和されるが，増強する痛みを抑えることは難しくなっていった．主治医と緩和ケアチームはモルヒネ製剤の定期投与をAさんに提案した．Aさんは「モルヒネと聞くと，いよいよ最期かと思ってしまいます．麻薬を使って中毒になりませんか．副作用の便秘も心配です」と不安そうに答えた．そこで，医療用麻薬の安全性と副作用，痛みが持続する状態は体力を消耗し，治療や療養にも影響がおよぶことを説明すると，「皆さんが僕に必要と思い勧めてくれたのですから，試してみます」とAさんはモルヒネ製剤の使用に同意した．

　モルヒネ製剤の定期投与によって痛みも呼吸困難も緩和され，Aさんは「少しずつ体が回復し

ている感じがします」とうれしそうに話した．しかし後日，Aさんから担当看護師に「下剤を飲んでも便が出にくく，息苦しい」と相談があった．そこで，緩和ケアチーム薬剤師がAさんと話し合い，塩類下剤と大腸刺激性下剤を組み合わせた便通コントロールを行うことになった．

さまざまな医療者の支持的なかかわりによって，Aさんと家族，医療者との信頼関係は深まり，皆に笑顔がみられるようになったが，病状は日々悪化していった．医師は「前回行った化学療法の効果はみられませんでした．他の抗がん剤を試すことも考えられますが，期待できる効果は低く，再び肺炎などの感染症を起こす可能性があります．抗がん剤治療は行わず，緩和ケア中心の医療やケアを考える時期だと思います」とAさんと家族に伝えた．Aさんは「残り少ない命であれば，つらい治療をするよりも緩和ケアに専念したい．できれば家で最期をむかえたい」と自分の意思を伝えた．Aさんの意思にもとづき緩和ケアを主体に行い，療法場所については緩和ケアチームのソーシャルワーカーを交えて検討していくことになった．

Aさんの在宅移行にむけた調整が開始された．妻は看護師や薬剤師から吸入器の使用や吸引方法，薬剤の管理などの指導を受け，懸命に家に帰る準備を行い，疲れがみられはじめた．緩和ケアチームがベッドサイドに訪ねると，Aさんは「入院してから60日を超えました．妻の疲労も限界だと思います．付き添ってくれる妻の姿はまるでナイチンゲールのようです．でも，いろいろと文句を言ってしまって，情けないです…」と，緩和ケアチームを通じて自身の気持ちをそばにいる妻に伝えた．妻はほろほろと泣き崩れた．Aさんは「家族が休める環境が必要です．またから新たな人間関係を築いていくことはつらく，勇気がいりますが，緩和ケア病棟に移ろうと思います．僕は人にものを頼むことが苦手でしょう？　新しいスタッフの方とのコミュニケーションを取り持つことを緩和ケアチームの皆さんにやっていただきたいのです」と語り，やさしい目で妻をみつめていた．

緩和ケアチームはプライマリーチームとともにAさんの居住地に近い緩和ケア病棟のスタッフに連絡をとり，継続したサポートが提供されていくようAさんの病状や治療経過，これまで行ってきた緩和ケアサポート，Aさんと家族の様子や希望などを伝えた．緩和ケア病棟スタッフはわれわれのサポートを受け継ぎ，Aさんと家族の最期のときを支えた．

④ チーム医療の今後の課題

緩和ケアチームやNSTなどの専門チームを交えたチームアプローチによってがん患者と家族の相談窓口が広がり，治療や療養などの選択肢は多様になったと思われる．特に，がん診療連携拠点病院に緩和ケアチームが整備されたことによって，医療者の緩和ケアに対する意識が高まり，がん治療と並行して緩和ケアが導入されるようになってきた．しかし，チーム医療が発展する中では，チームの質のばらつき，チーム間での情報共有とディスカッションの不足，地域ごとに異なる医療資源の問題，通院患者のサポート体制の不備，地域連携の問題，実践と教育活動の両立困難など，新たな課題がみられはじめ，地域や組織の状況にあわせたチーム医療体制の整備が問われている．

〔1〕チームでかかわることへの説明責任

最後に，筆者の経験からターミナル期のチームアプローチにおいて配慮・検討すべき点を述べ

る．前述のAさんの事例にもみられたように，患者の病状が進行し，治療の効果がみられなくなっていく中，新たなリソースが導入されることは，ときに「自分を担当している医師や看護師から見放されたのではないか」「いよいよ死期が迫っている状況なのか」というように患者と家族を脅かし，プライマリーチームへの不信感，緩和ケアチームの介入＝最期のケアなどという誤った認識を与えてしまうこともある．したがって，かかわる医療者たちは治療やケアの方向性を話し合い，どのような目的で専門家が介入するかということをきちんと説明することが重要である．

〔2〕自由なディスカッションを重ねる

また，ターミナル期にある患者の病状の変化は早く，それに合わせて治療やケア内容も日々変化する．さらに，医療者としての判断に加え，医療者個人の価値観や死生観，医療機関の特性などが治療やケアに影響することも少なくない．したがって，この時期の患者と家族に対するチームアプローチでは，かかわる医療者たちがそれぞれの専門性や所属を越えて声をかけ合い，患者の病状と必要な治療やケアについて自由にディスカッションを行う機会を重ねることが必要である．そして，いつでもどこでも緩和ケアが提供されるためにチームの体制整備と強化，組織内外の関連部署や機関との緩和ケアネットワークづくりへの取り組みが急務であると考える．

引用文献

1）日本静脈経腸栄養学会ホームページ，http://www.jspen.jp/
2）大村健二（2010）がん患者の栄養学的特徴と栄養評価，がん看護，15（7），pp.665-668.
3）田村洋一郎（2011）がん患者の栄養管理，第10回 日本緩和医療学会 教育セミナー．

参考文献

1. Education in Palliative Care ホームページ，http://kanwaedu.umin.jp/greeting/ index.html 「緩和ケアチームの基準」
2. 森田達也（2010）緩和ケアチームと緩和ケア病棟，臨床麻酔 臨時増刊号，Vol.34，pp.431-443.
3. 志摩泰夫，田村恵子，加藤雅志（2010）がん対策基本法実施後に緩和ケアはどう変わったか，緩和ケア，20（1），pp.8-13.

学習課題

1．ターミナルケア，緩和ケア，ホスピスケアの定義・理念を説明してみよう．
2．近代以降の合理主義・科学万能主義が終末期医療にもたらした功罪について考えてみよう．
3．病状告知，治療中止，尊厳死，セデーションの倫理的課題について意見交換をしてみよう．
4．ターミナル期の患者にチームアプローチする際の看護師の役割とその意義について考えてみよう．

II

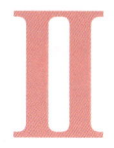

ターミナル期にある人とその家族の特徴と理解

学習目標

1. ターミナル期に起こる身体的な変化と症状について理解する．
2. 生命活動の停止について多面的な理解を深める．
3. ターミナル期にある人の心理的，社会的，霊的（スピリチュアル）特徴を理解する．
4. 死にゆく人を支え，その人の望む生き方を尊重した援助について考える．
5. ターミナル期にある人の家族の苦痛について理解する．

ターミナル期にある人の身体的特徴

① ターミナル期の身体の変化

　個体の死は，細胞の死から始まる．個体を構成している細胞は毎日のように死滅をくり返しているが個体の死がすぐに訪れるわけではない．細胞の死や変性が臓器の機能を低下させ，心拍，呼吸の停止に至ったとき，医学的な死が宣告される．一般的に医師が死を宣告するとき，三つの徴候によって死を確認する．すなわち，**心拍の停止**，**呼吸の停止**，**瞳孔の散大**の三つである．そこに至る過程で身体にはさまざまな徴候があらわれるが，それはその個体が死に至る原因によって異なっている．例えば，心筋梗塞など血液循環の障害によって死に至る場合は，冠状動脈への血流が不足し，心筋への酸素の供給が絶たれた結果，心筋の壊死，さらにそれにともなって心筋の収縮不全，心拍出量の低下が起こり，脳をはじめとする主要臓器への酸素供給停止，主要臓器を構成する細胞の死による臓器機能不全，そして死という過程を経る．

　がん患者の場合，ターミナル期は数カ月の時間的経過がある場合が多いが，心筋梗塞，心不全によって急速に死の転帰をたどる場合であっても数日，または数時間のターミナル期という時期がある．どれほどの時間的経過を経て死に至るかによって医学的アプローチも看護ケアの課題も当然のことながら大きく異なる．がんのように少なくとも１カ月を超えるような経過を踏んで死に至る場合は，その期間，患者本人だけでなく家族，医療従事者が死を巡ってさまざまな体験をする．医学的な介入や看護ケアの提供によってQOLが変化する可能性は大きく，多くの研究や実践の蓄積が行われている．本節で論じるターミナル期はこのようにある一定の期間の経過をたどって死に至るがんを中心とした患者の理解に焦点を当てている．

　がん患者はがん腫そのものによって臓器の機能不全が進行し死に至ると考えられがちであるが，がん患者の直接の死因はさまざまである．がん患者死亡例の剖検によってターミナル期の病態を把握した水口ら[1]（1983）の研究では，実際腫瘍死といわれる事例は約半数にすぎず，副病変である肺水腫，気管支肺炎，出血，腹膜炎などによって死に至っている事例が多いことが指摘されている．近年，薬物療法の発展によって副作用の様相は変化しつつある．またがん治療のための手術について考え方が大きく変化し，生存率を変化させないでQOLを重視する方法への転換がはかられている．しかしながら依然として，化学療法や手術，放射線療法などがん治療にともなう副作用が原因となって引き起こされる呼吸器感染症，肺水腫，腎不全，腹腔内出血，消化管出血などによって死亡する事例も多い．ホスピス入院患者について死因をみると，全身衰弱（33％），肺炎（18％），肝不全（13％）以下頻度順に，呼吸不全，出血，心不全，敗血症，腎不全などがあげられている[2]．

　がん患者の死（ターミナル期）の様相は医学的治療の変遷を反映しているということもできる．

これまでがんの薬物療法中に起こる骨髄抑制のために感染によって死亡する患者は多かったが，副作用として骨髄抑制をあまり引き起こさない種類の薬物療法が開発されれば，感染症で死亡する患者は減少するであろう．現実にはがん腫の浸潤による生体機能の低下と治療処置による侵襲の両方が複雑に関与してがん患者の死が引き起こされており，その様相はさまざまであるが，看護にあたってはがん治療の動向をよく見極め，新薬の導入にあっては予測して対処することが求められる．

さて，身体症状は細胞死の結果引き起こされる臓器や細胞のさまざまな機能が低下することによって起こるが，人間が体験する身体症状は，個々人によって異なる．同じような細胞死が起きていても，年齢，性別，社会的背景など複雑な要因が加わり，必ずしも患者はターミナル期に同じような身体的な体験をするわけではない．一方で，がんの進行によって死に至る場合，共通して起こるいくつかの身体症状が存在する．死が近づくにつれて複数の症状を体験し，生活も同時に障害される．ホスピスに入院している患者を対象にした調査では，死の直前には，全身倦怠感，食欲不振，痛み，便秘，不眠，呼吸困難，嘔気・嘔吐，せん妄の順で頻度が高い．また身体の変化にともなって生活動作に困難が生じ，移動，排便，排尿などが比較的早い時期から困難になってくるといわれている[3]．

② ターミナル期に出現する症状とそのメカニズム

ターミナル期には，病状の進展によって人々はさまざまな症状を体験する．病気の性質や個体の条件によって，実際にその個人に体験される症状はさまざまで，まさに個別的な体験ということができるが，同時に共通性も多く，死に至る身体の変化がある程度普遍的であることを思わせる．以下，頻繁にみられる症状を取り上げ，簡単にメカニズムを説明する．症状のメカニズムについては，第Ⅳ章「症状メカニズムとそのマネジメント」に詳しいので参照されたい．

1 痛 み

いわゆる**がん性疼痛**は，がんのターミナル期に患者を悩ませる症状の一つで，末期がんに7割を超える患者が体験するといわれており，ホスピス入院時における主訴の調査では，63.1％が痛みであった[4]．痛みは患者自身の主観によるものであり，国際疼痛学会（International Association for the Study of Pain：IASP）では，痛みを次のように定義している．

〈国際疼痛学会による痛みの定義〉

「痛みとは，不快な感覚および感情的体験であり，実際のまたは潜在的な組織の損傷に関連しているかもしくは損傷があるように表現されたものである」（IASPホームページ，http://www.iasp-pain.org，2011現在，筆者訳）

がん性疼痛は，そのメカニズムによって**侵害受容性疼痛**（内臓痛を別に分類する場合もある）[5]，**神経障害性疼痛**に分けられる．侵害受容性疼痛は，侵害刺激によって組織の損傷，炎症などが起きると発痛物質が産生され，それが侵害受容線維を介して大脳皮質で痛みとして知覚される．内臓痛もまた侵害受容性の場合と同じメカニズムで，臓器の皮膜の牽引，圧迫など侵害刺激によって生じる痛みである．神経障害性疼痛は，神経システム内で異所性に生じた自発的な痛みで，神経腫の形成，神経へのがんの浸潤など神経組織そのものを傷害することによって引き起こされる．

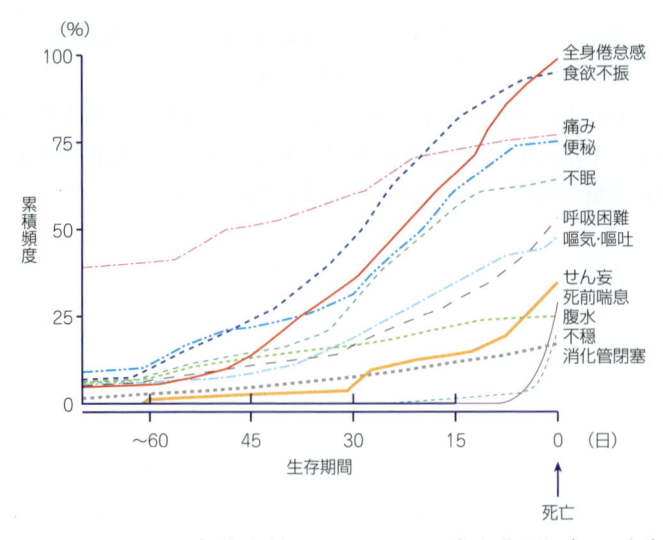

図Ⅱ-1 主要な身体症状の出現からの生存期間（206例）

（淀川キリスト教病院ホスピス編（2007）緩和ケアマニュアル 第5版, p.2, 最新医学社より転載）

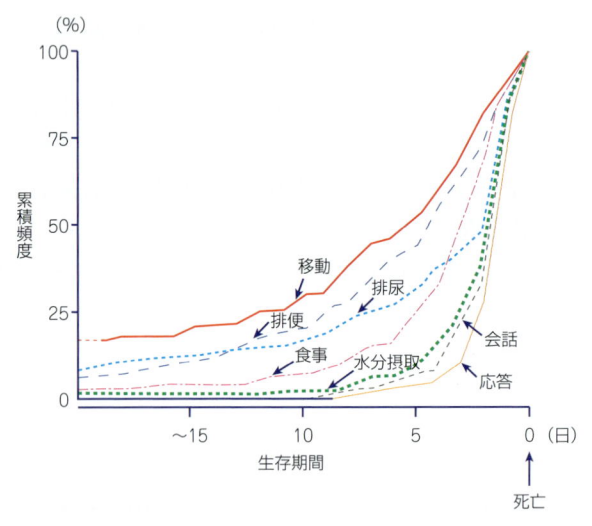

図Ⅱ-2 日常生活動作の障害の出現からの生存期間（206例）

（淀川キリスト教病院ホスピス編（2007）緩和ケアマニュアル 第5版, p.3, 最新医学社より転載）

　疼痛は多くの場合，生活活動を阻害するだけでなく，うつ的気分を引き起こし，著しくQOLを低下させる．オピオイドをはじめとする鎮痛薬が用いられる．1982年WHOのがん疼痛治療暫定指針を用いてわが国でがん疼痛患者の治療を行った武田[6]によると，90％以上の患者で痛みの消失，顕著な軽減がみられており，適切に対処すれば多くのがん患者が痛みから解放されることがわかっている．緩和医療の発展・普及が待たれるところである．

❷ 食欲不振

食欲不振はターミナル期のほとんどの患者が体験する．特に消化器系のがんの場合，消化管の狭窄，臓器や腹水による圧迫，蠕動運動の低下のほかに薬物や放射線療法など治療によって生じている場合もある．また不安やうつ状態，気がかりなことなど心因性の食欲不振も頻繁に体験する．ターミナル期では，身体的要因は不可逆的である場合が多く，改善は非常に困難である．中心静脈栄養など強制的な栄養法は適切ではない．

❸ 悪液質

悪液質は，エネルギー消費量に対して栄養の摂取量が著しく少なく，生命活動のためのエネルギーが供給されない状態で起こってくる．原因として，栄養摂取の障害，栄養吸収の障害，消費エネルギーの増加，代謝障害等があげられる．栄養摂取障害の原因として化学療法，放射線療法による食欲不振，痛みなどの諸症状による食欲の低下，手術またはがん腫による消化管の狭窄などがある．特に消化器がんの患者では栄養の摂取障害を起こす頻度は高い．栄養状態が悪化するだけでなく，ナトリウム，カリウム，カルシウムなどの電解質異常を引き起こし，不整脈などの循環器障害，せん妄などの精神症状を引き起こす．

❹ 呼吸困難

ターミナル期における呼吸困難の出現率は50％，肺がん患者では70％といわれており，痛みや全身倦怠感と並んで対処すべき重要な症状である[7]．主な原因は肺がんや転移性の肺腫瘍，がん性胸膜炎とそれにともなう胸水など肺野の減少がまずあげられる．その他に腫瘍や痰の喀出困難など気道の狭窄による酸素の供給不足，心不全などの循環系の障害，貧血，発熱，疼痛，不安などをベースにした心因性の呼吸困難感など原因は多岐にわたる．

❺ 便秘，腹部膨満

便秘をはじめとする消化器症状もターミナル期の患者がよく体験する症状である．便秘は，痛みのコントロールのために投与されているオピオイド系の薬剤の副作用として出現する頻度が高く，疼痛コントロールを行いながら同時に下剤などを用いて管理しなければならない．消化管臓器のがんの場合，腫瘍そのものによる狭窄，手術後の狭窄など機械的な原因によって，イレウスを起こすことがある．腹膜への転移が進行すると腹水による腹部膨満感によって患者は苦しめられる．このような腹部症状は薬剤による症状緩和が効果的でない場合が多く，対応に苦慮する．

❻ 睡眠の障害

ターミナル期の不眠の原因は，痛みをはじめとする身体症状，症状緩和のために用いられている副腎皮質ホルモンなどの薬剤の副作用，不安や焦燥感などの心理的要因，騒音など環境要因，また何らかの原因で睡眠パターンに変調をきたした場合が考えられる．ターミナル期の不眠はう

つ，せん妄などの精神症状につながる症状として重要であり，患者のQOLを著しく低下させるので，軽度であっても見逃すことなく対処しなければならない．睡眠・覚醒リズムの改善には太陽光を一定時間当てる光療法もターミナルケアの領域で導入され始めている．

7 意識の低下またはせん妄

　ターミナル期にせん妄を発症する頻度は高く，死亡直前には80％を超えるともいわれている．せん妄は，身体疾患にもとづく意識障害によって全般的な脳機能低下が起こり，見当識障害，記憶障害，幻覚など多彩な認知・知覚障害を短期間に生じる病態で，診断はDSM（精神疾患の分類・診断基準）にもとづいて行われる．せん妄の原因は，薬剤，代謝異常，感染症，脳機能障害などによるものが多く報告されている[8]．症状としては，一つのことに意識を集中することができず，記憶を保つことは難しくなり，見当識障害が出現して，家族など周囲の人は対応に困る場合がある．しかし，せん妄は可逆的な症状であり，原因となっている病態が取り除かれれば，改善する．自分の大切な人の行動が理解できなくなった家族は，強い衝撃を受けるが，病態をよく説明し，落ち着いて安全を確保しながら対処することが必要になる．

3 生命活動の停止と死の判定

1 死の訪れ

　死（death）は，ヒトにおいては，心臓鼓動の停止，自然呼吸の停止，脳死によって示される[9]．生物の死には，細胞レベルの死，個体レベルの死など，さまざまなレベルがある．人間の場合も角質化してはがれ落ちていく皮膚や頭髪など日々細胞の死をくり返しているが，ヒトとしての個体の死は，一定の条件が重なり，主要な臓器の機能が低下ないしは停止して引き起こされる．人の死の医学的定義は，脳死という死の別の形が登場したことによって，より複雑になった．厚生省（当時）研究班脳死判定基準によると，脳死はいくつかの条件を満たした対象者について，①深昏睡，②瞳孔の拡大，③脳幹反射の消失，④平坦脳波，⑤人工呼吸器をはずしても自発呼吸がない，⑥①から⑤までの検査を6時間またはそれ以上経過して再度行い，変化がないことを確認して行われるとされている[10]．通常，脳死の場合，脳死に引き続き比較的短い時間で呼吸機能や循環機能が停止して，身体各部への酸素の供給が途絶え，心拍の停止，呼吸の停止に至り，生物体としての死が訪れる．

　ターミナル期では，ある一定時間をかけて病気の進行が進み，あるときからその変化は不可逆的になり死に至るといった経過が典型的である．事故によるけがや身体損傷が致命的で，短期間のうちに死に至る状況は，一般的にターミナルケアの範疇（はんちゅう）として論じられてはいないが，患者や家族のケアは極めて重要であり，集中治療などの領域で研究が望まれる．

2 心臓拍動の停止

　心臓拍動の停止は，直接死につながる重要な徴候である．心臓は，全身の組織に血液を送り出しすべての細胞の生存に必要な酸素や栄養分を供給している．また戻ってきた血液を肺に循環さ

せて，新たに酸素を取り込み，次の血液循環に酸素濃度の高い血液を供給している．したがって，心臓の停止は酸素供給の停止を意味し，酸素の供給が途絶えるとそれは細胞の死を引き起こし，引き続き個体の死を引き起こす．心臓の機能が停止して死に至る典型的な疾患は，心筋梗塞をはじめとした心臓疾患であるが，悪性腫瘍のターミナル期に，心停止は多くの場合二次的に起こる．すなわち，呼吸停止の結果，心筋への酸素の供給がなくなり，心筋の収縮ができなくなり，心停止を起こす．また多臓器不全などで起こる電解質の異常など心筋の収縮に影響する要因が先行して発生し，心停止に至るという過程をたどる場合もある．

心臓の拍動の停止は，動脈拍動の停止によっても確認できるが，心電図で心臓の電気的活動の停止を確認することによって行われる．

3 呼吸の停止

ターミナル期における呼吸停止の原因には気道の物理的な閉塞，肺の病変にともなう換気障害，呼吸中枢の機能低下による呼吸の停止があげられる．物理的な閉塞は，痰などの分泌物や食物塊の誤嚥などによるものが多い．身体機能の衰弱により痰の喀出が困難になると，誤嚥によって気管内に入った異物を喀出することが困難になる．異物によって気道が閉塞されると，酸素の供給が途絶え死に至る．

また気道の閉塞はなくても，ターミナル期にはたびたび誤嚥による肺炎を起こす場合がある．肺の炎症が起こると肺胞でのガス交換が障害され，肺胞で血液中に酸素を取り込むことができなくなる．肺がんの場合など，がん腫やがん性胸水によって有効な呼吸野が少なくなる場合も同じくガス交換機能が障害され十分な換気ができなくなる．

呼吸停止は，最終的には呼吸中枢の機能が低下し，呼吸運動を誘発しなくなったときに起こる．脳幹部の低酸素状態が継続的に起こると呼吸中枢での血中 CO_2 濃度の感知が困難になり，無呼吸を誘発するようになる．したがって，死の直前にあっては不規則呼吸，無呼吸，チェーンストークスのような特異的な呼吸パターンをみるようになり，やがて永続的な呼吸停止に至る．

4 反射の消失

死の重要な徴候の一つに各種反射の消失があげられる．死の徴候として用いられているのは瞳孔の散大・対光反射の消失，角膜反射の消失等があげられる．不可逆的昏睡を判断する徴候として Harvard criteria では，冷水を耳に入れたときの眼球運動，二頭筋，三頭筋，四頭筋の腱反射の消失などもあげている[11]．1986 年の厚生省脳死に関する研究班による報告でも脳死の基準が示されているが，これらの基準は脳死を人の死と認めることが前提となる臓器移植法の制定に先んじて検討されたものであるので，死の意味としてはまた別の意味がある．これら脳死にともなう徴候は，人間の生命活動の基本的な機能に深く関与する脳幹の機能の低下・停止を意味するものとして重要である．

④ 身体症状の変化と患者の体験世界

死にゆく患者は自分自身の身体をどのように体験するのだろうか．死に向かって身体の変化が

着々と起きているときに，人々はどのような感覚（身体感覚）をもつのだろうか．もちろん呼吸困難感，痛み，倦怠感など不快な症状があることは先に述べた．死にゆく人々は，そのような症状を感知しながら「死」を自分自身の身体で体感しているといえる．**キューブラー＝ロス**（Kübler-Ross, Elisabeth）の著書『死ぬ瞬間』には，死にゆく人々の心理的な過程が述べられているが，身体的な体験については焦点があまり当てられていない．身体的な体験は，患者自身の主観であるので，手記や闘病記のたぐいに表現されていることが多いが，死そのものと直接的に結びつけて表現しているものはそれほど多くない．死が間近に迫ったがん患者が自分自身の死について言語的な表現に関する研究の過程で，患者が自分自身の身体をどのように体験しているかまだ十分な研究は行われていない．筆者の研究では，患者は死の数日前に，自分自身の身体を「枯れ葉のようです．枯れてしまった葉っぱがやっと木にくっついている感じです．水も血液もまったく通っていない枯れ葉のようです．それが大きな木の幹から今まさに落ちようとしている」と表現した．同時に木から落ちることは死を意味していることを述べ，「これは他でもない自分自身の身体です」とも述べている[12]．また他の研究で，一人の患者は「（疲労感が強いので）もうあまり長くないような気がする」と述べている[13]．死にゆく患者の身体的体験を含む体験世界の研究が進めば，ケアの方向性を導く資料となりうるだろう．

⑤ 看取り

患者にとって最期が安らかであり，また家族にとってもよりよい看取りができるよう，援助していくことが重要である．

①家族が現実に目を向け，今後のことを考えられるように支える

患者の状態が悪化し死が近づいてきても，心の準備ができていない家族も存在する．患者の状態の変化を目の前にしてもなかなか現実に目を向けることができないとき，家族が患者との別れに対して心の準備や死後の準備ができるよう，家族の気持ちに十分配慮して，患者の状態の変化をタイミングよくくり返し伝えていく必要がある．

②患者と家族が別れの時をもてるように配慮する

臨終に際して会わせたい家族員が遠方にいる場合には，家族にタイミングを逃さないように連絡を取るように伝えたり，家族がそばにいて患者と気持ちを分かち合えるように言葉をかけたり，死にゆく患者の体をさすったり，手を握るなどのスキンシップが十分にできるようにすすめるなど，看取りの質を高めていくように援助する．

引用文献

1）水口公信，岡龍弘（1983）末期の病態生理，ターミナルケア，看護MOOK3, p.6, 金原出版．
2）淀川キリスト教病院ホスピス編（2007）緩和ケアマニュアル 第5版, p.6, 最新医学社．
3）前掲書 2), p.3.
4）前掲書 2), p.1.
5）International Association for Study of Pain（1979）Pain terms : a list with definitions and notes on usage., Pain, 6（3）, pp.249.
6）Takeda, F.（1986）Result of field testing in Japan of WHO draft interim guideline for

relief of cancer pain, Pain Clinic, 1, pp. 83-89.
7）ターミナルケア編集委員会編，斎藤龍生（1999）12　呼吸困難，症例から学ぶ緩和ケア：がんの症状マネジメントの実際，ターミナルケア，vol. 9, 6月増刊号，pp. 98-106.
8）ターミナルケア編集委員会編，森田達也，角田純一，井上聡，千原明（1999）せん妄，症例から学ぶ緩和ケア：がんの症状マネジメントの実際，ターミナルケア，vol. 9, 6月増刊号，pp. 159-168.
9）高久史麿総監修（2008）ステッドマン医学大事典 第6版，p. 378, メジカルビュー社.
10）厚生省編（1997）表5-3-4 脳死の判定について，厚生白書 平成9年版，p. 153.
11）大橋優美子ほか監修（2008）看護学学習辞典 第3版，p. 338, 学習研究社.
12）内布敦子（1996）終末期がん患者の看護援助について：Peaceful Death を導く患者看護師関係，がん看護，1（2），pp. 160-163.
13）内布敦子（2002）患者が死にゆくことを言語化することを支える「看護師の構え」, がん看護，7（6），pp. 521-528.

2

ターミナル期にある人の心理的・社会的・霊的特徴

① 全人的苦痛とは何か

　全人的苦痛（total pain）とはシシリー・ソンダースが唱えた概念で，死に直面した人の痛みは，身体的・精神的・社会的・霊的（スピリチュアル）な側面が互いに影響し合ってあらわれる全人的な痛みである．

　ターミナル期にある患者には，痛み，全身倦怠感，食欲不振などの**身体的苦痛**だけでなく，不安，いらだちなどの**精神的苦痛**，仕事や家庭の中で役割が果たせないことや経済的な問題などの**社会的苦痛**，生きている意味を見いだすことができない，自己の価値を見いだすことができないなどの**霊的苦痛**（スピリチュアルペイン）が存在する（図Ⅱ-3）．そして，各々の苦痛が複雑にからみ合って「痛い」「つらい」といった言葉で表現される．

　WHO[1]は，緩和ケアとは生命を脅かす疾患による問題に直面している患者とその家族に対して，疾患の早期より痛み，身体的問題，心理的・社会的問題，スピリチュアルな問題に関してきちんとした評価を行い，それが障害とならないように予防したり対処したりすることでQOLを改善するためのアプローチであると定義し，身体的苦痛の軽減をはかるとともに，心理的・社会的側面，霊的側面を統合してケアを提供することを提唱している．

　人間の苦しみとはその人のおかれている客観的状況とその人の主観的な思い・願い・価値観とがズレているとき，その「ズレ」がその人の苦しみを構成する[2]（図Ⅱ-4）．ターミナル期にある患者は，症状の増強や身体の衰弱により，徐々に自分で身の回りのことができなくなったり，家庭・職場などの中で自己の役割を果たすことができなくなり，これまでの客観的な状況と主観的な思い・願い・価値観のズレが大きくなっていき，精神的な苦痛や霊的な苦痛が生じる．

1 心理的・社会的苦痛

　ターミナル期になると何らかの身体症状が出現することが多く，症状の増強や身体が衰弱していくことで死を予期し不安になったり恐怖感となり，心理的な苦痛となる．また，これまで営んできた社会生活を維持したり役割を果たすことができずに社会的な苦痛があらわれる．心理的苦痛や社会的苦痛は，その人の物事のとらえ方，おかれている社会，これまでの生き方などに影響を受けるため，身体的苦痛と比較すると個別性の高いものである．

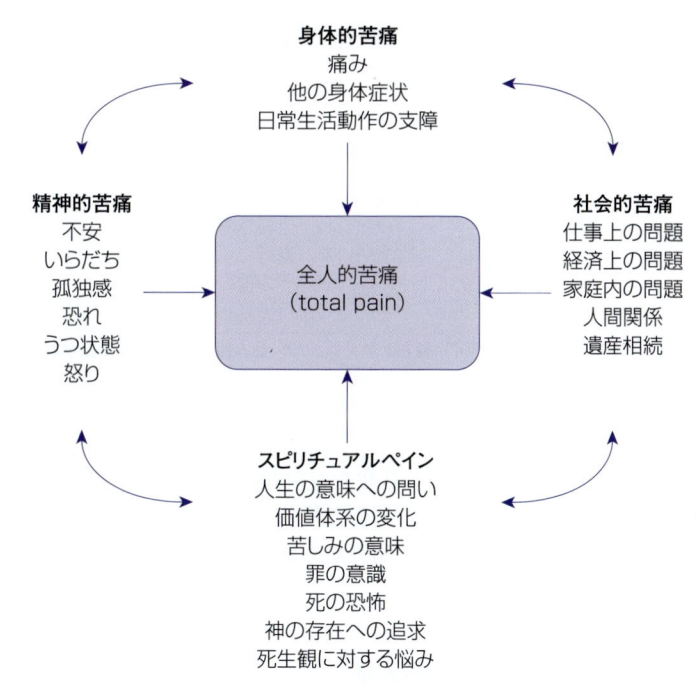

図Ⅱ-3 全人的苦痛の理解

身体的苦痛
- 痛み
- 他の身体症状
- 日常生活動作の支障

精神的苦痛
- 不安
- いらだち
- 孤独感
- 恐れ
- うつ状態
- 怒り

社会的苦痛
- 仕事上の問題
- 経済上の問題
- 家庭内の問題
- 人間関係
- 遺産相続

スピリチュアルペイン
- 人生の意味への問い
- 価値体系の変化
- 苦しみの意味
- 罪の意識
- 死の恐怖
- 神の存在への追求
- 死生観に対する悩み

中心:全人的苦痛（total pain）

（淀川キリスト教病院ホスピス編(2007) 緩和ケアマニュアル 第5版, p.39, 最新医学社より転載）

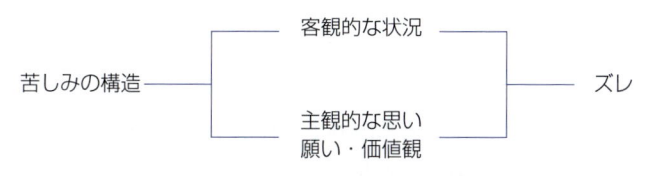

図Ⅱ-4 苦しみの構造

苦しみの構造 ─ 客観的な状況／主観的な思い・願い・価値観 ─ ズレ

（村田久行(1998) ケアの思想と対人援助：終末期医療と福祉の現場から 改訂増補版, pp.44-45, 川島書店より作成）

[1] ターミナル期にある患者の心理的苦痛

　ターミナル期にある患者の多くが何らかの精神症状を経験する（表Ⅱ-1）．これらの症状を分類すると，①不安，抑うつ気分，否認，悲嘆などの心理的プロセスとして正常な反応，②コントロール不良の疼痛，電解質異常，低酸素状態，肝・腎不全，脳転移などによる身体的・器質的な異常から生じている抑うつ，混乱，不眠など，③適応障害（不安，抑うつ気分），せん妄など精神科医のかかわりが必要なものに分けられる．

(1) 不　安

　不安とは，漠然として特定できない脅威に反応して心配や憂慮の感情を経験する状態である．だれしも自分の死は初めての体験である．ターミナル期になると，「これからどうなるのか」「痛みがでてきたときに耐えられるのか」「自分の精神力はもちこたえることができるのか」など，見通しがつかず不確かな状態に対して不安が生じる．

表Ⅱ-1 末期がん患者の精神症状（66例）

1.	いらだち	38%	10.	抑うつ	12%
2.	不穏	26%	11.	怒り	12%
3.	不安	24%	12.	恐れ	9%
4.	せん妄	23%	13.	拒絶	3%
5.	さびしさ	20%	14.	そう状態	2%
6.	認知症	17%	15.	自殺念慮	2%
7.	孤独感	14%	16.	退行	2%
8.	ひきこもり	14%	17.	その他	6%
9.	幻覚・妄想	14%	18.	特になし	20%

（淀川キリスト教病院ホスピス編（2007）緩和ケアマニュアル 第5版，p.176，最新医学社より転載）

(2) いらだち・怒り

怒りとは，当然，得られるべき期待が得られなかったり，得られそうにないときの感情である．ターミナル期には，死ななければならないことへの怒り，他者に依存しなければならないことに対する自分への怒り，病状の不安定さや身体的苦痛の増強，医療者への不信，状況に対するやり場のない不満，といったことで怒りが生じる．

〔2〕ターミナル期にある患者の社会的苦痛

田村は，社会的苦痛とは「社会からの疎外感や自分の存在感の希薄さに苦しむなどの自己と他者とを含む社会との関係性に苦悩する痛み，苦痛である」[3]としている．

人は社会的な存在である．つねに他者に働きかけ，働きかけられて生きており，他者との関係の中で自己概念を形成したり，役割を獲得していく．しかしターミナル期の患者は，身体症状や衰弱により役割遂行が困難となったり自己概念の喪失を体験する．ターミナル期にある人の社会的な問題は，患者と患者をとりまく社会（家族など）の両方に影響する．

ターミナル期にある人の社会的苦痛は，家庭内外での役割や人間関係の変化，または経済的な問題・雇用問題などに関連したものである（表Ⅱ-2）．

近年，日本社会は核家族や単身世帯の増加などによる家族機能の低下，日本経済の悪化による経済的な問題を抱えている人が多く，患者の抱える社会的問題は深刻化してきている．

表Ⅱ-2 社会的苦痛

経済上の問題	医療保険や公費負担制度による保障のない医療保険自己負担分や立替払い，差額の支払いなどの問題
生活上の問題	治療や療養のために労働不能となり，収入が減少したり中断したりすることによる家族の生活，育児，教育などへの支障，介護，患者の付き添いなどの問題
職業上の問題	疾病が長引いたり障害が残ったりした場合に，「もとの職業につけない」「商売がやっていけない」「職場を新しく見つけなければならない」「転職しなければならない」などの問題
社会復帰の問題	闘病や経過が長期化・慢性化した場合や日常生活で自立できない場合に生じる患者の過ごす場所，看病・介護などの問題
死後の事柄	葬儀，遺言，遺産相続などの問題

（恒藤曉（1999）最新緩和医療学，p.215，最新医学社より転載）

❷ 霊的苦痛（スピリチュアルペイン）

　WHOは，「スピリチュアルとは，人間として生きることに関連した経験的一側面であり，身体的・心理的・社会的因子を含包した人間の"生"の全体像を構成する一因としてみることができ，生きている意味や目的についての関心や懸念とかかわっていることが多い．特に人生の終末に近づいた人にとっては，自らを許すこと，他の人々との和解，価値の確認などに関連していることが多い」[4]と定義しており，ターミナル期にある患者のスピリチュアルな面に目を向けることは重要である．

　スピリチュアリティについて窪寺は，「人生の危機に直面して生きる拠り所が揺れ動き，あるいは見失われてしまったとき，その危機的状況で生きる力や，希望を見つけだそうとして，自分の外の大きなものに新たな拠り所を求める機能のこと」[5]と定義している．

　つまり，スピリチュアリティとは人が生まれながらにもっている機能で，病気や死など人生の危機に直面したときに顕在化し，新たな拠り所や希望を見いだそうとするものである．新たな拠り所を見いだそうとして苦しみをともない，スピリチュアルペインとして表出される（図Ⅱ-5）．

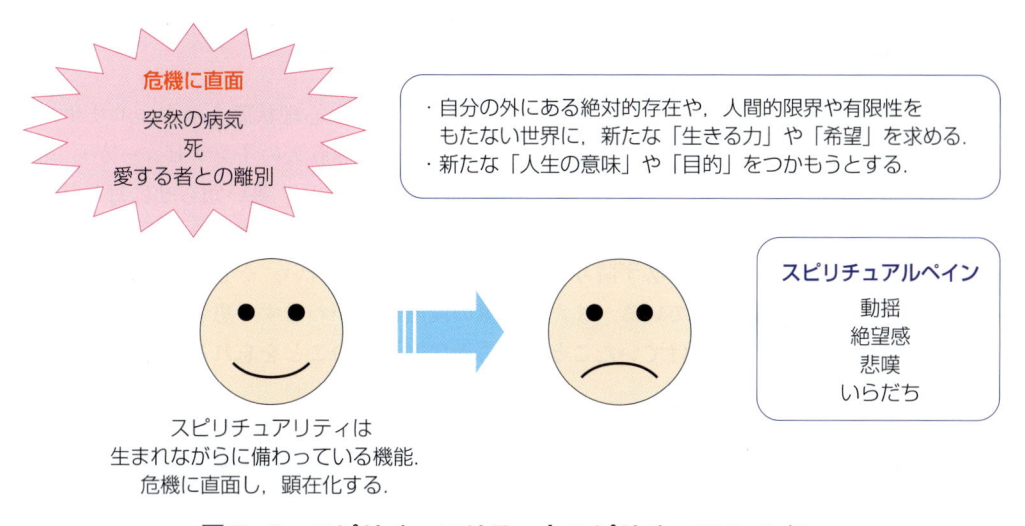

図Ⅱ-5　スピリチュアリティとスピリチュアルペイン

　村田は，スピリチュアルペインを「自己の存在と意味の消滅から生じる苦痛」[6]と定義している．日常の生のあり方を「時間存在である人間」「関係存在である人間」「自律存在である人間」と表現しており，死の自覚や症状の増悪・身体的衰弱により，これまでと同じように存在できないことからスピリチュアルペインが生じると説明している（Ⅲ章5節3項「スピリチュアルケア」参照）．

　ターミナル期の患者は人間として存在し生きていくうえで根源的な問いかけをしており，これがスピリチュアルペインとなるが，多くの患者は自らのスピリチュアルペインに気づかないことが多い．人は危機に直面したときに新たな拠り所を見いだそうと苦しみ，スピリチュアルペインを表出するため，敏感にスピリチュアルペインをあらわすサインをキャッチすることが大切である．スピリチュアルペインの構造と具体的な表現の例を表Ⅱ-3に示す．

表Ⅱ-3 スピリチュアルペインの構造と具体的な表現

時間存在である人間のスピリチュアルペイン	将来を喪失することで現在が無意味・無目的なものとなる.	「先がないのにこんなことをやっても仕方がない」 「何をしたらいいのかわからない」 「私の人生は何だったのか」
関係存在である人間のスピリチュアルペイン	他者との関係性を喪失することにより虚無・孤独を感じる.	「死んだら何も残らない」 「孤独だ」 「自分一人取り残された感じだ」 「生きている実感がない」
自律存在である人間のスピリチュアルペイン	自立・生産性を喪失することにより, 自己の存在が無価値・無意味なものとなる.	「人の世話になって皆の迷惑をかけている. 早く死んだほうがいい」 「自分で自分のことができないのは, もう人間じゃない」 「何の役にも立たない. 私は生きている価値がない」

(引用文献 6) をもとに作成)

② 死と死にゆくプロセス

1 死にゆく人の心理過程

　人は死にゆく過程の中で怒りや落胆, 自責の念などさまざまな心理状態を示す. エリザベス・キューブラー＝ロス[7]は, 末期疾患の告知を受けた臨死患者約 200 人のインタビューから「死の過程の諸段階」を示した. 患者の多くは, ほとんど同じ反応を示し, 悪い知らせに対し「衝撃」の反応を示す. その後,「否認」「怒り」「取り引き」「抑うつ」「受容」のプロセスをたどる. 各々の段階は入れ替わることはなく, 必ず隣り合い, ときには重なり合い, そして, 多くの患者は最終的受容へ達していったとされている. また, 病気の段階にかかわらず, 患者は最後の瞬間まで何らかのかたちで希望をもち続けていたことを明らかにし, このことを忘れるべきでないと強調している.

　しかし, Backer[8]は, その後の研究結果から, 死のプロセスの段階はかならずしも順序よく通るものではなく, 死にゆくことは, 怒り, 悲しみ, 抑うつ, 安堵などの多くの感情を呼び起こすが, 特別の順序はないと述べている.

　平山[9]は, ターミナル期の患者の死にゆく過程における心理過程をチャートに示している（表Ⅱ-4）. チャートの横軸は病気の経過を示し, 縦軸は病気や死に対する態度を示している. 病気や死を肯定的, 積極的に受け止め, それをバネにして創造的に生きようとする姿勢をとる場合を昇華相とあらわし, 一方, 自己の病気や死に対して否定的な態度をとろうとする姿勢を退行相としてあらわしている. 以前と比較し, 急激に死に至るケースが少なく, 寛解・増悪をくり返しながらターミナル期に至る場合が多いことから, 感情の浮き沈みがあり, また, 患者のライフスタイルも複雑化していることから, 死に至るプロセスに疾病への態度という視点を加えて立体的にあらわしている.

　キューブラー＝ロスと平山のターミナル期の患者の心理過程を示したが, これらのプロセスに個々の患者をあてはめようとするのではなく, プロセスを参考に, いまある患者の心理はどういう状況から生じているのか, また, これまでどのような心理過程を経ていまの状況にあるのかを考えることが重要である.

表Ⅱ-4　死にゆく過程における心理過程

昇華相（phase）	闘争心 克己心 挑戦する意思	希望，感謝 和解 善行 信頼	平安 充実感 至福感 委譲する心
死に至る患者の 心理的経過（stage）	拒絶期	動揺期	受容期
退行相 （phase）	怒り 憎しみ 罪責感 希死念慮	疑惑 猜疑 被害感	あきらめ 怨み，落胆 無力感，空虚感 宿命的な考え

（河野友信編，平山正実（1991）ターミナル・ケアのための心身医学，p.102，朝倉書店より転載）

引用文献

1) WHOホームページ，http://www.who.int/cancer/palliative/en
2) 村田久行（1998）ケアの思想と対人援助：終末期医療と福祉の現場から　改訂増補版，pp.44-45，川島書店.
3) 田村里子（2004）がん患者がかかえる社会的苦痛，臨床精神医学，33（5），pp.573-577.
4) 世界保健機関編，武田文和訳（1998）がんの痛みからの解放とパリアティブ・ケア，p.48，金原出版.
5) 窪寺俊之（2000）スピリチュアルケア入門，p.13，三輪書店.
6) 村田久行（2002）スピリチュアルペインをキャッチする，ターミナルケア，12（5），pp.420-423.
7) E.キューブラー＝ロス著，鈴木晶訳（2001）死ぬ瞬間：死とその過程について，中公文庫.
8) Backer, Barbara A.著，岡堂哲雄，大西和子訳（1997）死とその周辺：死への総合的アプローチ，p.32，廣川書店.
9) 河野友信編，平山正実（1991）ターミナル・ケアのための心身医学，朝倉書店.

❷ 治療中断を余儀なくされた人の自己存在の意味づけ

　がんと診断された後，多くの患者は手術，化学療法，放射線療法などを単独で，あるいは組み合わせて積極的治療を受ける．中でも化学療法は進歩がめざましく，あるがん腫ではサードラインまでevidence based medicine（EBM：根拠に基づいた治療）が確立し，また，支持療法の進歩により長期にわたって化学療法を受けるがん患者が増加している．さらに，治癒目的だけではなく，延命・緩和目的で化学療法を受けている患者や，臨床試験に参加する患者など，多くの患者が何らかの形で化学療法を受けていると判断できる．しかし，ほとんどの場合，がんが完全に治癒することは極めてまれであり，いずれは治療効果がなくなるか体力的に限界となり，医師から「これ以上治療を続けても改善の見込みがない」というバッドニュースを受け取ることになる．患者はがん治療を中断する時期を迎え，これ以上避けることのできない死の現実に直面し，その

苦悩ははかり知れないものになる．
　このような背景から，本項ではがんに対する治療の中でも化学療法の中断に焦点化し，医師から化学療法の限界を伝えられた後，がん患者が死の現実と直面する中で，自己の存在を意味づけていくプロセスを説明する．
　化学療法の中断にともない，がん患者は，医師から見放されることや，死に直面すること，衰弱することを自己の存在を脅かすものとして見なす．これまで経験したことのないこれらの脅威になすすべがなくなり，がん患者は自己を「生きる意味がわからない存在」として認識する．
　がん患者は，脅威にさらされる中で生きる意味を求めるようになり，いままで当たり前すぎて気づかなかったこれまでの自分ではいられない現実と向き合い非常に傷つき，「苦悩する存在」となる．そして，これまでの自分に執着することが苦しみを生みだしていることに気づき，どうにもならない現実に「無力な存在」となる．
　しかし，人から「受け入れられる存在」としての気づきがこれまでの自己の価値観を転換させる．これまで自分のことだけで精一杯であったがん患者が，周囲とのかかわりの中で「癒されて生きる存在」として自己を意味づけ，最後まで生き抜くことができるようになるのである．
　一度認識された自己の存在は，新たな自己の存在の意味づけがなされても消えずに保持されるものであり，そのときの自己を取り巻く状況によって，がん患者が揺らぎを経験すると，再び生きる意味がわからない存在や苦悩する存在，無力な存在としての自己があらわれることがある．
　以下では，5つの自己の存在について説明を加える中で，乳がん患者Kさんの語りを提示しながら，Kさんが乳がんの治療を中断した後，脅威にさらされながらも自己の存在を意味づけていくプロセスを紹介する．

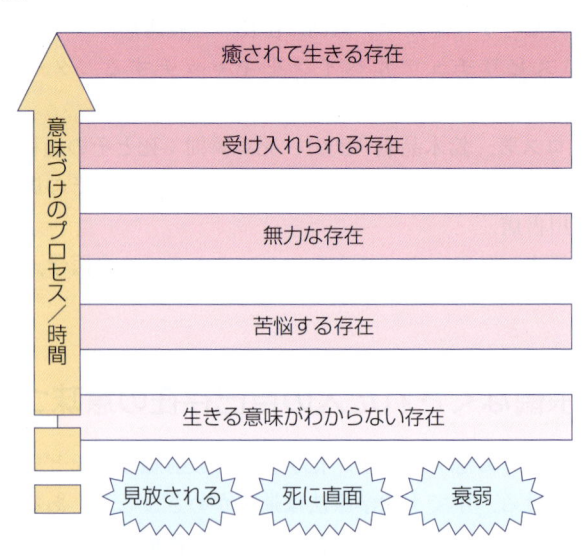

図Ⅱ-6　がん患者が自己存在を意味づけていくプロセス

(1) 生きる意味がわからない存在

　50歳代半ばのKさんは3年前に乳がんと診断された．乳房温存術を受けたあと，抗がん剤治療を受けていたが肺転移が見つかり，治療をしても改善の見込みがないことを医療者から告げられた．「結局最後は『ダメでした』で終わり．『ダメでした』だけで終わりなの!?」とKさんは

怒りをあらわにしていた．Kさんは治療中止を告げられたとき，ただひたすら生きるために治療を受けてきたことが，乳房を失って傷ついた心を覆い隠していたことに気づいた．治療中断はKさんにとって乳房を切除し傷ついた自己と再度向き合わなければならない出来事であった．しかし，医療者から精神的な支援を受けられず，自分が医療者から見放されたように感じて疎外感を抱え，孤独に陥ったのである．

一方でKさんは，これまで当たり前にできていた動作が，日増しにできなくなっていくことで，少しずつ自分の身体が「弱ってきたな」と実感するようになっていた．「気持ちだけはすごく焦るの．なかなか体が思うようについていかないから」「すぐそこのトイレに行けないんですよ．子どもは1歳から歩くのに，私は看護師さんに迷惑かけずにはできない」と涙を流しながら自立の喪失に直面する気持ちを語っていた．

治療中断と衰弱はKさんにとって死を身近なものにした．「自分の感覚でわかってくるような気がするのよね．死刑執行人がくるみたいにコツコツコツコツ靴の音，流れてくるのがわかる．わかってくるのよ，変な話．空気を感じてしまうわね」と死に直面している様子について語った．

このように見放され感，衰弱，死との直面は，これまでのKさんの価値観では乗り越えられない現実であり，そのような現実の中で，なぜ生きなければいけないのかをわからなくさせてしまい，生きる意味がわからない存在と認識した．

〔2〕苦悩する存在

Kさんは生き延びることと引き換えに乳房切除という女性にとって大きな代償を払った．しかし，たった3年で治療中止が告げられたのである．そのような見放され感はKさんに「女性って何なの！　女性を卑下している」という怒りと悲しみの感情を抱かせた．また，死との直面は「地獄まで落ちて上がってくる怖い夢を見てしまう．そこで行ったらいいのに，って思うけどやっぱり怖い，その日が来るのが」と抑えがたい恐怖心となった．そして，衰弱は「気持ちはもう100倍あるのよ．だれも看護師さんにおしものの世話をさせてあげたいなんて思ってないのよ．でも，気持ちと体のバランスがとれないのよ．だれも立てないことをうれしいと思ってない．で，看護師さんに迷惑かけたくない．つらいのよ」と人に依存しなければならない現状であり，Kさんのプライドは著しく傷ついていた．Kさんの心は悲嘆の叫びでいっぱいになった．

Kさんはこれまで治療に賭けてきた自分の人生は何だったのかと問い，つらい現状の中でなぜ生きなければならないのかと，生きる意味を求めはじめた．しかしKさんの心は「女性の気持ちを汲み上げてほしい」「神様仏様がいるなら，一日でももっと長生きしたい」「歩きたい」という思いでいっぱいであり，そうできない現実から逃れられずに苦悩する存在となっていた．

〔3〕無力な存在

Kさんは，「生きるために治療にのぞんだ女性の気持ちを汲み上げてほしい」「神様仏様がいるなら，一日でももっと長生きしたい」「歩きたい」という自己の価値観と，そうできない現実とのギャップが埋められないものであり，これまでの自己の価値観をもち続けること自体が，ほかでもない自分を深く傷つけていることに気づいた．「いままでのことはすべて解決できることだったわ．お金で解決できること，物で解決できることだったけど，これに対しては解決方法がないから…」と，目の前の現実に抗っても自分が苦しいだけで何も解決せず疲れ果ててしまった．「仕方ない」「なるようにしかならない」と現実に抗わなくなり，ただただ「無力な存在」である自

分を感じていた.

〔4〕受け入れられる存在

　そのように無力な自分を感じる日々の中で，転院先では「君は歩きたいんだよね」と自分のささやかな望みを見逃さず，気持ちを汲んでリハビリテーションを始めてくれる医師と出会った．Ｋさんはリハビリテーションによって歩けるようになるわけではないとわかっていたが，自分の思いを理解してもらえたことで，自分が大切にしてもらえていると実感した．また，トイレに歩くときも手を貸してくれながら「ゆっくりでいいのよ」と言ってくれたり，忙しい中でも時間をつくって自分のそばにいてくれたりする看護師たちのやさしさにも触れた．Ｋさんは「とことん，精一杯してくれるし，受け止めてもらっている．いかにその人たちが自分のために動いてくださるか，働いてくださるか，そういうことが実感できた」と，無力であっても否定されず，大切にされ，受け入れてもらえる自分に気づき，これまでの価値観に転換が生じたのである．

〔5〕癒されて生きる存在

　Ｋさんは医師や看護師から大切にされ，受け入れてもらえたことを「とってもうれしいし，尊いこと」と認識していた．Ｋさんは「看護師さんの中にも，ちょっとそばにいてくれる人がいる．そばにいてくれるだけで安心するし，気持ちがすっごい休まるし，楽になる」と周囲からのかかわりが自分の心を癒してくれることに気づいた．そのような癒しを得たＫさんは「だから，最終的に心なのかなぁ…本当に，心で感謝しかないのよ．感謝することによって，私の痛みが取れたり精神的な痛みが取れたりする．それしかもうないのよ，私にとっては」と，無力な自分でも周囲に感謝することだけはできると気づいたのである．そして，自己を取り巻く周囲の人たちと「通じ合える心」をもつことで，つながりを取り戻し，自己の内側から外側に向かって「力が出てくる」ことを実感した．無力だったＫさんはここで，よりよく生きようとする力を得たのである．

　Ｋさんは，転院先である緩和ケア施設で出会った患者がつらく悲しそうな表情をしていることに気づき「そういう人たちの顔を明るくしたいなぁと思って」自ら話しかけるようになった．Ｋさんは周囲の人たちが自分のかかわりによって明るさを取り戻していくことを感じた．「おしゃべりしてたら，その人たちも明るくなってくれてね．『すっごい楽しいわー』って言ってくれた．それは私がしないといけない．生きがい．私ももらう，その楽しい時間を．…やっぱり，人がそういうふうに楽しむこと，人が元気になること，そういうことを，お話しさせてもらうことによって，自分にも戻ってくる．自分より人が元気になってくれること，それがすべて自分に帰ってくる．それをいま，実感してる」

　Ｋさんは，人とのつながりの中で癒され生かされていると同時に，自らもひたむきに生きていることを実感できる，癒されて生きる存在になったのである．

参考文献

1. 長尾綾子（2009）化学療法を中断したがん患者の自己存在の意味づけ，2009年度　神戸市看護大学大学院修士論文集8.

3 死の個性化

いかに死ぬかということは，いかに生きるかということであるとされるように，人が死にのぞんだときの態度やあり方は，その人がこれまでどのように生きてきたかということに影響される．すなわち，人の数だけ，人生の数だけ，死があるともいえる．前出の「死にゆく人の心理過程」でも示したが，死も死にゆくプロセスも個々異なり，多様なものであるといえる．

"その人らしく"最後まで生ききり，死を迎えることを支えるためには，その人がどのような人生を送ってきたか，何を大切に生きてきたのか，その人の生き方・価値観を理解し，尊重し，ともにケアを築いてくことが大切である．

4 看護師が行う全人的ケア

シシリー・ソンダースは，「治癒の望みのない病気がもたらす感情的，および霊的な苦痛には，致死量の薬ではなく，人間的な理解と共感，それに，いつでも患者の声に耳を傾ける用意こそ必要だ」[1]と述べている．全人的ケアを行ううえで，患者に対してどうあるかという存在の仕方・態度が重要である．患者に関心を向け信頼関係を形成するとともに，患者の苦しみに向き合い，患者の訴える苦しみを理解し共感しようとする人の存在・態度が患者の苦しみを緩和し，ケアとなる．

患者の抱える苦痛は全人的であるとともに，個々独自なものであり，多様であることから，患者の苦しみを多角的な視点から理解し，総合的にアセスメントするためには多職種からなるチームで対応することが大切である．看護師はチームメンバーの一員としてケアを提供するとともに，他のメンバーと円滑にコミュニケーションをはかりながら，チームメンバー間で患者のおかれている状況や苦しみ，ケアの目標を共有できるようにコーディネートする役割も担っている．

引用文献

1）シャーリー・ドゥブレイ著，若林一美ほか訳（1989）シシリー・ソンダース：ホスピス運動の創始者，p.243，日本看護協会出版会．

参考文献

1．R. D. レイン著，志貴春彦ほか訳（1975）自己と他者，みすず書房．

3 ターミナル期にある人の死にゆくことに対する態度

　近年，ターミナル期にある患者へのホスピスケア・緩和ケアの充実がはかられるようになり，その発展にはめざましいものがある．同時に，現代人の中でタブー視されていた「死」のとらえ方に変化が生じ，死の準備教育や死生学に対しても関心が向けられるようになってきた．死の準備教育を通して，いかに人間らしい死を迎えるかということと同時に，いかに最後まで人間らしく生きるかを考え始めるようになってきた．つまり，死を人間が生きる根源的な課題としてとらえるようになってきたといえる．

　しかし，人間の死に対する受け止めや死への向かい方はさまざまで，死を受け入れて積極的に生きていく人も，また「もっと生きたい，死なんて考えたくない」と最後まで生きようと闘病する人たちもいる．医療従事者として，どのような生き方が良いとか悪いとかの価値判断をするのではなく，その人たちのありのままの生き様を受け入れ，支えていくことが大切である．また，その人自身が最後まで自分にできることを見いだせるようなケアを提供していくことが大切である．

　本節では，ターミナル期にある人の特徴について，①死に対する態度，②死にゆくことへの態度に影響するもの（死の近さの察知，希望，死の恐怖，死生観，望ましい死），③ターミナル期にある人が看護者に期待すること，という3つの視点から概説する．

1 死に対する態度

　死に対する態度（attitude to the death）や心構えは，その人の人間的成熟度や人生体験，死生観，宗教などによって違ってくる．一般的に死に対する態度は，死を否定し拒否し続けるか，死は望みはしないが不可避なものとして不本意にも生をあきらめるか，死を生の一部として肯定的に受け取るか，キリスト教の教えのように永遠の生命を得るための一過程と受け止めるか，仏教のように輪廻として受容するか，いずれにしろ肯定的な態度か否定的な態度かの二つに大別することができる[1]．

　しかし，ターミナル期の人の死に対する態度を理解するというのは，その態度が死の受容なのか否定なのか，積極的なのか消極的なのかなどの価値判断をするのではなく，どのような態度であれ，その人なりの生き様をありのまま理解していくことを意味している．

❷ 死にゆくことへの態度に影響するもの

〔1〕死の近さの察知

人は死が近いことを，本能的な感覚によって自然に察知するともいわれている．察知の仕方や程度によっては，死に至るまでの過程でたどる心理や態度がかなり違ったものになってくる．平山[2]は，死の近きを知る経路について，①病状から自然に死を感知する，②間接的に知る，③漠然と消極的に知らされる，④病名や検査・治療法などについて自発的に本などで調べる，⑤直接知らされる――の5つをあげている．

ここで，余命の告知を受けていなかったUさんが自分の病状から自然に死を察知し，そのような状況の中でも，自分らしい生き方・死に方を取り戻した事例を紹介する．

> **事例1** 自分の死を察知し，最期は母としての姿勢を貫く

Uさんは70歳代の女性．すい臓がんの化学療法を受け，在宅で過ごしていたが病状が進行し，再入院となった．医療者と家族の話し合いの結果，予後は告知されていない．心配性でいつも眉間にしわを寄せながら，「痛みがすっきりしない…大丈夫かしら？」と，不確かさの強い状態で過ごしていた．徐々に全身倦怠感が増強し，臥床がちとなっていった．家族に死が近づきつつあることが説明され，県外在住の娘たちも帰ってくることになった．

ある日，Uさんは夫に支えられながら看護師のところに来て，「ねえ，看護師さん，私，明日まで生きられるかしら？…どうしても，娘たちに伝えたいことがあるの…」とたずねた．そして，Uさんは夫の方を向き，「ねえ，お父さんもちゃんと聞いてくださいよ，私ね，あの子たちに言っておかないといけないことがあるの，私が死んだときに，決して病室で大きな声で泣かないでねって，周りの人に迷惑をかけるから…だから，娘が明日来るようだけど，それまで生きていたいの…」と話した．

いつも不安そうな表情をして看護師と話をしていたUさんとは違う，母として妻として凛とした姿だった．その日のうちに娘さんたちは到着し，それまでの症状がなかったかのように，家族4人でおだやかな時間を過ごした．そして翌日，Uさんは永眠された．

当時，Uさんは予後について未告知のままであった．治療や症状に対する不安は表出しても，一度も余命について，医療従事者にたずねてくることはなかった．そんな状況のなかでも，Uさんは自分の死を察知し，死を受け止め，母として妻として自分らしく死ぬために準備を進めていった．Uさんは自分の生を自分の手で取り戻したように思える．「尊厳をもって死ぬことは，いつもそうであったように最後まで，自分らしくあること」[3]であり，いつもとは，病人としての姿ではなく，一人の母として妻として生きてきたいつもの姿である．

〔2〕希　望

私たちの人生は，希望（hope）の上に成り立っている．たとえ死に向かいつつある時期であっても，生きているすべての過程において希望は存在する．ターミナル期にある人は，生き長らえたい，家族のために何かしたい，ともに過ごしたい，子どもの成長を見届けたい，安らかな最期でありたいといった希望をもち，希望を生きるための心の糧としている[4]．

一方，命にかかわる病に苦しむ人ならだれしも，恐怖にとらわれる．恐怖の感情は，死の瞬間までついてまわり，避けることはできないものである[5]．しかし，希望が存在するからこそ，恐怖の感情は緩和される．もし，ターミナル期にある人の希望を取り上げてしまったら，その人は恐怖と絶望だけしか感じられなくなる．

次に，最後まで治療を受け生き続けたいという希望をもったFさんの事例を紹介する．

事例2　最後まで抗がん剤治療を受けることを望む

Fさんは60歳代の男性．それまで肝臓がんの治療を受けてきた病院で「これ以上の治療をすることはできない」と伝えられ，県外にあるがん専門病院での治療を希望し転院した．Fさんは，化学療法や放射線治療を受けながら，週末になると片道3時間以上かけて自宅に戻り家族と過ごす日々を送っていた．しかし，治療効果は上がらず，徐々に腫瘍マーカーも上昇していった．

看護師は，Fさんは治療を続けるよりも残された時間を自宅で過ごす方がよいのではないかと考え，医師とともに今後のことを話し合う場をもった．医師より予後や治療効果がないということを伝えられたFさんは，「少しでも治療方法があるのならば治療を再開してほしい．追いだす気なのか？」と怒りを表出した．

Fさんの意向を尊重し，治療は経過を見ながら継続されることになった．週末になると朝早くから病院を出発し，自宅で奥さんと買い物などをしている様子だったが，徐々に病状が進行し，最後の外泊時には，自宅に帰っても寝ているだけとなっていた．最後まで，がんの治療を受け続け，生きることを貫いた姿だった．

最期のときが見えていても，その人には希望をもつ権利がある．死が近づきつつある状態にある患者が，「生きたい」「何か治療をしてほしい」「助けてほしい」という希望をもっているとき，医療従事者は「現実を踏まえて治療を中止し，生きることが正しいことである」と感じるかもしれない．しかし，医療従事者や周囲の人々が患者のもつ希望に価値を認めるかどうかに関係なく，患者の希望は尊重されるべきである．患者の考えとは違う他人が「正しい」と思うことを強制することは，その人の尊厳を脅かすことになる．Fさんは，死が近いことを伝えられても，治療を受け，生き続けることを強く望み選択した．看護者は，その人が選択した生き方をありのままに支えていくことができる人間性を養っていくことも大切である．

〔3〕死の恐怖

死の恐怖（fear）の基盤となるのは，消滅，壊滅，抹殺，非存在への恐怖であると考えられている．人間にとって自分の存在そのものが終わるということを考えるのは恐ろしく避けたいことである[6]．しかし，ターミナル期にある人は，大切な人との関係を継続することや，いままでできていたことができなくなるなど，あらゆる大切なものや能力を失ってしまう感覚に襲われる．また，患者の尊厳やコントロール感覚は危うくなり，将来に対する夢を失い，人生を不完全なままで終わってしまうという感覚も経験している．

このような自己存在そのものに対する脅威は，患者に死への不安や恐怖を生じさせる．不安であろうと恐怖であろうと，これらの反応は，自分のものであり，だれもがその感情を表現する権利をもっている．自分の感情を表現することは普段でも容易でなく，死の恐怖が現実のものとな

り感情が強くなるとさらに難しくなる．感情を表現することによって，人から拒絶されることを恐れ，自分の感情に歯止めが利かなくなることを恐れる[7]．半面，人はだれかと話し合いたい，だれかに理解してもらいたいとも思っている．人はだれかと感情を共有することができると，死に向き合い生きていくこともできるといわれている．

　自分がどのように死んでいくのかという不安について話をしたいと希望したWさんを紹介する．

事例3　「私はどんなふうに死んでいくの？」

　Wさんは大学生のときから実家を離れ，他県で子どものころからの夢だった仕事をしていた．30歳代で子宮がんと診断されたときにはステージⅣと進行しており，抗がん治療の効果なく末期を迎えていた．Wさんはいつか仕事復帰できることを希望にして両親が進める代替療法を受けていたが，次第に身体症状が強くなり，積極的ながん治療よりも緩和ケアを望むようになっていた．

　痛みの緩和ができるようになったある日，病棟看護師より「Wさんが話をしたいと言っています．死についてお聞きになりたいみたいです」との連絡があった．病棟看護師もとまどっている様子で，Wさんの病室を訪問した．Wさんは起き上がることは困難で，臥床したまま気がかりなことを話した．「私はどんなふうに死んでいくの？」「がんの人がどういうふうに亡くなるのか知らないから，いままでに見たテレビや本ではとても苦しそうだった．私ももっと苦しい思いをして死んでいくのか不安になって，眠れなくなった．でもだれに聞いていいのかわからなくて」

　そのとき筆者はWさんが死についての感情や不安を表出した勇気に敬意を伝え，Wさんの気がかりの一因となっている，死が間近になったときに出現しやすい苦痛とその緩和方法について話をした．Wさんは「よかった．いまやっと痛みが落ち着いてきたところだったから，これから先もっと痛みが強くなるときがくるのかと不安になった．そのときは，眠ってもいいから苦しいのをとってね」と話した．

　Wさんはぎりぎりまで代替療法なども含めて積極的ながん治療を受けることを迷っていた．子どものころからの夢であった仕事を失う悔しさや人生をあきらめられない思い，両親への申し訳ない気持ちなど，さまざまな葛藤を抱えていたため，医療用麻薬の使用など積極的な疼痛緩和にも抵抗感をもっていた．看護者としてWさんの迷いに寄り添い，少しずつ疼痛緩和をはかり，やっと疼痛緩和がはかれるようになったころの出来事であった．身体的な痛みが緩和されたこと，Wさん自身のペースで今後のことについて考えることができたことで死について向き合い，死に対する不安を表現し，話し合うことができたのだと考える．

　死に対する不安はターミナル期にある患者はだれしもが抱えているものである．その不安を緩和するために看護者はまず身体的な苦痛を取り除き，患者が死の不安について語れるような環境や人間関係を日ごろから整えておくことが大切である．

〔4〕死生観

　死生観とは，一般的には死と生に関する考え方をいう．生き方・死に方についての考え方であり，「死と生にまつわる価値や目的などに関する考え方で，感情や信念を含むものである」[8]とさ

れる．
　死生観（生死観）の形成は，幼少期に始まり老年期に至るまで，あらゆる発達段階にある人々の課題である．すなわち，死生観は生涯を通して変わらないというものではなく，人格の成熟にしたがって発展していくものであり，人生のある段階で大きく変わることもある．

(1) 現代人の死生観

　阿部[9]は，現在の私たちは伝統的な死生観をイメージとしてもっているが，基本的には死ねば分子・原子にまで分解されても何も残らないと考えている．死生観としては死後のことより現在の生のあり方，それに続く死に方により大きな関心があると述べている．つまり，死生観を問われたとき，死後のことはそれほど大きな比重を占めることはなく，今現在の生をどれだけ充実して生き，結果として死をどう迎えるかが焦点となっている．私たちは自分自身の固有な死の迎え方を探し出さなければならないのである．

(2) 死生観（生死観）の類型

　相場[10]は，岸本[11]の文献にもとづき，死生観を以下のようにまとめている．
　第一の死生観は，肉体的生命の存続を希求するものである．これは，いつまでも生き続けたいという人間の欲求そのままを表現したもので，死生観の中で最も素朴な感情から導かれる．一般的観念として人間の定命を認めるが，死を自分のこととして考えることを避け自分だけを例外だと感じている死生観である．第二の死生観は，死後における生命の永存を信じるもので，肉体的生命の死後も霊魂は不滅であるという考え方である．
　第三の死生観は，自己の生命をそれに代わる限りない生命に託すもので，自分の死とともに滅びないものを自分以外のものに託すことにより，永遠に生き続けたいという人間の欲求を満たそうとするものである．第四の死生観は，現実生活の中に，永遠の生命を感得するもので，第一から三までの生命の時間的延長をはかろうとする死生観とは異なり，生身のまま永遠なるいまを実体験として感得することで死の煩いから超脱し，生命の問題は自ら解決するというものである．
　これら4つに類型化した死生観は，個人の心の中では，いくつかの死生観が重なり合って存在することになるが，それは決して矛盾するものではない．人間は死ぬまで成長を遂げるものであり，その人の死生観も変わらないとは限らない．死の直前になって変わる人も珍しくないことを看護者は心にとめておかなければならない．
　次は，最期のときを仕事の整理と周囲の人々へ手紙を書くことで感謝の気持ちを残していったIさんを紹介する．

事例 4　最期に 'Good bye' のメッセージ

　Iさんは70歳代の男性で大腸がんが再発．医師より積極的な治療はできない状態であると伝えられ，個室のある病棟に転棟してきていた．おだやかな雰囲気で，仕事の整理を行い，いつも何かを書いていた．ある夜，Iさんは，「もう，長くはないのでしょう？　そう，感じる…．だから，いまのうちにこうして手紙を書いている．だけど，手の力がだんだん入らなくなって，うまく書けなくって…」と，話していた．それから1週間後にIさんは家族に見守られて永眠された．
　しばらくして，Iさんから医師と看護師宛てに手紙が届いた．Iさんは生前，息子さんに自分が亡くなった後に手紙を送ってほしいこと，字をうまく書くことができないので，ワープロで打ち直してほしいことなどを依頼していた．その手紙の最後には，「すべての人に感謝します．

Good bye!」と，Ｉさんの直筆の言葉が添えられていた．

　Ｉさんは死に向き合い，人生の締めくくりとして二つの仕事（死に支度）を成し遂げて死を迎えた．すなわち，一つは自らの仕事の整理を行い，もう一つは周囲の人たちに対して手紙を書き感謝の気持ちを伝えることであった．Ｉさんは，周囲の人たちに別れと感謝の言葉を手紙に書き残していくことにより，自身の死生観（生き方や死に方）を具現化したのだと考えられる．死にゆく人も，患者の生や死にかかわる人も，自己と他者の死に備えて自分自身の死生観をもつことは大切である．

(5) 望ましい死

　死というものはあくまでも生物学的な現象であり，どのような心理過程を経ようが，どのような心構えで死に臨もうが，時が来れば必ずやってくる．同じ避け得ぬ死ならば，人間として少しでもましな死に方をしたいと願うのが一般的な考えである[1]．

　望ましい死とは，死のあり方や死にゆく過程における全体的な質を表現する概念[12]であり，近年の日本人の「望ましい死」について紹介する．

(1) 日本人にとっての「望ましい死」

　一般の日本人が「終末期」に考えていることとして，「多くの人が共通して望むこと」と，「人によって重要さは異なるが大切にしたいこと」が明らかになった（表Ⅱ-5）．

表Ⅱ-5　終末期に「望むこと」「大切にしたいこと」

多くの人が共通して望むこと	人によって重要さは異なるが大切にしたいこと
・苦痛がやわらげられる ・望んだ場所で過ごす ・希望や楽しみがある ・医師や看護師を信頼できる ・家族や他人の負担にならない ・家族や友人とよい関係でいる ・自分のことが自分でできる ・落ち着いた環境で過ごす ・人として大切にされる ・人生をまっとうしたと感じられる	・できるだけ治療を受ける ・自然なかたちで過ごす ・伝えたいことを伝えておける ・先々のことを自分で決められる ・病気や死を意識しないで過ごす ・他人に弱った姿を見せない ・生きていることに価値を感じられる ・信仰に支えられている

（宮下光令らの調査研究結果，Miyashita, M., Sanjo, M., Morita, T. et al. (2007) Good death in cancer care : a nationwide quantitative study., Ann Oncol, 18 (6), pp.1090-1097より抜粋して作成）

(2) 患者および遺族にとっての「望ましい死」

　患者にとっての「望ましい死」とはどのようなものであろうか．近年の「グッドデス研究」によれば，患者は「意識が保たれること」「人に迷惑をかけないこと」「だれかの役に立つこと」を「苦痛から解放されること」と少なくとも同じように望んでいることが明らかとなっている[13]．また，遺族からみた「望ましい死」とは，「人として大切にされること」「医師や看護師を信頼できること」「落ち着いた環境で過ごすこと」「家族や友人とよい関係でいられること」が明らかとなっている[14]．

　このように患者にとっての「望ましい死」は自律性を大切にし，遺族にとっては，関係性や環境をより大切にしていることが考えられる．

(3) 医療者が考える望ましい死

川村ら[15]によると，緩和ケアに携わる看護師に死に臨む際に重要だと思うことは，「話を聴いてくれる人がそばにいること」「息苦しさがないこと」「尊厳が保たれていること」「家族がそばにいること」「大切な人に別れを言うこと」「痛みがないこと」であった．また，重要でないと認識していることとして，「回復の可能性がなくても可能な限りの治療を行うこと」があげられていた．

患者と医療者との「望ましい死」の認識のギャップについて，がん患者のほうが「最後まで病気と闘いたい」「自立していたい」「明るく過ごしたい」「死を意識せずに過ごしたい」「よくないことは知らないでおきたい」などの考えが多く，「最後まで病気と闘いたい」は患者と医療者のギャップが大きいこと，医療者のほうが「残された時間や予後，予測される経過を知りたい」「会いたい人に会っておきたい」という現実や実現可能性に重きをおいていることが指摘されている[16]．

医療者は，自らの価値観とがん患者や一般市民の価値観が必ずしも一致していないこと，がん患者においても人によって大切に考えていることが違うということを自覚し，個別性を理解したうえで，自立や闘病への支援，患者が望む療養場所の選択や支援などへの配慮を行っていくことが重要である．一人ひとりの患者や家族がいま何を大切にして過ごしていきたいと考えているのか，患者と家族，医療チームが一緒に考え，支援していくことが重要である．

次に，自分らしさを貫いたHさんを紹介する．

事例5　治療よりも好きなことをして家で死にたい

Hさんは80歳代の一人暮らしの女性．数週間前に黄疸がみられ精査目的で入院した．検査結果，胆嚢がんによる閉塞性黄疸と診断された．さらにがんの進行のため減黄目的の内視鏡的逆行性ドレナージや胆道ステント留置ができない状態であった．そのため，経皮経肝胆管ドレナージを行うことが説明された．その説明をきいたHさんは，「私は体の外に管をつけてまで生きようとは思わない．もう十分に生きてきたので，好きなことをして家で死にたい．明日，退院する」と医師と看護師に宣言した．

幸いHさんには疼痛や倦怠感などの身体症状の増強はなかったが，Hさんが一人暮らしであること，総ビリルビン値が高値であることなどから，自宅に帰っても急変の可能性があることが予測され，在宅での支援が必要であると考えられたためにHさんと医師，病棟看護師，近くに住む娘夫婦と話し合いを行った．Hさんはとても80歳代後半とは思えないくらい元気におしゃべりをする人で「戦後から看護師として働いていたこと，いまの自分の楽しみは世話役をしているグランドゴルフであること．いまなら最後の新年会に参加して仲間に会ってあいさつができること，そして何よりも，窮屈な入院よりも，家で食べたいものを食べて好きに過ごしたい．それが一番楽」ということをはっきりと伝えた．医師は，何も治療しないまま退院することにとまどいを感じていたが，たとえ減黄して化学療法を行ったとしても，副作用による体力の消耗や治療効果を考えると，Hさんの治療をしないという選択も尊重するという方針となった．

家族と在宅ケアの支援を調整し，翌日退院となった．退院したHさんは翌日から外出したり，楽しみにしていた仲間との新年会に参加したりして過ごしていたが，次第に倦怠感が出現するようになり，2週間後自宅で家族に見守られながら静かに永眠された．

Hさんの H さんらしい最期の過ごし方は，医療者を驚かせることもあったが，筆者にとっては人生の先輩としても看護の先輩としてもとても素敵な生き方を教えられた思いがする．

③ ターミナル期にある人が看護者に期待すること

ターミナル期にある人が死にゆくことに対処するために，看護者にどのようなかかわりを望んでいるかを説明する[6]．

〔1〕 普段どおりのかかわり

死が近い状態になったとしても，あるいは身体的能力を喪失したとしても，人が変わってしまうわけではない．医療従事者は，患者としてとらえ，弱くて守らなければならない存在としてとらえてしまうことがある．しかし，患者は生きている一人の人として認めてほしい，いままでと変わらないかかわりをしてほしいと望んでいる．ここで，ターミナル期にある人の語りを紹介する．

「私は，人々がいままでと違うように私を見ていると思う…私はいま，違う要素をもっている…私は彼らに対して違いを感じていない．彼らは，私が未知の経験をしていると感じている．私は家族と一緒に普段どおりの生活（死でなく）をしようとしているのに…」[6]

〔2〕 自律した人として尊重

ターミナル期にある人は，ケア提供者に依存していると感じることなく，快適と感じる行動を自分で選択する能力があり，自分の生活を自分で管理したいと願っている．死にゆく過程において，患者は「何か，まだしたいことがあったかしら？」という自分への質問に答えられるように援助されなければならない．

多くの死にゆく人々は，快適と感じる自分の生活の管理について，身体的には不可能なことも多いが，意思決定に参加することは可能である．治療のプロセスにおいての意思決定に参加し，個人の尊厳を認められ正当に評価されるとき，その人は一人の自律した人として尊重されたと感じることができ，不満足と自責の念といった感情が減り，抑うつも減少する．このようなかかわりは，患者だけでなく，ケア提供者や家族にとっても，満足感が得られ，罪責感を減少させることにつながる．

〔3〕 支え合い・分かち合い

ターミナル期にある人は，援助を必要としているだけでなく，家族や友人など，だれかの役に立ちたいとも願っている．必要な援助の多くは家族や友人たちから提供される．死についても話をしたい，分かち合いたいと思うときがある．いつでもその人の方法で，反応や感情を表現することができ，それを支え合える人がそばにいてほしいと願っている．

〔4〕 パートナーシップ

パートナーシップ（partnership）は，一方的な援助関係ではない．すなわち，"一方的にしてあげる"というよりも"最後までその人らしく安らかに生きられるようにという目標に向かって互いが協力すること"を意味する．オープンで正直なコミュニケーションが基本となる．共有し

た目標に向かって，お互いが自分の能力を生かしていくことで，死にゆく人にとってはよりよい死に方，家族にとってはよりよい看取り，看護者にとっては援助につながっていく．

(5) ともに同じ時を過ごす

ターミナル期にある患者を一人の人として尊重し，その人の最期をその人らしく生きられるように支えていくことが大切である．そのための接し方のポイントとして，①よく聴くこと，②共感し理解すること，③頻回に接すること，④そばにいること，⑤個別的な配慮をすること，⑥スキンシップ，⑦非言語的コミュニケーション[17]，そして⑧医療者側の価値・判断やペースを押し付けないこと——の8つがあげられる．

以上，ここで述べてきた，ターミナル期にある人の死にゆくことに対する態度は，一つの知識や枠組みにすぎない．その人の人生と死の独自性，個人のニーズに対応することが基本である．そして，柔軟にその人に寄り添っていくことが大切である．いつでも，いまこの人には何が適切かを話し合っていくことで，死にゆく人の対処を促進する援助ができる．死に直面している人とはいえ，同じ人生という船に乗っている人間である．ただ，その人が先に下船するということだけである．互いが尊重し合える人間関係を基盤として，ともに同じ時を過ごしていくことが大切である．そして，ターミナル期にある人が望む生き方・死に方が達成できるように支援していくことが，看護者の重要な役割である．

引用文献

1) 平山正実，A. デーケン編，河野友信（1986）身近な死の経験に学ぶ，p.61，春秋社．
2) 前掲書1），pp.58-59．
3) Kessler, David 著，椎野淳訳（1998）死にゆく人々の17の権利，p.230，集英社．
4) 久野裕子（2002）終末期がん患者の希望，高知女子大学看護学会誌，27（1），pp.59-67．
5) 前掲書3），p.13．
6) Backer, Barbara A. 著，岡堂哲雄，大西和子監訳（1997）死とその周辺　死への総合的アプローチ　第2版，p.27，廣川書店．
7) 前掲書3），p.30．
8) 丹下智香子（1995）死生観の展開，名古屋大学教育学部紀要　教育心理学科，42，pp.149-156．
9) 阿部眞司（2001）日本人の死生観は変わったか？，日本社会精神医学会誌，10（1），pp.83-91．
10) 河野友信編，相場朝江（1999）死と死の周辺の課題，ターミナルケアの周辺，現代のエスプリ，378，pp.47-49，至文堂．
11) 岸本英夫（1967）死を見つめる心：ガンとたたかった十年間，pp.22-23，講談社．
12) 平井啓（2004）特集　サイコオンコロジーの現状と展望，「望ましい死」に関する意識調査，臨床精神医学，33（5），pp.513-518．
13) 森田達也（2009）緩和ケアにおける臨床研究，ホスピス・緩和ケア白書，pp.55-61．
14) Miyashita, M., Morita, T., Sato, K., Hirai, K., Shima, Y., Uchitomi, Y. (2008) Factors contributing to evaluation of a good death from the bereaved family member's

perspective., Psychooncology, 17(6), pp.612-620.
15) 川村三希子（2008）エンド・オブ・ライフケアにおける GoodDeath の検討：緩和ケアに関わる看護師が捉えている Dood Death, 死の臨床, 31(2), p.284.
16) 宮下光令, 加藤大基, 川上祥子, 中野貴美子, 中川恵一（2009）がん患者, 一般市民, 医師, 看護師の「望ましい死」のあり方に関する認識, 日本がん治療学会誌, 44(2), p.415.
17) 前掲書 1), p.65.

4 ターミナル期にある人の家族

① 家族のとらえ方

1 ターミナル期をともに過ごしたい人

　1980年代以降，家族に対する考え方や価値観の変化にともない，家族の定義が，血縁や婚姻あるいは法的な養子縁組といった伝統的な結びつきを超えて変化してきている．本稿においても，伝統的な結びつきに限定せず，家族を「お互いに情緒的，物理的，そして／あるいは経済的サポートを依存し合っている二人かそれ以上の人々のことである．家族のメンバーとは，その人たち自身が家族であると認識している人々のことである」[1]と広く定義する．

　この定義によれば，家族とは，内縁関係の人や同性のパートナー，近隣者であっても，ターミナル期にある人自身が家族と認識している人々をいい，伝統的な結びつきのみを家族ととらえている人々との間にずれが生じるかもしれない．医療従事者は，伝統的な考えにとらわれず，ターミナル期の人がだれとともにターミナル期を過ごしたいと考えているかを理解して援助していく必要がある．

2 家族と医療者の共働関係

　ターミナル期にある人の家族を援助していくにあたり，家族をどのような視点でとらえていく必要があるだろうか．家族は，ターミナル期にある患者にとって心理的にも社会的にも最も近い存在であり，患者と家族の関係の質は，患者のQOLに大きく影響しているといわれている．すなわち，患者が「ターミナル期である現状」に向き合い，現状に圧倒されることなく，自らの人生を自分らしく生きていくために，家族の支援が重要である．

　家族と医療従事者の関係は，患者に質の高いケアを提供していくという共通の目標をもった協働（collaboration）の関係である．情報を共有し，患者のケアの方法を話し合い，患者のケアにそれぞれの役割をもって参加する．

　家族は患者にとって最も身近な援助者である一方で，患者と同様に，心理的，社会的に問題を抱えた存在であり，ケアを必要としている人たちである．家族が，大切な家族の一員に死が近づきつつあるという現実に向き合い，さまざまな問題に対処し，患者を支えていくためには，専門家からの援助は不可欠である．さらに，患者がどのようなターミナル期を過ごしたかが，死別後の家族の適応にも影響することを十分に理解しておく必要があろう．

② 大切な人を失う精神的・社会的苦痛

　家族は，大切な家族の一員である患者がターミナル期であると診断されることにより，さまざまな精神的苦痛や社会的苦痛を体験している．

　家族の苦痛は，患者の状況や自分自身の状況，家族内での役割や関係性の変化などによりもたらされてくる．患者の状況がもたらす苦痛として，①患者が苦痛（pain）や苦悩（suffering）を体験していること，②患者に死が近づいていること，③病名や予後に関する秘密をもっていること，④家族が治療やケアに関する意思決定をする必要があること，⑤患者の精神状態の変化によりコミュニケーションが保てないこと——などがある．

　家族関係の変化により生じる苦痛として，①家族内での役割移行（role transition）が必要であること，②家族内での人間関係の変化に対応する必要があること，③家族メンバーの生活面の変化，経済的基盤の変化に対応する必要があること，④自分自身のもつ役割に加えて，家族介護者としての役割を担う必要があること，⑤必要なサポートが得られないこと——などがある．

　さらに，自分自身の状況から生じる苦痛として，①自分自身の時間のなさ，②身体的・精神的疲労が重なってくること，③親族からの助言（否定的な指摘も含む）に影響されること，④不安定な心理状況であること——などがある．

③ 死への気づき

　家族の死への気づき（awareness of dying）とは，ターミナル期にある患者の家族が，患者の死が近づいてきていると認識することである．気づきのレベルには，死は避けられないのではないかと漠然と感じるレベル，もうダメだなあと認識するレベル，死の時期を予測するレベルが含まれている．

　家族の死への気づきは，医師からの予後不良の説明に加えて，死が近づいてきていると感じさせる患者の状態の変化を認識するにつれて，しだいに気づきのレベルは深まっていく[2]．

　家族に死が近づいてきていると感じさせる状態の変化は，**身体的状態の変化**と**精神的状態の変化，行動上の変化**に分類することができる．筆者らの研究[3]によれば，身体的状態の変化として，①身体が衰弱してきた，②症状がすごく悪くなった，③身体が機能しなくなった，④がんに蝕まれてきた——の4つがあることがわかった．精神的状態の変化として，①精神的にもろくなった，②死を意識したそぶりを見せた，の2つがあった．さらに，行動上の変化として，自分でできていたことができなくなった，が明らかになった．

　このような患者の状態の変化は，患者の死について考えたくないと思っている家族にとって，死が近づいてきているという現実に向き合わざるを得ない状況を生じさせていた．家族はつらくても死が近づいていることを理解し，別れの準備や死後の準備をしていく必要がある．そのため，家族が患者の状態が変化してきていることを理解できるように援助することが重要である．

④ 死への気づきに対する反応と対処

1 心理的反応

筆者らが行った質的研究[4]によれば，ターミナル期にある人の家族は死への気づきに対して，さまざまな心理的反応を経験していることが明らかになっている．

①死の過程に対する衝撃
　家族は，患者の死が近づいてきているという気づきに対して衝撃を受け，否認や逃避の感情，現実に対する怒りや恨みの感情を経験する．

②あふれ出る悲しみ
　患者の死を予期し，寂しさや孤独感，深い悲しみ，命のはかなさを感じ，気持ちがこみ上げてくるという経験をする．

③不確かな状況への没入
　これまで経験したことがない状況におかれ，患者の病状やこれからの生活が見通せない状況に陥り，不安や不確かさの感情を経験する．

④家族の限界の実感
　死が近づきつつある患者を目の当たりにして圧倒され，家族としてできることの限界を感じ，無力感や方策のなさ，希望が萎えていくという感情を経験する．

⑤生への希求
　患者がどういう状態になっても，ずっと生きてほしいと切実に願い，患者にも闘ってほしい，奇跡が起きてほしい，希望を捨てたくないという感情を経験する．

⑥死の過程の感知
　患者の病状や様子などから，患者の状態の悪化を感じとり，心が切り裂かれる感じややり場のなさ，絶望感などの感情を経験する．

⑦看取りからの見直し
　患者のかすかな変化に喜びを感じたり，患者がたとえどのような状態であっても生きていることに意味を感じたり，家族との相互作用を通して，周囲の人たちとのつながりを実感している．

⑧死にゆく人の安寧の切望
　死が近づきつつある患者の苦しみを目の当たりにして，患者の心身が最期まで安楽であることを強く望み，患者を楽な状態にしてあげたい，残された時間を有意義な時間にしてあげたいという感情を経験する．

2 さまざまな対処行動

筆者らが行った研究[5]によれば，家族は，患者の死が近づいてきていると気づいたとき，脅威のレベルを緩和させ，死が近いという現実に向き合い，患者との時間を充実させるように，さまざまな対処行動をとっていることが明らかになった．本研究において，家族が活用していた対処行動には，①状況を把握・理解する，②患者に最善を尽くす，③自分自身を保つ，④家族の力を合わせる，⑤サポートを得る，⑥患者とのかかわりを充実させる，⑦死に対する準備をする——

が含まれていた（表Ⅱ-6）．

表Ⅱ-6　ターミナル期にある人の家族の死への気づきへの対処

カテゴリー	サブカテゴリー	
状況を把握・理解する	情報を集める	
	アドバイスを得る	
	自分なりに考え理解する	
患者に最善を尽くす	患者に全力を尽くす	
	最善の医療を選ぶ	
	患者の苦痛を癒す	
	患者の心の平穏を保つ	
	患者にとって満足できる日々となるように努力する	
自分自身を保つ	状況をとらえ直す	状況を認めない
		見方を変える
		希望をもつ
	気持ちを切り替える	気分転換する
		気持ちをぶつける
	自分を励ます	やるしかないと言い聞かせる
		自分を認める
		前に進む気持ちを固める
	体調を保つ	自分の体調を気遣う
		時間や生活を調整する
家族の力を合わせる	家族でつらさを分かち合う	
	家族で協力する	
	家族で決定する	
サポートを得る	サポートを求める	
	他者にゆだねる	
	支えられている安心感を得る	
患者とのかかわりを充実させる	相手を思いながらともに時を重ねる	
	わかり合える術をもつ	
	互いの心を通わす	
	ともに歩んできた道を貴び合う	
死に対する準備をする	覚悟を決める	
	お別れをする	
	死後の準備をする	

（東郷淳子，宮田留理，藤田佐和，鈴木志津枝ほか（2002）終末期がん患者の家族の死への気づきへの対処，高知女子大学看護学会誌，2 (1)，p.16 より転載，一部改変）

⑤ 悲嘆反応

1 悲嘆とは

悲嘆（grief）とは，大切な人との死別（bereavement）にともなって起こってくる一連の反応で，身体的反応（食欲不振，故人が経験していた身体症状と似た身体症状の訴え，エネルギー不足，睡眠障害など），情緒的・認知的反応（無感覚，不信，悲しみ，不安・恐怖，怒り，罪責感，抑うつ，無気力など），行動的反応（混乱・動揺，泣く，切望と探索，活動減退など）を含んでいる．これらの反応は正常な反応であり，反応が欠如するときは，多くの場合，病的であると考えられる．悲嘆の反応のあらわれ方や持続期間には個人差があり，多くの場合，反応の強さや頻度は時間の経過とともに減少していく．

2 悲嘆のプロセス

悲嘆のプロセスについて，これまでさまざまなモデルが提唱されてきたが，ここではボウルビィ（Bowlby, J）の4位相の考え方を参考にした悲嘆のプロセス，およびシュトレーベ（Stroebe）らが提唱した二重過程モデル（dual process model）を説明する．

〔1〕ボウルビィの4位相の考え方を参考にした悲嘆のプロセス

①ショックと無感覚（numbing）の位相
患者の死に対して衝撃を受けた遺族は，混乱したり，呆然としてしまったりして，何が起こったのかを理解することができない．その後，通夜や葬儀という死の現実が進んでいるにもかかわらず，遺族は死という事実を信じることができない．この時点では，死という現実に向き合うという段階には達していない．

②切望（yearning）と探索（searching）の位相
遺族は故人の死を情緒的に受け入れられず，何とか故人を取り戻そうと試みる．故人に対する思慕が続き，故人の名前を呼んだり，故人の行動をまねたりする．また，故人を理想化したり，故人に関連したことをつねに考えたり，故人のことを絶え間なく話したり，故人に似た人を人混みの中で探そうとしたりする．故人を取り戻す試みをくり返し失敗した遺族は，葛藤や失望を感じるようになる．

③混乱（disorganization）と絶望（despair）の位相
遺族は，故人をもはや取り戻せないことを心で理解するようになり，激しい痛みをともなった悲しみを体験し，このような苦痛の原因になった故人や助けられなかった医療従事者，故人を奪った神に対して，怒りを向けるようになる．そして，故人の病気を早期に発見できなかった自分自身に対しても，罪責感と怒りを感じるようになる．さらに，遺族は激しい悲しみの中で，絶望し，うつ状態に陥る．将来や人生の目標に対し無関心となり，空虚の感覚などが生じてくる．

④再構成（reorganization）の位相
遺族は，いつまでもこのままではいけないと感じ，自分たちの生活を立て直そうと機能するよ

うになる．一つひとつの過程を経るごとに，抑うつの感情は減っていき，再構成が起こってくる．遺族は故人をあきらめ，新たな結びつきを形成し始めるようになる．悲しみの感情は，しだいに思い出に変わっていく．しかし，遺族は，命日や記念日などに故人を思い出し，再び深い悲しみや抑うつを経験することもある．これらの反応を**命日反応**あるいは**記念日反応**（anniversary reactions）という．

〔2〕二重過程モデル

二重過程モデルは，通常の悲嘆がどのように回復に向かうのかを説明したモデルである．悲嘆がボウルビィの4位相の考え方を参考にした悲嘆のプロセスのように一定の方向に進むとは考えず，遺族が現実の生活を行うなかで，「喪失志向（loss-oriented）：悲しみに向き合う過程」と「回復志向（restoration-oriented）：新しい生活に取り組む過程」の2つの志向の中を揺れ動くとする考え方である．前者は，悲しみや心の痛みを感じながら，故人の喪失の現実に向き合っていく．後者は，死別の結果生じる日常生活の問題に焦点を当て，ある意味悲しみから気をそらしながら今後の人生を考えていく．最初は喪失志向が多い状態から，徐々に回復志向が増えていくことが通常である．2つの志向性が同時に起こることはなく，1つの志向に固執せず，喪失と回復の志向をくり返しつつ，揺れ動きながら悲嘆のプロセスを進めている．

❸ 影響要因とリスク要因

悲嘆のプロセスに影響する要因として，①遺族の要因，②故人の要因，③死の状況，④遺族と故人との関係——が明らかになっている．遺族の個人要因として，特性（年齢，性別，性格），対処行動，健康状態，過去の喪失経験の有無，ソーシャルサポートの有無などが含まれ，故人の要因として，故人が家族内や社会で果たしていた役割などが含まれる．また，死の状況として，死に方，死の時期が適時であったか，死が避けられたかどうかなどが含まれ，遺族と故人との関係として，死亡前の関係（依存関係，愛着の強さ，アンビバレント（両価的）な感情の存在など），故人との関係における未完成の仕事の有無などが含まれる．

多くの研究により，死別後に身体的・精神的問題を生じさせるリスクの高い要因が明らかになっている．リスク要因をもっている人々として，①夫を失った小さな子どものいる若い女性，②愛着の程度の強い人や依存度の高い人，愛憎の混じり合った関係，故人との葛藤を解決していない人，③予測できない急激な死，外傷体験となる死（患者の自殺）を体験している人，④重複する喪失や人生の危機を経験している人，⑤経済状態の低い人や職業をもっていない人，⑥サポートが得られない人やサポートを得られないと認知した人，⑦罪責感や自己非難の強い人——などが指摘されている．

❹ 予期悲嘆

予期悲嘆（anticipatory grief）とは，将来の喪失を予期することにより経験する一連の反応や過程をいい，死別後の悲嘆と同様の反応を多く含んでいる（死への気づきに対する「心理的反応」の項を参照）．大切な人の死の予期は，死亡前に分離不安や苦悩をもたらすが，死への準備を可能にするため，死を予期せずに死別した場合に比べて，死後の対処がしやすくなるといわれてい

る．一方，ある研究者たちは，予期悲嘆の過程が進みすぎた場合（死亡前に心理的に分離してしまう）には，死別後にマイナスの影響が生じると指摘している．

❺ 複雑性悲嘆

前述したリスク要因をもつ人々は，正常な悲嘆のプロセスが滞ることで，**複雑性悲嘆**（complicated grief）を引き起こすことがある．複雑性悲嘆とは，死別の急性期にみられる強い悲嘆反応が長期的に持続し，社会生活や精神の健康など重要な機能の障害をきたしている状態と定義されている[6]．以前には，「異常な悲嘆反応」として，①慢性的な悲嘆反応，②時期はずれの悲嘆反応，③誇張された悲嘆反応，④仮面悲嘆反応など，さまざまなバリエーションの悲嘆反応に分類されていたが，現在では複雑性悲嘆に統一されている．これまで，複雑性悲嘆は精神疾患とは認められていなかったが，多くの研究成果に基づき，世界保健機関（WHO）のICD-11（国際疾病分類の第11回改訂版，2018年発表）において，**遷延性悲嘆症**（prolonged grief disorder）として新たな精神疾患としてストレス関連障害の一つに位置づけられるようになった．

⑥ 死別後の家族の生活上の変化

死別は，遺族に情緒的な反応を引き起こすだけでなく，遺族の生活にさまざまな変化を引き起こすことが明らかになっている．

❶ 経済的変化

患者が一家の世帯主であった場合，死別により，遺族の収入は大幅に減少するだろう．夫を失った若い未亡人は，収入を得るために，幼い子どもを預け，仕事に就くことを余儀なくされるかもしれない．また，高齢の未亡人は，夫の死によって少なくなった年金に合わせて，生活を切りつめざるを得ないかもしれない．

収入の減少は，遺族の身体面や社会心理面に種々の影響を及ぼし，遺族の新たな生活（故人がいない生活）への適応を遅らせること[7]が指摘されている．すなわち，経済的問題をもつ遺族は，自分の健康を害するほど無理をしたり，故人の死を悲しむよりも生活の糧を得るために時間を費やし，友人や親戚との付き合いを減らさざるを得なくなったりする．このような遺族は，悲嘆の過程をたどることを遅延させ，友人や親戚からのサポートを得られず，新たな生活への不適応を起こす結果となる．

❷ 家族関係の変化

大切な家族の一員を亡くした遺族は，家族関係の変化を経験する．すなわち，家族内での役割変化や役割移行，コミュニケーションパターンや家族機能の変化などが生じてくる．

例えば，妻を失った若い寡夫は夫の役割を失い，子どもの父親としての役割に加えて，母親の役割や一家の主婦としての役割も担う必要が生じてくる．すなわち，その父親は仕事での役割を果たしながら，自分自身の悲嘆を克服し，子どもたちの社会的なニーズや情緒的なニーズを理解

し満たしていく必要が生じる．親族や友人，職場より十分なサポートが得られない場合には，さまざまな役割や責任により重圧を感じてしまい，種々の葛藤状態に陥る可能性がある[8]．このように家族の一員を失うことは，遺族にさまざまな役割変化を強いる結果となり，その役割移行が円滑に進まない場合には，家族関係に大きな歪みがでてくることになる．

家族員を亡くすことにより，家族内のコミュニケーションのパターンや家族機能は変化する．例えば，家族内でコミュニケーションが円滑に進むように配慮していた母親を失うことにより，家族内で大切な情報（家族員のニーズ，家族員が知りたいと思っていること，家族員が対処しようとしていること）が伝わらなくなってしまう．家族員は，母親を失ったことに対し互いに相談したり協力したりすることもなく，家族内の大切な決定も個々の家族員の判断でしてしまい，家族としてまとまりはなくなり，力を合わせる方法を見いだすこともできなくなってしまう．

❸ ソーシャルサポートの減少

多くの遺族は，故人を通して得ていたサポート資源を失うことになる．例えば，妻を失った寡夫は，今まで妻を通して得ていた近隣者や友人からのサポートを失うことになるだろう．一方，夫を失った寡婦は，夫の同僚や仕事の関連で知り合った人々から得ていたサポートを失うことになるだろう．さらに，配偶者を亡くした人にとって，夫婦同士で付き合っていた人たちは，関係性が変わり近づき難い存在になってくる．

このように，多くの遺族は，大切な家族員を失うと同時にサポート資源も失うこととなる．特に，配偶者を失った高齢者にとって，新たなサポート資源を獲得することは難しく，サポート資源の喪失は死別後の適応に大きく影響し，抑うつやモラルの低下，孤独感などを招く結果となる．

＊　＊　＊

ターミナル期にある人の家族の理解を深めるために，ターミナル期の人の家族のとらえ方，家族の精神的・社会的苦痛，家族の死への気づきと死への気づきに対する反応と対処，死別と悲嘆反応，死別後の家族の生活上の変化という視点から述べてきた．家族が同様の反応や問題をもっているわけではないので，家族の状況をアセスメントしていく必要がある．家族のアセスメントや援助方法については，Ⅲ章で説明する．

引用文献

1) Hanson, S. M. H., Boyd, S. T. 著，村田恵子，荒川靖子，津田紀子監訳（2001）家族看護学：理論・実践・研究，p.5，医学書院．
2) 鈴木志津枝，藤田佐和，宮田留理ほか（2002）終末期がん患者の家族の死への気づきや死への準備と死別後の心理や適応との関係，平成12年度〜13年度科学研究費補助金基盤B（2）研究成果報告書，p.8．
3) 前掲書 2），pp.4-6．
4) 大川宣容，藤田佐和，宮田留理，鈴木志津枝ほか（2002）終末期がん患者の家族の死への気づきに対する反応，高知女子大学紀要看護学部編，51，pp.1-12．
5) 東郷淳子，宮田留理，藤田佐和，鈴木志津枝ほか（2002）終末期がん患者の家族の死への気

づきへの対処，高知女子大学看護学会誌，27（1），pp.14-23.
6）中島聡美（2016）女性における複雑性悲嘆　愛着と養育の視点から，武蔵野大学人間科学研究所年報，5，pp.29-39.
7）Steel, L.（1992）Risk factor profile for bereaved spouses., Death Studies, 16, pp.387-399.
8）Friedman, M. M. 著，野嶋佐由美監訳（1993）家族看護学，p.16，へるす出版.

参考文献

1．Bowlby, J.（1980）Attachment and loss（Vol.3）Loss：sadness and depression., Basic Books.
2．伊藤美也子（1997）がん患者の療養における配偶者の情緒的体験と悲嘆作業，日本赤十字看護大学紀要，11，pp.68-74.
3．鈴木志津枝（2003）家族がたどる心理的プロセスとニーズ，1（2），pp.35-42，日本看護協会出版会.

学習課題

1．生命活動の停止，脳死と判定される基準について説明してみよう．
2．スピリチュアリティの概念についてまとめてみよう．
3．死にゆくことに対する態度にはどのようなものがあるか，また自分自身の死生観についても他の人と話し合ってみよう．
4．ターミナル期にある人の家族がもつ苦痛と対処行動について説明してみよう．
5．死別後の遺族がたどる悲嘆のプロセスについて説明してみよう．

III

ターミナル期にある人と その家族への看護援助

学習目標

1. ターミナル期にある人と家族のQOLについて理解する．
2. ターミナル期にある人と家族の意思決定を支える援助について考える．
3. ターミナル期にある人と家族の予期悲嘆への援助について考える．
4. スピリチュアルケアの概念を理解し，看護活動の展開を考える．
5. ターミナル期にある人の家族が直面している状況について理解する．
6. 遺族ケアを進めていく必要性と課題について理解する．

QOLの維持・向上

① QOLとは

　QOL（quality of life）とはどのようなものだろうか．QOLについての明確な定義はない．適切な日本語訳もないため，QOLという言葉はそのまま用いられている場合が多い．QOLの概念の変遷について黒田[1]は，もともとQOLの概念の起源は1960年代の米国で社会経済的な指標として，国民の暮らしの豊かさを総称する概念として用いられたと述べている．その後もさまざまな社会学・経済学の研究者によりQOLを概念化するための研究が重ねられているが，QOLの概念は研究者によりさまざまである．わが国のQOLの一般理論では，QOLを対象者の意識を中心に考えるか，対象者がおかれている環境の状態について考えるか，という二つの傾向があるといわれている[2]．同様の考え方は，患者を中心としてQOLをとらえるか，コミュニティを中心としてその患者のQOLをとらえるかというものでもある．このQOLの二つの傾向について例えば，患者を中心としたQOLでは，その人が生きている満足感や生活が充実しているかどうかに注目しており，結果として満足感が高い，あるいは充実した生活はQOLが高いと評価する．コミュニティを中心としたQOLでは，医療機関やレクリエーション施設，買い物ができる場所などの環境が，その人にどのくらいの心地よさを提供しているかを評価しようとするものである．つまり，QOLは主体となる人の主観によるとらえ方と主体を取りまく環境によるとらえ方がある．

　保健医療の領域においては，QOLは医療のアウトカムを測定する指標として用いられてきた．1960年代から1970年代にかけてのQOLは，人の生命がある時点から死の時点に至るまでの長さで測定されていた．つまり，死をできるだけ回避すること，生命維持をすることや延命することがQOLの重要な要素であった．しかし，治療技術の進歩による生存期間の延長がはたして対象者のQOLをあらわしているのかという疑問が生まれてきた．がん患者においては，ターミナル期にある患者の治療効果を延命や腫瘍の縮小などで評価することに対する批判も生まれてきた．そして，患者のQOLを中心に考える治療を行うことが基本として考えられるようになった．またQOLを量ではなく，質としてとらえようとする試みもなされるようになった．1980年代にWHOがQOLに関する専門家会議を召集し，その後も会議を重ね，QOLについての論議がなされた．わが国においても，1987年に日本臨床精神腫瘍学会の第1回学術大会が開催され，そこで，がん患者のQOLとは何かなどを中心として議論がなされた．その結果，現在では，QOLは生存期間といった身体的な側面だけではなく，多次元の（多面的な）概念であることに合意が得られている．QOLの要素としては，①身体の状態，②精神状態や認知機能，③社会的な状態，④スピリチュアリティ，霊的な状態（人生の意味，生きがい，心の平穏など）——などが含まれている．田崎ら[3]も，QOLの概念について「なんらかの疾病にかかった患者や障害

者にとっての幸福感，あるいは満足度などといった主観的な要素を重視し，多面的に人間の生命および生活の質を検証しようとするものである」と述べている．

ハス（Hass）[4]は，医療，看護，心理，社会科学関係の論文をもとにQOLの概念分析を行っている．QOLの概念は主観的，客観的な側面があり，これらは4つの側面（身体，心理，社会，スピリチュアル）に分けられる．また，QOLは，総合的な（global）QOLと健康に関連した（health-related）QOLとは異なると述べている．総合的なQOLは，個人の主観的なよりよい状態（well-being）であり，その人の生活の満足感を総合的に評価したものである．健康に関連したQOLとは，特定の医療的介入，例えばがん患者の化学療法や放射線療法による治療などを受けている個人の身体的，精神的，社会的なよりよい状態に焦点をあてたものである．さらに，QOLに影響を与える，症状，気分，機能の状態，一般的な健康状態などもある．これらは，QOLに間接的にかかわる要素である．つまり，健康に関連したQOLはQOLそのものではなく，QOLに影響を与える要素をあらわしているということを理解しておくことが重要である．

また，ハスはQOLの定義として以下の4点をあげている[4]．①一般的な人生の満足感，②人がその人の人生を満足したもの，またはそうでないものと評価することができる精神的状態，③その人のQOLを考えるときに十分な身体的，精神的，社会的，情緒的な健康の状態にあること，④その人の生活が適切で，致命的でないと客観的に判断できること——である．この定義は，QOLを評価するその人自身の認知的な精神状態についても触れている．

さまざまな研究者の見解をもとにQOLについて概観してきたが，QOLの概念の見解において共通していることは，QOLはその人の主観的なものであること，多面的な側面をもっているということである．

② 緩和ケアでめざすQOL

WHOは，緩和ケアの定義の中で，「緩和ケアとは，生命を脅かす病に関連する問題に直面している患者とその家族のQOLを，痛みやその他の身体的・心理社会的・スピリチュアルな問題を早期に見出し的確に評価を行い対応することで，苦痛を予防し和らげることを通して向上させるアプローチである[5]」と述べている．

緩和ケアでめざすQOLの向上は，患者本人の主観性が非常に重要である．現在の生をその人がどのようにとらえていて，どのような状態をのぞんでいるかについて医療者と十分な対話がなされること，患者一人ひとりがその個人に応じた目的や行動の具体的な選択をすることが，その患者の生を尊重することになる．また緩和ケアにおけるQOLは，前項で述べたように多側面から考慮することが重要である．緩和ケアに共通するQOLの次元には，①身体に関連するもの（症状；痛み），②機能的な能力（活動性），③家族の状態（well-being），④情緒的な状態（well-being），⑤スピリチュアリティ，⑥社会的な機能，役割，⑦治療の満足（治療にかかわる経済的な面を含む），⑧予後についてのオリエンテーション（今後の計画；希望），⑨セクシュアリティ・親密性（ボディイメージを含む），⑩職業上の役割——がある[6,7]．

特に終末期の患者はがんそのものが進行性であるため，身体的なQOLを改善することは難しい場合が多い．しかし，身体的なQOLは改善がみられなくても，全体として患者のQOLはどうかという視点で考えていくことが必要である．患者が自身の生活を結果として満足しているかどうかを検討していかなければならない．**カルマン**（Calman）は，緩和ケアにおけるQOLはその

人のおかれている現実の状況とその人の希望とのギャップが少ないことが重要であると述べている[8]．緩和ケアにおいて重要なことは，疾患の進行により発生する二次的な機能障害を予防しつつ，その人の希望を維持できるようなケアを提供することである．

③ ターミナル期のQOLに影響を与える因子

　緩和ケアにおいて死にゆく人と家族のQOLを促進するケアを提供することは，非常に重要なことである．しかし，緩和ケア領域でのQOLについての研究は，いくつかのものが存在するだけで，いまだ十分には行われていない．米国においては初期のQOLの研究は，ホスピスケアサービスの中でも特に経済性の評価に焦点が当てられていた．しかし近年になりQOLがとても主観的な現象であり，ホスピスケアのアウトカムを評価するために非常に重要なものであるとの理解が高まり，研究が進んでいる．研究の結果からは，ホスピスケアを受けている患者のQOLを評価する際には，患者自身の認識を調査する必要性が示唆されている．その理由は，患者とその家族のホスピスケアに対する認識を比較した場合，両者には相違があることが明らかになっているからである．また，ホスピスケアを受ける患者と家族のQOLに影響を与える因子についての研究もある．

　この研究では，結果として「死にゆく人と家族のQOLと人生の長さに影響する因子の詳細な概念モデル」[9]が見いだされている．患者と家族のQOLに影響する因子のカテゴリーとして

1. 個人と社会の環境
2. ケアの構造
3. 医師，看護師，ソーシャルワーカーのケアのプロセス
4. ヘルスケアの満足
5. 生活の質と人生の長さ

の5つがある．

　さらに，1から5までのそれぞれの評価内容としては，1では，①患者と家族の状況：文化，宗教，スピリチュアリティ，症状マネジメントが差し迫っていることへの認識など，②臨床の状態・ケアの受け入れ：病気の軌跡，現在の身体と健康の認識など，③患者のためのソーシャルサポート，④家族のためのソーシャルサポート——である．2では，①システムの中でのケア，ケアの体制・ケアの環境：ホスピスケアへのアクセスやケアサービスの有用性，システムの経済性など，②フォーマルなサポートシステム：在宅ケア，レスパイトケア，カウンセリングなど，③ケアの物理的な環境：社会とのつながり，プライバシー——などである．3では，①専門的な患者ケア：適切な薬物と治療，継続したケアの調整など，②患者と家族についての意思決定のプロセス・情報提供とカウンセリング，③患者と家族の関係とコミュニケーションスタイル——である．4では，患者・家族のヘルスケアの満足，5では，①患者・家族・親しい人のQOL：身体，精神，社会，スピリチュアルなよりよい状態，人生の意味，総合的に感じているQOLなど，②死にゆく人のとらえ方：患者自身の認識，家族や親しい人の認識，③人生の長さ——などがある．

　このようにさまざまな事柄にQOLは影響を受けるので，ケアを行う際には包括的に患者や家族を理解する必要がある．

　緩和ケアを受けている患者のQOLを測定するツールとして，患者による緩和ケアのアウトカム尺度（包括的QOL尺度，CoQoLo：Comprehensive Quality of Life Outcome inventory）が

ある[10]. この尺度は，進行がん患者の「よい死」の概念に基づいて作成されたものであり，包括的な QOL を測定できる．

引用文献

1) 黒田裕子（1992）クオリティオブライフ（QOL）その概念的な側面，看護研究，25（2），pp.98-105.
2) 金子勇，松本洸編著（1986）クオリティ・オブ・ライフ：現代社会を知る，p.29，福村出版.
3) 田崎美弥子，中根充文監修（1997）WHO QOL-26 手引き，p.1，金子書房.
4) Hass, B. K. (1999) Clarification and integration of similar quality of life concepts, Image., Journal of Nursing Scholarship, 31 (3), pp.215-220.
5) 大坂巌，渡邊清高，志真泰夫，倉持雅代，谷田憲俊（2019）わが国における WHO 緩和ケア定義の定訳—デルファイ法を用いた緩和ケア関連 18 団体による共同作成—, Palliative Care Research, 14 (2), p.64.
6) Wong, Ru Tang, Aaronson, S. L., Forbes, A. S. (2004) Quality of life in hospice patients with terminal illness., Western Journal of Nursing Research, 26 (1), pp.113-128.
7) Clinch, J. J., Deborah, D., Schipper, H. (1998) Quality of life assessment in palliative care., Doyle, D. et al. ed., Oxford textbook of palliative medicine 2nd ed., p.84, Oxford University Press.
8) Calman, K. C. (1984) Quality of life in cancer patient : an hypothesis., Journal of Medical Ethics, 10 (3), pp.124-127.
9) Stewart, A. L., Teno, J., Patrick, D. L., Lynn, J. (1999) The concept of quality of life of dying persons in the context of health care., Journal of Pain and Symptom Management, 17 (2), pp.93-108.
10) Miyashita, M., Wada, M., Morita, T., Ishida, M., Onishi, H., Tsuneto, S., Shima, Y. (2019) Development and validation of the Comprehensive Quality of Life Outcome (CoQoLo) inventory for patients with advanced cancer. BMJ Supportive & Palliative Care., 9 (1), pp. 75-83.

2 希望を支えるケアリングとエンパワーメント

① ケアリング

1 ケアリングの概念

　ケアリング（caring）は，1970年代に入ってその概念が生まれ，何人かの理論家たちが，看護の中心的な概念へと発展させた．ケアリングについて**パトリシア・ベナー**（Benner, Patricia）と**ジュディス・ルーベル**（Wrubel, Judith）は，著書「現象学的人間論と看護（The Primacy of Caring）」の中で，「気づかい（caring）という語は，人が何らかの出来事や他者，計画，物事を大事に思うということを意味する」[1]と述べ，また**キャロル・レッパネン・モンゴメリー**（Montgomery, Carol Leppanen）は，「ケアリングは，本質的には一つの生き方であり，他者に対して自然な反応を示す態度である」[2]と述べている．**ミルトン・メイヤロフ**（Mayeroff, Milton）は「一人の人格をケアするとは，最も深い意味でその人が成長すること，自己実現することをたすけることである」[3]と述べている．この他にもジーン・ワトソン（Watoson, Jean）などケアリングについては他の理論家も述べており，いずれかの概念をよりどころとしている看護師は多い．ケアリングとは看護師が行うさまざまな作業をさしているのではなく，ケアを受ける人に対する看護師の態度・ありようであり，ケアの受け手へのかかわり合いである[4]．

　看護の場における看護師の「自然な反応」とは，相手を気づかう思いとそれにともなう行動，相手のニーズをわかりたいという思い，ニーズがわかったならばそれを満たそうとする反応である．スピリチュアルペインをもつターミナル期の患者の看護には，ケアリングが不可欠である．今日，ケアリングは看護教育のカリキュラムにとりいれられ，看護学生や看護師は日常的にケアリングを実践する方法を学んでいる．しかし，臨床でターミナル期にある人のケアリングをすることは，容易ではない．ターミナル期の患者の神経は研ぎ澄まされた状態にあり，あらゆることに対して敏感に反応する．それゆえに方法を誤れば，その問題に触れること自体が患者を傷つける結果となることもあり，患者を気づかう看護師にとっては非常にストレスの高いことである．

　気づかい，つまりケアリングの気持ちをもってその患者に接したとき，多くの看護師はその患者がケアリングを必要としていることに容易に気づく．否，ターミナル期の患者のケアリングは当然必要なことと考えられているため，患者に接する前に気づいているのかもしれない．とすれば，患者に接して気がつくのは患者のニーズでありその充足の方法なのである．しかし患者は，非常に強い不安のため心を閉ざしている，心的エネルギーが低下しているなどの理由で，自己の苦悩を容易に打ち明けることができない場合が多い．

患者が話すこと，つまり心を開くことをしてくれなければ，患者の思いを知ることはできない．患者のベッドサイドで気まずい思いをすることも少なからずある．患者が自分から話をし始めるのが難しい場合，きっかけをつくるのは看護師である．もちろん，患者，看護師の両者にとって，時期も大切な要素なので，話すことができなければ次の機会を待てばいいのである．その訪れた機会をのがさないためにも，定期的にベッドサイドを訪れることは大切なことである．ターミナル期の患者のニーズを引きだすには十分な経験が必要だろう．また打ち明けられたとしても「治療の効果がでてほしい」など，そのニーズを満たすことが不可能な場合もある．しかし，ターミナル期にある人の複雑な問題を看護師が解決することのみがケアリングではなく，患者が自己の苦悩を表出するプロセス，自己の苦悩を明確にして直面するプロセス，死と直面するプロセスを支援することもまたケアリングである．ターミナル期の複雑な問題に対処するためには患者の力がなくては不可能である．患者が現実と対処しながら，その人らしく生き抜くことができるよう，残された力を引きだし，維持できるよう支援することが，ターミナル期のケアリングの目標である．

2 ケアリングの第一ステップ

マデリン・M・レイニンガー（Leininger, Madeleine M.）はケアリングを「人間としての条件もしくは生活様式を改善したり高めようとする明白なニーズあるいは予測されるニーズをもつ他の個人（あるいは集団）を援助したり，支援したり，あるいは能力を与えたりすることをめざす行為（action）」[5]と定義づけている．死は何にもまして恐怖や不安を引き起こす．ターミナル期の患者は，悪化する身体症状によって，確実に自分が死に向かっていることを体験し，否定したい気持ちと否定できない状況の中で，不安，焦燥，いら立ち，悲しみ，といったあらゆるネガティブな感情を抱えている．看護師がこのような患者のケアリングをすることに対して，非常に不安になるのは当然である．しかしケアリングは「行為（action）」であり，患者を大切に思う気持ちをもって，患者の傍らに行くことがその始まりである．患者の些細なニーズを満たすことにより，患者は看護師を身近に感じるようになるだろう．このようなケアリングは，やがて患者が感情を表現すること，自分の思いを言語化すること，ひいては患者の自己実現を支えるようなケアリングへとつながっていくのである．

ケアリングは決して，看護師が患者に一方的に与えるものではない．ケアリングはする人もされる人も成長する性質をもっている．例えば死との直面など，看護師は，はじめてその患者の傍らに行ったときには不可能と考えられたようなケアリングも，日々のケアリングを通して，できるのではないだろうかと考えられるようになる．また死について考えることを拒否していた患者が，ケアリングを通して，やがて訪れる自己の死について考えることが可能になるかもしれない．患者，看護師の両者が成長することはケアリングの特徴的な現象なのである．

3 患者中心のケアリング

教科書で学んだとおりの方法でケアを実施しても，個々の患者の反応が違うという体験をだれしももっているのではないだろうか．ケアリングは，提供される相手のニーズや反応によって決定される非常に個別性の高いものである．つまりケアリングの中心は患者であり，看護師ではな

い．この点は白鳥[6]が，日本における《患者─看護師》関係の分析で「自他の同化」として明確にしている．自他の同化とは，自分にとってよいことが相手にとってもよいと思い込むことである．看護師が，「更衣のときは手早いことがよいこと」と考え，ズボンを両足一緒に脱がす場面を想像してほしい（図Ⅲ-1）．ターミナル期の患者は通常のケアに耐えられないほど，体力が落ちている．両足を一度に持ち上げられることすら耐えられない患者にとっては，手早くないことより，両足を持ち上げられることの苦痛の方が強いこともある．この場合，看護師がよいと思ってしたことが，むしろ患者に苦痛を与えてしまったことになる．

　ケアリングの中心は「自分」ではなく患者である．患者のニーズを自分の経験や知識にもとづく推測で決めるのではなく，必ずその推測が正しいかどうかについて患者に確認するという作業が必要である．しかし，日本では相手が何をしてほしいかを思いやることができない場合「気がきかない」などといわれ，一つひとつ患者の反応を確かめること自体が，患者の意に反することもある．どういう意図でいちいち希望を確かめるのかについて，患者に説明し納得してもらい，折り合っていく方法を見つけるなどの対処が必要である．ターミナル期はその症状がさまざまであり，ニーズも千差万別で，満足に関しても非常に個別性が強いという点を十分認識していなければならない．

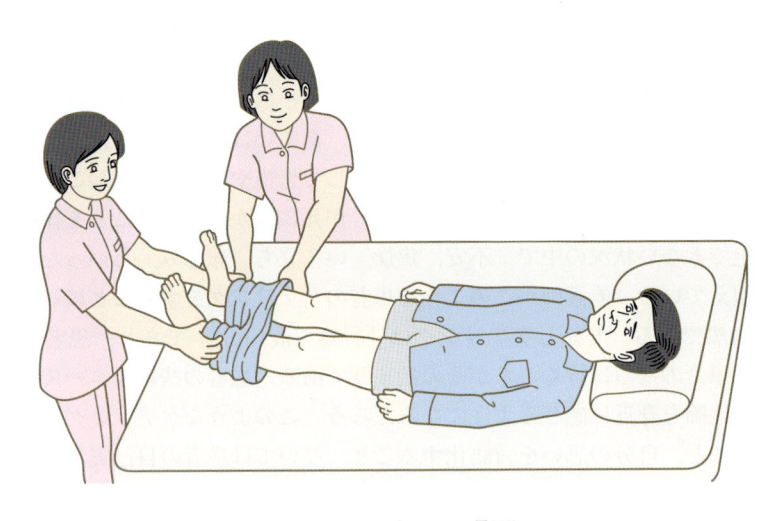

図Ⅲ-1　更衣の一場面

❹ コミュニケーションと共感

　モンゴメリーは「ケアリングには，ケア提供者とクライエントとの多大な共同性という特徴があるが，ケア提供者は実存的な方法で他者と関係を結び，そのレベルのコミュニケーションができ，それを維持していけるだけの資質をもっている必要がある」[7]と述べ，ケアリングにおける条件としてコミュニケーションについて述べている．看護師が相手の状況を理解しアセスメントするためには，コミュニケーションが不可欠なのである．看護師はコミュニケーションを通して，相手が感じていることを感じとることが必要であるが，そのためには，相手の主観的体験に入り込むか，あるいは自分の中にとり込まなければならない[8]．つまり共感である．**フローレンス・ナイチンゲール**（Nightingale, Florence）も，「看護覚え書（Notes on Nursing）」の中で「自分

自身は決して感じたことのない他人の感情のただ中へ自己を投入する能力をこれほど必要とする仕事はほかには存在しないのである」[9]と，看護における共感の重要性について述べている．

ターミナル期の患者とのコミュニケーションにおいて，傾聴はできても，どう援助していいのかわからず，結局どうしようもないと思ったことがないだろうか．しかし傾聴は，患者の気持ちの表出を可能にしたり，気持ちを癒すなど，それ自体がケアリングなのである．ケアリングにおける共感は，看護師として客観的な分析ができる距離を保たなければならない．客観的な分析は，傾聴の次の可能性を模索できるからである．

傾聴，共感はコミュニケーションを維持することや相手の主観を引きだすことにおいて重要であるが，詳細については第Ⅲ章5節「予期悲嘆への援助とスピリチュアルケア」に譲ることとする．

② エンパワーメント

1 エンパワーメントの概念

エンパワーメント（empowerment）は「権限を与える，認可する」という，もともとは法律学領域の用語である．1980年代初頭から看護や社会科学などの分野でも，エンパワーメントという言葉が使われはじめ，それらの分野の文献では「パワー（力）を与えること」[10]と定義されている．エンパワーメントによって，患者のもっている力を引きだし，それを維持することが可能になる．ターミナル期の患者は，くり返し喪失を体験している．自己役割を喪失するとき，日常的にできていたことができなくなるとき，強い身体症状があるときには，当然の反応として心的エネルギーが低下し，私たちの目には「落ち込んでいる」「ふさいでいる」「いつもより元気がない」というように見える．このような患者が心的エネルギーを高め意欲的になれるよう，力を与えることが，いわゆる看護におけるエンパワーメントと考えられる．落ち込みの状態が強い，長く続くなどの場合には，抑うつを引き起こす原因となる．抑うつ状態を引き起こした場合は専門家による治療が必要になる．いつもと違う患者の口数が減っていたり，ネガティブな発言が増えたりしている場合には，心的エネルギーが低下していると考えられる．日常的にこのような心理的な反応に注意しながら，以下に述べるようなケアを行うことは，抑うつの予防という点においても大切なポイントである．

2 ターミナル期のエンパワーメント

エンパワーメントのためには，パワーレスネスの原因をアセスメントする必要がある．パワーレスネスの状態が続くと，抑うつを引き起こすことがある．抑うつの危険因子として，疼痛や身体症状の緩和が不十分であることがあげられる[11]．患者の心的エネルギーが低下している要因として心理的な問題に気をとられがちであるが，身体的な問題と心理的な問題の両側面からアセスメントする必要がある．疼痛の緩和をはかるなど，まず身体的な問題を解決することは，エンパワーメントの基本である．しかし症状の緩和がはかれても改善しない場合や，少し改善しても，数日で再びもとの状態になることが多い．ターミナル期の患者は，多くの不安や苦痛を抱えているため，一つの問題が解決しても，ほかにも落ち込む要因がいくつもある．進行する症状の一つひとつは，患者に死を意識させる．愛する人と離れなければならない思い，人生の目標を達成で

きない思い，さまざまな思いが交錯する中で，自己に起きている現実を否定的にとらえ心的エネルギーが低下し，すべてのことに対する意欲がなくなるのは当然といえる．症状や状況がめまぐるしく変化するターミナル期においては，患者の心理反応に気を配り，意欲をもてるようなケアを継続的に行う必要がある．

通常，自分の悩みを話すとき，気分が前向きになれるような聞き方をしてくれる相手を選ぶのが一般的である．それはどのような相手や聞き方なのだろうか．「信頼できる」「頼りになる」「自分の話を真剣に聞いてくれる」「同意してくれる」「認めてくれる」などが考えられる．ターミナル期の患者も例外ではない．看護師は共感の態度で聞き，**患者の主観的な体験を認める**ことが基本である．

ターミナル期の患者が「きっと元気になれますよね」というような問いかけをしてきたとき，「元気になれますよ」というような，その場のがれの励ましは絶対にしてはいけない．では，どうすればいいのだろうか．元気になれるとは言えないが，元気になりたいという患者の思いに共感することはできるはずである．自分の気持ちを話した患者の気分が前向きになれたかどうかは，聞く側の態度による部分が大きいことを忘れてはならない．

❸ 日常的なエンパワーメント

エンパワーメントのためには患者の傍らに行くことが必要であるが，ふさぎこんでいる患者のベッドサイドに行くことは勇気がいる．ただ訪床するだけで患者の気分を明るくすることもある．主治医制の日本の医療では，**医師の訪床**は，患者を元気づける力となることもある．看護師は医師にこのことを伝え，訪床を依頼するなども一つの方法である．人は自分の大切に思う人や，自分を大切に思ってくれる人と一緒にいることで，元気がでたり気持ちが癒されたりする．**家族や友人の面会**が患者に元気を与えたり，気持ちを癒したりすることが多い．大切な人を失う家族も，患者同様，ストレスが高く，落ち込んで当然である．身体症状の強い患者の面会に訪れた家族が「何もしてあげられない」と，自分の無力感を話すことはよくある．このようなときには，家族が傍らにいることは非常に意味があることを伝えるなどして，家族が無力感を感じないようケアすることも大切である．

看護師の些細な言葉でも，患者や家族の気持ちを明るくしたり，気分を落ち込ませる要因となったりする．何気ない会話をする場合でも，看護師は慎重に言葉を選択し，患者が癒されるひとときを過ごすことができるよう，日常的なエンパワーメントを心がけたいものである．

③ 希望を支えるケア

ネッサ・コイル（Coyle, Nessa）は「希望の探求とは，意味と探求の新しい領域を切り開く考え方，感情，信念，行動などを探求することである．希望とは，個人の私的な活力の源で，現実の変化に適応する力といえる」[12]と述べている．「個人の私的な活力の源」つまり，患者が希望をもつことは生きていくうえで活力となる．希望をもち続けることは，ストレス対処の方法の一つでもある．看護師は患者が希望の本質を保持し希望を芽生えさせることができるような環境を整えること，希望のプロセスにかかわり，患者の希望を支え育むような介入をすることが大切である[13]．患者が最後まで希望をもつことができるよう，その希望に共感し支え続けていきたい．

1 希望のとらえ方

　残された治療がないと患者に告げることは，希望を奪うことになると考え，家族や医療者がちゅうちょすることはめずらしくない．確かに残された治療がないと知ったとき，患者は希望を見失うであろう．しかし，その患者が新たな希望を見いだす力をもっていて，医療者にそれを支援する力があるならば，その患者とともに再び希望を見つけることが可能であると考えられる．事実を告げる一つの目的は，ターミナル期という状況で希望を見いだすことにある．よって残された力まで奪い取るような結果になっては意味がない．事実を告げるタイミングが大切である．ベナーも不当なタイミングの情報提供は「患者を不必要に驚かせてしまったり，途方に暮れさせたりしかねない」[14]と述べている．刻々と変化するターミナル期において，患者が再び希望をもつことができる時期を選択することは難しいが，タイミングをとらえる不断の努力が肝要である．患者が最後まで希望をもつためには，事実を告げるタイミングをのがさないことが大切である．また，タイミングと同様に「告げ方」も大切である．悪い知らせを伝える方法にはいくつかあるが，共通して大切なことは，患者を思う気もち，つまりケアリングだろう．

　医療者が患者の希望を知ることは大切なことである．患者の希望は推測するのではなく，たずねることが必要である．もちろん，患者が現実に即さない希望をもっている場合も少なくはない．自己の状態をどのようにとらえ，その希望をもっているかという点は，希望を支えるうえで重要な要素である．例えば，歩行できないことを知らされていない患者が，「歩きたい」という希望をもっていたとする．患者は看護師が訪れるたび「いつごろ歩けるようになりますか？」とたずねる．この場合，看護師は受け答えに困り，落ち着かない気持ちになるだろう．反対にこの患者が歩けないという事実を知ったうえで，「それでもいつか歩けるようになりたい」と語るのであれば，看護師は共感することで希望を支えることができる．前者の場合，患者の希望を支える言葉は「いつ歩ける」という答えであるが，その答えを伝えるのは不可能なのである．

2 「生きたい」という希望

　健康な人間にとって「生きること」は当然のことであり，あらためて希望と認識することは少ない．しかし個人がもつすべての希望は「生きていること」が前提となっている．がん告知を受けたとき，当然と思っていた「生きること」が当然ではなくなってくる．多くの場合，「生きること」は，第一に優先される希望となるだろう．たとえ自分の病状を熟知している患者でさえも，回復への希望をもっている[15]．がん患者は治療を継続することによって，「生きる」という希望を支えている．そのため患者は，治療がないという状況に直面し対処することは非常に困難である．だからといって，強い副作用をともない入院治療が必要であるうえ，わずかな効果すら期待しづらい治療を継続することが患者の希望を支えることにはならない．患者が「生きたい」という希望をもっているときには，たとえそれが不可能であっても，その希望を支えることが必要ではあるが，患者が望むのはあくまで生きるための治療であり「なぐさめ」の治療ではないはずである．

④ 生きる意味を見いだす

　「生きる意味」とは，すなわち「自己の生存の意味」を問うものであるといえる．個人の希望が，それぞれの価値観によって決められるように，生きる意味もそれぞれの価値観によって見いだされる．死を認知したとき，多くの人は生きてきた意味，そして生きる意味を見いだすため，これまでの人生を振り返り，何が自分にとって大切なのか，残された時間をどう過ごすのかについて考える．ターミナル期はそれまでの人生の延長上にある．患者はこれからの生きる意味を，それまでの人生によって方向づけていく．自分が生きる意味や自分が存在する意味を探求するとき，家族をはじめとする周囲の人々の存在は不可欠である．多くの人は，社会での役割，家庭での役割などにおいて，自分の生きる意味を見いだすであろう．患者がライフヒストリーを語ることは，自分が生きてきた意味を見いだすプロセスであり，それを傾聴することは，重要なケアリングの一つである．患者が自己の人生を肯定的にとらえることは，自己の存在を肯定的にとらえることである．自立した生活すら困難になった自分を肯定的にとらえることは難しい．しかし，人は**尊厳をもって存在する**ことに意味があり，それまでの人生によって意味づけられるのである．中には，自己の存在を肯定的にとらえることができない患者もいる．看護師はその患者が自己の存在を肯定的に考えることができるようケアを行う必要がある．看護師は，いずれの患者も，かけがえのない人生をがんによって奪い去られる恐怖に脅かされていることを十分に認識することによって，見守り支えていくことができる．

　自己の存在を肯定的にとらえた患者は，残された時間をどう過ごすのかについて考え，それはターミナル期の患者の新たな生きる希望となるであろう．増田[16]は，患者が残された生の時間を味わい深く過ごすためには，**インフォームドコンセント**を前提条件としてあげている．インフォームドコンセントが不十分であれば，患者は生きる意味や残された時間をどう過ごすかを考えることができないまま，死を迎えることもある．

　ターミナル期の患者が健康であったころの自分を振り返ることは決して楽なことではなく，そのプロセスは苦難ともいえる．また寄り添う看護師もつらい体験をするだろう．しかし，患者が死との直面という慟哭の中で生きる意味を見いだし，新たな希望をもつことができたとき，看護師もまた患者の中に生きる意味や希望を見いだすことができると考える．

　残された家族や友人は，その患者の死後も「その人が存在したこと」に意味を見いだしていく．その人が残してくれたもの，残してくれた言葉，そして思い出などに新たな意味を見いだすのである．患者を愛する人にとって，その人が生きた意味は永遠であることを，看護師はケアリングを通して，患者に伝えることができる．

引用文献

1）パトリシア・ベナー，ジュディス・ルーベル著，難波卓志訳（1999）現象学的人間論と看護, p.1, 医学書院．
2）キャロル・レッパネン・モンゴメリー著，神郡博，濱畑章子訳（1995）ケアリングの理論と実践, p.12, 医学書院．
3）ミルトン・メイヤロフ著，田村真，向野宣之訳（2006）ケアの本質：生きることの意味, p.13, ゆみる出版．

4) Davis, Anne J.著，和泉成子訳（2008）文献に見られるケアリングとケアの倫理（Davis, Anne J.ほか編，小西恵美子監訳，和泉成子，江藤裕之訳，看護倫理を教える・学ぶ，p.167，日本看護協会出版会）．
5) マデリン・M. レイニンガー著，稲岡文昭訳（1995）レイニンガー看護論：文化ケアの多様性と普遍性，p.51，医学書院．
6) 白鳥孝子（2003）日本の医療現場における《患者―看護師》関係の特性：ケアリングの視点から，日本大学大学院総合社会情報研究科紀要，(4)，p.370．
7) 前掲書 2），p.44．
8) 前掲書 2），pp.26-27．
9) フローレンス・ナイチンゲール著，湯槙ます，薄井担子，小玉香津子ほか訳（1968）看護覚え書 第4版，p.217，現代社．
10) Underwood, Patricia（1997）パワーとエンパワーメント，看護管理，7 (1)，p.7，医学書院．
11) 淀川キリスト教病院ホスピス編（2007）緩和ケアマニュアル 第5版，p.189，最新医学社．
12) ネッサ・コイルほか著，照林社編集部訳（1998）がん患者のQOLと緩和ケア，p.15，照林社．
13) 濱田由香，佐藤禮子（2002）終末期がん患者の希望に関する研究，日本がん看護学会誌，16 (2)，p.15．
14) 前掲書 1），p.279．
15) 前掲書 11），p.180．
16) 増田れい子（2003）看護 ベッドサイドの光景 第17版，p.209，岩波書店．

参考文献

1. 伊藤高章（2000）「健康な死」へのケア，ターミナルケア，10 (2)，pp.108-111．
2. 田村恵子（2000）終末期患者のスピリチュアルケア：看護の視点から，ターミナルケア，10 (2)，pp.103-107．
3. Jonsen, Albert R., Siegler, Mark, Winslade, William, J.著，赤林朗，蔵田伸雄，児玉聡監訳（2006）臨床倫理学，新興医学出版社．

3 悪いニュースの伝え方

① 「悪いニュース」の意味

　インフォームドコンセントにおいて，医療者が患者に関して知り得た情報である"真実"には，患者にとって「よいニュース（知らせ）= good news」も「悪いニュース= bad news」も，どちらの情報も含まれている．まず，「悪いニュース」とはどのような意味をもつ情報であるかを考えてみる必要がある．

　広辞苑では，"悪い"という言葉には，①正常な状態でない．また，正常に働かない．②質（たち）がよくない．③行為，状態などがほめられない．人の道にはずれている．好ましくない．不都合である．④めでたくない．不吉である，といった意味が含まれている．悪性腫瘍は，医学用語上では，①自律性増殖，②浸潤と転移，③悪液質の要素をもつものとしてとらえられている．これらの要素は，正常な状態でない，質（たち）がよくないといった意味で，"悪い"という意味になる．つまり，悪性腫瘍の一種であるがんは，その人の今後の人生において，「放っておけば（あるいは可能な限りの処置をしてもなお）患者の自覚的な症状はどんどん悪くなり，ついには通常見込まれる寿命よりはるかに早く死に至る」ということが医学的に予測される[1]疾患といえる．

　がんの身体的側面の悪さの程度は，病理学的な分類体系や臓器別での予後の差（経過が早いがん，生存率が低いがんなど），がんの進行度（TNM分類によるステージⅠ～Ⅳの分類や早期がん，進行がん，末期がんなどの分類），治療の効果の程度（手術の可否や化学療法や放射線療法の効果の程度），予後の確率などによって予測される．がんの精神的側面の悪さは，「患者の人生のチャンス・可能性（選択の幅）がどれほど広がっているか」という視点でとらえたときに，がんは死に至り人生の可能性を断ち切るものだから"悪い"ことになる．がんによる痛みは，患者に身体的な苦しみをもたらすだけでなく，さまざまな可能性を縛りつけるから"悪い"ということになる．これらのことをふまえて，がん患者の医学的な状態の良さ，悪さはある時点における病理学的な分類体系の予測と患者の可能性（選択の幅）をもとに，評価時点以降の患者の人生の総和として総合的に評価される[2]．この医学的な総合的評価は予測でしかなく，その評価を行うのは，わが国では，多くは医療者である．医療者はこれをもとに，患者によかれという医療を提供しようと考え，患者にとってどうかと推測する．このとき，患者の自己評価は含まれてないことが多い．

　これに対して，欧米では，「悪いニュース」の定義を「患者の将来への見通しを根底から否定的に変えてしまう情報」[3]，「患者の将来に対する見方を劇的に悪い方向へ変えてしまう情報」[4]として定義されている．そして，悪い知らせが"悪い"のは，患者の期待と医学的現実とにギャ

ップがあるからであり，その衝撃の大きさは患者が期待している願望や計画と医学的現状の隔たりの大きさに比例するととらえられている[3), 4)]．つまり，患者の状況把握が現実とかけ離れているときほど，患者は告知された内容を"悪く"受け止めるととらえられている[5)]．さらに，健康についての「悪いニュース」は，現代社会の価値観（西欧では，若さ，健康，富）にもとづけば，患者にとって社会的な屈辱であり，疎外である．悪い知らせが死の脅威をともなっている場合は，これらのことはさらに悪化する[3)]ともとらえられている．つまり，欧米では「悪いニュース」は病理学的分類体系にもとづく医学的な"悪さ"だけでなく，患者の病気がもつ社会的意味（価値判断）や患者自身の価値判断が含まれるものとしてとらえられているのである．

この「悪いニュース」に対する患者の反応を予測することは，患者が知っていることと期待していることを知るまでは，悪い知らせによる患者の衝撃の大きさを判断することができないと考えられている．そして，医療者の見解として唯一安全な推測は，「だれも正確に推測することはできない」，病気がもたらす衝撃は，個々の患者の人生の状況においてしか評価し得ないものとしてとらえられる[3)]．

② 「悪いニュース」を伝える・伝えない

1 伝えないことによる問題

がん医療におけるインフォームドコンセントで提供される情報の「がんである」という病名や「再発・転移が見られる」「ターミナル期である」といった病状についての情報は，多くの場合，患者にとっては「悪いニュース」であることが多い．そのため，患者への心情的な配慮（患者を動揺させ，心理的な不安を与えないためという理由）や治療に支障をきたすという理由で，医師の裁量や家族の意向によって，依然として「判断能力」「意思決定能力」があり，自分の病状を知りたいと望んでいる患者に対しても，十分な説明が行われない場合や患者への説明を差し控えたり，あいまいな表現や別の病名で伝えられたりすることが多かった[6)]．これまで，がん患者に「悪いニュース」を伝えることの是非についての議論が行われてきたが，最近ようやく，がん患者に「がんである」ことや「再発・転移が見られる」といったことについては伝えられるようになってきた[7)]．2007年にはほとんどの一般病院でも，「がんであること」はほとんど伝えられるようになっている[8)]．しかし，ターミナル期の根治が困難であり，延命の効果があると考えられる治療法もその奏効率などを含めあまり効果が期待できないと判断される患者の病状については，いまだに患者に伝えられない傾向が続いている[9)]．

「悪いニュース」が伝えられたことによる精神的衝撃に対しては，多くの患者がさまざまなコーピング方法を用いながら立ち直り，自らの生き方に対して積極的に意思決定をしている現状がある（Ⅲ章4節参照）．逆に，「悪いニュース」ということで，病名や病状が患者にあいまいに伝えられたり，伝えられないことで，①患者が孤立する，②治療法の選択が限られる，③患者が納得する医療が行えないというような問題が生じ，ターミナル期のインフォームドコンセントの目的の達成を困難にしていることが明らかになっている[10)]．また，疑心暗鬼の状態や，かえって患者の症状に対する不安が増強すること，楽観的願望をもちながらもそのうちにうすうす感じるといった反応がみられること，病状が悪化していくことに対する不安や病名に対する疑いをもつこと，主治医の説明が納得いかないこと，適切な治療が行えなかったり，本人の不安や医療に対す

る不信を家族が受け止められなかったりすることなどが明らかになっている[6), 11), 12)]．医療者や家族が患者に「悪いニュース」を伝えない理由に，いまだけを考えた患者への心情的な配慮があげられているが，患者が「悪いニュース」でも知りたいと望んでいるときは，患者に自分の病状を知らせないことは，がん治療の長い経過の中では，かえって多くの苦痛をもたらすことを知っておく必要がある．

インフォームドコンセントにおける患者の病名や病状の情報提供は，「悪いニュース」を伝えることが目的ではなく，患者の病状に最も適した治療法を患者と合意して選択していくためのステップである．ターミナル期のインフォームドコンセントでは，今後の治療効果への期待が難しいという事実を伝えることが最終目的ではなく，患者が現実を直視できるようにうながすことであり[5)]，今後，何もしないというのではなく，残された時間を自分なりに充実できるよう，症状緩和の治療などを積極的に行い，ともに歩んでいくことの承諾を得ることである[13)]．患者が希望しているのにかかわらず，「悪いニュース」ということで医療者や家族の意向により，患者が知りたい情報が制限されることは，患者の知る権利や自己決定権が保証されない状況を生じ，倫理的問題となる．ターミナル期の根治が困難であり，治療効果が期待できないといったがんの進行状況に関する情報においても，患者が伝えられることを望んでいるにもかかわらず，その情報提供が十分かつ適切になされないまま，家族の意向にそって苦痛をもたらす治療が続けられるような状況は，患者が限られた時間をいかに自分らしく生きるかということをさらに困難にする可能性が高く，倫理的問題ともなりうる．

また，わが国では，医療者が患者に「悪いニュース」を伝える前に，家族に患者の「悪いニュース」を伝え，患者に伝えるか否か，どう伝えるかといった相談をすることがいまだに多くみられるが，このことも個人情報の観点からすれば，倫理的問題ともなりうることを看護師は認識しておく必要がある．ターミナル期に「悪いニュース」が伝えられない背景には，家族の反対があることが多い．このようにターミナル期の「悪いニュース」を患者に伝えないという反応をする家族に対しては，家族自身も患者の「悪いニュース」を聞いて，衝撃を受け，悲嘆や不安を感じていることを理解したうえで，家族を説得するのではなく，苦しむ家族への心理的な援助をすることが必要である．

これまでの研究や調査で，がんの告知だけでなく治る見込みのあるなしにかかわらず今後の見通しまでを含めて知りたいと希望している人の割合は概ね7〜8割程度で，知りたくないと告知を希望しない人が，どの年齢においても必ず約1割程度みられている[14)-16)]．看護師は，患者の知る権利と知りたくない権利を十分に把握し，患者がどの程度「悪いニュース」を知りたいのかという意向にそって，患者が知りたい程度の「悪いニュース」が患者に伝えられるようにすることが必要である．

❷ 機械的・画一的で配慮のない伝え方

逆に，「真実（事実）をありのままに話す」という名目のもとに，「あなたは進行したがんであり，私としては何もできません．これといった治療法もないので痛みなどの症状がでて入院が必要になるまでできるだけ家族と一緒に自宅で過ごしてください」というような機械的に病名や病状を伝えることや「残念ながらあなたはがんです」といった「悪いニュース」をストレートに話すこと，病名や進行度について，すべての患者に画一的に伝えることは妥当でないことが指摘さ

れている[17), 18)]．患者側からは，説明される内容の不足や説明時の医師からの配慮のない不用意な言動に傷ついたこと，医師とのコミュニケーションが十分取れなかったことなどの意見も聞かれる[19), 20)]．

臨床現場では，"がん"という言葉を直接使用せずとも患者が察して，「悪いニュース」を伝える目的が達成できることは少なくない．予後不良であることをあえて伝えなくても，病名・病状ないし進行度・選択可能な治療法と奏効率までを伝えれば患者の意思決定は相当程度得られるとも考えられるので，がん治療の多様な発展を経た現在，病気の進行度や告知の程度を考慮することなく，一律に患者に伝えることは考える必要がある．

ターミナル期の患者の病状について伝えるときは，同じ病状を伝えるにしても，準備もなく唐突に一方的に伝えられることで，患者が傷つくことが多い．病状の進行をふまえ，伝えるタイミングを見逃さないことが，まず必要である．そのうえで，患者が病状を受け止める準備状態にあるかどうかをアセスメントし，準備状況に応じて十分な配慮をもって伝えていくことが必要である．

❸ 自己決定をうながす望ましい伝え方

「悪いニュース」を伝えることは，難しく，危険な仕事であり，卵を割ることに似ていて，ある程度の技術を必要とする[4)]．さもないと，取り返しのつかない結果になってしまい，伝え方によっては，受け手の心に傷を残すこともある．そのため，「悪いニュース」を伝えることは，注意深く行わなければならない．患者は「悪いニュース」が慎重に伝えられることを望んでいるが，この配慮を怠ると近親者までもが怒りの念を抱き続けることがある．「悪いニュース」を伝える＝breaking bad newsの「breaking（伝える）」という言葉には，何かが壊れるという意味が含まれており，壊れるものはその人の人生に対する見方すべてである．患者は，がんの診断を「悪いニュース」と受け止め，ショックを受けるが，これは避けられないことである．「悪いニュース」に衝撃を受ける患者の反応を医療者は受け入れなくてはならない．

患者も医師も看護師もさまざまな理由で「悪いニュース」を恐れ，「悪いニュース」を伝えることは困難なことである[3), 21)]．しかし，欧米では，**タイムリーかつ配慮に満ちたマナー**で詳しい説明を受けた患者・家族は，①より積極的に意思決定に参加できる，②医療チームへの信頼が高まる，③満足度，コーピングが改善する，④診断および治療の詳細について率直に話し合うことが患者にとって望ましい結果をもたらす——などが検証された[21)]．その結果，1990年代には，「悪いニュース」をいかに伝えて，サポートしていくかのアプローチ法として，『悪い知らせを伝える10ステップアプローチ』（図Ⅲ-2）[22)]，『SPIKES—6段階のアプローチ』（表Ⅲ-1）[5), 21), 23)]などのアプローチ法が提示されている．わが国では，内富ら（2007）による『SHARE』の方法[24)]なども提唱されている．これらの方法は，患者に苦痛をもたらすことなく，回復不可能かつ深刻な害をまったく与えずに悪い知らせを共有することは不可能であるが，患者を援助し，細心の注意を払ったアプローチは，結果的に患者の苦痛を最小限にすることができるという考えにもとづいている．これらのアプローチ法で共通する点は，①**情報開示**（情報を提供すること）②**治療的対話**（情報に対する患者の反応に適切に対応すること）の要素を含んでいることである．そして，「悪いニュース」を伝えることは，コミュニケーションスキルとして学ぶことが可能な技術であり，多忙な臨床現場においても利用が可能であると考えられている[3)-5), 21)]．

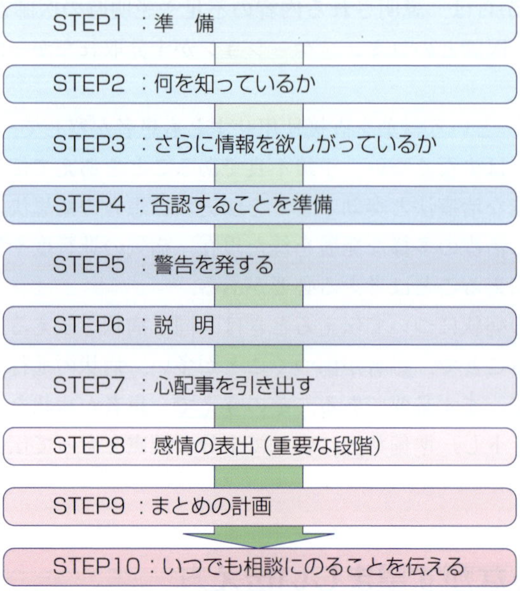

```
STEP1 ：準 備
STEP2 ：何を知っているか
STEP3 ：さらに情報を欲しがっているか
STEP4 ：否認することを準備
STEP5 ：警告を発する
STEP6 ：説 明
STEP7 ：心配事を引き出す
STEP8 ：感情の表出（重要な段階）
STEP9 ：まとめの計画
STEP10：いつでも相談にのることを伝える
```

図Ⅲ-2　悪い知らせを伝える10ステップアプローチ

表Ⅲ-1　SPIKES－6段階のアプローチ

	段　階	内　容
S	Setting（面談に取りかかる）	・医療者と患者・家族とのプライバシーが保たれ，気兼ねなく話せる場の確保 ・悪い知らせが伝えられる際に患者が同席してほしい人の確認
P	Perception（患者がどの程度理解しているかを知る）	・患者および家族の病気と症状，今後起こるかもしれないと心配していることに対する認識の確認
I	Invitation（患者がどの程度知りたいかを理解する）	・患者および家族に悪い知らせを伝えてよいかの確認 ・患者の情報について知りたい程度の確認
K	Knowledge（情報を共有する：整理と教育）	・患者や家族が心配していることに対する情報提供と教育 ・悪い知らせを伝えることへの警告のサインの提示 ・専門用語を避け，わかりやすい言葉を用いた，段階的な悪い知らせの提示 ・伝えた内容の理解の確認 ・不十分な情報提供や偽りの希望，突き放すような対応の回避と希望の提示
E	Emotion（患者の感情に応答する）	・患者や家族の情緒的反応への共感 ・共感的な対応と身振り手振り（例えば，タッチングはとても効果的である）を用いた患者と医療スタッフの感情を共有 ・患者・家族の感情や心配事の表出をうながすことでの明確化
S	Summary（計画を立てて完了する）	・伝えた情報のまとめと再確認，質問への応答 ・治療などの他の選択肢についての意見交換 ・医療スタッフの今後のフォローの提示

真実はつらい残酷なものかもしれないが，その伝え方が残酷でなく，患者が自己決定しやすいように感情に配慮されて伝えられれば，多くの患者はその中で現実的な対応ができるといわれている[25]．このことは，「悪いニュース」に対する反応として人間に共通な部分とも考えられる．欧米で用いられている悪い知らせを伝えるアプローチ法を文化や宗教など哲学や価値観が異なるわが国でも適用されつつある．

引用文献

1) 清水哲郎（1997）医療現場に臨む哲学，pp.38-45，勁草書房．
2) 前掲書 1 ），pp.27-38．
3) Buckman, R.（1992）How to break bad news：a guide for health care professionals，恒藤暁監訳，前野宏，平井啓，坂口幸弘訳（2000）真実を伝える：コミュニケーション技術と精神的援助の指針，pp.13-26，診断と治療社．
4) Kaye, P.（1996）Breaking bad news，柿川房子，佐藤英俊訳（1998）悪い知らせを伝える：10 ステップアプローチ，がん看護，3（2），pp.130-135．
5) Hind, R. K, C.（1997）Communication skills in medicine，岡安大仁監訳，高野和也訳（2000）いかに"深刻な診断"を伝えるか：誠実なインフォームド・コンセントのために，pp.115-128，人間と歴史社．
6) 大山ちあき，狩野太郎，神田清子（2001）入院がん患者の告知状況に関する研究：がん専門病院と一般病院の比較，群馬保健学紀要，21，pp.39-44．
7) 田村恵子（2002）インフォームド・コンセントに関わる看護師の役割，がん患者と対症療法，17（2），pp.26-31．
8) 松下年子ほか（2007）中・小規模の一般病院におけるがん告知の実態調査，総合病院精神医学，19（1），pp.61-71．
9) 大川宣容，藤田佐和，府川晃子，森下利子，鈴木志津枝（2010）がん医療におけるギアチェンジに関する文献的考察，高知女子大学紀要看護学部編，59，pp.73-80．
10) 末舛恵一監修，笹子三津留編，佐野武（1994）癌を告知しない医療の問題点 ①総論，これからの癌告知をどうするか：インフォームド・コンセントと心のとまどい，pp.11-19，医薬ジャーナル社．
11) 井上善文，曹英樹，高尾哲人，小西尚美，山田雅子（1997）在宅中心静脈栄養法施行末期癌患者に対する病名・病状告知の現状，外科治療，77（6），pp.693-699．
12) 蛭子真澄（1995）胃癌で手術療法を受ける患者の病名のうけとめと心理的プロセス，日本がん看護学会誌，9（1），pp.37-45．
13) 秋山秀樹（1994）日本のインフォームド・コンセント，pp.146-147，講談社．
14) 朝日新聞全国世論調査，朝日新聞，2000.10.23 付．
15) 末永淳子，大迫千代，成田真由美ほか（2005）がん告知の状況から見えてきたもの：当院受診患者および地域住民へのアンケート結果から，看護学雑誌，69（2），pp.155-159．
16) 亀崎愛，村本知穂，前田由紀子ほか（2008）がん告知に関わる意識に影響を及ぼす要因：健康成人を対象として，熊本大学医学部保健学科紀要，4，pp.35-51．
17) 竜崇正，寺本龍生編，岡村仁，内富庸介（2001）精神科からみたガイドライン，がん告知：

患者の尊厳と医師の義務, pp.23-28, 医学書院.
18) 本家好文 (2003) がんを伝えることはなぜ大切か：患者の生をサポートする医療者の視点から, ターミナルケア, 13 (3), pp.186-189, 三輪書店.
19) 上野創 (2003) 医者の言葉, ターミナルケア, 13 (3), pp.205-206, 三輪書店.
20) 多和田奈津子 (2003) 共に向き合う姿勢, ターミナルケア, 13 (3), pp.207-208, 三輪書店.
21) Radziewicz, R., Baile, W. F. (2001) Communication skills：breaking bad news in the clinical setting, 福井小紀子訳 (2002) コミュニケーションスキル：臨床の現場で悪い知らせを伝える, がん看護, 7 (6), pp.515-520.
22) 前掲書 4), pp.217-224.
23) 前掲書 3), pp.65-97.
24) 内富康介, 藤森麻衣子編 (2007) がん医療におけるコミュニケーションスキル：悪い知らせをどう伝えるか, 医学書院.
25) Jonsen, A. R., Siegler, M., Winslade, W. J. (2010) Clinical ethics, a practical approach to ethical decisions in clinical medicine., 7th ed., pp.51-65, McGraw-Hill.

4 人生と向き合う意思決定を支える援助

① インフォームドコンセント

1 治療から緩和ケアへのギアチェンジ

　ターミナル期にある人は，療養生活を続けていくうえで，①治療に関する意思決定，②療養場所に関する意思決定，③日常生活に関する意思決定，④人生の終結に関する意思決定，⑤治癒不可能ながんとの向き合い方に関する意思決定，⑥社会的役割の維持に関する意思決定[1]や，DNAR（do not attempt resuscitation）の決定──など，さまざまな意思決定の場面に直面する.

　①治療に関する意思決定では，集学的ながん治療としての積極的な延命治療を継続するのか，あるいは，緩和ケアを中心とする医療・ケアへ移行するのかという意思決定が求められる．②療養場所に関する意思決定では，選択した治療法を，図Ⅲ-3に示すように，入院医療施設（一般病棟または緩和ケア病棟）あるいはホスピスや在宅，ケアホームなどのどこで受けるかという療養の場の選択が迫られる．これらの意思決定内容は，単独の内容として意思決定されることは少ない．例えば，どの治療法を選択するかは，治療法だけを考えて決められるのではなく，選択した治療法はどこで受けられるのか，その治療法を選択したら生活はどうなるのか，自分の命に限界があるのなら残りの人生とどう向き合うかといった問題と関連し合って決定されていくことを看護者は認識しておく必要がある．

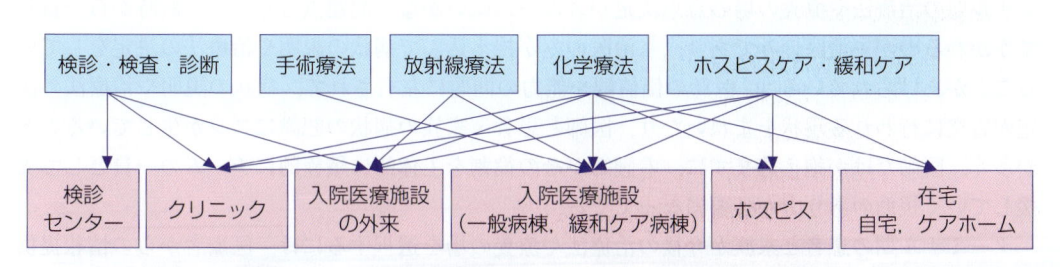

図Ⅲ-3　がん患者の診断・治療が行われている場

　ターミナル期にある人の治療法や療養の場の移行・選択は，広く**ギアチェンジ**としてとらえられている[2]．わが国のがん医療の現状では，ターミナル期にある人の緩和ケア病棟や在宅への移行の推進は，在院日数の短縮化という医療政策により，患者・家族の意向にそうというよりも，

病院側の意向により進められてきたきらいがある[3]．患者・家族は病状が悪化し延命治療の効果も望めない状況になった段階で，突然にターミナル期であるということで，一方的に緩和医療への移行を勧められることが多い．患者・家族は病状の進行に対する気持ちの整理がつかないまま治療法や療養の場が決定されたことで医療者に対して見捨てられたような感情や不信を抱くことも多く，納得できないまま医療者の意向にそって治療法や療養の場の選択を迫られ，患者と家族の苦悩をより強くしている現状がある[4]．

　このようなギアチェンジがスムーズにいかない患者・家族の阻害要因として，「患者・家族が現状を受け入れられない」「患者がこれまでの状態を維持したい思いがある」「患者・家族が治療に生きる希望を託している」などがあげられ，医療者側の要因として「医療者がギアチェンジへのかかわりにジレンマを感じている」「看護師・医師がギアチェンジに向き合えていない」などがあげられている．さらに，医師・看護師の知識・技術不足や医療チームの未熟さ，ギアチェンジを遂行するうえでの体制の未整備などが阻害要因としてあげられている[5]．

　このような現状に対して，医療者にはターミナル期の患者と家族が病状を理解して安心して納得のいく意思決定をスムーズに行えるように支援することが求められる．志真[6]は，患者がよりよいターミナル期の意思決定ができるようにするための援助の原則として，①患者や家族がケアや意思決定に参加すること，②他職種の医療専門家が協力すること，③症状の緩和や予防のために適切な治療を定期的に行うこと，④継続的なケアと病状の把握を行い24時間体制で対応すること，⑤必要に応じて緩和ケアの専門家に相談すること——をあげている．

　まず，医療者は，これまでの積極的な治療主体から緩和医療を主体とした医療への転換を決めるのは患者であり，患者が主体であることを認識して，主体である患者と家族が意思決定に参加し，患者の意向にそいながら，患者・家族・医療者の間での治療方針に関する**合意形成**を目指していく必要がある．また，患者・家族に治療方針を変えることと治療の場を変えることの意思決定を同時に求めることは，患者・家族に怒りや見捨てられ感を強く抱かせることが多いので，患者・家族が治療方針の転換に十分納得してから，療養の場に関する情報提供ができるようにしていくことが必要である[2]．

　さらに，ターミナル期の治療法の意思決定を行うにあたっては，患者・家族の価値観や抱える問題，社会的制度の問題などさまざまな見方から患者の意思決定を支援していく必要がある．そのためには，さまざまな問題を解決できるように，多職種が協力し合うことが重要である．ターミナル期の治療法や療養の場の意思決定がスムーズにいかない問題点として，診断時から一貫してかかわるのが主治医のみであり，主治医のみが抱え込んで病状の説明や治療法の決定をしていることがあげられている[7]．医師の価値観や能力の問題に左右されて，病状の説明や治療法の決定が唐突に行われる現状をまねいたり，医師と患者・家族の病状の認識にズレが生じていることが多く，医師だけが抱え込まずに，看護師がその役割を主体的に積極的にチームの一員として支援していく援助のあり方が必要になってくる．

　ターミナル期の患者と家族が今後の治療法や療養の場を選択するには，医療者からの情報提供が必要である．これまでのインフォームドコンセントが，今後の治療効果に期待して患者に希望をもたせ，積極的に闘病していくためのものであるのに対して，**ターミナル期のインフォームドコンセント**は，治らない（根治が困難）と判断された患者の病状と延命効果があると考えられる治療法もあまり効果が期待できないこと，今後は緩和ケアやホスピスケアを積極的に行い，残された時間を自分なりに充実できるような生活を送れることを目的としたいというような情報が伝

えられることが多い[8]．このような情報は，患者にとって**悪いニュース**となることが多い．そのため，多くの医療者は患者の精神的打撃を考えてこのような情報を伝えることをこれまで避けている傾向がある．しかし，多くの患者がこのような「悪いニュース」による精神的衝撃に対してさまざまなコーピング方法を用いながら立ち直り，次第に治療方針や治療処置への参加に関する何らかの自己決定行動をとっていくこと[9]や，病名や予後を含めて正しい病状を伝えられた患者の方ががんを受容し闘病する，治療法を選択する，余命の過ごし方を選択する，死の準備をするなどその後の自らの生き方に対して積極的に意思決定することが明らかになっている[10]．

　このことを踏まえ，ターミナル期のインフォームドコンセントにおける看護援助では，まず「悪いニュース」に対して，十分な配慮をもって伝えられるような援助を行うことが必要である．そして，医学の専門家が伝えたいことと患者が聞きたいことは，しばしばずれるということに留意する必要がある[11]．患者は自分の今後の生活について考えるために，患者個々への治療効果や予後などの情報を知りたがるが，そのことについては十分なエビデンスがなく不確実であることも多い．医療者は，患者がこれからの療養生活を選択するにあたって，自分の選択を自ら進んで十分果たすに足るだけの情報の内容と量[12]，患者が何を知っていて，どのような情報を知りたいのかをアセスメントし，医療者からの一方的な情報提供にならないように援助する必要がある．その中で患者が共通して知りたい情報は，医療者が考える生物医学的なメカニズムや真実ではなく，根治や延命の可能性があるのか，治療法や療養の場が患者にとってどのような利害をもたらすのか，それに対してどのように対処していけばよいかというようなことである[11]．ターミナル期の患者の意思決定にあたっては，説明したことで終わりではなく，患者がこれまでにどのような意思決定を行ってきたのかをアセスメントし，患者がもっている自己決定の源となる力を早期から引き出す働きかけがより必要である．

❷ 患者・医師・看護師の協働

〔1〕合意により意思決定に向かうプロセス

　ターミナル期にある人の意思決定を支える援助における看護師の役割や活動について，筆者が行った研究[13]により導き出された［**悪い知らせを伝え意思決定する協働モデル**］（図Ⅲ-4）をもとに説明する．

　［悪い知らせを伝え意思決定する協働モデル］は，患者と医師が，出会いから悪い知らせを共有し，合意による意思決定を行うまでの協働プロセスである『患者と医師による悪い知らせを伝え意思決定するプロセス』とそのプロセスに対する『悪い知らせを伝え意思決定するプロセスを促進する看護師の活動』からなっている．

　『プロセス』は，患者と医師が相互作用にもとづいて，両者の合意による意思決定の過程を促進していくかかわりであり，①不確実な状況の中でお互いの役割を意識して出会う，②相互理解に向かう，③病状や治療に関する情報の共有をする，④目標を探索し共有する，⑤合意により治療法を決定する——の5つの局面からなっている．このプロセスが進んでいく過程には，医師側・患者側それぞれの【促進要因】【停滞・抑制要因】が影響し合い，場合によっては，【プロセスが停滞・抑制した状況】が生じる．

　『プロセスを促進する看護師の活動』は，医師・患者と共有された患者の主体的な意思決定を目指し，患者と医師への補完的・調整的役割を担いながら，『プロセス』の5つの局面が円滑に

進み，次の局面へ進展していくことを推進する活動である．看護師はまず医師や患者との相互交流を通して，つねにアンテナを張って，『プロセス』が，現在，どのような局面にあるのかを把握し，その局面の【停滞・抑制する可能性をキャッチ】する．次に，看護師はキャッチされた停滞・抑制の可能性や状況に対して，《看護師の4つの働きかけ》を活用しながら，その状況が患者と医師に関連したどのような原因や背景，関係性によって生じているのかといった【患者・医師の状況の把握】を行う．そして，状況の把握内容に応じて，患者と医師の両者に対して《看護師の4つの働きかけ》を活用した【患者・医師の状況に応じた看護活動】を行っていく．

このような患者と医師と協働した看護師の活動が実践されたとき，『プロセス』の各局面がより円滑に進み，患者・医師・看護師の三者の合意による意思決定が達成される．『プロセスを促進する看護師の活動』は，問題が起きてから支援を行うといった受身的・消極的な活動ではなく，『プロセス』にある医師と患者に対して，主体的・積極的なかかわりである．さらに，早い段階からの患者の力を促進する，予測的・意図的な活動である．

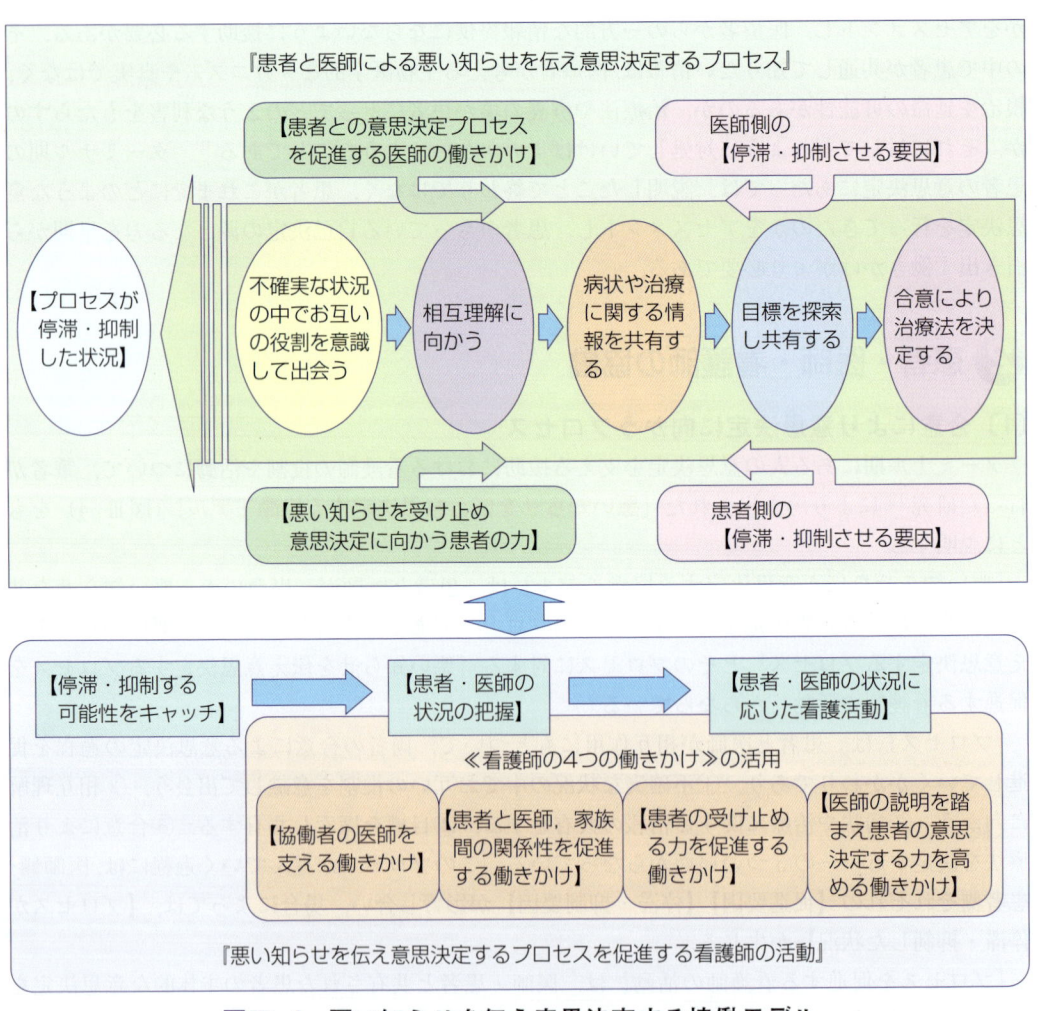

図Ⅲ-4　悪い知らせを伝え意思決定する協働モデル

(2) 補完的・調整的な看護の働きかけ

『悪い知らせを伝え意思決定するプロセスを促進する看護師の活動』における《看護師の4つの働きかけ》（図Ⅲ-5）は，【協働者の医師を支える働きかけ】【患者と医師，家族間の関係性を促進する働きかけ】【患者の受け止める力を促進する働きかけ】【医師の説明を踏まえ患者の意思決定する力を高める働きかけ】といった補完的・調整的な4つの働きかけで構成されている．

《看護師の4つの働きかけ》は医師と患者の両者に対して行われ，【患者との意思決定プロセスを促進する医師の働きかけ】や【悪い知らせを受け止め意思決定に向かう患者の力】といった促進要因に対しては，より促進する働きかけである．医師側の停滞・抑制要因や患者側の停滞・抑制要因と，それらの要因によって引き起こされた【プロセスが停滞・抑制した状況】に対してはより補完的・調整的な働きかけである．この働きかけは，Radziewiczら[14]が，悪い知らせが伝えられる際の看護師の役割としてあげた，患者や家族の情報ニーズや気がかりなどを医師や他の医療スタッフに伝える「代弁者」としての役割，患者や家族に対し「情緒的サポート」を提供する役割，患者や家族に対する「情報提供者」としての役割，「医師へのサポート」を提供する役割と共通している．

［悪い知らせを伝え意思決定する協働モデル］の特徴として，これまでの悪い知らせを伝えるモデルとは異なり，患者が役割をもって主体的にかかわっていること，患者・医師・看護師三者のかかわりは，パートナーシップや資源の活用，情報の共有，治療法の決定という共通の目標，広い視野を考える，対話といった協働の要素を含み，合意による意思決定を目標としたプロセスであるといえる．また，このモデルは，悪い知らせを伝え意思決定する患者へのアプローチ法や患者のQOLを目指す**チーム医療**モデルでもある．［協働モデル］を実践していくためには，患者や医師，看護師が主体的に参画することが必要であり，そのためには，それぞれの力を高めていくことが必要である．医療者からの教育・支援により患者の力を高めることや医師の悪い知らせの伝え方のスキルの向上や協働することへの意識改革も求められる．

看護師の場合には，ギアチェンジへのかかわりが十分できない背景には，看護師が患者へのかかわりにおいて苦悩や迷いがあるため患者とのかかわりに確信がもてないことや，患者にいまの

【協働者の医師を支える働きかけ】	【患者と医師，家族間の関係性を促進する働きかけ】	【患者の受け止める力を促進する働きかけ】	【医師の説明を踏まえ患者の意思決定する力を高める働きかけ】
・説明前に医師とともに伝える体制を準備する ・協働する医師との相互理解を深める ・よりよい伝え方について意見交換する ・葛藤とまどう医師をサポートする	・医師と患者の橋渡し役を担う ・患者の理解が深まるよう医師に情報提供する ・医師と患者間のコミュニケーションを促進する ・家族が伝えることに向き合えるように働きかける	・危機状況の患者に注意を向けて見守る ・発露された患者のつらさを共有する ・現実に目を向けがんとの闘病を考える機会をつくる	・医師の説明と患者の認識のズレを修正する ・患者が気持ちを固める手助けとなる情報を提供する ・意思決定への参画の重要性を意識化する ・今後の治療法について考える機会を提供する

図Ⅲ-5 『悪い知らせを伝え意思決定するプロセスを促進する看護師の活動』における《看護師の4つの働きかけ》

思いや今後について考えを聞くことを恐れ，ちゅうちょしているため患者にしっかり向き合えないことがいわれている[5]．看護師が自分自身の信念や自信がもてるためには，がん患者と向き合う力やコミュニケーションスキルの能力向上，危機状況へのアプローチ法の確立も必要である．また，患者・家族や医師から看護師の役割や活動についての理解を得るためには，看護師からのフォーマル，インフォーマルな場を通した積極的なコミュニケーションや看護の実践により相互理解を深め，協働する意識を高めていくことがまず必要である．

③ 治療法の選択

多くのがん患者は，これまでの時期の治療法や療養場所の選択にあたっては，がんそれ自体が根治できること，あるいは延命できることを目標に選択していることが多い．ターミナル期になったときには，延命を目指す治療を今後も継続するのか否か，つまり，積極的治療をとるか，そうでなければ，緩和ケアやホスピスケアなどの治療を選択するかというような二者択一の選択肢が医療者から提示されることがある（図Ⅲ-6）．このような場合，患者のみならず医療者でも緩和ケアやホスピスケアは「生命のあきらめ」をともなった消極的な暗い概念でとらえられがちである．このような緩和ケアやホスピスケアのとらえ方の背景には，手術療法や化学療法，放射線治療はがん治療であるが，緩和医療は終末期の治療であり，終末期医療を勧められることは死が近いという負のイメージが患者・家族のみならず医療者にももたれていた[15]．そのため，現在でも緩和ケアは最後のケアとして認識され，診断時から段階的な緩和ケアを導入しているという意識がなく，ある時点になって，突然に「治療法の変更と療養の場の変更」を合わせた選択肢として提示されることが多い[3]．

WHOの緩和ケアの定義[16]では，緩和ケアは生命を脅かす疾患による問題に直面している患者とその家族に対して，疾患の早期より行われる積極的で全体的な医療・ケアである（図Ⅲ-6）．緩和医療は，現時点では完治し得ない病気を抱えながらも人間としての尊厳性を失うことなく，QOLの維持・向上を追求するものであり，むしろ積極的に命ある限り楽しく，立派に，充実して生きるための「明るい医療」であり[17]，ターミナル期の患者には積極的に行われなければならない治療である．患者は「治らない病状」を伝えられ，緩和ケアやホスピスケアを勧められたとき，医療者から見放される，疎外されるのではないかという不安を強く感じることも多い．わずかでも可能性のある治療を選択しないという決断をすることは，患者にとってつらく，絶望感さ

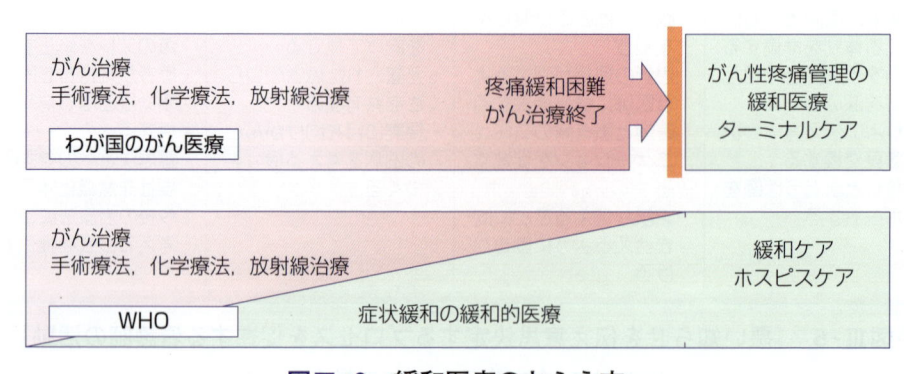

図Ⅲ-6 緩和医療のとらえ方

Ⅲ　ターミナル期にある人とその家族への看護援助　**125**

え感じることもある．医療者は診断期からターミナル期への過程において継続的に緩和ケアを行うことで積極的な治療主体から緩和医療を主体としたあり方へスムーズにギアチェンジが実現するといわれている[18]．

　患者・家族が積極的な治療主体から緩和医療を主体とした治療にスムーズに移行できるためには，どのような支援が必要であろうか．

　筆者の研究[13]で明らかになった『患者と医師による悪い知らせを伝え意思決定するプロセス』が進んでいく過程にみられる，患者側・医師側それぞれの【促進要因】【停滞・抑制要因】【プロセスが停滞・抑制した状況】を図Ⅲ-7にあげる．ターミナル期の治療法の意思決定をする局面

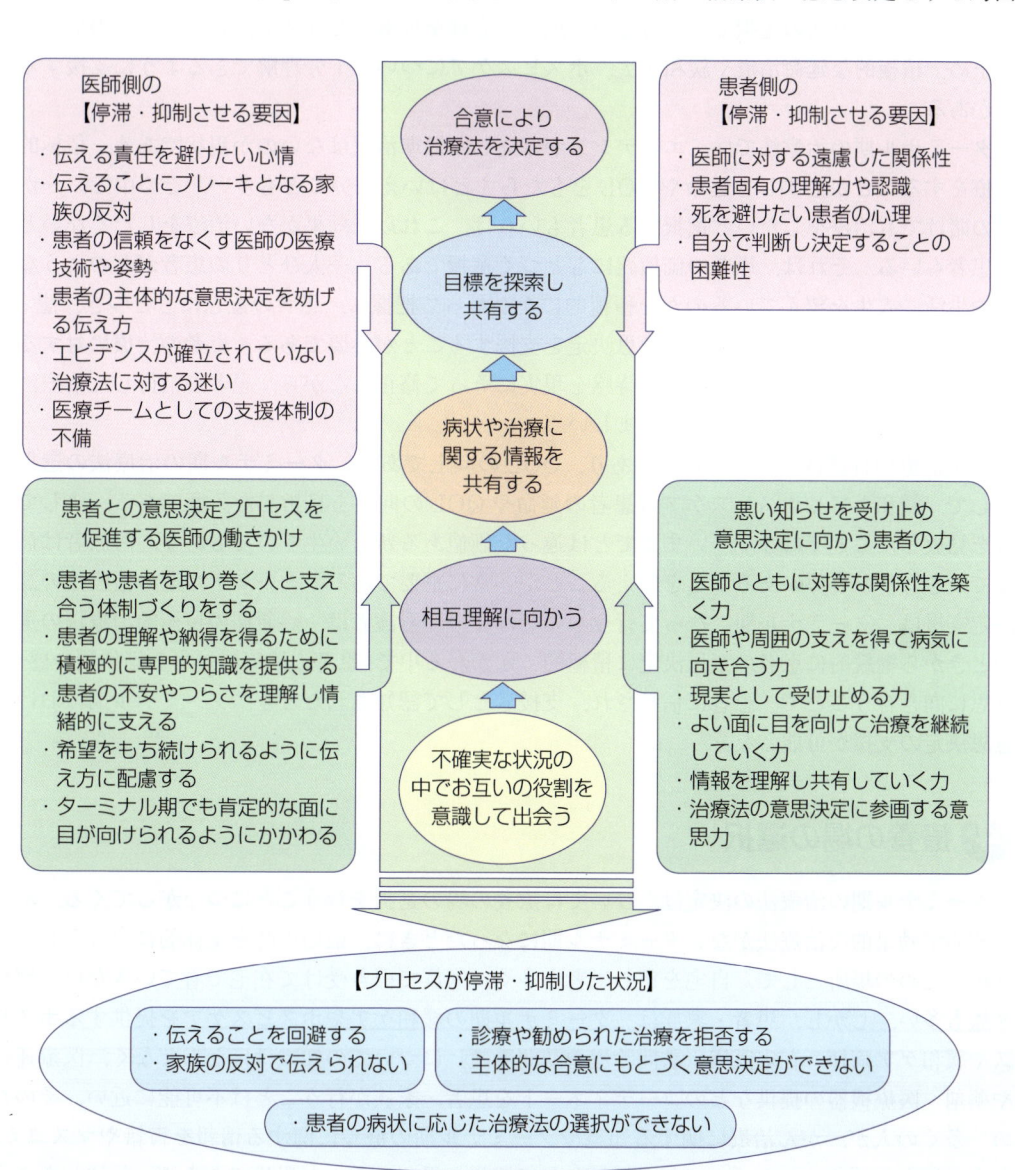

医師側の【停滞・抑制させる要因】
- 伝える責任を避けたい心情
- 伝えることにブレーキとなる家族の反対
- 患者の信頼をなくす医師の医療技術や姿勢
- 患者の主体的な意思決定を妨げる伝え方
- エビデンスが確立されていない治療法に対する迷い
- 医療チームとしての支援体制の不備

患者側の【停滞・抑制させる要因】
- 医師に対する遠慮した関係性
- 患者固有の理解力や認識
- 死を避けたい患者の心理
- 自分で判断し決定することの困難性

プロセス
- 合意により治療法を決定する
- 目標を探索し共有する
- 病状や治療に関する情報を共有する
- 相互理解に向かう
- 不確実な状況の中でお互いの役割を意識して出会う

患者との意思決定プロセスを促進する医師の働きかけ
- 患者や患者を取り巻く人と支え合う体制づくりをする
- 患者の理解や納得を得るために積極的に専門的知識を提供する
- 患者の不安やつらさを理解し情緒的に支える
- 希望をもち続けられるように伝え方に配慮する
- ターミナル期でも肯定的な面に目が向けられるようにかかわる

悪い知らせを受け止め意思決定に向かう患者の力
- 医師とともに対等な関係性を築く力
- 医師や周囲の支えを得て病気に向き合う力
- 現実として受け止める力
- よい面に目を向けて治療を継続していく力
- 情報を理解し共有していく力
- 治療法の意思決定に参画する意思力

【プロセスが停滞・抑制した状況】
- 伝えることを回避する
- 家族の反対で伝えられない
- 診療や勧められた治療を拒否する
- 主体的な合意にもとづく意思決定ができない
- 患者の病状に応じた治療法の選択ができない

図Ⅲ-7　『患者と医師による悪い知らせを伝え意思決定するプロセス』における患者や医師の【促進要因】【停滞・抑制要因】【プロセスが停滞・抑制した状況】

では，患者側・医師側の【促進要因】【停滞・抑制要因】が複雑に関連し合って，【プロセスが停滞・抑制した状況】が生じていることが多い．患者や家族が緩和ケアやホスピスケアについて誤った認識をもっていることも多く，死を避けたい心理も多くみられる．半面，多くの患者は，自らの現実を受け止め，自分の人生を選択する力をもっているのである．看護師は，ターミナル期の『患者と医師による悪い知らせを伝え意思決定するプロセス』が円滑に進むように，『悪い知らせを伝え意思決定するプロセスを促進する看護師の活動』を展開していくことが必要である．そのためには，【停滞・抑制する可能性をキャッチ】する活動として，患者や医師の【促進要因】【停滞・抑制要因】【プロセスが停滞・抑制した状況】のアセスメントを行うことが必要である．ターミナル期の治療法の選択では，看護師は患者の心理を理解したうえで，患者が自らの病状を受け止め，積極的な延命治療や緩和ケア，ホスピスケアについて十分理解できるように支援する必要がある．

　ターミナル期の治療法では，エビデンスが確立した標準治療はないのが現状である．積極的な治療をすることが必ずしも延命や QOL をもたらすとはいえないことも多い．その中で，一か八かの賭けでも治療をしたいと選択する患者もいれば，これ以上効果がない治療をしたくないという患者もいる．それは，患者の価値観にもとづく選択である．一人ひとりの患者がどのような治療や生活，人生を望んでいるのかを積極的にかかわって把握し，患者の意思にもとづき，患者・家族・医療者の合意形成としての意思決定を支援することが必要である．患者の治療に対する期待感を理解しつつ，段階的にその期待感を現実にそって修正しながら，患者が納得した治療法を選択できるように支援することが望ましい．

　がん治療の目標は，患者の延命であり，QOL の向上である．ターミナル期の治療法の選択肢として，緩和ケアやホスピスケアは患者の延命や QOL の向上を目指した医療である．決して患者を見放したことではなく，いままでとは違った価値ある新しい生き方でもあり，医療者は最後までともに歩む姿勢があることを伝えることが非常に重要である．ターミナル期の治療法の意思決定支援は，ターミナル期になって行うものではない．看護者は，診断期の積極的治療法の選択のときから継続的に患者の意思決定に積極的にかかわる中で，患者の治療に対する価値観や感情，意思に向き合うことで，患者に信頼され，支援者として認知されたとき，ターミナル期における意思決定の支援が可能となる．

❹ 療養の場の選択

　ターミナル期の治療法の決定は，ひいては療養の場の選択を行うことにつながってくる．治癒が望めず効果的な治療法がないターミナル期になったときに，最期の時を主体的に自分らしく生き抜くための場所として，自宅を望む患者も多く，家族で引き受けて在宅で看ていきたいと望む家族も多い．しかし，患者・家族は，ターミナル期の緩和ケアやホスピスケアを提供するホスピスや緩和ケア病棟，在宅医療（訪問診療や訪問看護）についての知識はほとんどなく，医療連携や薬剤・医療機器の提供などのコーディネートを患者・家族が行うことは不可能に近い．そのため，多くの人が，がん治療に関する知識やターミナル期の療養に関する情報を書籍やマスコミ，友人や知人の「こね」や「つて」を頼りとして情報を得ているのが現状である[19]．前述したように，現在でも緩和ケアは最後のケアとして認識されているため，患者・家族にはホスピスや緩和ケア病棟について「死に場所」といった誤った認識をもっている人も多い．また，在宅医療では，

医療者から受けられる支援状況がわからないため，本来，医療者が判断，対処すべきはずの病状の変化や生じた症状からくる問題に対して予測や対処する方法がわからないという点で，在宅での療養に強い不安を感じていることも多い．患者・家族のほとんどが在宅医療については"初めての経験で，何も知らない初心者"であると語っていた[17]．

ターミナル期の患者とその家族が延命と QOL の向上を目指した療養の場を選べるためには，まず，前述したように治療法の選択に十分納得してから療養の場に関する情報提供を行っていくことが必要である．そして，患者・家族のもてる力を引き出しながら，療養の場に関しても彼らが主体的に，納得して選択できるよう援助することが必要である．

患者・家族が療養の場を納得して選択できるためには，緩和ケア病棟やホスピス，在宅医療に関する情報提供が重要である．緩和ケア病棟やホスピス，在宅医療で受けられる医療やケアの内容と質の保証，携わる医療者の人間性の確認，必要な薬剤や医療機器，介護用品の供給システム，これらのサービスの費用に対する医療保険の範囲や福祉サービスの申請などの保健医療福祉サービスに関する情報提供が必要である．がん対策基本法（2006）にも，がん患者の QOL の向上のために，疾患の早期から緩和ケアが提供される体制をつくることや在宅医療を推進することがあげられている．そして，がん患者が治療法や療養の場など治療に関するさまざまな情報を適切なときに適切に得られるようなシステムが構築されつつある．がん診療連携病院には，がん患者への情報提供や療養相談の場所として，「がん診療相談室」といった部署が設けられている．そこでは，看護師だけでなく，ソーシャルワーカーなどがチームとして患者への支援を行っている．これらの相談場所に対する情報提供も重要である．

患者・家族一人ひとりの考えや意思，希望は，患者の病状の進行とともに揺れ動くものである．その揺れに寄り添いながらも，専門家として患者の意思や希望にそったコーディネートを実施して，療養の場の選択を支援していくことが重要となってくる．このような援助により，患者・家族の負担感は軽減し，緩和ケア病棟やホスピス，在宅医療への安心感と信頼感が増し，その選択や実行への抵抗が少なくなり，患者・家族の対処能力も高まり，主体的に選択した療養の場での療養生活を送ることができるであろう．

② DNAR

DNAR（do not attempt resuscitation）は，直訳すると「蘇生を試みるな」であるが，急変時または末期状態で心停止，呼吸停止の場合に，心肺蘇生や気管内挿管，カウンターショックの実施や人工呼吸器の装着，昇圧剤の使用，主治医や家族の不在時にどうするかなどについて，医療者，患者・家族で話し合い，その内容をカルテに記載することを示している[20]．ターミナル期の患者・家族はこの DNAR に対しても意思表示を求められる．DNAR に関する意思決定は，急変時に医療者が言い逃れをするためのものではなく，家族がこれから起こってくる「悪いニュース」を受け入れていく準備のための援助であり，その手助けをするという認識をもってかかわることが非常に重要である[19]．そして，DNAR の目的が患者自身に無意味な延命治療を施すことで，さらなる苦痛を与えないということであることを患者・家族に理解してもらうことが必要である．

DNAR については，半年前に説明されても実感がわかないかもしれないし，直前では受け入れ難いものであろう．しかし，ターミナル期の患者の急変は，よく起こりうることであり，予後数カ月と伝えられたときに，一度，最期の時の処置について確認しておくことは必要である．月

単位から週単位への変化，週単位から日単位の変化，そして死亡直前と患者の変化に応じて再確認していくことが重要である．DNARに対する意思表示の確認は，機械的ではなく，あくまで患者・家族の心情を考えながら言葉を選びながら話を進めていく必要がある．

引用文献

1) 土居内真理（2006）終末期がん患者の意思決定，高知女子大学看護学会誌，31（1），pp.9-26.
2) 大川宣容，藤田佐和，府川晃子，森下利子，鈴木志津枝（2010）がん医療におけるギアチェンジに関する文献的考察，高知女子大学紀要看護学部編，59，pp.73-80.
3) 大谷木靖子（2001）ギアチェンジにおけるナースの役割：ギアチェンジ前の支援・調整ポイント，ターミナルケア，11（3），pp.201-204.
4) 大谷木靖子（2002）ギアチェンジ：治療中心の医療から緩和ケアに移るとき　看護師の立場から，ホスピスケア，13（1），pp.21-29.
5) 府川晃子，森下利子，藤田佐和，大川宣容，鈴木志津枝（2010）進行がん患者のギアチェンジを支える援助における阻害要因，高知女子大学看護学会誌，35（1），pp.16-26.
6) 志真泰夫（2002）ギアチェンジ：治療中心の医療から緩和ケアに移行するとき　がんに対する治療から緩和ケアへ，ホスピスケア，13（1），pp.1-17.
7) 長谷川久巳（2006）がん治療と緩和ケアの接点　ギアチェンジへの意思決定に向けての実践から，死の臨床，29（1），pp.47-48.
8) 秋山秀樹（1994）日本のインフォームド・コンセント，pp.146-147，講談社．
9) 犬飼昌子，掛橋千賀子，安酸史子，高井研一（2002）がん患者の療養上における自己決定行動の分析，日本がん看護学会誌，16（2），pp.26-34.
10) 菅原聡美，小澤桂子，桐山靖代，佐藤まゆみ，水野照美，小西美ゆき，佐藤禮子（2002）情報提供と意思決定にかかわる癌看護研究の動向　その2：情報提供と意思決定内容のパターンについて，第16回日本がん看護学会学術集会講演集，p.62.
11) 清水哲郎（2003）真実を伝えることの倫理，ターミナルケア，13（3），pp.173-177，三輪書店．
12) 清水哲郎（1997）医療現場に臨む哲学，pp.78-91，勁草書房．
13) 寺町芳子（2009）悪い知らせを伝え意思決定する過程を促進するがん患者と医療者の関わり，高知女子大学博士論文，1.
14) Radziewicz, R., Baile, W. F.（2001）Communication skills：breaking bad news in the clinical setting., Oncology Nursing Forum, 28（6），pp.951-953.
15) 池永昌之，木澤義之編（2004）ギア・チェンジ：緩和医療を学ぶ二十一会，pp.14-23，医学書院．
16) WHOホームページ，http://www.who.int/cancer/palliative/definition/en/
17) 柳田尚編著（1998）がん患者の在宅医療，pp.13-14，真興交易医書出版部．
18) 山川宣，岩瀬哲，中川恵一（2006）緩和医療とスピリチュアルケア，Medical Science Digest, 32（7），pp.280-283.
19) 寺町芳子（2002）終末期癌患者とその家族の在宅医療選択と実行に関わる要因の探索，第22回日本看護科学学会学術集会講演集，p.90.
20) 柏木哲夫，今中孝信監修，林章敏，池永昌之編（2002）死をみとる1週間，pp.42-50，医学書院．

5 予期悲嘆への援助とスピリチュアルケア

① 患者の予期悲嘆への援助

1 死に直面して起こる心理的反応

　悲嘆とは喪失から生じる強い感情ないし情緒的な苦しみである．予期悲嘆とは実際に喪失を体験する前にそれを予期して起こる悲嘆反応である．命にかかわる病気を抱えた人は，末期の病気を診断されたと知ったとき，あるいは察知したときから予期悲嘆が始まる[1]と考えられる．
　キューブラー＝ロス（Kübler-Ross, Elisabeth）[2]は，死に直面した患者のインタビューから悲嘆プロセスには「否認」「怒り」「取り引き」「抑うつ」「受容」の5段階があることを示した．これらは互いに重なり合い，どの段階においてもつねに患者は希望をもち続けていたという．
　また，**ロバート・バックマン**（Buckman, Robert）[3]は，患者はこの過程を順番に経過するわけではなく，むしろ反応は複雑で混在しているという．死へのプロセスは表Ⅲ-2のように3段階であらわされる．それは，「いつもの生活」から「いま患っているこの病気で死ぬかもしれない」とわかった初期段階，「患っているこの病気で死ぬであろうが，いまは大丈夫である」と思っている中期段階，「私はもうすぐ死ぬ」と思う最終段階へと移行する．
　下記に死へのプロセスで患者にあらわれるおもな反応と対応について示す．

①「否認」をあらわす患者への対応
　悪い知らせに対してショックを受け，「そのようなことが起こるはずがない」と一時的に事実

表Ⅲ-2　死へのプロセスの3段階モデル

1. **初期段階**：脅威との直面 　混合した反応であり，人によって様相が異なる． 　その反応は恐怖，心配，ショック，疑い，怒り，否認，罪悪感，ユーモア，希望，絶望，取り引きのうちのいくつかを，またはすべてを含む．
2. **中期（慢性期）段階**：病気の状態 　1）初期にみられた反応のうち，解消可能な要素は解消されている． 　2）感情の激しい部分はすべてにおいて，弱まっている． 　3）抑うつが一般的にみられる．
3. **最終段階**：受容 　1）患者の死の受容によって定義される． 　2）ただし，患者が苦痛に思っていない，普通にコミュニケーションをはかっている，患者が正常に意思決定している場合は，必ずしもこの段階を通過しない．

（ロバート・バックマン著，恒藤暁監訳（2000）真実を伝える　コミュニケーション技術と精神的援助の指針, p.34, 診断と治療社より転載）

を否定することは，心のバランスを保つために必要である．また，命にかかわる病気を抱えていることを認めてはいても，不思議と死ぬ気はしないという患者もいる．死にゆくプロセスの中ではいつでも部分的否認は起こり得るという理解が必要である．

② 「怒り」をあらわす患者への対応

看護師や家族に向けられた怒りは，個人的に向けられたものではないことを理解する．実は自分の病状が思ったより悪いのではないかという疑念や死への恐れがあるために，「なぜ私がこのような目にあうのか」という憤りや恨みを周囲の人にぶつけることが多い．看護師が患者の怒りに対して直接怒りで立ち向かうことは悪循環である．日常生活のケアを通して患者とのかかわりを継続し，患者と話す時間を設ける．患者が不安を表出する機会をつくり，看護師とともに背後にある本当の恐れに気づけるようにする．

③ 「取り引き」をあらわす患者への対応

患者は善行の報奨として死の延期を求めて取り引きをする．病気の恐怖を合理化し，将来をコントロールしようとして「もし私が〜をすると約束したら病気は治り，死なずにすむだろう」という希望にすがる．一方的に患者の願望を否定したり，無理に説得せず，現実的な希望をもてるようにする．

④ 「抑うつ」をあらわす患者への対応

死への準備的抑うつの場合，死は避けられないものとして認識され，患者は口数が少なく，周囲との交流が少なくなる．言語的コミュニケーションにこだわらず，身体的ケアやタッチング，静かにそばにいることで見守る．希死念慮に注意する．

⑤ 「受容」をあらわす患者への対応

苦痛緩和を徹底し，家族との時間をもてるように配慮する．

⑥ 「希望と絶望」をあらわす患者への対応

患者が希望と絶望の間を揺れ動くのは当然である．患者の絶望に対して安易に励ましや約束をしてそれをうち消そうとせず，むしろ絶望感を表出できるようにする．現実的にできることを行い，見捨てないことを示す．

2 患者の予期悲嘆に影響を与える相互関係

家族は家族員の一人を失うのに比べて，死にゆく人は幾人もの人々を一挙に失おうとしている．家族と死にゆく人々との間の相互作用には感情が複雑に絡み合っているが，その感情の強さは死に至るまでの時間的な長さによってさまざまである[1]，といわれる．

B.グレーザー（Glaser, B.）とA.ストラウス（Strauss, A.）[4]は，ターミナル期の認識をめぐる病院スタッフや家族と患者との関係に注目して次の4つの認識を明らかにした．

① 閉鎖認識

患者は死が近づいていることを知らない．スタッフや家族は死が近づいていることを隠し続け，表面的な話をする．

② 疑念認識

スタッフは死が避けられないことを確信しているが，患者には知らされないため，患者が疑っている．患者とスタッフがかけひきを行い，不意な質問をしてスタッフの顔色をうかがったり，直接「私は死ぬのではないか」と問う．スタッフはその場を取りつくろったり，かかわりを避け

ようとする.
③相互虚偽認識
　患者とスタッフは，死にゆく状態にあることを知っているにもかかわらず，その話をすることはない．死にまつわる話題は避け，互いに平静を装う．
④オープン認識
　患者とスタッフは，死が差し迫ったことであることを認めている．死の様相の詳細については，スタッフと患者の間で完全に同様ではないが，互いに話し合う機会がある．患者は予期悲嘆を表出することができる．

　患者の予期悲嘆のプロセスを援助するためには，周囲の人々との率直なコミュニケーションを保つことが大切である．真実を隠すことで患者と家族の間にわだかまりが残り，大切な話をする機会を失ってしまうこともある．そのようなとき，看護師は死を予期した悲しみを分かち合う存在となり，患者と家族との橋渡しの役割をとることもできる．

❸ 悲嘆作業の課題

　ウォーデン（Worden, James W.）[5]によると，悲嘆作業をなし遂げるためには，①喪失を認めること，②悲嘆のさまざまな感情を解放すること，③新しい能力を身につけること，④感情のエネルギーを再投入すること——の4つの課題を完成させなければならないという．
　これに基づいて**ニニ・レイク**（Leick, Nini）ら[6]は，命にかかわる病のための悲嘆作業の課題は，①その病が死や障害につながり得ることを認める，②この事態がほかならぬ私に降りかかったことへの怒りと苦痛，病によって余命が短くなる可能性への不安，子どもたちを残していかなければならないことなどへの悲しみを解放する，③身体的，精神的に「病とともに」生きていくために必要な技能を獲得する，ネットワークを活用する能力を獲得する，④情緒のエネルギーを将来に対する不安からいまここにある人生に移す——のように設定される，と述べている．

❹ 援助の実際

　予期悲嘆の援助はこれらの4つの課題が進んでいくように，看護師がそのときおかれた患者の状況を理解し，話を聴くことが基本となる．さまざまな感情を安心して解放できる関係性を構築し，家族や周囲の人々の協力を得て新たな対処法が得られる環境を整える．患者の反応をアセスメントして専門家のかかわりを依頼できる体制も必要である．
　前述のニニ・レイクらは，悲嘆作業を促進するために表Ⅲ-3のようなおもな援助方法をあげている．「喪失が起こった瞬間から4つの課題は互いに絡み合っており，喪失を認識した後に続く感情は特に初期においては危機的状態に発展しやすく，危機援助と危機介入が4つの課題を終了させる援助の一部として不可欠なものになる．危機援助や，危機介入の後に必要となる援助は，病的悲嘆に陥る危険性がどれほどあるかに応じて悲嘆援助か悲嘆療法かのどちらかである」[7]と述べており，この中で危機援助と悲嘆援助は，臨床において看護師にも活用可能であろう．グループ療法を看護師だけで行うことは難しいが，入院中に知り合う同病者どうしのネットワークはつねにある．その交流の中で患者は他者とともに経験と感情を分かち合い，自分の療養生活を見

表Ⅲ-3　悲嘆作業を促進する援助法

危機援助	喪失や心的外傷となる経験があまりにも激しく，その場の情動にのみ込まれかねないときに用いる「応急手当」．悲しんでいる者のすぐそばについていることによって，極度の混乱状況の中にある悲しんでいる者を孤立感から保護する．温かい飲み物，毛布，やさしく肩に手をかけることなど身体と精神との両面からのケア． 個人的な支援ネットワークの中だけで求められるのではなく，医師，牧師，ソーシャルワーカー，専門的な援助者などすべてに求められる．
危機介入	喪失直後に必要とされる専門家による積極的な手当．悲しんでいる者の情動が解放されるように悲しんでいる者を自己の喪失と向き合わせる作業も含まれる．危機状況は正常な問題解決能力を奪い取るため遺族の生活全般に直接深く介入することもある．援助者の主導的な直接的介入．
悲嘆援助	4つの課題を促進するために行われるやや長期的な支援． 悲嘆作業は，つらい，苦しい過程で，ひどい不安にとりつかれ，傷つきやすくなるため，ネットワークとセラピストの双方が悲しんでいる者の悲嘆作業がどこで停滞しているかを確かめ，作業を促進させる手助けをする．グループに入れて支えるのも悲嘆援助の一例．
悲嘆療法	悲しんでいる者が喪失した人や物との別離に自分では対処することができず，4つの課題を終了することができないとき用いる．遅延された悲嘆，回避された悲嘆，慢性悲嘆を対象にした短期療法で，セラピストは情緒的に対決する能力と治療経験をもっていなければならない．

（ニニ・レイク，マリアンネ・ダヴィットセン=ニールセン著，平山正実，長田光展監訳（1998）癒しとしての痛み：愛着，喪失，悲嘆の作業，p.13，岩崎学術出版社より転載，一部改変）

直し，自己を深く理解することができる．

　また，ターミナル期の患者は，家族や周囲を気づかうあまり，自分の思いや感情を分かち合うことができずに一人で抱え込んでいるときもある．患者が病気や死について話し始めたときに，医療スタッフが病気の行く末についてあいまいに答えると，かえって悲惨な最期を想像してしまい，死の恐怖が増幅される．「あとどれくらいでしょうか」という問いに対しては，実はだれにも正確な答えはない．しかし，「自分はあとどれくらいか」と考えている患者の思いや感情を聴くことで，第二の課題の「悲しみや恐怖を表出すること」を助けることができる．看護師は，患者が恐怖を解放するのに必要な会話を一方的に打ち切らないことが大切である．恐怖を解放した後に，不安が消え，現実的な新たな希望が湧いてくる．そして残された時間で病とともに生きていくための第三の課題への取り組みが始まるだろう．キューブラー=ロスも，死にゆく過程ではすべての人が何らかの希望をもち続けたと述べている．死ぬことはわかっていても「せめて子どもの卒業式までは，生きていたい」と期限を決めて自分の希望を保っている例もある．ターミナル期において患者がベッド上の生活を余儀なくされ，自立性が狭められても，「家族が来る時間までには身だしなみを整えておこう」「今朝は起きて歯を磨いてみよう」というように第四の課題として将来に向けていたエネルギーを「いま，ここでの日々」の生活に移して小さな希望は生き続けるのであり，それを支えていくことが必要である．

② 援助の基本的態度と技術

1 基本的態度

　ターミナル期にある人は，たくさんの喪失体験をしており，それまでの自分自身をも失いかけている．そのような人にかかわる看護師の基本的な態度として，**C. R. ロジャーズ**（Rogers, C.

R.)[8] の人間中心のアプローチがある．これは本来カウンセリングの理論であるが，形式的な面接というかたちをとらない看護場面であっても，心理的援助の基本として必要なものである．

援助者の基本的態度には，①一貫性のある自己・一致した態度，②無条件の肯定的配慮，③共感的理解——がある．

① 一貫性のある自己・一致した態度（純粋性，真実性，一致性）

援助者が相談者との間でその瞬間に感じる自分の感情や態度に嘘がなく，あるがままの自分を相談者にあらわせる．

② 無条件の肯定的配慮

援助者が相談者の思考，感情，行動に対して評価的な態度ではなく，一人の人間として肯定し，受容し，尊重する姿勢をもつ．この受容的な態度は相談者自身が安心感を得て自己開示しやすくなる．

③ 共感的理解

援助者が相談者の感情や考え方をあたかも自分のことのように感じる瞬間を味わう．一時的に相手の世界に入り込み，その人の観点に立って状況をみる．この理解を正確に相手に伝えることによって相談者が自分の感情や意味づけをあらためて見直すことにつながる．

2 基本的技術

ターミナル期の患者と看護師の信頼関係を築き，コミュニケーションのプロセスを促進するために，以下の技術が必要である．

①受　容

相手の話を聞くときに相づちをうちながら聴く．相手の言うことに対して自分の考えや，価値観を差し挟まず，許容する．

②支　持

話を聞きながらそのとおりだな，それでよいのだなと相手をあるがままに承認する．もっとこうしたらよいのではないかという助言や，看護師自身の見方で患者の考えと反対の意見を持ち出さずに，まず患者の見方や経験していることを認める．

③傾　聴

傾聴とは，ただ話を聞くというのではなく，心を傾けて相手の話と非言語的な表現にも注意を払い，一定時間集中する能動的な聞き方である．この意味を強調するために「積極的傾聴」と言うこともある．

傾聴するための言語技法には，「くり返し」や「言い換え」がある．話の中で相手の言葉をくり返したり，重要な要点を言い換えて伝える．これは，単に相手の言葉どおりに再生テープのようにオウム返しにするということではない．そこには言葉と同時に感情のこもった声のだし方や抑揚がある．背後に流れる相手の感情の動きをとらえて心の声を聴き分けるということである．相手の言いたいことの要点をつかみ，気持ちをくみ取って看護師が自分の言葉で言い換えて返したとき，「この看護師は私の話を真剣に聞いてくれている」「私の気持ちをわかってくれた」ということが伝わる．

④共　感

心を傾けて相手の話を聞いていくと，相手の感情があたかも自分のことのように伝わってくる．

患者の悲しい様子を見ていて自分にもその悲しさが自然に伝わってきて，一瞬あたかも自分に起こったことのように感じられ，涙が流れることもある．だからといって，看護師が自分を見失うほどに動揺してしまうのではなく，次の瞬間にはその体験を患者とともに互いに分かち合えたという実感をともない，より深く相手の世界や伝えたいことが理解できる．このように理解したことを例えば「それは本当にショックですね」「これまでずいぶんつらい思いをしてこられたのですね」と表現し，理解したことと相手が伝えたいことが一致しているかを確かめ，意味を共有する．ターミナルケアにかかわる看護師は患者の死に出会うことが多く，ストレスも高いため，自分の感情を抑えて客観的に話を聞くようにつとめたり，本当に自分の感情の動きが感じられなくなることがある．しかし，共感的理解のプロセスでは，当然看護師自身の感情も突き動かされるのであり，自分の感情に気づき，受容していることが必要である．

⑤明確化

相手の話の核心をさらに理解するためには，話をただ受動的に聞き続けるのではなく，適切な質問を活用することも必要である．話の流れを遮らないように十分にタイミングをはかり，「それはどんな感じですか？」「例えば──のようなことですか」「もう少し詳しく話してください」など相手が自分の気持ちを見直したり，自分で整理して話しやすいような質問をする．しかし患者の倦怠感や苦痛が強い場合には，「はい，いいえ」で簡単に答えられるような短い質問をする方がよい．

また，患者がうまく表現できずにいるとき，言葉の背後にある気持ちを少しだけ先取りして「もしかするとこのようなことを言いたいのではないか」と看護師が言語化してみるのも一つの方法である．患者の表情や態度を見て，患者の感情を看護師が「今日はとてもつらそうですね」「何かイライラした感じですね」と反映してみせると，自分でもはっきり気づいていなかった気持ちに患者が気づくことがある．

⑥沈　黙

ターミナル期の患者は複雑な心情を抱えており，自分の気持ちをなかなか言葉にしてあらわしにくい．看護師が質問攻めにしたり，一方的に話し続けるとますます患者自身の話す意欲を奪ってしまう．話の速度は患者のペースに合わせてゆっくりと話し，声のトーンも低くして静かな語り口調の方がふさわしい．ときには沈黙する間が必要である．沈黙の機能には，"自分の考えをまとめたり，感情に注目するなど内的思考を深める" "相手に抵抗する，抗議する"などの感情表現がある．沈黙が不必要に長すぎると看護師自身も不安になり，何か話さなければならないとあせってその場にいることが苦痛になる．しかしこのときは，相手の表情や非言語的なサインを見て，患者が考えをまとめたり，気持ちを落ち着かせる「間」を必要としていることに気づくことが大切である．この場合は，看護師は相手が話し始めるのをしばらく待つ．しかし相手が「いまはこれ以上話したくない」という気持ちになっている場合もあるので，このまま話を続けていいかどうか相手に確かめる必要がある．

⑦要　約

ターミナル期の患者は身体的にも精神的にも持続力が低下しているため，長時間話を続けられない．そのため相手の疲労に配慮して15分くらいでひとまとまりの話を要約する．話したいときにはさらに30分，1時間と話す人もいる．しかし一度にまとめて話を聞くよりも再び訪問する時間を確保することを約束し，継続できることが患者の心の支えにもつながる．

③ スピリチュアルケア

❶ 人生の意味や目的の喪失

　スピリチュアリティは，日常では意識されることはないが，病気や死という脅威に出会ったときに心の奥からよび覚まされる．窪寺はこれを「人生の危機に直面して人間らしく，自分らしく生きるための存在の枠組み，自己同一性が失われたときにそれらのものを自分の外の超越的なものに求めたり，あるいは自分の内面の究極的なものに求める機能である」[9]と定義している．**スピリチュアルペイン**とは，人生の意味・目的・希望のなさ，依存，自己価値観の低下，コントロール感の喪失，不確実性，罪悪感，後悔，孤独，怒り，不公平感，死に対する恐れ，などの広範囲な苦悩をさす[10]．村田はこれを「自己の存在と意味の消滅から生じる苦痛」[11]とし，窪寺は「人生を支えていた生きる意味や目的が，死や病の接近によって脅かされて経験する全存在的苦痛である」[12]という．恒藤[13]は，日本人のスピリチュアルペインを①人生の意味への問い，②価値体系の変化，③苦難への問い，④罪責感，⑤神の存在への追求，⑥死後の問題——に分類している．これらは「何のために生きるのか」「本当に価値あるものは何か」「なぜ私がこんなに苦しまねばならないか，苦しみに意味があるのか」「いままでの行いが悪かった」「本当に神は存在するのか」「死んだ後どうなるのか」などと表現される．しかしこのような生の無意味や無目的，癒されることのない孤独や虚無の不安，身体が衰え，人に依存せざるを得ない自分の無価値，無意味などの苦痛を直接言葉で表現することは難しいため，実際には不安，いらだち，孤独感，恐れ，うつ，怒りなどの精神症状としてその苦痛をあらわすこともある．そのため家族や医療者はこれがスピリチュアルペインのサインであることに気づきにくい．

　村田は人間を時間存在，関係存在，自律存在の観点からとらえ，スピリチュアルペインの構造を示している[14]．ターミナル期の患者は，死の接近によって将来を失い，現在の意味が不成立となり，目的を失う．他者との関係を失い，自己存在の意味を喪失する．自立（他者にゆだねず自分だけで行う）と生産性を失うことによって依存や負担が生じ，無価値感が生じる．

　死に直面した患者は，残された時間が少ないために未来に希望をつなげることが難しい．また，親しい人々との関係性が絶たれることで自己のアイデンティティを失う．身体的苦痛や日常生活行動の自立ができなくなると自分自身で何かを生み出すこと（創造的価値）が失われ，生きる目的が見いだせなくなるということである（Ⅱ章2節「ターミナル期にある人の心理的・社会的・霊的特徴」参照）．

　臨床で実行可能なスピリチュアルケアの指針としては，「（患者が）死をも超えた将来を見いだし，新たな現在の意味を回復する．死をも超えた他者を見いだし，その他者から自己の存在意味を与えられる．知覚，思考，表現，行為の中で自律を悟り，自己決定と自律を回復する」[14]とされる．

❷ 人間の存在をとらえ直す

　スピリチュアルケアは，人生の意味や目的，価値や死後の世界の可能性（死をも超えた将来）を新たに見いだすのを支えるケアである．具体的には，スピリチュアルペインを深い傾聴，共感，

受容を通して分かち合うことによって，患者が自分の苦悩を言葉にできたことで心が軽くなり，わかってもらえた，理解してもらえたと感じたとき，孤独感や疎外感から解放されて深い慰めを実感する．

　人間には，生きる意味や目的を与えてくれるものを求めて，内的な自己への関心を深める方向と，外的他者（超越者）への関心を深める方向がある[9]．内的な自己を追求するときの関心の焦点として，患者には確かに生きてきたプロセスそのものがある．そこで患者と援助者との対話によって過去やこれまで生きてきたこと自体に十分意味があったことをともに認めていく可能性がある．患者が自分の人生において失敗したと思うことや，成功したと思うこと，これまで出会った人々との思い出を語るのを聞き，看護師がフィードバックすることでともに吟味し，新たな意味づけを見いだすことができる．そして外的他者への関心の焦点としては，現実的な人間の社会や生活時間のみではなく，相対的な見方が必要となる．人間を超えた視点から自分を見直すこと，時間的にも超越するということである．時間や空間の枠組みをとらえ直すことで新たな視点が開けてくる．それまでの人生で特別な宗教的な神や仏の存在を信じているか否かにかかわらず，死に直面した人は，人間を超越した存在を想定したり，宇宙や自然の摂理を思い描いたりする．

❸ スピリチュアルケアの実際

　スピリチュアルペインは一人ひとりの人生や信念がかかわっているので，ケアを行う際には，患者自身のスピリチュアルな対処方策に従って支えるというプロセスが大切である．

　前述の村田は，患者の対処方策の例を次のように示している[15]．時間存在としての患者の対処方策の例としては，「生を回顧し，全体として再認識し，物語として再編する．自分の生涯をまとめ，思い出の人々との感謝とお別れ，後に残す者への想い，言葉，事物を旅立ちの準備として行う．日常を生きる大切さに気づき，今を生きる現在の輝きを獲得する．先祖や神・仏とのコミュニケーションを祈りとして行い，お迎えを待つ」といったことが示されている．また，関係性存在としての患者の対処方策は，「不安な自己を具体的に支えてくれる日常の家族，医療スタッフとの身辺の具体的な接触，ともにいることを求める．真の信頼関係が日々のケアの中で試され，確認される．また，援助されるだけでなく，自分自身が他者を援助することで他者に対する役割を得ることでアイデンティティを保つ．自然に触れることで自然との関係をあらためて認識し，癒される．滅びぬ永遠の存在との関係を問いかける．愛する相手との相互関係で他者・自然・超越者との関係の再構築を果たす」．自律存在としての患者の対処方策は，「無力を自覚し，依存によって他者に生かされている実感を得て，依存が人間存在の基盤であることを自覚する．他者に依存しつつ自律することが可能と悟る．さまざまな機能を喪失しつつも，なおまだ知覚，思考，表現，行為の各次元でのセルフコントロールが可能と知る．さらに病気は成長の機会であるなど苦難に意味づけをする．工夫することに自律の回復を実感する．主体的に自然と他者に自分をゆだねる」ということが示されている．

　以上のことから看護師ができるスピリチュアルケアをまとめると，①基盤となるケアとして，**傾聴**と**対話**によって患者のスピリチュアルペインを分かち合うこと，②その中で現実的な自律の回復に向けて，患者の日常生活の自己決定の可能性を広げること，③失った関係性の悲しみに**共感**し，過去に出会った人々，家族との関係性を振り返り，その修復をはかること，④時間的枠組みや空間的枠組みを拡張して，患者の考える死後の世界や生命のつながり，死をも超えた将来を

肯定すること，⑤これらを通して患者とともに過去，現在，未来を見直すことに集中して寄り添うことである．そしてスピリチュアルケアは，一方的なものではなく，ケアを提供する家族や看護師自身の自己洞察を深め，人生の意味や目的，価値，生命観，死生観を育む機会になる．

④ ライフレビュー

1 ライフレビューとは

ライフレビューは回想法ともよばれ，ロバート・バトラー（Butler, R.）によって提唱された高齢者を対象とする心理療法である．「高齢者の過去回想は，自分の歩んだ人生を振り返り，整理し，その意味を模索しようとする，自然で普遍的な過程であり，人生の回想を支持的，受容的に傾聴することによって，高齢者の人生の再評価や意味の再発見が起こり，人生の統合が起こる」[16]という．厳密にいえば回想法とライフレビューには以下のような違いがある．

一般的回想法は，楽しみや喜び，自己への自信の回復，快適さ，共感にもとづく信頼関係の形成，興味の拡大深化を目的として行われる．一方，ライフレビューは人生の再評価，自我の統合，過去―現在―未来への継続性の確認と受容を目的にして行われる．

バトラーとルイス（Lewis）[17]は，ライフレビューは治療者により方向を示されるものではなく，すでに始まっている患者自身の分析を深く聴くことにあるとした．ライフレビューはもともと後悔や悲嘆を呼び起こすものであるが，ほとんどの人は自分の人生に意味を見つけ，罪悪感や罪責感と向かい，自分自身の一生と折り合う力を有していると把握される．とりわけ現実に周囲の人が受け止めてくれたり，そのサポートがある場合には，折り合う力が増す[18]という．

2 看護師が行うライフレビューの実際

回想法には個人で行うものとグループで行うものがある．また，非構成的な方法と構成的な方法がある[19]．

表Ⅲ-4 回想を促すテーマ例

・成長の発達段階にそうテーマ 　　幼年期：一番最初に残っている思い出，家庭生活，住んでいた家，遊び，着物・洋服・髪型，買い物，おやつ 　　学童期：学校生活，通学，学校の建物，服装，遊び・運動，習い事，手伝い 　　青年期：学生生活，習い事・趣味・スポーツ，交友関係，仕事，消費・買い物・貯金，娯楽，服装，旅 　　壮年期：仕事，出産・子育て，子どもの自立，定年 　　現在・これから：いまの人生を振り返ってどのような気持ちか， 　　　　　　　　　悩み，不安，希望，満足，期待，焦燥， 　　　　　　　　　若い人に伝えたいこと，いまの若い人についてどう思うか， 　　　　　　　　　自分の若いときと比べてどのようにちがうか，同じか， 　　　　　　　　　いまの楽しみとこれからしたいこと
・成長の発達段階にかかわらないもの 　　行事関係，昔の作業，動作，旅行，季節の変化，近隣，薬，病気，運動

（野村豊子（1993）回想法について．総合ケア，3（2），p.28．医歯薬出版より転載，一部改変）

〔1〕構成的なグループ回想法

　構成的なグループ回想法の対象としては，おもに施設に入所している高齢者の集団で4人から8人を1グループにして行われる．週に1回くらいの頻度で開催場所や時間を決めておく．具体的に「入学式」というようなテーマを定めて45分から60分間で各自がそのテーマにそって記憶を話せるようにし，メンバー全員でそれを共有する．これらの効果として高齢者自身の自己尊重の改善，うつ状態の軽減，生活満足度の改善がみられ，さらにはグループメンバーの親しみが増し，コミュニケーションがよくなる．また，スタッフと高齢者の間にも信頼関係が増すということがある．グループ回想法を行うには，看護師がグループダイナミクスを理解し，グループ全体をみる技法に熟練している必要がある．集団の中で自分の記憶を話すこと自体に苦痛を感じる人がいたり，そのテーマについて悲しい，否定的な思い出をもっている人もいるからである．もしも否定的な反応をした人がいた場合は，グループで話し合った後に，個人的に話を聞く必要がある．ときには精神看護の専門家のかかわりが必要になる．

〔2〕非構成的な個人の回想法

　ターミナル期の患者に対しては，患者にこれまでの人生の中の思い出をなるべく自由に語ってもらう非構成的な方法がある．患者は，必ずしも幼少時から順を追って話す必要はないが，生まれ故郷のことや家族のこと，学生時代，仕事や結婚，出産，子育て，退職などの人生の節目について振り返ることができるとよい．これらの過去の経験や気持ちを家族とともに一言一言確認するように聴くのが自然である．永田らは，「聞き手は患者の話を肯定的・受容的に聴く．内容をテープにとったり，記録に残してもよい．または本人が思い出を書いたものを他者が読み上げてもよい」[20]と述べている．定期的な会話だけでなく，写真やアルバム，本人にとっての記念のもの，音楽や絵，懐かしい道具，ビデオなどを用いて思い出や感情の想起のきっかけをつくる．ライフレビューを行う頻度は，個人の要請にあわせて週に1回から数回のペースで行い，プライバシーは厳守する．

　ライフレビューをしていく途中で患者が過去の体験を思い出し，激しい感情があらわれることがあるが，看護師は泣くことを無理に妨げる必要はない．涙を流すことで苦悩やこれまでの人生のカタルシス（浄化）が起こり[20]，新たに生きる希望を見いだすことにつながる場合がある．患者の感情表出によって患者が自分の人生をどのように考えているか，聞き手には実感をともなってわかるようになる．ライフレビューの効果は，患者にとっては過去の建設的な再構築を促し，人格の統合を導き，ターミナル期の平安と静穏な状態へ向かうものとなる．また，患者と家族間の相互作用が改善したり，看護師とのコミュニケーションが促進される．しかしすべての人がライフレビューを望むとは限らない．未解決の葛藤が大きすぎたり，過去の生活があまりにも苦しく，ある出来事に罪悪感をもっている場合は，強い抑うつや，後悔，罪悪感，激しい怒りが起こることもある．そのため，看護師が一方的に患者にライフレビューを強請してはならない．実際に臨床の場でライフレビューを始めるきっかけは，日常の看護ケアを行いながら自然と患者が思い出を話し始めるという方が現実的である．

引用文献

1）ジョージ・M.バーネル，エイドリアン・L.バーネル著，長谷川浩，川野雅資監訳（1994）

死別の悲しみの臨床，pp.88-89，医学書院.
2) E. キューブラー＝ロス著，鈴木晶訳（2001）死ぬ瞬間：死とその過程について，pp.429-431，中公文庫.
3) ロバート・バックマン著，恒藤暁監訳（2000）真実を伝える：コミュニケーション技術と精神的援助の指針，pp.30-36，診断と治療社.
4) Barrey G. Glaser, Anselm L. Strauss 著，木下康仁訳（1988）「死のアウェアネス理論」と看護：死の認識と終末期ケア，pp.29-118，医学書院.
5) J. W. ウォーデン著，大学専任カウンセラー会訳（1993）グリーフカウンセリング：悲しみを癒すためのハンドブック，pp.144-150，川島書店.
6) ニニ・レイク，マリアンネ・ダヴィットセン＝ニールセン著，平山正実，長田光展監訳（1998）癒しとしての痛み：愛着，喪失，悲嘆の作業，pp.201-206，岩崎学術出版社.
7) 前掲書 6），p.14.
8) H. カーシェンバウム，V. L. ヘンダーソン編，C. R. ロジャーズ著，伊東博，村山正治監訳（2001）ロジャーズ選集 上，pp.162-185，265-287，誠信書房.
9) 窪寺俊之（2004）スピリチュアルケア学序説，p.8，三輪書店.
10) 森田達也，鄭陽，井上聡，千原明（2001）終末期がん患者の霊的・実存的苦痛に対するケア：系統的レビューにもとづく統合化，緩和医療学，3（4），pp.444-456.
11) 村田久行（2002）臨床に活かすスピリチュアルケアの実際 2　スピリチュアルペインをキャッチする，ターミナルケア，12（5），pp.420-424.
12) 前掲書 9），p.43.
13) 恒藤暁（1999）最新緩和医療学，pp.227-239，最新医学社.
14) 村田久行（2002）臨床に活かすスピリチュアルケアの実際 3　スピリチュアルペインの構造とケアの指針，ターミナルケア，12（6），pp.521-525.
15) 村田久行（2003）臨床に活かすスピリチュアルケアの実際 6　スピリチュアルケアの実際（3）スピリチュアルケアのプランニング（指針）と方法，ターミナルケア，13（3），pp.209-213.
16) 野村豊子（1998）回想法とライフレヴュー：その理論と技法，pp.1-40，中央法規出版.
17) Lewis, M. I., Butler, R. N. (1974) Life review therapy. Putting memories to work in individual and group psychotherapy., Geriatrics, 29（11），pp.165-173.
18) 前掲書 16），p.18.
19) Snyder, Mariah, Lindquist, Ruth 編，野島良子，富川孝子監訳（1999）心とからだの調和を生むケア：看護に使う 28 の補助的／代替的療法，pp.167-175，へるす出版.
20) 内田安信，高島博監修，永田勝太郎編（1991）ロゴセラピーの臨床：実存心身療法の実際，pp.64-69，医歯薬出版.

参考文献

1. 樋口康子ほか監修 G. W. スチュアート，S. J. サンディーン編，今井敬子ほか訳（1986）新臨床看護学大系・精神看護学 I，医学書院.
2. 山崎美恵子編著，小迫冨美恵（2004）3 章　看護における対人関係とコミュニケーション技術，基礎看護学 II 第 2 版，金芳堂.
3. 広瀬寛子（2003）看護カウンセリング 第 2 版，pp.10-17，医学書院.

6 心身の安楽を維持するリハビリテーション

① 患者が経験するさまざまな喪失

　ターミナル期にある患者は，がんの進行にともなう全身倦怠感，食欲不振，疼痛，便秘，不眠，呼吸困難，悪心・嘔吐，混乱，腹水・胸水の貯留，不穏状態，腸閉塞などのさまざまな身体症状の出現により，はかり知れない不安，苦しみ，悲しみなどを抱えながら，残された日々を過ごしている．限られた時間の中で生きるということは，時間（将来）の喪失を体験しながら，毎日を生きていることになる．

　がんの身体組織への浸潤は各臓器の機能低下，身体機能の低下を引き起こす．がんの進行にともなうさまざまな症状，加えて，がんの治療（手術療法，化学療法，放射線療法）などがもたらす身体的な変化や有害事象等の影響により身体機能の喪失を経験する．身体機能の喪失は，思うように身体を動かせない，思うように生活できないという思いを患者にもたらし，このことは自律性の喪失につながる．患者が体験する身体機能の喪失体験は時間の経過，症状の発現の程度にともない自覚する喪失の度合いは変化すると考えられる．

　耐えがたい身体的苦痛は，人間としての尊厳を損なわせ，周囲の人々とのかかわりを困難にし[1]，患者を取り巻く人々との関係性を縮小させ，患者の生活圏の狭小化をもたらす結果となる．がんの進行にともなう症状の身体機能への影響にともない，家族や職場・社会に対して役割が果たせなくなり，社会的な孤立がもたらされ，このことは家庭内における役割の喪失，社会における役割の喪失につながる．また，社会における役割の喪失は経済的困難への影響をもたらす可能性につながる．人は社会においてさまざまな役割をもつが，その役割を十分に果たせなかったり，あるいは役割の変更を余儀なくされたりしたとき，自己概念がおびやかされ，危機に陥りやすくなる．また，役割の喪失・変更は患者の自尊心の低下にもつながり，闘病意欲の低下にもつながる．

　これら身体機能の喪失，家族・社会的役割の喪失は患者にスピリチュアルペインを引き起こす．ターミナル期にある患者は疼痛や倦怠感などのさまざまな身体的苦痛とともに，不安，悲しみ，抑うつなどの心理的苦痛や，家族や職場・社会に対して役割が果たせないつらさや経済的問題などの社会的苦痛，また，生命の長さに限りがある中で，苦しみながら生きていることの意味や価値を見いだせないという霊的な苦痛を抱えている．さらにこれらの苦痛は相互に影響し合い，全人的苦痛としてあらわれてくる．終末期がん患者のスピリチュアルペインは，身体機能の喪失，時間および将来の喪失，患者が所属する社会，家族など，他者との関係性の喪失，自律性の喪失から生じる苦痛ととらえることができる．

② 日常生活動作と生活関連動作

がんの進行にともなう身体症状の出現，身体機能の低下にともない，生活動作に困難が生じ，移動，排便，排尿などが比較的早い時期から困難になるといわれている[2]．無駄なエネルギーの消費を最小限にし，苦痛をともなうことなく，できるだけ安楽に生活動作が行えるよう，患者のセルフケア能力を促進させるとともに，患者の苦痛の軽減，セルフケア能力向上に向けての支援が重要となる．

表Ⅲ-5に示すディエッツ（Dietz）の分類によると，がんのリハビリテーションは，がん疾患を抱えながら生活する患者を4つの時期に分類してその時期ごとに必要とされる援助について明らかにしている．

終末期がん患者のリハビリテーションの内容は，ディエッツの分類に従うと，生命予後が長め（月単位の場合）の患者では，**維持的リハビリテーション**，短め（月単位〜週単位，日単位）の患者では，**緩和的リハビリテーション**に相当する．

維持的リハビリテーションとは，がんが増大しつつあり，機能障がい*，能力低下が進行しつつある患者に対して，効率よく，効果的な手段により，日常生活動作（以下，ADL）や移動能力などを増加させることを目的とする．この時期にはADL拡大に向けた患者のもつ潜在的な能力が生かされずADLが低下している場合が多いため，自助具の使用やセルフケアの方法について患者の生活様式に合わせた具体的な指導を行うことが効果的である．具体的な指導内容としては，基本動作，歩行の安全性の確立および歩行能力向上に向けた援助（訓練），廃用症候群の予防・改善，浮腫や摂食・嚥下障がいに対するアプローチも含まれる．症状のコントロールが十分行え，患者に対する心身両面へのサポート体制が十分の場合には在宅での療養に移行できる可能性がある．そのためには療養環境の調整が重要となってくる．

治療の効果が期待できず，がんが増大しつつあり，さまざまな機能障がい，能力低下が予測さ

表Ⅲ-5 がんリハビリテーションの分類（ディエッツの分類）

予防的（preventive）リハビリテーション	がんと診断された後，早期に開始されるもので，手術，放射線治療，化学療法の前もしくは後すぐに施行される．機能障がいはまだないが，その予防を目的とする．
回復的（restorative）リハビリテーション	治療されたが残存する機能や能力をもった患者に対して，最大限の機能回復を目的とした包括的訓練を意味する．機能障がい，能力低下の存在する患者に対して，最大限の機能回復をはかる．
維持的（supportive）リハビリテーション	がんが増大しつつあり，機能障がい，能力低下が進行しつつある患者に対して，すばやく効果的な手段（例えば，自助具やセルフケアのコツの指導など）により，セルフケアの能力や移動能力を増加させる．また，拘縮，筋萎縮，筋力低下，褥創のような廃用を予防することも含まれる．
緩和的（palliative）リハビリテーション	終末期のがん患者に対して，そのニーズを尊重しながら，身体的，精神的，社会的にもQOLの高い生活が送れるようにすることを目的とし，温熱，低周波治療，ポジショニング，呼吸介助，リラクセーション，各種自助具・補装具の使用などにより，疼痛，呼吸困難，浮腫などの症状緩和や拘縮，褥創の予防などをはかる．

（辻哲也ほか編（2006）癌のリハビリテーション，p.56，金原出版より転載）

---

* 「障害」の「害」という字には否定的な意味・印象が強く，現在議論がすすめられているが，本稿では呼ばれる側の立場を考慮し「障がい」と表記する．

れる進行がんに対しても，セルフケア能力維持のためにリハビリテーションを行うことにより，拘縮，筋萎縮，筋力低下を予防することが可能となる．ADLや歩行が自力でできることがQOLの維持に結びつき，いまできることを，苦痛の増強をともなうことなく最大限支援することが重要である．

　病状の進行とともにADLの低下が増強していく時期以降には緩和的リハビリテーションが必要となってくる．終末期がん患者に対して，患者および家族・重要他者のニーズを尊重しながら，身体的，精神的，社会的にもQOLの高い生活が送れるようにすることを目的とする．具体的な支援としては，疼痛，浮腫，呼吸困難感の症状緩和や浮腫による症状緩和が含まれる．また，迫りくる死に対して心理的な支援が重要となってくる．

③ 緩和ケアにおけるリハビリテーションの役割

1 QOLの維持

　WHO（1981）によると，リハビリテーションとは，能力障がいあるいは社会的不利を起こす諸条件の悪影響を減少させ，障がい者の社会統合を実現することを目指すあらゆる措置を含むものとされる．リハビリテーションとは障がいによって低下した，もしくは低下していくその人のQOLを維持，向上，QOLの低下スピードの緩和を目指すものである．そして，QOLとは，死の直前まで続き，亡くなったとしても，亡くなる寸前の本人の気持ち，家族の気持ちまで含めてQOLとしてとらえることが必要である．

　がんのリハビリテーションの目的は，がんとその統合的な治療過程において受けた身体的および心理的な種々の制約に対して，個々の患者が属するそれぞれの家庭や社会へ，可能な限り早期に復帰することができるように導いていくことにある．すなわち，疼痛，移動・セルフケアの問題，疲労，筋力低下などがんの種類によらない一般的な問題および嚥下障がい，認知障がい，リンパ浮腫，末梢神経障がい，軟部組織障がいや胃切除術後などのがんの種類による特別な問題に対して，二次的障がいを予防し，運動機能の低下や生活機能の低下予防・改善を目的としてリハビリテーション医療治療を行うものである．表Ⅲ-5に示したディエッツの分類で示される通り，がんのリハビリテーションは，予防的，回復的，維持的，緩和的リハビリテーションの4つに分類される．緩和的リハビリテーションの目的は，終末期のがん患者に対して，そのニーズを尊重しながら，身体的，精神的，社会的にもQOLの高い生活が送れるようにすることである．

　がんのリハビリテーションの対象となる障がいの種類は，がんそのものによる障がいと，主に治療の過程においてもたらされる障がいの2つに分類される（表Ⅲ-6）．

2 どう生きるかを支援する

　緩和ケアにおけるリハビリテーションの役割は，ADLを維持，改善することにより，できる限り可能な最高のQOLを実現することを目標にかかわることにある．生命予後にも考慮する必要があるが，患者とその家族・重要他者のニーズを十分に把握したうえで，その時期におけるできる限り可能な最高のADLを実現することが重要である．

　治癒を目的とした治療が適応しなくなった段階でも，リハビリテーションは重要なケアの目標

表Ⅲ-6　リハビリテーションの対象となる障がいの種類

がんそのものによる障がい	①がんの直接的影響 　・骨転移 　・脳腫瘍（脳転移）にともなう片麻痺，失語症など 　・脊髄・脊椎腫瘍（脊髄・脊椎転移）にともなう四肢麻痺，対麻痺など 　・腫瘍の直接浸潤による神経障がい（腕神経叢麻痺，腰仙部神経叢麻痺，神経根症） 　・疼痛 ②がんの間接的影響 　・がん性末梢神経炎（運動性・感覚性多発性末梢神経炎） 　・悪性腫瘍随伴症候群（小脳性運動失調，筋炎にともなう筋力低下など）
主に治療の過程においてもたらされる障がい	①全身性の機能低下，廃用症候群 　・化学・放射線療法，造血幹細胞移植後 ②手術 　・骨・軟部腫瘍術後（患肢温存術後，四肢切断術後） 　・乳がん・子宮がん手術（腋窩・骨盤内リンパ節郭清）後のリンパ浮腫 　・頭頸部がん術後の嚥下・構音障がい，発声障がい 　・頸部リンパ節郭清後の肩甲骨周囲の運動障がい 　・開胸・開腹術後の呼吸器合併症 ③化学療法 　・末梢神経障がい ④放射線治療 　・横断性脊髄炎，腕神経叢麻痺，嚥下障がいなど

（千野直一編，辻哲也（2004）現代リハビリテーション医学 第2版，p.489，金原出版より転載）

となる．リハビリテーションという言葉には，人が人として生きていくうえで重要な価値観や尊厳にかかわる大きな意味がある．ターミナル期にある患者や家族に対して，可能な限り心身の安静を維持し，自立を助けるためにリハビリテーションは行われる．痛みや呼吸困難などの不快な症状があってもベッドからの移動や入浴，排泄などの生理的機能への援助，車椅子の使用など細かな日常生活行動に対して，効率的な動作や方法を身につけることは，エネルギーの消耗を最小にし，患者自身や家族・重要他者のQOLの向上につながる．

社会的な側面では，家族関係の調整，ライフスタイル（仕事や家庭内での役割）の変化への対応，医療費や生活費などの経済的側面に関する相談，患者の死亡後の遺産，相続問題などの法的な問題への対処などさまざまなかかわりが必要になる．また，リハビリテーションには，がんを患うことによって生じる心の痛みや，死別への不安，苦痛を抱えながら生きることや人生に対する思いなど，身体的な機能回復や社会的な援助のみならず，心理的・情緒的な支援の視点も含まれる．特に，死が間近に迫った状況においては，心理的・情緒的支援が重要となる．患者，家族・重要他者が，ターミナル期をどのように過ごしたいと考えているかについて，患者・家族・重要他者と十分なコミュニケーションをとっておく必要があり，維持的，緩和的リハビリテーションのプロセスの中で患者との信頼関係の構築が重要となる．

3 支援の実際

ターミナル期にある患者に対する日常生活への支援の目的は，できる限り可能な最高のQOLを実現できるようかかわることにある．そのためには，がんにともなう痛み，倦怠感などの症状の緩和に向けて援助が十分行われていることが不可欠である．加えて，患者がターミナル期をど

のように過ごしたいと考えているか，ターミナル期を迎える場所，家族背景なども含めた患者の思いや意向について，情報を得ておく必要がある．

肺がんへの罹患を機に，社会的役割の喪失，家庭における役割の喪失を体験している患者の事例を紹介する．

事例 1　　がん再発で役割を放棄する無念さ

　Fさんは45歳．肺がんのために右肺上葉切除術を受けるが，半年後に再発．化学療法を受けるために入院中である．食品関係の会社に勤務している．パート勤務の妻と高校三年生の長女と三人暮らし．長男は東京の大学に在学中であり，東京で一人暮らしをしている．Fさんは管理職への試験を前に発病する．「自分のがんが決して性質のいいものでないことはわかっています．ちょうどこの病気がわかる前，管理職への昇進試験を受けるところでした．せっかくのチャンスだったのに残念です．同期の友人はどんどん昇進していって，今度こそと思っていたのに残念です．いまは病気の治療に専念しなくてはと思っていますが，これから先もう一度試験を受けるチャンスがあるのかと考えると，非常に無念です．脱落してしまったって感じです．これから先，抗がん剤の治療にもお金がかかるし，子どもたちの教育資金も．長女は今年受験なんです．妻はいまパートをしてますが，ずっと専業主婦だったので大変だと思います．これから先，どんどん家族に迷惑をかけてしまうことが本当に申し訳ないし，こんな状況になってしまった自分が情けないです」と話す．

　45歳という若さで，一家の主として，父親として，また，会社での管理職という役割をがんの進行とともに失いつつある過程であり，今後病気の進行にともない，さらにこの役割の喪失が進んでいく．看護師は，このようなプロセスの中にいるFさんに対して，身体的苦痛に対する緩和はもとより，精神的・社会的にQOLの高い生活が送れるよう，緩和的リハビリテーションを行っていく必要がある．具体的な支援の一例としては，役割の喪失に対して無念の気持ちをもつFさんの訴えを傾聴するとともに，Fさんの希望を聞き，希望にそえるよう支援する．また，家族で過ごす時間をもてるように配慮する．

　身寄りのない患者が，積極的な治療から在宅での対症療法に移行する時点で，日常生活に支障のないいま，今後起こりうる症状，状況に自分で対処するために，準備を進めておきたいと考えている患者の事例を紹介する．

事例 2　　一人暮らしで身寄りのない患者の心情

　Nさん，70歳代男性．2年前に食道がんのために食道切除術を受ける．1年後に肺に転移が認められ，左上葉切除術を受けるが，再び再発が認められる．放射線化学療法を受けるが，腫瘍の縮小がわずかに認められたのみであった．重度の有害事象の発現により，追加治療は行えないと判断される．担当医からは，積極的治療は中止し，今後は対症療法を行っていくことが患者に伝えられる．一人暮らしで，身寄りはない．現在肩甲骨部分に骨転移が認められ，上肢を挙上するときに軽い痛みが認められるが，日常生活に支障はない．身の回りのことが自分でできるうちに

家に帰り，今後の準備を進めておきたいと考えている．そのためには，現在の自分の状況について詳細に説明を受け，今後出現してくる可能性のある症状や，身の回りのことが自分でできなくなってきたときにどうすればいいかについて，いまから準備をしておきたいと考えている．

　身寄りがないNさんは，末期に向けて自分で準備を行う必要があり，看護師は，スムーズに準備が進むよう支援を行っていく必要がある．このプロセスは，現在の身体的機能をできるだけ維持し，今後の機能低下，機能障がいに向けた維持的リハビリテーションを行うとともに，身体的，精神的，社会的にQOLの高い生活が送れるよう，緩和的リハビリテーションの視点も考慮に入れた支援が必要である．具体的な支援の一例としては，Nさんが，どのような場で，どのように最期を迎えたいと考えているのか，そのために必要な社会的資源の有無や，手続きの方法等について考え，実際に手続きが行えるようにする．また，Nさんの希望する場所での生活ができるだけ苦痛なく送れるように，現在の身体的機能の維持に向けた身体的リハビリテーションを行うとともに，使用可能な自助具等について紹介し，利用できるよう訓練を行う．

　痛みの増強，呼吸困難の増強がなくベッド上での体動の方法を指導してもらった結果，苦痛感の増強なくベッド上で動くことができるようになったことで，ターミナル期においても，動ける喜びを実感できた患者の事例を紹介する．

事例3　体動の指導を受け，まだ動けることに喜びを見いだす

　Yさんは73歳の女性．7年前に右乳がんのために右乳房全摘出術を受ける．術後の経過は良好であったが，術後7年経過し腰椎への骨転移が認められ，転移部への放射線照射の目的で入院加療中である．体動時の腰痛が激しく，フェンタニルパッチを貼用中である．安静臥床時は痛みは軽減しているが，普段より体動を制限しているため，看護師介助の体位変換においても全身の激しい痛みを訴える．ベッド上で，自分で動くことはほとんどないため，仙骨部に発赤が認められている．看護師により，ギャッジベッドの使用方法，ベッド柵を支えにして，少しずつ体に力を入れて動く方法，腕を支えにして体の向きを変える方法等を指導された結果，時間はかかるが自分で体位変換を行えるようになる．普段は介助者により他動的に体位変換を行っていたため，余分な力が入り，全身の痛みを増強させていたが，自分で具合を調節しながら動くことで，急激な痛みの増強を感じることなく体の向きが変えられたことで，自分でできることがまだあることの喜びを実感していた．加えて，自分にもまだできることがあることに安堵していた．

引用文献
1）東原正明，近藤まゆみ（2000）緩和ケア，pp.26-33．
2）大川宣容，藤田佐和，宮田留理ほか（2002）終末期がん患者の家族の死への気づきに対する反応，高知女子大学紀要看護学部編，51，pp.1-12．

参考文献
1．Dietz, J. H.（1981）Rehabilitation Oncology, John Wiley & Sons.

7 家族内の機能的コミュニケーションとエンリッチメント

① 家族内コミュニケーション

1 コミュニケーションのメカニズム

　コミュニケーションは，送り手から受け手にメッセージ（意味，内容，感情，情報，意思，欲求など）を送ることを意味し，メッセージの送り手と受け手が相互に交換する「対話」という形で構成されている．対話を通して，言語的メッセージ（言語や文字）と同時に非言語的メッセージ（表情，身ぶり，態度，タッチ，視線の交差，声の調子，声の強弱など）の交換もなされている．

　ターミナル期にある患者と家族のコミュニケーションには，送られたメッセージと受け取られたメッセージの意味が適合しており，一致していることを意味する**機能的なコミュニケーション**が行われている状況，あるいは率直なコミュニケーションが妨げられ，送られたメッセージと受け取られたメッセージの意味が歪曲しており，不一致であることを意味する**機能不全のコミュニケーション**の様相を示している状況がある（図Ⅲ-8）．ここで，ターミナル期にある患者と家族間に生じる機能不全のコミュニケーションを考えてみる．

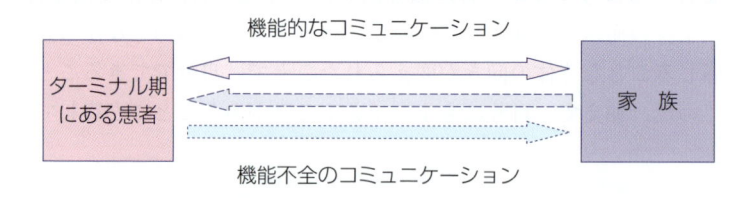

図Ⅲ-8　ターミナル期にある患者と家族間に生じるコミュニケーションの構造

2 機能不全のコミュニケーションが生じる状況

　機能不全のコミュニケーションは，ターミナル期にある患者自身が家族との率直なコミュニケーションを妨げている状況，あるいは家族が患者との率直なコミュニケーションを妨げている状

況で生じてくる．具体的には，ターミナル期にある患者と家族にどのような状況が生じて機能不全になるのだろうか．

(1) 現実否認，または家族に気づかい・負い目をもつ患者

　ターミナル期にある患者が家族との率直なコミュニケーションを妨げる状況として，患者自身がターミナル期にあるという現実に向き合うことができないために，病気や今後のことに関する話題を避ける場合がある．また，患者が家族の現実に向き合いたくないという気持ちを気づかい，病気や今後のことに関する話題を避けることもある．すなわち，患者は家族が死を連想するような話をすることをためらっているのを読み取り，自分の不安や悲しみの気持ちをかくしてしまうという場合である．さらに，患者にターミナル期にあることから負い目や迷惑をかけているという心苦しさが生じるために，家族とのかかわりを遠慮してしまい，家族に心配をかけるような話題をあえて避けてしまう場合である．

(2) 死を連想する話題を避けようとする家族

　家族が患者との率直なコミュニケーションを妨げる状況として，家族が患者に病状や予後に関する情報をすべて伝えていないときや死を連想する情報の共有を避けたいと感じているような場合がある．すなわち，家族は患者が落ち込むような内容や悪い情報の話題は避け，患者が弱音を吐きたくなっている思いに対してもあえて気づかないようにふるまい，患者を励ますことに力を入れるようになる．

　患者に病状や予後について真実が伝えられている場合であっても，家族は患者が亡くなることを予期することに耐えられない場合には，家族が患者に気づかれないようにつらい気持ちを表出することを避けてしまうことがある．

❸ 機能不全のコミュニケーションがもたらす影響

　ターミナル期にある患者と家族はともにさまざまな苦悩を抱えており，互いに支え合うことで苦悩をともなう現実に向き合い対処していくことができるようになる．しかし，ターミナル期にある患者と家族間で機能不全のコミュニケーションが持続する場合，患者と家族が過ごす時間が制限され，患者は大切な家族との交流が疎遠になり，**孤独**を感じるようになる．また，家族は患者の気持ちや患者の体験していることや家族にとって大事なことから目をそらすことになり，その結果，患者と家族の心はへだたっていってしまう．さらに，このような状況は，死別後に遺族（家族）に**罪責感**や**心のこり**を起こさせることになってしまう．

② 家族内のコミュニケーションを促進する

　患者と家族が互いに支え合い満足できるターミナル期を過ごしていけるように，また家族の罪責感や心のこりを最小限にしていけるように，看護師として患者─家族間の機能的なコミュニケーションを促進していく必要がある．

1 患者の自己表現を促す

　患者は病状の進行にともない日常生活においても家族に依存することが多くなってくると，家族に対して迷惑をかけている，お荷物になっているなどという気持ちをもつようになり，患者自身の本音や望みを表現することを遠慮してしまう結果になる．患者が何か希望を抱きつつも，それを家族に伝えることをちゅうちょしている場合には，看護師は患者のつらい気持ちに耳を傾け，家族は患者の役に立ちたいと思っていることを代弁し，患者が家族に自己表現できるように促していく．

2 コミュニケーションの場を設定する

　患者と家族間でコミュニケーションがとれていない場合には，患者と家族のそれぞれにコミュニケーションがとれていない理由を聞き，患者と家族の気持ちができるだけ離れないようにしていくために，患者と家族が話し合う場をもつことの必要性を説明する．患者と家族の承諾が得られたら，患者と家族が話し合う場を設定する．話し合いの場における看護師の役割として，患者の気持ちや家族の意見をありのままに引き出したり，それぞれの気持ちが相手に伝わるように橋渡しの役割を果たしたり，必要な情報を提供したりする．

3 患者と家族間の相互理解を助ける

　家族に対して患者の理解を促進していくために，看護師が患者の気持ちを家族に向けて代弁したり，家族に患者の気持ちに目を向けるように，「患者さん（奥さま）の視点で考えてみてください．いまの奥さまの心配事や気がかりは何だと思いますか」とたずねたりする．そして，患者に対しても家族の理解を促進していくために，「あなたのご主人は，あなたのことを本当に大切に思われているのですね．看護師はご主人がいつも十分にケアされていることを感心しているのですよ」というように家族の気持ちを代弁したり，家族が努力していることを患者が理解できるように働きかけたりする．

4 患者を精一杯支えていると家族が実感できるように支援する

　家族の中には，患者を十分に支えることができていないと感じている人もある．看護師は家族の苦しみを傾聴し家族が落ち着いたときに，現状の中で家族ができることは何か，どのようにしていけばよいかを具体的に家族とともに考えていくようにする．また，家族に対して患者の安楽につながるケアへの参加をすすめ，家族が患者のために精一杯していると感じられるように援助する．ねぎらいの言葉や肯定的な言葉かけをしていくことは家族の緊張感をほぐし，介護意欲を高めることにもつながる．

5 ともに生きた人生を振り返り，絆を深めていくように支援する

　患者と家族が一緒に生きてきた人生を振り返り軌跡をたどる（ライフレビュー）ことは，患者

だけでなく家族にも生き生きとした思い出を残し，患者と家族がともに生きてきた人生に意味づけができ，患者と家族の人生を統合するのに役立つといわれている．患者と家族が長い間の思い出を語ることや互いに伝えたい気持ちを語り合うことは，両者の結びつきや絆を深める貴重なコミュニケーションとなりうる．

　看護師は，ターミナル期にある患者と家族間で対話ができるようにライフレビューを活用し，これまでの人生を振り返る機会をもてるように働きかける．患者や家族が対話する時間をもつことを承諾してくれたなら，「相手から気づかわれていると感じる状況はどのような状況か」「患者と家族が大切にしてきたことは何か」「自分にとって相手の存在はどのような意味があったか」などの話題を提供し，患者と家族にとって意味ある内容について語り合えるように進めていく．

参考文献

1. 野嶋佐由美監修，中野綾美編，野嶋佐由美（2005）家族コミュニケーションに関する理論，家族エンパワーメントをもたらす看護実践，pp.122-127，へるす出版．
2. 池田久乃（2004）伝えていない真実のあるがん患者とその配偶者のコミュニケーション，日本がん看護学会誌，18（1），pp.36-45．
3. 谷村千華，松尾ミヨ子，平松喜美子（2004）終末期がん患者へのがん告知を拒否した家族の体験，日本がん看護学会誌，18（2），pp.38-46．
4. アーネスティン・ウィーデンバック，キャロライン・E. フォールズ著，池田明子訳（2007）新装版 コミュニケーション：効果的な看護を展開する鍵，pp.1-17，日本看護協会出版会．
5. 近藤まゆみ，嶺岸秀子編，近藤まゆみ（2006）コミュニケーション，がんサバイバーシップ：がんとともに生きる人びとへの看護ケア，pp.26-27，医歯薬出版．
6. 大西秀樹，西田知未，和田芽衣，石田真弓，和田信（2008）がん患者の家族の相互理解（コミュニケーション）を促す援助，家族看護，6（2），pp.103-108．
7. 梅澤志乃（2008）がん患者の家族への情緒的支援，家族看護，6（2），pp.88-92．
8. 長戸和子（2011）がん終末期の家族の特徴，家族看護，9（1），pp.18-25．
9. 眞嶋朋子，佐藤まゆみ，増島麻里子ほか（2008）研究の実際 メタ統合で明らかになった終末期がん患者を抱える家族員の体験，看護研究，41（5），pp.395-401．

③ 家族にエンリッチメントをもたらす支援

1 エンリッチメントとは

　エンリッチメント（enrichment）とは，患者と家族にとって価値や象徴的な意味づけをもった出来事（enriching event）を日常的にくり返すことにより，相互の関係性を強めたり，双方が自尊心を獲得・維持するといった重要な成果がもたらされるプロセスである[1)-3)]．

　終末期がん患者を在宅で看ている家族介護者を対象に筆者が行った研究では，つらい闘病生活の中でもエンリッチメントのプロセスをたどることによって，①家族にとってがん患者を在宅で介護する価値づけや満足感を見いだす，②二人の絆が強まる，③自分の気持ちを整える，④自分の存在意義を見いだす——ことを明らかにしている（表Ⅲ-7）．

〔1〕エンリッチメントが得られるプロセスに起こりうる出来事とその意味づけ

筆者が行った質的研究によれば，4種の出来事（エンリッチングイベント）に9つの意味づけが含まれていることが明らかになっている（図Ⅲ-9，表Ⅲ-8）．

「日常的な交流から生まれる出来事」は，これまで家族で慣れ親しんだ食事の時間や二人の会話の時間を，終末期がんと認知した後も同じような状態で行うことである．

事例1 80歳代肝がん患者を母親にもつ長男の話より

エンリッチングイベント：「やっと日常生活にもどったという感じやわなあ．一緒というか，病院におるよりは，やっぱり，ああやっとうちに帰って来られたし．ベッドで寝とれって言うのに，ちゃんと来て座っとったから，ほんならここでごはん食べようかっていう感じで．とりとめもない雑談かなんかしとったんかな．そんな病院の話じゃないわな．あの猫はどこ逃げてっ

表Ⅲ-7　エンリッチングイベントをくり返すことによって得られる成果

大カテゴリー	中カテゴリー	小カテゴリー
なじんできた生活を最期まで保つ	二人の残された時間を居心地のよい空間の中で過ごす	最期まで相手が居心地よく過ごせるように看る
		限られた時間をともに幸せな気持ちで過ごせるようにする
	普段どおりの生活ができることに価値を見いだす	ともに普段と変わらない生活をすることに最も価値を感じる
		相手が負担に考えないように普段どおりに過ごす
二人の絆が強まる	互いを思う気持ちが強まる	相手との充実した時間を過ごせたと感じられる
		最期に自分がいればいいと言ってくれるので死に水を取りたい
	互いがかけがえない存在だと実感する	些細な言い合いをしながらも一緒に生活できることが励みになる
		相手のくれたメッセージによってもう少し一緒にいたいと思う
		一緒にいられればいい
		相手がいま生きていてくれることを実感し支えられている
		これからの二人にとっての記念日を想像し一緒に過ごせたらと思う
自分の気持ちを整える	現状を前向きにとらえる	つらいことがあってもいまの時間を前向きにとらえて頑張ろうと思う
		残された時間を二人にとって有意義にしようと思う
		残される者も悔いのないように生きる
	いま自分のすべきことを見直す	相手に対していまの自分に何ができるのかを考える
		元気なときから二人の時間をもっておけばよかったと思う
		話し合うことで遺されたあとの心構えができる
自分の存在意義を見いだす	自分の生き方を考える	二人の時間が自分自身にとっての充電時間
		二人でいる時間によって自分の将来を考える
	自分自身を認められる	自分がしている介護を認められる
		相手に対して少しやさしくなれたと思う
		相手にとって自分が必要だと自分で認められる

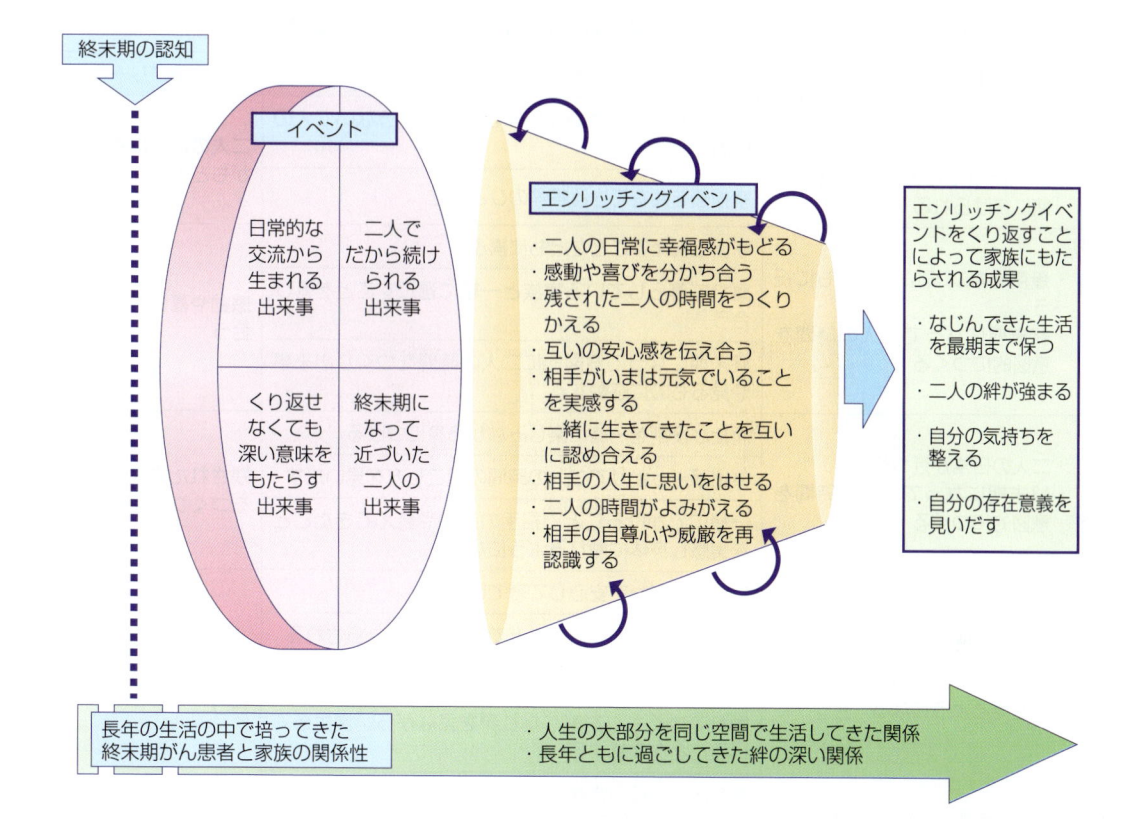

Ⅲ ターミナル期にある人とその家族への看護援助

図Ⅲ-9 終末期がん患者を在宅で介護する家族にもたらされるエンリッチメント

[図中テキスト]

- 終末期の認知
- イベント
  - 日常的な交流から生まれる出来事
  - 二人でだから続けられる出来事
  - くり返せなくても深い意味をもたらす出来事
  - 終末期になって近づいた二人の出来事
- エンリッチングイベント
  - 二人の日常に幸福感がもどる
  - 感動や喜びを分かち合う
  - 残された二人の時間をつくりかえる
  - 互いの安心感を伝え合う
  - 相手がいまは元気でいることを実感する
  - 一緒に生きてきたことを互いに認め合える
  - 相手の人生に思いをはせる
  - 二人の時間がよみがえる
  - 相手の自尊心や威厳を再認識する
- エンリッチングイベントをくり返すことによって家族にもたらされる成果
  - なじんできた生活を最期まで保つ
  - 二人の絆が強まる
  - 自分の気持ちを整える
  - 自分の存在意義を見いだす
- 長年の生活の中で培ってきた終末期がん患者と家族の関係性
- 人生の大部分を同じ空間で生活してきた関係
- 長年ともに過ごしてきた絆の深い関係

とるやらとか，あんたこれ食べれるかとか，そんな状態やね．おばあちゃんのほうからそういう話をしたりしとったんやなあ．」

意味づけ：「みんな一緒にいるということで喜んどるんで，それが病院でなしに家だというのが，ああよかったってことで．もうこうやって馬鹿なこと言って一緒におったんやし，なるようにしかならんのだから，ただ少しでも痛いとか苦しいとかって言わんようにおってほしいなあと思ってるだけ．」

このように，これまでどおり過ごせる時間やどちらも変わらないでいられることによって安堵感や幸福感をもたらし，なじんできた生活を最期まで保つことに価値を見いだしていた．終末期においても当たり前であることの大切さに気づくことができ患者と過ごす日常に感動したり，患者を含む家族としての生活をできるだけ普通であるよう維持することで，家族も自分らしさを取り戻すことができる．一緒に過ごす時間が残り少なくなってしまっても，家族としての共通の話題や趣味を患者とともに楽しむことで一時でも明るい気持ちになったり，いつも居る場所にありのままで互いが過ごせる時間を継続できることが重要である．

「二人でだから続けられる出来事」は，病気の進行によって体力や精神力が衰えてきても，いつもともに過ごしてきた家族だからこそ相手を理解し，できなくなった部分を互いに補い合ったり工夫しながら意味を深めていく出来事である．

表Ⅲ-8 エンリッチングイベントの出来事と含まれる意味づけの関連

イベント（サブカテゴリー）	サブカテゴリー	カテゴリー
・これまでと変わらない二人の時間 ・好きだったことがなんとか一緒に続けられる	安らぎがもたらされるいままでと変わらない二人の時間	二人の日常に幸福感がもどる
	幸福感を共有できる喫煙のひととき	
・幾度とない祝い事をともに祝う ・終末期になって二人の時間を意図的につくる	家族と祝えることをともに喜ぶ	感動や喜びを分かち合う
	離れて暮らしている家族と一緒に過ごすことを喜び合う	
	終末期になって意図的に二人の時間をつくり出来事や見るものに感動する	
・二人の日常が近づく ・終末期になって二人の時間を意図的につくる	新たな役割を一緒に楽しみながら身につける	残された二人の時間をつくりかえる
	外出がきっかけで二人の時間の過ごし方を見いだす	
	一緒にでかけることで相手の病状や衰えてきたことを実感し身体に触れるようになる	
・死を意識して触れたり互いの顔を見るようになる	自分にゆだねて安心して寝ている	互いの安心感を伝え合う
	目覚めて互いを見合うことで安心感がもたらされる	
	なでながら互いが安心感で満たされる	
	触れてぬくもりを感じたり顔を見ながらいま生きていることを実感する	
	触れたり心臓の音を聴くことで落ち着く	
・終末期になって二人の時間を意図的につくる ・二人の日常が近づく ・好きだったことがなんとか一緒に続けられる	食欲のない相手が出かけることで食べようとする様子を見て喜ぶ	相手がいまは元気でいることを実感する
	一緒に出かけられるほど相手が元気でいてくれてうれしく思う	
	好きなことができる時間が少しでも長く続けばいいと願う	
・二人で生きてきた人生をまとめる	相手の感謝の気持ちに一緒に生きてきてよかったと思える	一緒に生きてきたことを互いに認め合える
	一緒に生きてきたことを互いに認め合う	
・これまでと変わらない二人の時間 ・二人の日常が近づく ・終末期になって二人の時間を意図的につくる	話をしながら相手の人生を回想する	相手の人生に思いをはせる
	相手の病気に対する思いやつらさが発見できる	
	話をしながら相手の人間性を感じる	
・終末期になって二人の時間を意図的につくる ・共通の話題や趣味を楽しむ ・二人の日常が近づく	かつての二人の思い出がよみがえりともになつかしむ	二人の時間がよみがえる
	出来事を自分たちの人生や関係性に照らし合わせる	
・衰えていく中でも相手が自分らしくふるまう ・これまでと変わらない二人の時間	家族の一員として威厳をもってふるまう相手を誇らしいと思う	相手の自尊心や威厳を再認識する
	衰える中でも社会人としての自立心が保たれ相手らしさを感じる	

事例 2　50歳代胃がん患者を夫にもつ妻の話より

エンリッチングイベント：「主人の仕草っていうんかね，二人ともタバコ吸うんで，主人は病人だから，ああ，タバコ吸いたいんかなと思って，ライターでつけてもうまくようつけないから，私がタバコをつけて，主人に渡したりします．そんな合図ではなくて，あ，タバコ吸いたいんやなとかね，そういうの大体わかりますんでね．こうやって寝込んでるというか，もう病気になってからは，ほとんど私が吸って，主人の口に持っていって渡したり．」

意味づけ：「（夫とタバコを吸っている時間を）ああ，なんか幸せやなって思う．私は，ちょっと自分が，ちょっとだけやけど…主人に対して言葉でもちょっとやさしくなったかなとは思いますけどね．」

　このように，二人にとって価値ある出来事を実現できる可能性がある限りなんとか続けられることができたときには至福の時間となり，家族は自分の存在意義を見いだすことができていた．短時間で急激に患者の状態が変化する終末期だからこそ，いまは相手が元気でいることを実感でき，いまという時間を一緒に充実して過ごせるように自分の役割を見直し介護を継続する．また衰えていたはずの患者がエンリッチングイベントにより本来のその人らしさを取り戻したり，家族の一員として自分の役割を果たそうとする様子を見て相手の威厳や尊厳を再認識し，相手を思うことで介護に対する前向きな気持ちや秘められた力を発揮する．

　「終末期になって近づいた二人の出来事」は，病状が進行していく過程で相手との関係性が見直されたり，相手の衰えが現実になり介助などでそばにいる時間が長くなることによって，二人の距離や意識が接近する日常的な出来事である．

事例 3　80歳代前立腺がん患者を父にもつ娘の話より

エンリッチングイベント：「いつだったかな…．今年の1月に姉が帰ってきてたときに，ほんっとに久々に映画に行ったんですよ．（父が）こんなに弱ってきてたけど，手を握ったことがもう，私が大きくなってからなかった．で，そんな状態やったから，そんときにまあ，姉と二人で両サイドもって，腕組んだ形で．」

意味づけ：「もうふらつきがあったんで，そんときなんかに感じたんですけど，やっぱり，うーん，もっと早くこんなふうに，時間をもってあげたらよかったなって思って…ね．けど，みんな歳とるんやし，しかたないよねえってそりゃねえって思って．で，私もこれぐらいから，腕支えたり，身体支えたり，そういうのをできだして．これまで手すら握って，こう，さするとか，やっぱりしなかったですよね，こんなに弱るまでは．父はやっぱり違ったから，家族のなかでね，父親の威厳というか，弱いところをあんまり見せなかったから．で，あれぐらいのときから，ちょっとずつ身体に触れだしたというか．」

　家族は患者を介護する中での自分の判断や介護の質などにふがいなさや不安を感じている．事例のように，触れてぬくもりを感じることで相手が生きていることを実感し，互いに安心感を伝え合ったり，介護者ではなく自分も本来の娘や妻にもどって相手に甘えたり支えられていることに気がつく．また，空間的・精神的な距離が近づくことで相互に愛おしさが増し，相手のことを

理解したり必要だと感じながら愛情を育んでいく．
　「くり返せなくても深い意味をもたらす出来事」とは，相手が衰えるまで二人で行うことを意識していなかった非日常的な出来事を，意図的にタイミングを見計らって行うことで，喜びや活気を双方にもたらす出来事である．

事例4　50歳代大腸がん患者を夫にもつ妻の話より

エンリッチングイベント：「3月に手術をしまして，で，先生があと半年から一年ですって言われましてね．半年というと，ちょうど手術したのが3月の11日で，9月の11日を過ぎたらね，おまけの人生やからということで，もう9月11日過ぎたねぇって言いながら，ほんとに死ぬんかなぁっていう話も本人もしていて．で，古い民宿に泊まったんですけど，たまたまその日が9月30日で，30日の晩に，ちょうど食事をしてるときが主人のお誕生日に重なって．半年って言ってたけど，お誕生日が迎えられてよかったねっていう話をしまして．」
意味づけ：「べったり二人でっていうのはそのときぐらいだったので．まあ病気でもあるしっていうのもあったですよね．二人で旅行するってこんなに楽しいことやったんなって思いましたけどね．結構感動もあったしね．」

　記念日や季節の節目に普段とは違う場所や衣装で少し気分を変えて，相手と喜びや楽しさを感じながら人生を互いに認め合うことが二人を引き寄せる．互いをかけがえのない存在だと実感し，二人の絆や愛おしさを強めるという成果がもたらされる．この出来事は終末期では何度もくり返すことはできないかもしれないが，日常的な交流を継続していく中から楽しみや喜び，思い出をつくろうとする気持ちが生じ，出来事を意図的に行うことそのものに相手への思いが込められている．

(2) 肯定的な認識を得られることの重要性

　終末期における患者は家族に対して「自宅では家族の介護の負担が大きい」「緊急時に家族に迷惑をかけることになるかもしれない」[4]と感じたり，感謝や依存など思いを深めた状況にある．一方家族は，大事な一員がもうすぐいなくなるという強い不安や切迫感，ふがいなさ，患者の症状に翻弄されるといった切羽詰まった心情にありながらも，患者の衰えに応じて「この人のためになんとかしたい」「この時間が大事」といった思いを強くもちながら介護にあたるようになる．患者と家族の**相互性**（mutuality）は愛情，楽しみ，価値観の共有，介護が一方的な提供ではなく互恵的な関係であると感じることを基盤とした人間関係の質を意味している．また介護を行うことにより学びや報酬が得られたり，価値や意味を見いだすなどの肯定的側面により，家族機能を向上させ介護の役割過重を軽減する．患者と家族の歴史やそれぞれのパーソナリティから特徴づけられたエンリッチングイベントのような相互交流によって得られる安堵感や幸福感，喜び，承認などの肯定的で豊かな感情を一瞬でも終末期に体験できることは，相手への思いを一層強め，いまの状況に対して新たな認識に変化させ，互いの力を高めていく．またエンリッチングイベントは病気によって制限のある中だからこそ，患者の自律性を再認識でき，家族が日常的にこれまでどおり過ごせることに価値づけられた出来事である．患者と一緒に行う出来事によって互いの存在が必要だと気づき，双方のアイデンティティの確立がもたらされていく（表Ⅲ-9）．これに

表Ⅲ-9　エンリッチングイベントとそれがくり返されることで得られる成果の関係

エンリッチングイベント	小カテゴリー	中カテゴリー
・互いの安心感を伝え合う ・相手がいまは元気でいることを実感する ・一緒に生きてきたことを互いに認め合える ・二人の日常に幸福感がもどる	最期まで相手が居心地よく過ごせるように看る	二人の残された時間を居心地のよい空間の中で過ごす
	限られた時間をともに幸せな気持ちで過ごせるようにする	
・二人の日常に幸福感がもどる ・相手がいまは元気でいることを実感する	ともに普段と変わらない生活をすることに最も価値を感じる	普段どおりの生活ができることに価値を見いだす
	相手が負担に考えないように普段どおりに過ごす	
・二人の日常に幸福感がもどる ・一緒に生きてきたことを互いに認め合える	相手と充実した時間を過ごせたと感じられる	互いを思う気持ちが強まる
	最期に自分がいればいいと言ってくれるので死に水を取りたい	
・残された二人の時間をつくりかえる ・相手の人生に思いをはせる	些細な言い合いをしながらも一緒に生活できることが励みになる	互いがかけがえない存在だと実感する
・一緒に生きてきたことを互いに認め合える	相手のくれたメッセージによってもう少し一緒にいたいと思う	
・残された二人の時間をつくりかえる	一緒にいられればいい	
・二人の時間がよみがえる ・相手の自尊心や威厳を再認識する	相手がいま生きていてくれることを実感し支えられている	
・感動や喜びを分かち合う ・相手がいまは元気でいることを実感する	これからの二人にとっての記念日を想像し一緒に過ごせたらと思う	
・相手の自尊心や威厳を再認識する ・残された二人の時間をつくりかえる ・互いの安心感を伝え合う ・二人の時間がよみがえる ・相手の人生に思いをはせる ・二人の日常に幸福感がもどる ・相手がいまは元気でいることを実感する	つらいことがあってもいまの時間を前向きにとらえて頑張ろうと思う	現状を前向きにとらえる
・相手がいまは元気でいることを実感する ・この先の二人の時間を変化させる ・感動や喜びを分かち合う	残された時間を二人にとって有意義にしようと思う	
・二人の日常に幸福感がもどる ・相手の人生に思いをはせる	残される者も悔いのないように生きる	
・相手の人生に思いをはせる ・残された二人の時間をつくりかえる	相手に対していまの自分に何ができるのかを考える	いま自分のすべきことを見直す
・相手の自尊心や威厳を再認識する ・残された二人の時間をつくりかえる ・互いの安心感を伝え合う ・二人の時間がよみがえる ・相手の人生に思いをはせる	元気なときから二人の時間をもっておけばよかったと思う	
・一緒に生きてきたことを互いに認め合える ・感動や喜びを分かち合う	話し合うことで遺されたあとの心構えができる	

表Ⅲ-9（つづき）

エンリッチングイベント	小カテゴリー	中カテゴリー
・互いの安心感を伝え合う	二人の時間が自分自身にとっての充電時間	自分の生き方を考える
	二人でいる時間によって自分の将来を考える	
・互いの安心感を伝え合う ・相手がいまは元気でいることを実感する ・一緒に生きてきたことを互いに認め合える ・二人の日常に幸福感がもどる	自分がしている介護を認められる	自分自身を認められる
	相手に対して少しやさしくなれたと思う	
	相手にとって自分が必要だと自分で認められる	

ついて西村らは「終末期のがん患者に限らず，自分が衰えたり人に迷惑をかけてしまうことで，生きることや存在する意味が見いだせなかったり，自分が存在してはいけないというメッセージに支配されるときこそ，その人がありのままの自分としてそこに存在していいという感覚がアイデンティティの本来的な意味であり，家族や友人とのかかわりを核とした心理社会的人間関係の形成や，世代間のつながりや継承が自己存在という精神的安定や個人のアイデンティティに大きな意味を与える．個としてのアイデンティティは他者との相互関係の中で統合されて形成され，プロセスなので絶えず変化していく」[5]と述べている．

終末期において「患者と介護者」ではなく，本来の夫婦，親子としてありのままで過ごしたり絆を強めることは，スピリチュアルな"自分の存在と意味の消滅から生じる苦痛"を双方に緩和することにつながりQOLやセルフマネジメント力を高めるためにも重要である．またいずれ遺される家族にとっても患者が生きている間に象徴的な意味づけをもつ出来事を一緒に行い肯定的な感情を得たことは，介護者の人生にとって価値ある時間であったととらえられ，希望を見いだす重要な報酬をもたらすといえる．

終末期がん患者の病状は急速に悪化するため，エンリッチングイベントを何度もくり返すことができなかったり，一つひとつの出来事の中に意味を見いだす前に行えなくなってしまうことがあるかもしれない．終末期がん患者と家族におけるエンリッチメントは，これが最後かもしれない，もう明日はできないかもしれないという気持ちから希少価値が加わっていると考えられ，"時間""存在""空間"の要素が強く影響し合うという特徴をもったプロセスでもある．

❷ エンリッチメントをもたらす支援

〔1〕患者と家族の関係性を査定する

患者と家族の歴史を踏まえた関係性の質は，終末期における患者のQOLやエンリッチメントがもたらす肯定的感情やアイデンティティの確立といった最も重要な成果を見いだすことに影響する．しかし病気になるまでの家族の歴史は個々に複雑で，家族間の関係性がよくない場合，気持ちが通じないまま責任だけ負わされる家族は介護や負担に意味を見いだせず，患者が終末期にいたっても関係性を修復することのできないケースもある．

このような場合看護師は，できれば病期の早い段階から患者・家族に対して個別に話をする時

間をつくり，ネガティブな感情も含めてこれまで抱えてきた相手への思いや，家族にとって患者が病気であることをどのようにとらえているかなどについて，吐露してもらう必要がある．そこから相手への気がかりや思いをくみ取り，患者の入院中の日々の様子などを家族に代弁するなど，患者と家族がいる場所に第三者として入り双方のやりとりのきっかけをつくることで互いの心を通わせられることがある．

〔2〕大切にしてきたものをともにふり返るきっかけをつくる

　患者の死が近いことを認識したつらい状況であっても，その家族にとって強く意味をもつ出来事を引き出すことによって，"残りの時間は相手にとってよいことをしたい""いましかできないことをしたい"という気持ちになる家族は多い．筆者が研究協力者たちにインタビューを行い語ってもらう中で，これまでは特に大事にしてきたと意識してこなかった出来事でも，患者との体験を時に愛おしそうに笑いを交えて語っていた．そしてそのように語ることで，二人の時間がよみがえり，二人の人生をまとめたり，一緒に生きてきたことを認め合えることによって，互いがかけがえない存在と気づき二人の絆が強まり，自分の気持ちを整えるというプロセスをたどっていた．まず生活環境を知り，終末期というつらい状況においても患者と家族がずっと大切にしてきたエンリッチングイベントに気づいてもらえるよう働きかけることが重要である．

〔3〕エンリッチングイベントを再現できる工夫を考える

　終末期において患者と家族が互いにありのままの自分でここにいていいんだ，この人にとっても自分が必要なんだといった，アイデンティティや介護の意味づけを認められるように，在宅だけでなく病室でも再現できる形でイベントをくり返せるようサポートする．例えば「慣れ親しんだ湯のみで夫婦向き合ってお茶を飲む」，「思い出の写真を見てそのとき互いに対してどう思っていたかを表出してもらう」などの形で働きかける．

　また，看護師自身も生活の中で大切な相手とのエンリッチングイベントがないか，その出来事の意味や相手の存在をもう一度とらえ直してみると，より感性が磨かれ，患者のさまざまな起点に気づけるようになるかもしれない．患者がその人らしくいられた一瞬を見逃さず，その家族だからできたということを気づかせることで，その家族には自律性が生まれ新たな力になる．筆者も日常のケアの中でそれぞれの家族のエンリッチングイベントを聞きながら，家族同士で高められる力に何度も驚かされた．このように看護師は患者も家族も後悔しないように協力していきたいということを伝えていきながら，限りある時間と空間をどのように過ごしたいかを患者や家族が自己決定できるように支えることが非常に大切である．

引用文献

1) Archbold, P. G., Stewart, B. J., Greenlick, M. R., et al. (1990) Mutuality and preparedness as predictors of caregiver role strain, Research in Nursing & Health, 13, pp. 375-384.
2) Archbold, P. G. (1991) An interdisciplinary approach to family caregiving research, Commnicating Nursing Research, 24, pp. 27-42.
3) Cartwright, J. C., Limandri, B., Archbold, P. G. et al. (1994) Enrichment processes in family caregiving to frail elders, Advances in Nursing Science, 17, pp. 31-43.

4）厚生労働省，終末期医療に関する調査など検討会報告書　平成17年．http://www.mhlw.go.jp/shingi/2006/12/dl/s1212-6d.pdf
5）西村哲郎，平林優子，太田尚子ほか（2006）生命倫理研究会の活動報告：いのちにおけるアイデンティティの視座，聖路加看護大学紀要，32，pp.20-27.

参考文献

1. 井上郁（1996）認知障害のある高齢者とその家族介護者の現状，看護研究，29（3），pp.189-202.
2. 大川宣容，藤田佐和，宮田留理ほか（2001）終末期がん患者の家族の死への気づきに対する反応，日本看護科学会誌，21.
3. 佐藤まゆみ，増島麻里子，柴田純子ほか（2006）終末期がん患者を抱える家族員の体験に関する研究，千葉看護学会会誌，12（1），pp.42-49.
4. 北山美津子（1995）体験記から抽出した介護家族の学び，Quality Nursing，1（3），pp.58-65.
5. 岡山寧子，小松光代，田中冨美子ほか（2001）痴呆性老人の介護家族交流会参加者における介護継続意識，京都府立医科大学医療短期大学部看護学科紀要，11，pp.37-43.
6. 春日キスヨ（1994）家族の条件　豊かさの中の孤独，岩波書店，p.215.
7. 伊藤由里子（1998）がんという病気をもちながら生活をしている人にとってのゆとりの意味の探求，看護研究，31（1），pp.77-88.
8. 東清巳，永田千鶴（2003）在宅ターミナルケアにおける家族対処の特徴と看護介入，日本地域看護学会誌，6（1），pp.40-48.
9. 馬庭恭子（2003）がん患者のターミナルケア　がん患者の家族に対する援助，保健の科学，45（2），pp.131-134.
10. 渡辺裕子（2008）がん患者の家族支援に関するナースのジレンマ，家族看護，6（2），pp.11-18.
11. 石本万里子（2009）終末期がん患者を在宅で介護する家族にもたらされるEnrichment，日本がん看護学会誌，23（1），pp.31-43.
12. 石本万里子（2009）緩和ケアの場における関わりの難しい家族とそのアプローチ：患者も家族も必要な緩和ケア，家族看護，7（2），pp.69-74.
13. 野末聖香編，住吉亜矢子（2004）家族ケア，リエゾン精神看護　患者ケアとナースの支援のために，pp.90-95，医歯薬出版.

8 家族が求める看護実践（Good Practice）

① 家族のニードの充足

1 家族のもつニード

　ターミナル期にある患者の家族は，患者の死が近づきつつあるという苦しい現実に直面し，さまざまなニードをもつようになる．ハンプ（Hampe）[1]は終末期がん患者の配偶者のもつニードとして，①患者の状態を知りたい，②患者のそばにいたい，③患者の役に立ちたい，④感情を表出したい，⑤医療従事者から受容と支持と慰めを得たい，⑥患者の安楽を保証してほしい，⑦家族メンバーより慰めと支持を得たい，⑧死期が近づいたことを知りたい——という8つのニードを明らかにしている．また，終末期がん患者の妻を対象とした筆者の研究[2]において，ハンプの示したニードに加えて，"夫婦間で対話の時間をもちたいというニード"と"自分自身を保ちたい"というニードが明らかになっている（表Ⅲ-10）．

　本節では，入院中のターミナル期の患者家族のニードについて，研究にもとづいて説明する．在宅ターミナル患者の家族のニードについては，在宅ターミナルケアに関する文献を参照されたい．

2 家族のもつニードを充足する

〔1〕患者の状況を理解できるように情報を提供する

　家族員の年齢や患者との関係などの違いにより，患者の情報に対するニードはさまざまである．家族が患者の死が近づきつつあるという現実を受け入れていくためには，家族の死への気づき（Ⅱ章4節3項「死への気づき」参照）を進ませるように，患者の状態の変化に関する情報を提供していく必要がある．

〔2〕患者のケアに参加できるように配慮する

　家族は，患者のそばにいたい・役に立ちたいというニードをもっている．家族が患者のケアに参加し，これらのニードを充足することは，患者に対してできるだけのことはしたという満足感につながり，死別後の悲嘆のプロセスに肯定的な影響を及ぼすといわれている．個々の家族員は

表Ⅲ-10　ターミナル期患者の配偶者のニード

ニード	ニードに関する説明
①患者の状態を知りたいというニード	家族は，患者に少しでもよくなってほしいとか，長生きしてほしいというような希望をもっているため，現在の状態を詳しく知りたい，また症状を改善する方法があるのか知りたいという気持ちが表出される．そして今後起こってくる状況に対して，知識がなく不安があるため，どういう状況になるのか，苦痛を緩和する方法があるのかなどを知っておきたいという気持ちをもつようになる．
②患者のそばにいたいというニード	家族にとって患者は大切な家族の一員であり，患者と過ごせる時間が短ければ短いほど，時間の許す限り長くそばにいたいと思うようになる．また，多くの家族は，気持ちのわかり合える家族がそばにいることが患者にとっても最もよいことだと考え，そばにいたいと思っている．
③患者の役に立ちたいというニード	患者の死が避けられないと気づいたとき，家族は患者のためにできることや患者にとって最善であると思うことを見いだし，残された時間の限り全力を尽くしたいと感じるようになる．
④感情を表出したいというニード	家族は患者の死が近づきつつあると気づき，さまざまな感情を体験している．家族は現実に向き合い，自分自身を保っていくために，自分の感情を親身になって聞いてほしいという気持ちをもつようになる．
⑤医療従事者から受容と支持と慰めを得たいというニード	家族は患者の死が近づきつつあるという現実に苦悩している．また，家族は病院という特殊な環境の中で，また終末期という不確かな状況の中で，つねに緊張し続けている．このような状況の中で，家族は医療従事者に対して，自分たちの苦悩や状況をわかってほしいという気持ちや，困ったときには相談相手になってほしいという気持ちをもつようになる．
⑥患者の安楽の保証をしてほしいというニード	患者の苦痛を目の当たりにした家族は，患者の苦しむ姿を見るのはつらいと感じ，医療従事者に対して，患者の心身が最後まで安楽であることを保証してほしいと切実に思うようになる．
⑦家族員よりの慰めと支持に対するニード	患者の死が近づきつつあると感じた家族員は，互いに精神的に支えながら，また相談しながら，患者の残された時間を有意義に過ごせるように支えていく方向性を見いだしていく．しかし，主介護者の役割を担っている家族員の負担が大きく，身体的にも精神的にも疲労してきたとき，他の家族員に対して，もっと精神的に支えてほしい，患者の世話を手伝ってほしい，家庭内の役割を分担してほしいという気持ちをあらわすようになってくる．
⑧死期が近づいたことを知りたいというニード	家族は死別のための心の準備や死別にともなう準備（葬儀の準備や家の片づけ，親戚への連絡など）のため，また死に目に会いたいために，死期を知りたいという気持ちが表出されるようになってくる．
⑨患者と対話の時間をもちたいというニード	患者の心理的影響を考え，患者に病名や予後を知らせていない家族も多い．このような状況の中で，夫婦間で心の内を吐露したい気持ちや，子どもの将来や死別後の生活のことなどを，患者と話し合いたいという気持ちをもつことがある．しかし，病気に関する秘密を守るため，話さないままにしていることも多い．
⑩自分自身を保ちたいというニード	患者の死が避けられないという気づきによって体験する種々の苦悩を乗り越え，患者を看取っていくために家族は苦悩の波にのみ込まれないように，自分自身の気持ちやエネルギーを保ちたいと考えている．

注）①～⑧はハンプが明らかにしたニードで，⑨⑩は筆者の研究[2]にもとづいて追加したニードである．各ニードの説明は筆者の研究のデータにもとづいている．

仕事や家庭での役割をもっており，十分に患者のケアに参加できないこともある．このような場合でも時間的に可能な限り，患者と時間を共有し患者の役に立てるケアへの参加をすすめていくようにする．また，家族が活用できるような情報（外出や外泊の可能性，患者の癒しにつながるようなケアの方法など）を提供していく．

(3) 心理的苦痛を表出できるように支援する

家族が体験している心理的苦痛を表出できるようにすすめ，家族の気持ちを受け入れ，家族が現実と向き合い，現在の状況に対処していけるように支援していく．家族が現実と向き合っていく過程で，家族の気持ちが萎えてしまったり，エネルギーが消耗してしまったりしないように，家族を情緒的に支えるとともに，家族に気分転換をすすめたり，休息をとるようにすすめたりする．

(4) 充実した時間がもてるように配慮する

患者と家族が充実した時間をもてるように，外出や外泊の機会を設定し，ともに過ごせる時間を確保する．また，患者と家族間で対話ができるようにライフレビュー法を活用し，これまでの人生を振り返る機会をもてるように働きかける．

患者と家族の充実した時間の共有は，患者のQOLに肯定的な影響を及ぼすだけでなく，看取り体験の意味づけにもつながり，家族にとって有用な体験となる．

(5) 家族メンバーの力を合わせるようにすすめる

家族に対して，現在の状況に対してどのように対処していくかを話し合うようにすすめ，個々の家族メンバーが互いに情緒的に支え合い，役割分担し協力して行えるように働きかける．その中で，対応が難しい問題について相談に応じ，活用できる資源や問題解決に役立つ対処方法を紹介する．問題を解決していく過程を通して，家族が力をもっていることを認識し，さらなる協力体制をつくっていけるように支援する．

(6) 死に対する準備をすすめる

家族の死への気づきを促進し，死別に対する心の準備や死後に必要な具体的な事柄の準備をしていくようにすすめる．死亡時に必要な衣類や親戚や友人などの連絡先のリストなど，死が近づいてきた時期に準備しておくことが望ましい．確実に死期を予測することはできないが，家族が準備ができなくて後に心残りや罪責感をもつことがないように，専門的な判断で情報を提供していく必要がある．

② 家族の予期悲嘆への援助

1 予期悲嘆の心理プロセス

ターミナル期にある患者の家族は，患者の死が避けられないと気づいた時点から予期悲嘆の心理プロセスをたどり始める．この心理プロセスは，直線的なプロセスではなく，行ったりもどったりしながら次第に進んでいくプロセスである．予期悲嘆の心理プロセスを筆者らの研究データにもとづき，①衝撃と無感覚の局面，②否認の局面，③苦悩する局面，④受け入れていく局面——の四局面として説明する[3]．

(1) 衝撃と無感覚の局面

死が近いという脅威に対する衝撃反応が生じる局面である．患者の死が避けられないと気づい

た家族は，衝撃を受け，愕然とし，動けなくなり，血の気がひいていくような感覚や力が抜けていくような感覚を覚えたり，何も考えられなくなったり，考えていることと行っていることがバラバラになったりという経験をする．そして，同時に動悸や口渇，胸苦しさなどの急性身体症状を呈する．ここで，衝撃と無感覚の局面にあったAさんとBさんの状況を紹介しよう．

〈Aさん　50歳代　女性〉
　医師より「ご主人は長くて3カ月，黄疸や出血が起こればもっと短いでしょう」と説明を受けた患者の妻Aさんは，面談室より病室に戻る途中で廊下で泣きくずれ，立ち上がれなくなって座り込んでしまった．日ごろより血圧の高いAさんは動悸や胸苦しさ，頭痛を訴えた．

〈Bさん　30歳代　女性〉
　医師より「根本的な治療は無理で対症的な治療しかできません．ここで入院を続けるか，緩和ケア病棟へ移るか，自宅で療養するかをご家族で相談してください」と説明を受けたBさんは，「はい，わかりました．家族と相談します」と言い，帰宅の途についた．後に，そのときの状況について「先生の言われることを『はい，はい』と聞いていたけど，先生の説明で頭の中が真っ白になってしまってね．わからないと思ったけれど，聞き返す気力もなかった．そのままボーッとしてしまって，どうやって家に帰ったのかもわかりませんでした」と話した．

(2) 否認の局面

　患者の死が近いという気づきに対して衝撃を受けた家族は，その状況に直面するにはあまりにも恐ろしく圧倒的すぎるために，種々の**防衛機制**を用いて自分自身の内面を守ろうとする．家族は，否認や逃避，願望思考などを用いることにより，死が近づきつつあるという現実から目を背けた状態になる．この局面は，脅威から自分の内面を守り，現実に直面するための準備をしている時期といえる．ここで，否認の局面にあったCさんとDさんの状況を紹介しよう．

〈Cさん　50歳代　女性〉
　胃がんで試験開腹だけに終わった患者の妻Cさんは，医師より予後3カ月と説明を受けていたが，受け持ち看護師が話を聞いたときに，Cさんは「今日，占いにみてもらったら，この人は死ぬようなことはないと言われました．…昨日，ロビーで話していたときに，おなかを開いて閉めただけの人でも2年生きていると聞いて，主人もこのままよくなるような気がしてきました」と話した．

〈Dさん　50歳代　女性〉
　胃がん術後で，がん化学療法目的で消化器内科に入院してきた患者の妻Dさんは，医師より，「がん性腹膜炎を併発しており，予後は2～3カ月だと考えます」と説明を受けた．医師の説明後，Dさんは「外科の先生はそんなことは言いませんでした．内科の先生の言っていることは何かの間違いじゃないかと思います」と言い，医師の話を否定していた．その後，医師が病状の変化について説明したいと言っても，「今日は忙しいので後日にしてください」と言い，現実から逃避していた．

(3) 苦悩する局面

　家族は患者の死が近いことを認めたくない，治るという希望をもち続けたいという気持ちをもちながらも，次第に悪化していく患者の状態から「死はもはや避けられない」ということを理解するようになり，心が切り裂かれるような深い悲しみや不安，今後の状況に対する不確かさ，患

者を助けられない医療従事者への怒り，早期に異常に気づかなかった自分に対する怒りや罪責感，孤独感，無力感，抑うつ，絶望感などの感情を体験する．

　この局面は家族にとって非常につらくて苦しい状況であるため，決して直線的に進んでいくのではない．家族は患者の少しでもよい状態（例えば，今日は昨日より気分がよさそう，今日は昨日よりも食べられた，など）をみつけては，死が近づいているという現実を否認し，「もしかしたら大丈夫かもしれない」という希望をもち続けようとする．一方，患者の状態が悪くなると「やっぱり死は近づいてきている」と感じ，落胆する．このように「死が近づいてきている」という思いと「大丈夫かもしれない」という思いとの間で，振り子のように大きく揺れ動きながら，次第に患者の死を受け入れていくようになる．

〔4〕受け入れていく局面

　家族は，患者の悪化していく姿を見て，患者の死が近いことを認め，患者は精一杯生きてきたのだからもう楽にしてあげたいと願い，自分自身にもう仕方がないと言い聞かせ，死後の生活について建設的に考えようと努力し始める．すなわち，患者の死にともなう準備を始めたり，心構えをしたりするようになってくる．この局面にある家族は，「もうダメだろうと思うので，みんなに会っておいてもらおうと思って，今日親戚の者を呼びました」とか，「いまはもう覚悟はできています．死んだときは母が好きだった着物を着せたいので持ってきました」と話していた．

❷ 予期悲嘆の心理的プロセスを促進する

　家族の心理的プロセスを促進する援助は，患者と家族の関係を保ち，その家族らしい看取りを実践していくうえで重要である．

〔1〕衝撃と無感覚の局面への援助

　この局面にある家族は，脅威（患者の死が避けられないという気づき）にさらされていることに留意して，家族の脅威をやわらげる援助が大切である．例えば，医師の説明時には，家族に脅威を与えることを予測して，説明後にゆったりと落ち着ける場所に誘導し，そばに付き添い，温かい態度で接し，感情を受け入れるようにする．また，説明時には，家族同士が支え合えるように，複数名の家族が説明を受けられるように設定する．

〔2〕否認の局面への援助

　この局面は，脅威から自分の内面を守りながら，現実に直面していくための準備をしている時期である．看護者は，家族に現実に目を向けさせようとして焦ったり，家族が現実を否認している状況（事例Cさん，Dさん）を否定したりしないようにする．家族のこのような状況を当然のこととして認め，温かい思いやりのある態度で家族に接し，感情を受け入れる．このような受容的態度で接することにより，家族は支えられていると感じ，次第に苦しい現実に向き合っていけるようになる．

〔3〕苦悩する局面への援助

　この局面は，家族が患者の死が近づいているという現実に向き合っていくため，種々の苦悩を

経験する時期である．家族の苦悩を理解し，精神的に支え，家族が自分の感情を整理していくのを助ける．また，家族の気持ちに添いながら，現実に向き合うことによって生じてくる問題や心配事（例えば，看取りに自信がない，患者の仕事の整理をどうすればいいのだろうか，子どもたちにどのように伝えようか）に対して相談に応じていく．

〔4〕受け入れていく局面への援助

この局面は，もはや患者の死は避けられないと覚悟を決めていく時期であり，家族を精神的に支えながら，患者の死にともない起こり得る問題に対処していけるように相談に応じていく．すなわち，家族が患者の死後の準備をしていけるように，利用できる資源を活用したり，家族内の役割移行を進めたりするように支援していく．

③ 家族内での役割移行への援助

1 役割移行

家族の一員である患者がターミナル期にある場合，家族員はこれまで担っていた役割に加えて，患者の介護役割や情緒的に支える役割，患者が担っていた役割などを担っていくことが必要になってくる．一方，患者はこれまで担っていた役割から離れることを余儀なくされる．このように新しい役割を取得したり，これまでの役割を失ったりするプロセスを**役割移行**[4]（role transition）といっている．

多くの家族は，家族員で話し合いながら役割を分担し，役割移行を進めていく．しかし，役割移行が円滑に進まない場合も多い．すなわち，家族員が患者の担っていた役割や介護役割を新た

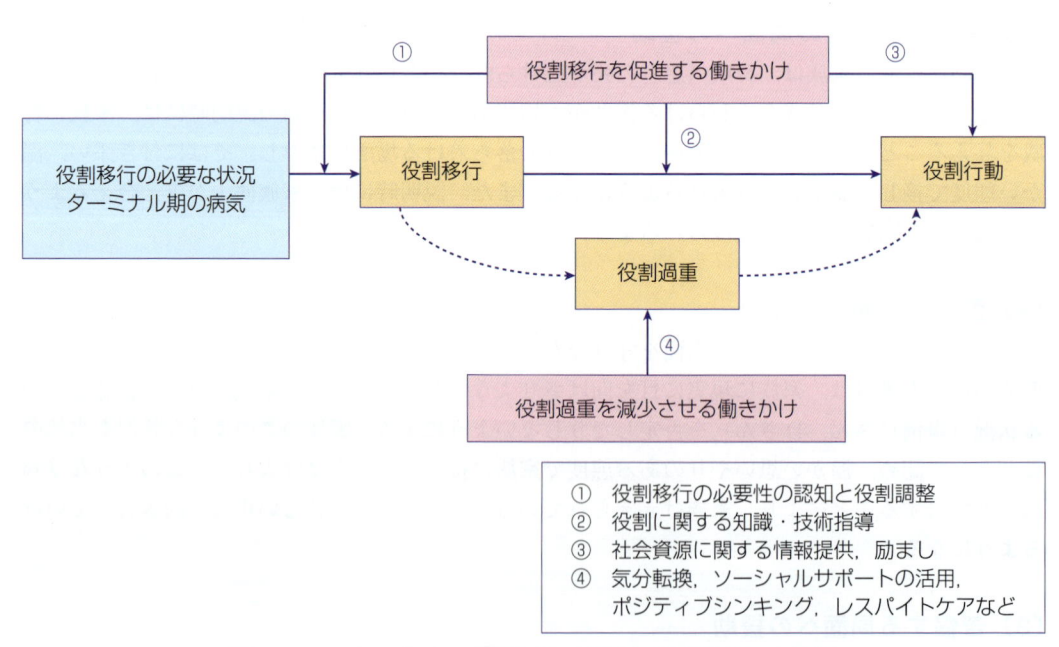

図Ⅲ-10　ターミナル期患者の家族の役割移行の過程

① 役割移行の必要性の認知と役割調整
② 役割に関する知識・技術指導
③ 社会資源に関する情報提供，励まし
④ 気分転換，ソーシャルサポートの活用，ポジティブシンキング，レスパイトケアなど

に担っていくことを重荷に感じ，役割を担っていくための役割行動がとれない場合（**役割過重**，role strain）や，家族内の協力体制がとれない場合，他に困難な問題を抱えていて役割移行に対してエネルギーを使えない場合などである（図Ⅲ-10）．このような場合には，看護者は家族内の役割移行を円滑に進めるように援助する必要がある．

❷ 家族内での役割移行の支援

役割を円滑に移行させ，家族が自己の生活パターンに役割行動を定着させていくための援助として，①役割移行を促進するための働きかけと，②家族が役割を担うことによる役割過重を減少させる働きかけがある．

〔1〕役割移行を促進する働きかけ

役割移行を円滑に進めていくためには，まず家族員がターミナル期にあることで，家族員の生活や家族機能にどのような影響を及ぼすかを明確にしていく必要がある．そのうえで，家族内でどのような役割移行が必要であるかを話し合い，役割分担を決定していく必要がある．そして，役割分担が決定したなら，各家族員が新たな役割を担うために必要な知識や技術を学習する機会を提供していく．

ここで，病院から在宅へ移行するターミナル期患者の家族の介護役割の移行に必要な知識と技術について考えてみよう．家族は，24時間医療従事者がいない在宅で患者の介護役割を担う必要があるため，ターミナル期にある患者のケアに関する知識や技術を習得する必要がある．看護者は家族に対して，ターミナル期の患者の在宅移行に向けて，①病気の説明，②今後起こりうる状況と対処の仕方，③療養に必要な医療処置や看護ケアの方法，④医療従事者との連携の取り方（緊急時の連絡先を含む）などの知識と技術を指導していく．技術指導に関して，特に難しい技術の習得が必要な場合には，家族の状況に合わせて計画的に実技トレーニングを組み込んでいく．このような移行のための時間[5]（新しい役割に必要な知識や技術を獲得するための試行錯誤の時間）をつくることは，家族が介護役割に対して脅威を感じることなく，準備期間をもって受け入れていくことができ，有効な方法であるといえる．

しかし，ターミナル期は準備に時間を費やせない場合も多いので，患者や家族に在宅移行の意思を確認し，時期を逸しないように準備を進めていくことが在宅移行への重要な鍵となる．タイムリーに在宅移行を進めるために，社会資源（開業医，訪問看護ステーション，介護ヘルパー，デイケアシステム，介護物品など）を有効に活用することも，看護者にとって重要な役割である．

〔2〕役割過重を減少させる働きかけ

役割過重を減少させる働きかけとして，二つの方法がある．まず，一つ目は直接的に役割を軽減する方法である．例えば，役割過重となっている家族員の役割を他の家族員に分担するようすすめたり，在宅で患者を介護している場合には，訪問看護師や介護ヘルパーの訪問時間や回数を増やすようにすすめたり，**デイホスピス**（day-hospice）[*1]や**レスパイトケア**（respite care）[*2]の活用をすすめたりする．

二つ目の方法として，リラクセーション法や気分転換法などの気持ちを切り替える方法を指導したり，情緒的サポートや肯定的メッセージ（例えば，介護実践に対して肯定的に評価したり，

労をねぎらったりする）を提供したり，患者を介護している体験に意味を見いだせるように働きかけたりする．これらの方法は，直接的に介護量を減らすわけではないが，気分を変えたり介護のポジティブな面に目を向けたりすることにより，役割を担うことの心理的重荷は軽減される．

これらの二つの方法を適切に活用しながら援助していくことにより，家族は新たな役割行動を自らの生活パターンに定着させていくことができるだろう．

④ 家族の意思決定への援助

1 家族の意思決定

家族の意思決定（decision-making）には，二つのタイプの意思決定，すなわち，代理意思決定と家族機能を営んでいくうえで必要な意思決定が含まれる．

〔1〕代理意思決定

代理意思決定とは，患者の意思決定能力が低下あるいは喪失している場合や，患者に病名や予後に関する情報を伝えていない場合に，患者の治療や療養などに関する意思決定を家族が代理で行うことをいう．

多くのターミナル期にある患者にとって，家族は心理的にも社会的にも最も近い存在であり，患者自身が意思決定できないときには，家族が患者自身の意思を尊重し，意思決定を行っていくことは必要であろう．しかし，家族がストレス状況下にある場合には，家族の意思決定は，論理的判断というよりも家族の価値観や感情に左右されることが多い[6]といわれている．また，ターミナルケアにかかわっている実践家や研究者により，患者の意思と家族の意思決定は必ずしも一致しない[7]ことは指摘されている．家族も，患者に秘密をもっているため現実的な問題を話し合えず，患者の意思が確認できないため，代理意思決定に対して精神的に負担を感じていることが指摘されている．このように，家族による代理意思決定が行われる場合，看護者の援助の必要性は大きい．

〔2〕家族機能を果たしていくうえでの意思決定

家族が大切な家族員に死が近づきつつあるという状況に対処し，家族機能を維持していくために，家族役割の分担や協力体制，家族資源の使い方など，さまざまな意思決定を行っていく必要がある．しかし，家族も患者と同様に強いストレス状況に直面しており，時には危機的状況に陥

---

*1 デイホスピスとは，ターミナル期の患者を対象として，ホスピスケアをデイケアとして提供することをいう．患者は日中ホスピスに出向き，入浴や整髪，食事などの基本的ケアに加えて，個々の患者のニーズに応じて心身の苦痛緩和法（アロマセラピー，指圧，リラクセーション法など）を受けたり，趣味の時間（音楽，絵画，生け花など）をもったりする．家族は，患者がデイケアを受けているときは，休養したり自分の時間をもったりすることができる．
*2 在宅でターミナル期の患者を介護している家族は，介護のため買い物や美容院に行く時間や自分の時間（気分転換の時間）をとることが難しかったり，心身ともに疲労したりして，在宅ケアの継続が困難になることがある．このような状況に対して，ホスピスケア病棟へ短期の入院をすすめることにより，家族は一時的に在宅介護から離れることで，心身の疲労を回復したり気分転換の時間をもってリフレッシュしたりすることができ，新たな気持ちで在宅ケアが継続できるようになる．このような援助方法をレスパイトケアという．現在，日本では在宅でターミナル期の患者を介護している家族に対してレスパイトケアを提供している施設は少ないが，次第に増えていくと考えられる．

っている家族もあり，家族が意思決定できないことも多い．さらに，これまでターミナル期の患者が家族内のリーダーとして決定権をもっていた場合には，家族の意思決定がスムーズに行われない場合もある．家族がおかれている状況を理解し，家族が意思決定できるように援助していく必要があろう．

② 家族の意思決定を支える

　家族の意思決定において，家族間で正確な情報の共有やオープンなコミュニケーションは必要不可欠である．しかし，家族員がストレス状況下にある場合には，オープンなコミュニケーションが行われていない場合もある．家族員間のコミュニケーションが十分でない場合や，限られた家族員間でのみコミュニケーションが進んでいる場合には，看護者は，まず家族を情緒的に支えながら，家族員間のコミュニケーションをはかっていくことが重要である．

　それとともに看護者は，①患者の意向が尊重されるように，患者の代弁者となり患者と家族の意向のずれを調整していくことや，②家族がストレス状況に適応していくために，問題解決に焦点をあてて話し合い意思決定できるように支援していく．長年の確執を抱えている家族も多いが，家族が「いま，ターミナル期患者の家族として何をする必要があるか」に焦点をあてて話し合えるよう，働きかけていく．

⑤ 家族対処の促進への援助

① 家族対処

　家族は，家族の大切な一員である患者がターミナル期であることに対処するとともに，そのことから引き起こされてくる状況（役割移行の問題，経済的問題，精神的ストレス，家族内のコミュニケーションの問題など）に対処していく必要が生じる．家族内に生じたストレスや困難に対して，家族の適応を促進できるように，家族は一つの単位としてまとまり，家族資源（family resource）や地域資源（community resource）を用いたり強化したりする家族の情緒的・行動的・認知的努力を家族対処（family coping）[8]という．資源には社会的・心理的・物質的な資源があり，リーダーシップ技能，役割の分担，収入，家族の結びつきの強化，適応能力，問題解決のための情報，精神的サポートを提供する友人，セルフヘルプグループよりの支援，専門的援助などが含まれる．

② 家族対処を促進する

〔1〕家族が直面している状況や家族のもつ力をアセスメントする

　ターミナル期の患者の家族はさまざまなストレスや困難に直面していることを理解するとともに，家族のもつ自己決定能力，必要に応じて援助を求める能力，必要な情報を入手する能力，問題解決能力，心配や不安をコントロールする能力等の力をアセスメントしていく．そのうえで，家族のもつ機能が円滑に働くことを目標（目標は家族と共有する）としてかかわっていくことが大切である．

〔2〕家族関係を調整・強化する

　家族関係が円滑に機能することを目指して，家族間の相互作用のパターンを調整し，強化するように働きかける．すなわち，効果的な機能を妨害する可能性のある情緒的要因や家族員が経験している種々の負担感を明確にすることにより，家族が対処する必要のある課題を明らかにする．看護者は家族が自分たちの感情を受け入れられるように情緒的に支え，各々の家族員が互いに相手の状況や気持ちを理解し，協力体制をつくっていけるよう支援する．

〔3〕サポート資源を効果的に活用する

　家族員はさまざまな資源（個人資源，家族資源，地域資源）をもっている．しかし，患者がターミナル期であるというストレス状況において，家族は新たなサポート源の獲得の方法や活用の仕方がわからず，家族員が現在もっている資源に重い負担をかけ，ときには使い果たしてしまうことさえある．看護者は，家族のもっている資源をアセスメントし，必要時には新たなサポート源の獲得に関する情報を提供したり必要としているサポートを提供したりすることにより，家族が自分たちのもっている資源を適切に活用できるよう支援していくことが重要である．

〔4〕家族の力を引きだし高める

　個々の家族員が現在の状況に対して，どのようにとらえているか，どの程度対処するのが困難であると感じているか，家族は患者がターミナル期に至るまでの経過の中でどのような対処方法を用いてきたかを明らかにする．いままでに家族が活用していた効果的な対処方法を活用することで家族の強みや力を引きだしていく．さらに，現在の問題解決に役立つ新たな方法を紹介することによって，家族の対処能力を高めていく．家族の強みや資源を活用する方法を話し合い，家族員と協働しながら具体的な計画を立案し，個々の家族員が協力して主体的に，現在の状況に対処するように働きかける．問題を解決していく過程を通して，家族が力をもっていることを認識し，協力体制をさらに強化していくことができるよう支援する．

引用文献

1）Hampe, S. O. 著，中西睦子ほか訳（1977）病院における終末期患者および死亡患者の配偶者のニード，看護研究，10（5），pp.386-397.
2）鈴木志津枝（1988）終末期の夫をもつ妻への看護：死亡前・死亡後の妻の心理過程を通して援助を考える，看護研究，21（3），pp.399-410.
3）鈴木志津枝（2003）家族がたどる心理的プロセスとニーズ，家族看護，1（2），pp.35-42.
4）川上理子（1999）病者を抱える家族の役割移行と看護のかかわり，臨床看護，25（12），pp.1794-1798.
5）Allen, V. L., & van de Vliert, E. eds.（1984）Role transitions : explorations and explanations, pp.3-18, Plenum Press.
6）Kirschling, J. M. ed.（1990）Family-based palliative care, p.13, Haworth Press.
7）森田達也，角田純一，井上聡ほか（2000）終末期がん患者の意思決定過程，緩和医療，2（1），pp.3-13.
8）Hanson, S. M. H. & Boyd, S. T. 著，村田恵子，荒川靖子，津田紀子監訳（2001）家族看護学　理論・実践・研究，p.263，医学書院.

⑥ 家族が満足する看護実践（Good Practice）

　ターミナル期にある患者の家族は，患者と死別する予期悲嘆を経験しつつ，患者の苦悩を自身の延長上にあるもののようにともに苦悩し，さまざまな問題に対処し続けることを余儀なくされている．「現代死」が，①脱宗教性，②脱土着性，③非猶予性と特徴づけられるように家族をサポートする資源は少なくなりつつあり，医療者によるケアの重要性は大きい[1]．家族も患者と同様に，より個別的なケアを必要としている存在であるといえる．しかし，看護師の業務は入院期間の短縮化や医療の高度化にともないますます煩雑になり，複雑化している．このような背景のもと，看護師が試行錯誤しながらも「よかれ」と実践した援助が家族にどう受け止められているのか，その具体的な評価を知ることは重要である．

　本項では，先行研究を参考に，ターミナル期にある患者の家族が満足する看護実践（Good Practice）を大きく「看護師の態度」「患者支援」「家族支援」に分け，家族にとっての看護師のGood Practiceに関する内容を述べる．

1 看護師の態度への評価

　遺族を対象にした研究において，ターミナル期にあるがん患者の家族の看護師に対する期待には【他患者への公平なかかわりに対する期待】【職業倫理にもとづくふるまいに対する期待】が含まれ，後者には「品行のよさ」として「病院内での私語」「礼をもった態度」「約束の遵守」が望まれている[2]．一方で，闘病時も含めて看護師に感じたよくない対応の態度には，「事務的な対応」「横柄な態度」「つんけんした態度」「退院時に死ぬための退院という目でみられた」「多忙を理由に見て見ぬふりをされた」などがある[3]．また，国内のホスピス・緩和ケア病棟で患者と死別した遺族が，臨終前後の医療従事者のケアについて改善の必要があると認識していたことの一つに「病室の外から医師や看護師の声が聞こえて不快なことがあった」との報告もある[4]．

　このように，ターミナル期にある患者の家族は，看護師に品行のよさや温かみのある，また誠実な態度を求めている．これらはターミナル期にある患者の家族の場合のみならず，看護師に必要とされる倫理的な配慮ともいえる．しかし，ターミナル期にある患者の家族であるからこそ，相手を大切にする気づかいや思いやりに欠けた看護師の態度に対して「軽視されている」「信頼できない」といった思いや不快感を抱く．ターミナル期にある患者の家族はさまざまなストレスから精神的に脆弱な状況にあり，医療者の言動により敏感かつ繊細になっており，看護師の思慮のない言動一つひとつがもたらす負の影響の大きさを看護師は自覚する必要がある．

2 家族が求める患者支援

　家族が求める患者支援は，患者にとっての【望ましい死】が実現されていたかを遺族が評価する尺度が一つの指標として参考になる．国内のホスピス・緩和ケア病棟で患者を看取った遺族が認識する【望ましい死】には，以下が含まれる[5]．多くの人が共通して望む10の項目には「からだや心のつらさがやわらげられていること」「望んだ場所で過ごせること」「希望や楽しみをもって過ごすこと」「医師や看護師を信頼できること」「家族や他人の負担にならないこと」「家族や友人とよい関係でいること」「自分のことが自分でできること」「落ち着いた環境で過ごすこと」

「人として大切にされること」「人生をまっとうしたと感じられること」がある．

　人によって重要さは異なるが大切であるとされる8の項目には「できるだけの治療を受けること」「自然なかたちで過ごせること」「伝えたいことを伝えておけること」「先々のことを自分で決められること」「病気や死を意識しないで過ごすこと」「他人に弱った姿を見せないこと」「生きていることに価値観を感じられること」「信仰に支えられていること」がある（Ⅱ章3節，表Ⅱ-5参照）．

　看護師は，家族が求める望ましい死の実現に向けて，家族が大切と感じている看取りのありようを把握し，共有することが重要である．そして，患者にどのような支援を実践しているのか，家族に示す必要がある．

　家族の看護師に対する期待のうちで患者支援に関するものには，【患者への最善の看護に対する期待】があり，「患者の心身の安楽に対する看護の実施」「患者に対する献身的で細やかな看護の実施」「患者を一人の人として尊重したかかわり」「つねに患者とかかわるという姿勢の表現」「患者が希望をもてる働きかけ」が含まれる[2]．メイヤー（Mayer）[6]は，がん患者の家族が助けとなったと認識する看護師のケアリング行動の一つに，「いつも患者を楽にしようとしてくれる」があると示している．

　ターミナル期にある患者の家族は，患者の状況や希望に応じながら苦痛を軽減する援助に，人として敬意をもって尊重され，また「いつも」「つねに」と表現されるようにどのような状況においても変わらず真摯に患者にかかわる姿勢がともなうことが家族にとって満足する患者支援につながると考える．

❸ 家族が満足する家族支援

　モク（Mok）ら[7]は，ターミナル期にある患者の家族が看護師によってエンパワーメントされたと認識した看護実践は，【関係性をつくる】【情報，知識，技術の提供】【自己価値の肯定】【患者へよいケアがなされ安心を与える】を含むことを明らかにした．また，エンパワーメントの結果は，信頼関係，介護への自信，患者の死の受け入れ，自己価値の維持，心の平安をもたらしていたと報告する．

　また，前述のメイヤーは，家族が助けとなったと認識する看護師のケアリング行動には，「患者に何が起きているのか，なぜ起きているのかを私にわかりやすく説明をする」「私に患者の状態に関する情報を提供し続ける」「私の質問に回答することに関心を示す」などがあったと報告する．一方で，助けにならなかった看護師の行動には「家族にかまわずに放っておく」「患者の死について話し合わないようにする」などがある[6]．

　さらに，看護師に感じたよくない対応には，「死期が迫っていることを知りながら家族に何の説明もなかった」「面会時間ではないことを理由に面会を断られた（看護師によって対応が異なった）」を含む【説明と対応の徹底】があり，同様に「死別時『うちのだんなも留守が多く，いないようなものだから同じ』と慰められたことで傷ついた」「言葉にとげがある，無遠慮な質問をされた（遺産のことなど）」「臨死期に何の説明もないまま『使わないものは持ち帰ってくれ』と言われた」を含む【コミュニケーション能力】がある[3]．一方で，よい看護師と考えられたこととして，「一緒に泣いてくれた」「落ち着くまで一緒にいてくれた」「子どもへのケア」「患者に十分でなかったという気持ちをフォロー」を含む【寄り添いと思いの共有】と【死を尊厳あるも

のととらえる】が明らかにされている[3]．

　看護師に対する期待には，【家族の受容と支援に対する期待】【患者の看病を支えるかかわりへの期待】【看取りへの十分なかかわりへの期待】がある．【患者の看病を支えるかかわりへの期待】には，「患者の状態に関する情報の説明」「患者の役に立つ援助の教育」「患者の意思を反映した患者の対応の決定」「看病に対する負担への配慮」「患者のそばにいることができるような配慮」が含まれる[2]．

　エリクソン（Eriksson）ら[8]は，ホスピスにてがんで患者を亡くした遺族を対象に患者の死亡前後において，医療者からどのようなサポートを受けたのかを明らかにした．その結果，遺族は患者の死亡前には，情報提供のサポートよりも精神的なケアを受けたと報告した．77％の遺族は患者の病気や治療について過不足のない量の情報を提供されたと答えた．一方で，76％は経済的なサポートの利用可能性の多様な利点や他の手段については少ししか，またはほとんど情報は提供されなかったと報告した．どのように情報を提供されたかについては，93％が正直に，89％が理解しやすくと答えたが，約半数は会話を通して提供されたことはほとんどない，またはまったくなかったと答え，約3分の2は家族が質問しなければ情報を得ることは難しく，情報提供のための時間はとても短かったと答えた．精神的サポートについては，93％が受容的，89％が傾聴され，84％は家族が必要とするときにはスタッフは時間をつくったと報告した．その一方で，半数以上は日々の生活においてスタッフと話すことは難しく，家族が自らのおかれている状況についてスタッフと話したいかどうかに応じているわけではなかったと報告した．

　オッセ（Osse）ら[9]は，進行がん患者の家族がもつ医療従事者へのニードには，家族が気づくべき兆候や家族が患者の痛みにどう対処するかを知ることや書面での情報不足などが上位であったと報告する．ルワンドウスキー（Lewandowski）ら[10]は，がん患者の家族を対象に，助けになった看護介入を調査し，ターミナル期では上位から，「家族と患者だけの時間をつくってくれた」「患者のためにできることは何か説明してくれた」などが示された．

　上記より，家族は，患者の状態に関連する情報提供，患者のためにできることの説明など家族が患者を看病するために必要な支援を求めていた．また，患者と過ごす時間を配慮することや家族が患者を看取るための，死別することへの精神的支援を Good Practice と認識していた．その結果は，家族のエンパワーメントやその後に続く悲嘆によい影響をもたらすであろう．逆に，情報提供不足や家族に関心が向けられなかったり，家族の心理状況にそぐわない言葉や対応に傷つくことは，不満を残し，家族の後悔につながる可能性があると考える．

引用文献

1）田畑邦治，明智麻由美（2000）ターミナルケアと死生観，ナーシング，20（4），pp. 90-93.
2）熊谷有記，小笠原知枝，長坂育代（2009）末期がん患者をもつ家族の看護師に対する期待，死の臨床，32（1），pp. 111-116.
3）倉林しのぶ（2010）「よい」という概念の探究：死別を体験した患者家族にとっての「よい看護師」とは，日本看護倫理学会誌，2（1），pp. 23-29.
4）Shijo, T., Morita, T., Hirai, K., et al. (2010) Care for Imminently dying cancer patients:family menbers' experiences and recommendations., J Clin. Oncl., 28, pp. 142-148.
5）緩和ケア編集委員会編，宮下光令（2008）臨床と研究に役立つ緩和ケアのアセスメント・ツ

ール,緩和ケア,18,pp.79-83.
6) Mayer, D. K. (1986) Cancer patients' and families' perception of nurse caring behaviors., Topics in Clinical Nursing, 8 (2), pp.63-69.
7) Mok, E., Chan, F., Chan, F., et al. (2002) Perception of empowerment by family caregivers of patients with a terminal illness in Hong Kong., International Journal of Palliative Nursing, 8 (3), pp.137-145.
8) Eriksson, E., Somer, S., Louri, S. (2001) How relatives adjust after the death of a patient with cancer in hospice., Cancer Nursing, 24 (6), pp.436-445.
9) Osse, B. H. P., Vernoiji-Dassen, Schade, E., et al. (2006) Problems experienced by the informal caregivers of cancer patients and their needs for support., Cancer Nursing, 29 (5), pp.378-388.
10) Lewandowski, W., Jones, S. L. (1988) The family with cancer:nursing interventions throughout the course of living with cancer., Cancer Nursing, 11 (6), pp.313-321.

9 エンゼルケア・死別後のケア

① 死別後の遺族への援助

1 エンゼルケアがもたらす意味

　エンゼルケアとは死亡確認後の一切のケアであり，その中でエンゼルメイク，グリーフケア，および死後の身体部分の整えが重なり合い，連動しつつ存在する[1]．エンゼルケアの概念を図Ⅲ-11に示す．

　エンゼルケアをケアとして成り立たせるためには，エンゼルケアがもたらす意味の理解と，死後の変化の特徴をふまえた適切な方法でエンゼルメイクや遺体への対応を行うことが重要である．エンゼルケアは，故人，遺族，看護師にさまざまな意味をもたらす．

(1) 故人にとっての意味

　故人にとってエンゼルケアは，モノではなく尊厳ある人間として旅立つために容姿を整えるという意味がある．

(2) 看護師にとっての意味

　看護師にとってエンゼルケアは，人生の終焉にかかわった患者の身体をきれいにし，労うという意味や，エンゼルケアを行うことを通して自分たちが行ってきた看護を振り返るという意味をもつ．

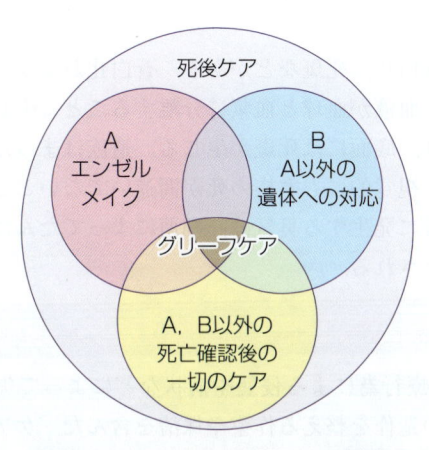

図Ⅲ-11　エンゼルケアの概念

（小林光恵，エンゼルメイク研究会編著（2007）改訂版 ケアとしての死化粧，p.29，日本看護協会出版会より転載）

(3) 遺族にとっての意味

死後に起こるさまざまな変化は，遺族に触覚的，視覚的，嗅覚的に死を感じさせる．遺族は死という事実を信じることができない状態であったとしても，感覚的に死と直面することになる．

遺族にとってエンゼルケアは，故人が生きてきたことの重みと喪失とに向き合う重要な時間である．肉眼的に見る最期の姿は，遺族の心に焼きつけられる．せめて最期の容姿を苦痛のない安らかでおだやかな状態に整えることによって，遺族はその人らしく最期を迎えられたと感じることができる．遺族が故人の最期の姿に安らかさを見いだすことは，家族の死に直面することであると同時に，その死から立ち直っていく重要なスタートにもなる．

2 エンゼルケアの実際

図Ⅲ-11 に示したように，エンゼルケアにはエンゼルメイク，エンゼルメイク以外の遺体への対応，それ以外の死亡確認後の一切のケア，グリーフケアが含まれる．

〔1〕死後の身体の変化

死後，身体はすべての機能が停止することによって，さまざまな不可逆的変化を起こす．そして，遺族は死を触覚的，視覚的，嗅覚的な変化として感じる．

まず触覚的変化として，体温低下，筋の弛緩，硬直が起こる．体温低下は，死にともない代謝機能，体温調整機能が停止することによって発汗などの放熱機能，震えなどの発熱機能が喪失するためである．また，心臓の機能が停止し血液による熱移動が消失することも影響する．死が信じられない思いでいる遺族にとって故人の身体が徐々に温かさを失い冷たくなっていくことを肌で感じることは，死後に起こる大きな変化といえる．そして筋の弛緩は，中枢神経の支配が失われ骨格筋の収縮が行われないことによって生じ，全身が重くダラリとした状態になる．筋の弛緩が死後 2〜3 時間ほど続いた後，次には顎関節から上肢，下肢へと硬直が始まる．これは，死後 ATP の産生と供給が停止し，筋内での ATP 消費が進み，筋の収縮たんぱく質であるアクチンとミオシンが結合した状態で固定されるために生じる．遺族は体温低下，筋の弛緩，硬直といった変化を，生前では決してあり得ない冷たくまったく動かない身体として触覚的に感じることになる．

次に視覚的変化として，蒼白化，死斑などがある．蒼白化および死斑は，心臓の機能が停止し血液が停滞することにより，血液が血球と血漿に分離することで生じる．死後，仰臥位である場合，上面には蒼白化が起こり，底面には死斑が生じる．遺族はまったく動くことがなく血の気のない蒼白な顔を見ることで，視覚的にも家族の死が間違いでないことを感じる．嗅覚的変化としては臭気があげられる．死後に発生する臭気は，細菌によってたんぱく質が分解されることによって生産される物質が原因とされる．

〔2〕エンゼルメイク

エンゼルメイクとは，「医療行為による侵襲や病状などによって失われた生前の面影を，可能な範囲で取り戻すための顔の造作を整える作業や保清を含んだ"ケアの一環としての死化粧"である．また，グリーフケアの意味合いも併せもつ行為であり，最期の顔を大切なものと考えたうえで，その人らしい容貌・装いに整えるケア全般」と定義される[1]．

(1) 眼，耳，鼻腔，口腔内の保清

眼脂などが異臭の原因となることも少なくない．ていねいに汚れをふき取り，閉眼する．閉眼が困難な場合は，水を含ませた5mm程度のガーゼまたはティッシュペーパーを角膜の上にのせ，上瞼をかぶせる．

耳，鼻腔は遺族が顔を近づけた際に目につきやすい半面，保清を見落としがちな部分である．綿棒などを用いて，耳介，外耳道，鼻腔内の汚れを取る．

口腔は食物残渣，吐物，血液，痰などで汚れていることが多く，異臭の原因となる．歯ブラシやガーゼを用いて，歯，舌，口唇，頬粘膜，上顎の汚れを取る．保清後の水分も異臭の原因となるため，口腔内の水分はていねいにふき取る．保湿のために，ワセリンまたはグリセリンを塗布する．

(2) 整髪

長期間，洗髪を行えていなかった場合は，毛髪のべたつきや異臭がある．整髪は顔の印象に大きく影響するため，可能な限り洗髪を行うとよい．

(3) 顔の整え

死後の皮膚色の変化に最も関係するのは，細胞の保有水分量と血液量の変化，腐敗現象である．顔は，身体の他の部分に比べて水分や血液をためやすいため，色調の変化があらわれやすい．また，死亡前に黄疸などによって顔色に変化を生じていた場合，特殊な変化を呈する（表Ⅲ-11）．

顔の色調変化への対応としては，血色を補うメイクが効果的である．生前の面影を少しでも取り戻し，おだやかな表情をつくるためにメイクを行う．近年，死後の顔にマッサージを行ったりメイクをしたりすることは徐々に広まっているが，遺族にとってはなじみのない場合もあるため，実施前に顔を整えるメリットを伝え意向を確認する．

①クレンジングクリームを用いたマッサージ

クレンジングクリームを用いたマッサージを行うことによって，皮脂などの汚れを取ることができる．顔の皮膚が動かない程度の力で，指の腹や手のひら全体で行う．皮膚を擦らないように，ティッシュペーパーを軽く当てるようにしてクリームを取り除く．

②蒸しタオルによるパック

クレンジングクリームを用いたマッサージによって，浮きあがった汚れやクリームを除去することができる．蒸しタオルを鼻の部分だけを出すようにして覆い，擦らないようにして汚れやク

表Ⅲ-11　顔色の特殊な変化

肝機能障害による黄疸がある場合	黄疸による皮膚の黄染は残ったままで顔色の変化が進んでいくため，死亡直後から黄色味を帯びた蒼白となる．
敗血症で死亡した場合	血液中に細菌が入り込んでいる状態のため，血管の腐敗が通常より早くみられ，数時間後から腐敗にともなう緑色を帯びた蒼白となる．
免疫力が低下している状態で死亡した場合	免疫力低下のため，腸内細菌が多い状態である．通常より早く腸内細菌が血管を介して全身に広がり，腐敗が促進されるため，数時間後から緑～黒色を帯びた蒼白となる．
毛細血管が切れている部分がある場合	毛細血管の切断によって皮下に血液が漏出しているため，数時間後から紫褐色の着色が進む．生前，チューブやカテーテルで圧迫されていた部分やテープを剥離した部分にも生じる．

（小林光恵，エンゼルメイク研究会編著（2007）改訂版 ケアとしての死化粧，p.59，日本看護協会出版会より転載，一部改変）

リームをふき取る．眼窩，小鼻や耳の前などの汚れにも配慮する．
③化粧水と乳液による保湿
　死後，細胞への水分は補給されず皮膚の保湿作用は消失する．同時に体表面からの水分蒸発が生じるため，化粧水と乳液を用いて皮膚の乾燥を抑える．化粧水を手のひらに取り，両手で顔を包み込むようにしてなじませる．油分が多めの乳液も同じようにしてなじませる．
④ファンデーションを用いた顔色のカバー
　蒼白化，変色していく顔色を生前の色に近づける．リキッドファンデーションに適宜カラーを混ぜ，自然な肌色にする．その際，耳の下の皮膚に少量のファンデーションを塗り，色を確かめるとよい．リキッドファンデーションがなじんだら，ブラシでパウダーファンデーションをつける．パウダーをつけることによって，保湿効果が高まり化粧崩れも防げる．チークで眼瞼，頬，下顎，耳朶に赤みをつけ，血色を入れる．男性の場合は，ダーク系のリキッドファンデーションで肌色をつくり，チークで血色を入れる．パウダーは粉っぽくなるため，使用しない方がよい．
⑤眉を整える
　閉眼しているため，眉が表情に影響する．おだやかな表情をつくるには弓形の眉を意識する．
⑥口唇色をつける
　口唇の乾燥を防ぎ，血色をつける．違和感のある口唇色は，顔のイメージを大きく変えてしまうので，生前につけていた口紅の色や濃さなど，遺族の意向を聞きながらつける．

〔3〕エンゼルメイク以外の対応
　エンゼルメイク以外の遺体への対応として，器械類の取りはずし，全身の保清，更衣，遺体の温度管理，移送と安置などがある．
(1) 器械類の取りはずし
　死亡時，点滴，人工呼吸器や心電図モニターなどさまざまな器械類が取りつけられている場合がある．死をまだ信じられない遺族の気持ちに配慮し，死亡宣告直後はすぐに取りはずせる器械や大きな器械のみを取りはずす．
　死亡後の血液は凝固機能が消失しているため，中心静脈カテーテルなどの抜去部の圧迫が不十分な場合，出血が持続したり皮下出血が拡散したりする．皮下出血の拡散や変色は生体よりも早く出現するため，遺族が目にすることも多く問題となる．皮下出血の拡散防止には，十分な圧迫が有効である．
　テープ類が貼付されている場合は愛護的に除去する．これは，テープ剥離にともない角質もはぎ取られ，その部分に皮膚の硬化と変色が生じることを防ぐためである．
(2) 全身の保清
　遺族の意向や身体の状況によって，清拭，シャワー浴，手浴，足浴，爪切りなどを組み合わせて保清を行う．いずれも生前と同じ方法で行う．
(3) 更　衣
　着衣は身体のほとんどを覆うため，顔と同様に最後の姿として遺族の印象に影響する．したがって，遺族に着衣の意向を聞き更衣を行う．
(4) 遺体の温度管理
　遺体における腐敗とは，生前から体内に存在していた細菌群が異常増殖することによって，臓器，体液や組織の主成分であるたんぱく質を分解することによって生じる．細菌群の異常増殖は，

栄養源となる培地，適度な水分と温度，酸素や窒素などの濃度に影響を受ける．遺体における細菌増殖を防ぐ最も確実で簡便な方法が遺体の冷却である．多くの細菌は20℃以下の環境で増殖が抑制されることから，できるだけ早く20℃以下に下げることが重要となる．冷却ポイントは，細菌が多い腸管や肺であり，畜冷剤や氷を臍上部や左右胸部に置く．

(5) 移送と安置

病院で亡くなった場合，病室から霊安室に移送し安置する．遺体を傷つけないよう生前と同様に安全に配慮する．

〔4〕死亡確認後の一切のケア

エンゼルメイク，遺体への対応以外の死亡確認後の一切のケアとして，死亡退院に関する諸手続き，荷物など身の回りの片付けなどがある．

医師が作成した死亡診断書を遺族に手渡し，入院費の精算など諸手続きの方法を説明する．この際，事務的な印象を与えないよう遺族の反応を見ながら，説明することが重要である．故人が使用した衣類やタオルなどは，遺族にとって故人に結びつく大切な物である．身の回りの片付けに際しては，遺族と一緒に一つひとつ意向を聞きながら行う．

〔5〕グリーフケア

一連のエンゼルケアにおいて故人の尊厳が感じられること，遺族の意向が大切にされること，生前の面影を少しでも感じられることが遺族のグリーフケアに重要となる．

遺族は故人に対してまるで生きているかのような感覚をもち，生きているときと同じような尊厳のある扱いをしてほしいという思いを抱くことが多い．死亡と同時に看護師が無言で物を扱うように遺体を扱えば遺族の気持ちと大きなずれが生じる．したがって看護師は「顔を拭きますね」「いままで痛かったですね」など，生前にケアをしていたときと同じように自然な話しかけを行いながら，故人の気持ちへの配慮が感じられるようなケアを行う．

〔6〕慣例よりも遺族の意向を大切に

死後にまつわる物事には，逆さあわせ，立て結び，顔に白い布をかけることや胸の上で手を組むことなどいくつかの慣例がある．死を現実のこととして感じることができていない遺族は，死者であることを示す慣例が故人に行われる様子を目の当たりにすることで衝撃を受ける．慣例にそったケアではなく，遺族の気持ちや意向を大切にしたケアを一つひとつ行うことが重要である．

遺族が故人の生前の面影を少しでも感じることは，故人の生きてきた過程や思い出に目を向けるきっかけになる．ある50代男性が半年の闘病を経て亡くなった際，看護師は入院中に故人が「仕事で外を歩くことが多かったので日焼けして色が黒かったのに．こんなに色白になって…」と話をしていたことを思いだした．そこで，遺族と日焼けした肌を意識してエンゼルメイクを行った．エンゼルメイクが完成し，故人の顔を見た遺族から「あぁ，この日焼けした顔がお父さんの本当の顔だね．暑いときでも仕事で歩き回ってよく働いていたよね．少しやせているけど，なんだかあのころのお父さんが戻ってきたみたい」という言葉が聞かれた．

引用文献

1) 小林光恵, エンゼルメイク研究会編著, 小林光恵（2007）改訂版 ケアとしての死化粧：エンゼルメイクから見えてくる最期のケア, pp.28-29, 日本看護協会出版会.

参考文献

1. 伊藤茂（2009）"死後の処置"に活かす：ご遺体の変化と管理, pp.6-42, 104-111, 照林社.
2. 角田直枝編, 林直子, 伊藤茂（2010）癒しのエンゼルケア, pp.2-34, 中央法規出版.
3. 山勢善江編, 名波まり子（2008）救急クリティカルケアにおける看取り, pp.92-114, 学習研究社.
4. 本郷利憲ほか監修, 飯野正光（2005）標準生理学 第6版, pp.116-119, 医学書院.
5. 小林光恵（2005）死化粧 最期の看取り, 宝島社.

② 遺族ケアの考え方

1 遺族ケアとは

遺族ケア（grief care）* とは, ①大切な家族との死別を経験した人々が適度な期間内に悲嘆の苦痛を享受し乗り越えられるように, ②遺族が自らの役割を果たし, 故人のいない生活に適応していくための新たな考え方や対処方法を学んでいけるように, ③低下した自尊感情を立て直し新たな自己イメージを確立していけるように支援すること[1]ととらえられている.

2 遺族ケアはなぜ必要か

既存の研究[2]により, 死別前の患者や家族へのケアのあり方が死別後の悲嘆の過程に大きく影響していることが明らかになっている. このことは, ターミナル期のケアにかかわる医療従事者の責任として, 死別後の遺族への援助を考えていく必要性を示唆している. また, WHOにおいても, 緩和ケアは「患者と死別した後も, 家族の苦難への対処を支援する体制をとる」[3]ことを明示しており, 遺族ケアをターミナルケアにかかわる医療従事者の役割として位置づけている.

また, 遺族は死別経験のない同世代の人々と比べて身体的問題[4]-[6]（例えば, 免疫機能に不調をきたし, 抵抗力が低下する, 死亡率が高い）や精神的問題[7]（例えば, 自尊感情の低下, 精神疾患の発症）をもちやすく, 遺族は健康障害をまねく危険にさらされているといえる. さらに, 現代社会は核家族化が進み, 親族や近隣者との関係が希薄になってきており, 死別後にサポートが得られず, 適度な期間内に悲嘆のプロセスをたどることができず, 通常の生活を取り戻すことが困難な遺族も増えている. 健康増進・疾病予防の見地からも, 医療従事者が遺族に対する援助を実践していくことの意義は大きい.

---

* 筆者は,「遺族ケア」という言葉を, 遺族に対して提供される死別後の悲嘆ケアとして説明しているので, ここではgrief careという英語を使用しているが, 英文の雑誌では, 死別ケアを意味するbereavement careという英語も使用されていることを理解しておいていただきたい.

3 遺族ケアの目的：悲嘆の作業を完了する

ウォーデン（Worden）[8]は，死別に適応するためには4つの課題：**悲嘆の作業**（grief work）を完了する必要があると述べ，4つの課題について説明している．そして，この課題を完了できなければ，悲嘆にある人の将来の成長や発達を阻害することを指摘している．

(1) 課題1：喪失の事実を受容する

悲嘆のプロセスを進ませていくための最初の課題は，喪失（loss）の事実を受容することである．すなわち，その人が死んだという事実に向き合い，その人が逝ってしまい，もはや戻ることはないという現実に直面することである．この課題は死別した遺族にとって非常に強い痛みをともなうことであるが，死の現実に直面しなければ悲嘆のプロセスをたどることはできない．

(2) 課題2：悲嘆の苦痛を乗り越える

第二の課題は，死の現実に向き合うことによって生じてくる苦痛を享受し乗り越えていくことである．この苦痛を避けようとしたり抑圧したりすることは，悲嘆のプロセスを妨害し長引かせることになるといわれている．

(3) 課題3：死者（故人）のいない環境に適応する

第三の課題は，故人のいない環境に適応することである．遺された家族は，故人が家庭や社会で果たしていた役割を分担して果たしていくだけでなく，死別により変化した自己意識にも適応していく必要がある．

下記に紹介するIさんは，夫の介護役割を果たすことに自己の存在の意味や価値を見いだしていた．しかし，夫の死後，介護役割を失ってしまうことにより，自己意識が揺るがされ，自分の存在の意味を見失ってしまった．Iさんは，今後，夫のいない生活の中で，新たな自己意識を再構築していく必要がある．

〈Iさん　60歳代　女性　夫（70歳代）が3年6カ月の在宅療養後に死亡〉

在宅でターミナル期の夫を看取ったIさんは，死別後に「いままでずっと家で夫の面倒をみていました．夫は私がいないと寂しがるから，ほとんど外に行くこともなく世話をしていました．いままでは，24時間，自分が必要とされていたのに，いまはまったく必要とされなくなってしまいました．もう，家にいても何もすることもないし，何の役にも立たなくなってしまいました」と語っていた．

(4) 課題4：故人を思い出す方法を見いだし，残りの人生の旅路に踏み出す

第四の課題は，遺族が故人を忘れるのではなくあきらめるのでもなく，遺族と一緒に大切な時間を過ごした故人の居場所を心の中に持ち，確かにあったつながりを感じながら，歩み続けるということである．そうすることで，故人の存在しない環境への適応に役立つ行動レパートリーを増やすことができるようになり，喪失体験の新たな意味づけが可能になる．

故人が生前に教えてくれたことを遺族が今後の生活の中で生かしたり，故人が大切にしていた価値観や生き様を遺族も大切にしたり，故人（夫）が生前妻に言った感謝の言葉，例えば「何にもしてやれなかったな．それでもついてきてくれた．感謝しかない．あとは娘がおるから任せるわ」という言葉を死別後も心の中で大切にして共に生きていくこともできる．このように，故人との永続的なつながりを見いだすことが大事である．

これらの4つの課題は，悲嘆の過程にある人が必ず完了しなければならない課題であり，これらの課題を達成できるように支援することが遺族ケアの目標となる．遺族ケアの実際については，

Ⅸ章「家族・遺族ケアの方法」を参照されたい．

❹ 遺族ケアを推進していくうえでの課題

　現在，遺族ケアはホスピスケア病棟や緩和ケア病棟を中心として実践され成果を上げてきている．しかし，ほとんどのターミナル期の患者は一般病棟で死を迎えており，遺族ケアを受けている人たちは，死別した家族のごく一部にすぎないといえる．援助を必要とする家族が遺族ケアを受けるには，一般病院においても遺族ケアの取り組みを行っていくことが必要であろう．

　一般病棟で遺族ケアを根づかせていくには，2つの主要な課題がある．第一の課題として，日本において遺族ケアに関する研究や実践の歴史は浅く，まだ効果的で効率的な遺族ケアの方法が明確になっていないことである．すなわち，①だれを対象として，どのような時期に，どのような援助をすれば遺族が悲嘆のプロセスの苦痛に耐えやすくなるか，また，②どのような援助を提供すれば遺族の成熟と新たな生活への移行を円滑にすることができるかなどを明らかにしていくことが必要である．

　次に，コストの問題である．すなわち，遺族ケアは現在の社会保険制度の中では診療報酬上の評価はないため，無報酬（ボランティア）で行わざるを得ない状況である．この課題に対する取り組みとして，遺族ケアの必要性（遺族が健康障害を招く危険にさらされている状況）を行政や医療従事者，一般の人々にアピールしていくことが必要であろう．そして，一つの方向性として，遺族ケアを遺族の健康障害を予防し健康を増進していくための"保健対策事業"として位置づけていく可能性を探ることもできるだろう．

　遺族ケアを推進していくための課題は大きいが，筆者もターミナルケアを推進していく看護者のひとりとして，日本文化に根ざした遺族ケアのあり方を検討していきたいと考えている．

引用文献

1）Worden, J. W. 著，鳴澤實監訳（1993）グリーフカウンセリング　悲しみを癒すためのハンドブック，pp.19-70，川島書店．
2）Hanson, L. C., Danis, M., Garrett, J.（1997）What is wrong end-of-life care? Opinions of bereaved family members, Journal of American Geriatric Society, 45, pp.1339-1344.
3）WHO：パリアティブ・ケア（緩和的医療），武田文和訳（1994）がんの痛みからの解放とパリアティブ・ケア　がん患者の生命へのよき支援のために，pp.5-12，金原出版．
4）Irwin, M. & Pike, J.（1993）Bereavement, depressive symptoms, and immune function, Strobe, M. S., et al. eds., Handbook of Bereavement. Chapter 11, pp.160-171, Cambridge University Press.
5）Goldman, N. & Hu, Y.（1993）Excess mortality among the unmarried : a case study of Japan, Social Science and Medicine, 36, pp.533-546.
6）Stroebe, M. S. & Stroebe, W.（1993）The mortality of bereavement: a review, Strobe, M. S., et al. eds., Handbook of Bereavement, Chapter 12, pp.175-195, Cambridge University Press.
7）岩崎紀久子（2000）がんで家族の重要な一人を亡くしたあとの自己イメージの変化と悲嘆の

回復過程との関連，がん看護，5（5），pp.416-424.
8）J.W.ウォーデン著，山本力監訳（2022）悲嘆カウンセリング　改訂版：グリーフケアの標準ハンドブック，誠信書房，p.52.

学習課題

1．ターミナル期にある人の状態の変化と家族のニードとの関連について説明してみよう．
2．ターミナル期にある人と家族の予期悲嘆の心理プロセスについて説明してみよう．
3．ターミナル期にある人の家族内での役割移行過程について説明してみよう．
4．ターミナル期にある人の意思と家族の意思とのズレが生じた場合の看護援助について検討してみよう．
5．遺族ケアを推進していくうえでの課題について話し合ってみよう．

パートⅡ

実践編

パートⅡ 基礎編

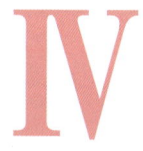

IV 症状メカニズムとそのマネジメント

学習目標

1. ターミナル期のがん患者がもつ代表的な症状を理解する．
2. 倦怠感，痛み，浮腫，呼吸器症状，消化器・腹部症状，精神症状のメカニズムについて理解する．
3. 各症状のマネジメント方法について理解する．
4. 各症状の適切なアセスメントと看護ケアの方法を理解する．

倦怠感をもつ患者へのケア

　がんの進行にともなって多彩な症状が起きるが，倦怠感はターミナル期によくみられる身体症状の一つである．倦怠感は患者の生活の質を落とすばかりでなく，家族にも影響するため，最後までその人らしく生活するためにマネジメントは非常に重要である．しかし，メカニズムが十分にわかっていないことや使える薬剤に限りがあることなどから，医療者がかかわりづらさや不全感を感じ，ケアが進まないこともある．

　本節では，ターミナル期における患者の倦怠感の病態や特徴を理解したうえで，看護師がどのようにマネジメントを進めていけばよいかについて考える．

1 倦怠感の定義

〔1〕がん患者の倦怠感とは

　がん患者の倦怠感についてアメリカの全米総合がん情報ネットワーク（National Comprehensive Cancer Network：NCCN）では「がんやがん治療に関連した身体的，情緒的，あるいは認知における主観的な疲労感で，最近の労作に比例せず，日常生活を妨げるようなしつこい極度の疲労」と定義している[1]．

　われわれが日常感じる倦怠感は一時的であり休息で回復するが，がん患者の場合は必ずしもそうではなく，消耗した状態が持続し苦痛をともなうと指摘されている．倦怠感は，身体的側面（だるい，重いなど身体的知覚）だけでなく，精神的側面（ゆううつ，興味がなくなるなど精神活動の低下），認知的側面（頭が働かない，不注意になるなど集中力の低下）の三つから構成されている．

〔2〕倦怠感はなぜ問題か

　倦怠感は進行・終末期がん患者の50％〜80％前後にみられ[2-4]，死期が近づくとその割合が高くなったり，症状の程度が強くなることが報告されている[5]．このように多くの人が倦怠感を経験するが，QOLを大きく阻害するために問題となる．例えば，"足や手が弱々しくなった""自分が自分でない感じだ"など自己イメージがマイナスに変わったり，"頭がうまくまわらない""思うように動けず，情けない"や"体が鉛のように重い""話すこともしたくない"など，ネガティブな影響は認知面，情緒面，身体面，社会面，生活面といったあらゆる面に及ぶ．

　また，ぐったりとした患者をみることは，そばにいる家族にとってもつらいことである．日本人にとって望ましい終末期のQOLについて調べた研究では，多くの日本人が共通して終末期に大切にしていることのなかに「体の苦痛がない」ことをあげている[6]．

患者と家族が質の高い療養生活を送るためにも，よい看取りとするためにも，倦怠感のマネジメントは重要な課題といえる．

❷ 倦怠感のメカニズム

がん患者の倦怠感のメカニズムは十分に解明されていないが，多数の要因が絡み合って起きているといわれている（表Ⅳ-1）．病態生理は二つに大別して考えることができる．一つめは，腫瘍そのものによる倦怠感である．がん細胞は炎症性サイトカインを産生するが，それがおそらく直接的／間接的に倦怠感を引き起こしているのではないかと考えられている．二つめは，貧血，電解質バランスの崩れ，心不全，肝機能障害，腎機能障害，感染，抑うつ，不安，痛み，睡眠障害，栄養不良，体力低下，薬剤の副作用などに関連して起こる倦怠感である．

表Ⅳ-1　倦怠感に関連する要因

①腫瘍そのもの
②貧血，電解質バランスの崩れ，心不全，肝機能障害，腎機能障害，感染，抑うつ，不安，痛み，睡眠障害，栄養不良，体力低下，薬剤の副作用など

❸ 倦怠感のマネジメント

適切なアセスメントが患者に合ったマネジメントを導くため，患者・家族から症状体験を聴き，深く理解していくことが大切である．また，倦怠感を引き起こす因子を特定し，治療可能かどうかを見極め，可能なものは逃さず治療を検討することも重要である．

倦怠感ができるだけやわらぐよう試みても，実際には病状の進行にともないマネジメントが難しいことが多い．その場合は，付随する他の症状緩和や生活の工夫などを行い，エネルギーの消耗を少なくしたり，快刺激の提供や患者が好む気分転換などを取り入れ，倦怠感をまぎらわし，できるだけ生活が維持できるようにする．

〔1〕何を情報収集するか

すべての患者に定期的に倦怠感の程度，日常生活への影響を聴く．NCCN のガイドラインでは，問いかけ方は年齢にもよるが，12歳以上であれば，「倦怠感がないのを 0，想像する最悪を 10 とすれば，この 1 週間の倦怠感は 0 〜 10 のうちどのくらいの強さですか」と Numeric Rating Scale（NRS）でたずねることを推奨している[1]．Visual Analog Scale（VAS）も使われるが，NRS の問いかけの方が簡便なため，倦怠感の強い患者には適しているともいえる．

その他のアセスメント項目として，患者の病状，治療の内容，使用薬剤の副作用，貧血，合併症，痛みや抑うつなど他の症状の有無，睡眠の問題，ソーシャルサポートや介護者の状況，また，倦怠感にかかわる詳細（症状の性質，いつから始まったか，出現のパターン，時間による変化，持続期間，増強因子，緩和因子，症状の原因に対する理解，どこまでマネジメントしてほしいかの希望，自分で行っている対処方法とその結果，症状からくる身体面・心理面・生活面への影響，症状に対する意味など）があげられる．

これらの情報は症状マネジメントに重要であり，ていねいに聴き進める（表Ⅳ-2）．

表Ⅳ-2　症状の聴き方

性状	どのような倦怠感ですか
時期，経過	いつから倦怠感が出ましたか，経過をお話しいただけますか 最初からいまのような症状でしたか 変わってきた様子をお話しいただけますか
持続時間 パターン	倦怠感が出たらどれくらい長く続きますか 一日の中で倦怠感は変化しますか，症状の出方にパターンはありますか
増強因子	どのようなときに倦怠感が強くなりますか
緩和因子	どうすると倦怠感は楽になりますか
原因に対する理解	倦怠感の原因について，医師からどのように説明を受けましたか，ご自分では原因をどのように考えておられますか
身体・気持ち・生活・社会面などへの影響	倦怠感のためにできなくなったこと，困ることはありますか（食事，排泄，睡眠，活動，気持ち，身体，仕事や人間関係などの変化について）
対処法	倦怠感があるとき，ご自分ではどのようにしておられますか
マネジメントの目標	いまの症状をどのくらい緩和できればよいと思っておられますか

〔2〕情報収集の方法

　自分の症状をうまく他者に言い表すことは難しいものである．さらに，倦怠感は認知に影響する特徴があるので，症状の表現や評価がうまくできない，あるいはオープンクエスチョンや長い質問，難しい質問では答えづらい可能性を看護師は理解しておく．患者の状態に合わせて，クローズドクエスチョンの技法や簡潔・明瞭な問いかけ方でうまく引き出す．そして，患者の表情や動作，反応などの観察や家族からの情報収集など，患者の状態に合わせて工夫する．

〔3〕治療可能な要因をアセスメントし，治療する

　表Ⅳ-1にあげた要因について確認し，治療可能なものは患者の予後や希望を考慮しながら，改善にむけて治療を進める．
　ターミナル期の倦怠感は，病態の進行や複数の要因によって心身のエネルギーバランスが崩れ，全体にマイナスに傾いているともいえる．この時期，病状を改善することは難しいが，痛みや不安，うつなど周辺症状の緩和が倦怠感の緩和につながることもあるため，あきらめずできることを探すようにする．

〔4〕ケアの実際

①治療・ケアの目標を話し合う

　患者や家族と目標について話し合う．NRSといった数値で示すのも一つであるが，その人の希望する生活像について聴き，それに近づくよう具体的な生活行動で目標をあげる．その人が大切にしていることが実現できるよう話し合うことで，よりその人らしさがでてくる．設定にあたっては，現実的でかつ一度に高い目標にしないことがポイントである．もし，患者家族の期待が高すぎたり，現実的でない場合は期待の修正に向けて話し合う．

②活動と休息のバランスを考える

　患者と家族に倦怠感のパターンを伝える．1日の中でどのように症状があらわれてくるかがつ

かめると，患者は自分で1日の活動を計画したりスケジュールの調整がしやすくなる．エネルギー保存の方法として，したいことに優先順位をつける，現実的な目標を置く，ペースを配分する，他の人に委譲する，エネルギーのピークに合わせて活動を計画する，不必要な活動をさける，夜間睡眠を妨げない程度のうたた寝（昼寝，ただし1時間以内）などがある[1]．

③生活や心理反応に配慮する

病状の進行にともなって倦怠感が増すと，他者に依頼する場面やゆだねることが増えてくる．これまで普通にできていたことができなくなることは，コントロール感や自律性の喪失につながることがある．情けなさやいらだち，不安，希望のなさ，生きる意味への問いなど心理社会的な痛み，スピリチュアルな痛みに発展するつらい体験となる場合もある．

看護師は，患者が生活しやすいよう環境を整える一方で，心理反応にも気を配り，気持ちのつらさが強くならないよう，自律の回復が図れるように支援する．現状に意味を見いだすかかわり（患者の尊厳を大切にする，意義深い交流（触れ合い）を重視するなど）に取り組み，患者に適したケアをみつけていく．

④快刺激の提供，気分転換，リラックス

倦怠感のある終末期がん患者にラベンダーオイルを用いた足浴とリフレクソロジーを行い，介入後にCFS（Cancer Fatigue Scale，がん患者における倦怠感の評価）スコアを測定したところ，介入前に比べ，総合得点，身体的スコア，認知的スコアが有意に低下し，倦怠感の改善に有用だという報告がある[7]．

倦怠感があると，そのことに意識が集中し余計に倦怠感を増強させることがあるので，他に集中できること，リラックスにつながることを話し合ったり[8]，心地よいと思えるケアを行う．

4 看護師の役割

66％の患者が倦怠感について医師と話したことがないと答えており，コミュニケーションにバリアがあることが報告されている[9]．理由として，「医師から倦怠感の介入を提案されたことがない」あるいは「自分自身が倦怠感に有効な治療法はないと思う」というのが最多であった．一方，医師は倦怠感を治療すべきものと認識していないという報告もある[10]．

医師と患者の間には，倦怠感に関する認識やコミュニケーションのギャップがあり，治療対象として認識されず見過ごされたり，患者側も仕方ないと思ってしまうことが示唆されている．看護師はこのような特徴をふまえ，症状の発見や医師―患者間のコミュニケーションを促進するなど，マネジメントにおいて重要な役割を担っていると考える．

倦怠感は複雑な症状であるため，アセスメントやマネジメントが難しいと感じて進まなかったり，実際に症状緩和にトライしたがうまく苦痛緩和できない，または苦痛が遷延してしまうなどということもよく経験される．こうしたとき，患者の最もそばにいる看護師が，時期を逃さず専門的緩和ケアを行う者（緩和ケアチームなど）にコンサルテーションできるよう働きかけることで，患者の苦痛緩和や医療者が抱える無力感の軽減につながることがある．このような橋渡し役を担うことも，看護師の重要な役割である．

引用文献

1) NCCN Clinical Practice Guidelines in Oncology (NCCN GuidelinesTM) Cancer-Related Fatigue ver 1.2016, http://www.nccn.org/professionals/physician_gls/pdf/fatigue.pdf
2) 恒藤暁, 平井啓, 池永昌之, 茅根義和, 川辺圭一, 柏木哲夫 (2000) 末期がん患者の身体症状と日常生活動作障害からみた予後予測, 緩和医療学, 2 (2), pp.63-69.
3) Vainio, A., Auvinen, A. (1996) Prevalence of symptoms among patients with advanced cancer: an international collaborative study.,Symptom prevalence group., J Pain Symptom Manage, 12 (1), pp.3-10.
4) Sureshkumar, K., Rajagopal,M.R. (1996) Palliative care in Kerala. Problems at presentation in 440 patients with advanced cancer in a south Indian state., Palliat Med, 10 (4), pp.293-298.
5) 池永昌之, 恒藤暁, 前野宏, 宮地ますみ, 柏木哲夫 (1997) 緩和医療における全身倦怠感と食欲不振に対するステロイドの有効性と副作用, ターミナルケア, 7 (2), pp.162-168.
6) Miyashita, M., Sanjo, M., Morita, T., et al. (2007) Good death in cancer care: a nationwide quantitative study., Ann Oncol,18, pp.1090-1097.
7) 宮内貴子, 小原弘之, 末広洋子 (2002) 原著 終末期がん患者の倦怠感に対するアロマテラピーの有効性の検討：足浴とリフレクソロジーを実施して, ターミナルケア, 12 (6), pp.526-530.
8) PEACE (Palliative care Emphasis program on symptom management and Assessment for Continuous medical Education) プログラム (2010) M6-c 倦怠感.
9) Passik, S.D., Kirsh, K.L., Donaghy, K., Holtsclaw, E., Theobald, D., Cella, D., Breitbart, W.; Fatigue Coalition (2002) Patient-related barriers to fatigue communication: initial validation of the fatigue management barriers questionnaire., J Pain Symptom Manage, 24 (5), pp.481-493.
10) Vogelzang, N.J., Breitbart, W., Cella, D., Curt, G.A., Groopman, J.E., Horning, S.J., Itri, L.M., Johnson, D.H., Scherr, S.L., Portenoy, R.K. (1997) Patient, caregiver, and oncologist perceptions of cancer-related fatigue: results of a tripart assessment survey. The Fatigue Coalition., Semin Hematol, 34 (3 Suppl 2), pp.4-12.

参考文献

1. パトリシア・J.ラーソン, 内布敦子ほか編著, 和泉成子訳 (1997) Symptom Management：患者主体の症状マネジメントの概念と臨床応用, 別冊ナーシング・トゥデイ (12), 日本看護協会出版会.

2 痛みをもつ患者へのケア

　人が，最後までその人らしく生きるためには，痛みのマネジメントが十分になされる必要がある．痛みを抱えることは，生活動作そのものができなくなるだけではなく，なぜこのような病気になってしまったのかと思い悩んだり，いらだちや孤独感にさいなまれることが多い．ターミナル期においては，痛みをもつ患者を包括的にとらえ，患者の痛みを全人的苦痛としてとらえる理解が欠かせない．WHO（世界保健機関）[1]は，「痛みは正常な思考を抑圧し，死が訪れるまでに患者が達成したいと思っていることが何であっても，それを身体的にも精神的にも妨げてしまう．この痛みから解放されることは，患者にとって『よい死』を構成する基本的因子の一つである」と述べている．ターミナル期の患者の痛みと苦痛をマネジメントすることは最優先されることであり，看護師は，患者のセルフケア能力を生かしながら疼痛マネジメントに取り組めるように支援しなければならない．

1 痛みの定義

　マカフェリー（McCaffery）[2]は，「痛みとは，現にそれを体験している人が表現するとおりのものであり，それを表現したときにはいつでも存在するものである」と定義している．
　患者の訴える痛みは患者にしかわからない非常に主観的なものである．患者の痛みの存在を信じ患者の言葉に耳を傾けることは，症状マネジメントの第一歩となる．**WHO方式がん疼痛治療法**[3]の痛みの診断の中で，手順の最初の項目に，患者の痛みの訴えを信じるということがあげられており，この最初の手順を無視すると，不適切な痛みのマネジメントになってしまうと述べている．患者の痛みの体験は，非常に不快な体験であり，個人的要因，環境要因，文化的要因によって痛みの体験は同じ人でも異なる．それゆえ，痛みを体験している人だけが，その痛みの強さや特徴を表現することができる[4]．看護師は，患者の訴える痛みが真実であるかどうかという判断をすることをしてはならず，看護師は患者の訴える痛みの存在を信じなければならない[3]．

2 痛みのメカニズム

　痛みは，どのような機序で伝導され，痛みとして認識されるのであろうか．痛みの原因が心因的なものであれ，身体的なものであれ，患者に起きていることは，なんらかの神経学的・生理学的機序により起きている．痛みが伝わるメカニズムの理解は，薬物療法の理解や痛みによって起こる感情的反応の理解など患者の体験理解に欠かせない．

〔1〕痛みの伝導

痛みの伝導路は，基本的に3つのニューロンで形成され痛みを伝達している[5]（図Ⅳ-1）．

(1) 刺激の導入：第1ニューロン（末梢性伝導路）

痛みの原因となる侵害刺激が加わると，ヒスタミン，水素，カリウム，プロスタグランジン，アミノ酸，セロトニンのような生化学物質を放出する[6]．これらの物質が末梢の自由神経終末（痛みレセプター）を刺激し，電気化学的な神経伝導の過程で脱分極を起こす．脱分極によって生じた活動電位（興奮）は，一つは，刺激が末梢へ伝わり痛みを増強する物質が分泌され，痛みの感受性を高める[6]．もう一方は侵害受容線維（Aδ線維，C線維）をとおり脊髄へ伝わり[7]，痛みの伝達が始まる．

(2) 伝達：第2ニューロン（脊髄上行路）

Aδ線維の興奮が脊髄に到達すると線維の末端からグルタミン酸などの興奮性アミノ酸が放出される．C線維の末端からは，グルタミン酸とP物質が放出され，脊髄の第2ニューロンが興奮

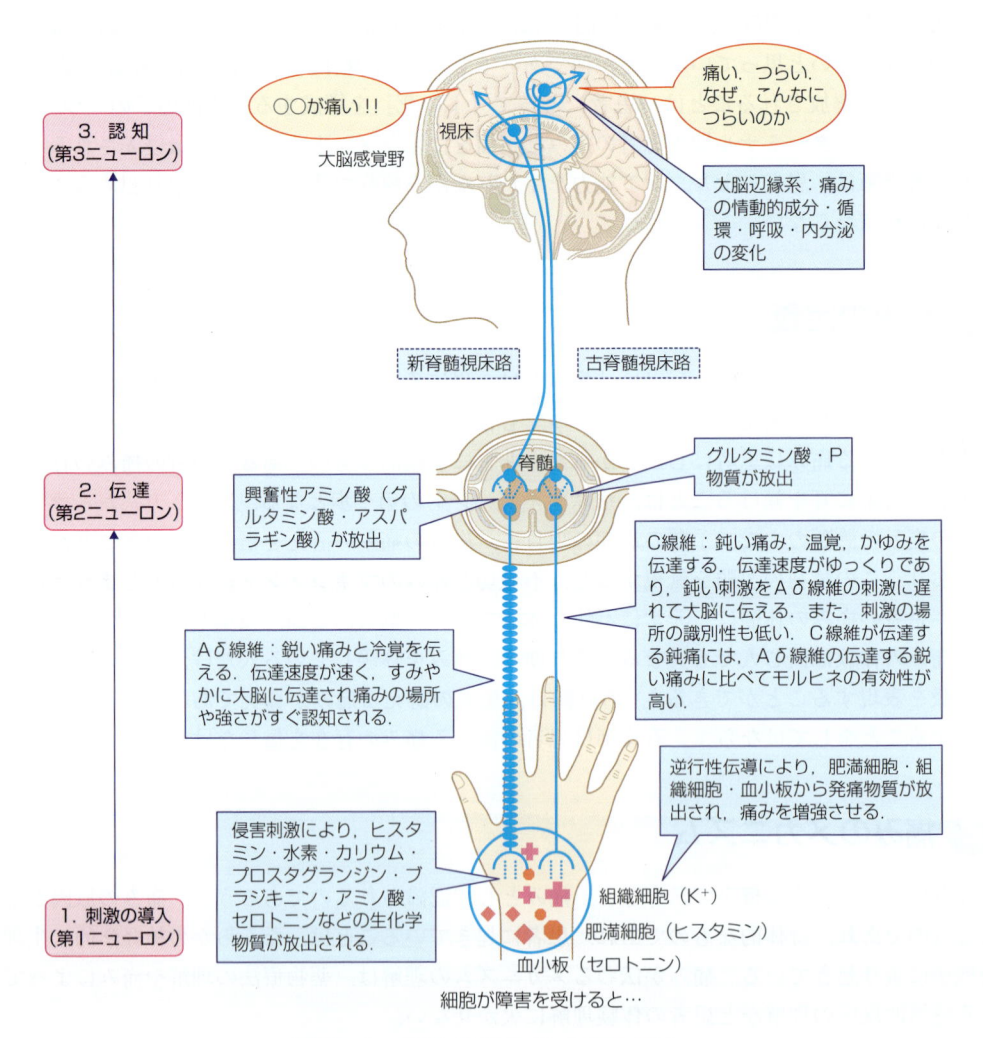

図Ⅳ-1 痛みの伝わるメカニズム

しシナプスを形成する[7),8)]．第2ニューロンの興奮は，脊髄側索前方に至り上行する（脊髄視床路）．この上行路には2種類あり，新脊髄視床路と古脊髄視床路とよばれている．新脊髄視床路は有髄線維のAδ線維が主体に含まれるため，鋭く，速い痛みを伝達する[9)]．古脊髄視床路は，無髄線維のC線維が主体で含まれるため，遅く，鈍い痛みを伝達する特徴がある[9)]．

(3) 認知：第3ニューロン（視床・大脳）

　新脊髄視床路は視床で第3ニューロンに中継されて大脳皮質中心後回の体性感覚野に送られ，意識に上がり，初めて痛みとして感じ，痛みの部位を伝える[5)]．

　古脊髄視床路は，直接あるいは，脳幹網様体を経由して視床髄板内核に達し第3ニューロンに接続して，大脳辺縁系や基底核に送られ，不安・苦しみなどの感情反応や反射的・意識的な運動を起こす[5)]．

〔2〕痛みの調節

　痛みを感じると，それに対して生体反応が起き，痛みをやわらげるように調節する仕組みが身体には備わっている．心理学者のメルザック（Melzack）と解剖学者のウォール（Wall）によって提唱されたゲートコントロール理論は，脊髄に痛みを調節するゲート（門）があり，痛み刺激の伝達はこのゲートへの興奮の出入のメカニズムに影響されているとするものである[4),7)]．同じ痛み刺激であっても痛みの伝わり方が異なり，痛みの感じ方が異なるというものである．

　Aδ線維とAβ線維，およびC線維からの情報は痛みを中継する脊髄の広作動域ニューロンと痛み介在ニューロンに入力される[10)]．Aδ線維とC線維の刺激が入力される興奮性介在ニューロンは，脊髄2次ニューロンに入力された刺激を増幅させる働きをしている[10)]．また，Aβ線維の興奮が入力される抑制介在ニューロンは，痛みの情報の入力を弱める効果がある[8),10)]．痛みを感じたときに，そこをさすると痛みがやわらぐのは，Aδ線維とC線維によって伝えられた痛み刺激を感じている神経支配部位をさすることで，その部位のAβ線維が刺激され，入力された情報を弱める結果起こることであると考えられる[8)]．また，C線維の興奮が続くことで，脊髄で連続する化学変化が起き，脊髄2次ニューロンが興奮しやすくなる．そのため，C線維の入力が落ちた後も興奮しつづける[8),10)]．よって痛みが長引くと痛みを感じやすくなることが起きてくる[8)]．このことから痛みによって痛みが誘発されるという悪循環も生じる[7)]．

　そのほか，下行性抑制系機構（侵害受容線維から脊髄後角への神経刺激伝達を調節する機構[11)]）による痛みの伝達の抑制や，話しかけることや趣味の話などの気分転換やうれしい話などが，痛みの伝達経路を抑制する認知性制御[7)]というものが痛みを調節している．また，逆に不安や嫌なことは痛みの伝達を増強する．痛みの強さの感じ方に影響を与える因子は，次の2つがある．それは，痛みの感じ方を増強する因子と，反対に痛みの感じ方を軽減する因子で，増強する因子としては，不快感，不眠，疲労，不安，恐怖，怒り，悲しみ，抑うつ，倦怠，孤独感，社会的地位の喪失があり，また軽減する因子としては，他の症状の緩和，睡眠，理解，人とのふれあい，創造的な活動，緊張感の緩和，不安の減退，気分の高揚がある．

❸ 痛みのマネジメント

　ここでは，ラーソン（Larson）によって開発された症状マネジメントの統合的アプローチ（IASMモデル）の看護活動[11),12)]にそって痛みのマネジメントについて述べる．

〔1〕痛みのタイプを定義する

適切な疼痛マネジメントのためには，患者はもちろんのこと，ケアにかかわるすべての人々による痛みの共通理解が必要となる[12]．そのためには，痛みとはどういうものかという定義を行い，症状マネジメントのゴールを共通認識し，そのゴールに向かって協力し合えるようにすることが必要である．

〔2〕痛みの機序と出現形態を理解する

がんの痛みは，さまざまなタイプの分類がある．さまざまなタイプの分類によって痛みを理解することは，患者の痛みの体験の違いを理解することにつながり，疼痛マネジメント方法の違いを明らかにするために必要な知識である．痛みをアセスメントする際には，痛みを感じるメカニズムの理解とともに，このように複雑に絡んだ痛みの原因や性質を見極め，なぜその痛みが起こっているのかを理解することが非常に重要である．

(1) 痛みの原因別分類

WHO[3]は，がん患者の痛みを原因別に以下の4つに分類している．

- がん自体が原因となった痛み（軟部組織への進展，内臓への波及・転移，骨転移，神経圧迫，神経損傷，頭蓋内圧亢進）
- がんに関連した痛み（全身衰弱に関連した痛み，筋のれん縮，リンパ浮腫，便秘，褥瘡など）
- がん治療に関連して起こる痛み（手術瘢痕の慢性的な痛み，化学療法に起因した口内炎による痛みなど）
- がん患者に併発したがん以外の疾患による痛み（変形性脊椎症，骨関節炎など）

がん患者の抱える痛みは，これらの痛みの原因が単発に起こっているのではなく，複合的に重なって起こっていることが特徴である[3]．

(2) 神経生理学的分類

①侵害受容性疼痛（nociceptive pain）

体の中や外から切傷や炎症，機械的刺激などの侵害刺激が加わって生じる痛みを侵害受容性疼痛という[7]．侵害刺激による組織細胞の破壊や損傷によって炎症や虚血が起こると，痛みを起こす物質（発痛物質）が産生され，これらが侵害受容線維を興奮させ，痛みが大脳に伝達される[13]．侵害受容性疼痛は体性痛と内臓痛に分けられる[8]．NSAIDs（非ステロイド性抗炎症薬）やオピオイド鎮痛薬が効果的である[14]．

a) 内臓痛（visceral pain）

内臓求心線維を介して伝達される痛みである[15]．膵がん，肝がんなどが代表的である[16]．疼痛部位は限局せず，不明瞭で鈍い痛みである[15], [16]．疼痛部位は，関連痛といわれ，原因のある場所から遠く離れた部位が痛む場合がある[16]．嘔気・嘔吐・発汗・悪寒・冷感などの随伴症状をともなうことが多い[16]．内臓痛は，痛みの状態を伝えることが難しいケースが多い．関連痛が生じた場合には，「どうしてこんなところが痛むのか」と，がんが進行したのではないかという思いなど，病状が悪化したのではないかと不安にもつながることがある[17]．また，この痛みによって行動反応が不活発になりやすく，無気力で体の中から攻めたてられてのがれられないという状態を示すことが多い[2]．

痛みの性質は次のように表現されることが多い[17]．「言葉では言いあらわせない痛み」「動きと関係なく痛い」「自分ではどうしようもない痛み」「どうしてこんなところが痛くなるのか」「ズ

ーンとする痛み」「奥のほうの痛み」「しめつけられるような痛み」「押さえられるような痛み」
b）体性痛（somatic pain）
　体性求心線維を経由して中枢へ伝達される痛みである[15]．すなわち皮膚や体表の粘膜，骨格筋，靭帯，骨膜などに分布する神経が関与して生じる痛みである[18]．骨転移が代表例である[16]．疼痛の部位が非常に限局し，持続的に「うずく痛み」「さしこむ痛み」と表現され，体動によって痛みが増強する[16]．
②神経障害性疼痛（neuropathic pain）
　末梢神経や中枢神経の損傷や傷害によって引き起こされる疼痛症候群である[16]．損傷した神経支配領域に，異常な神経の興奮が生じ痛みが起こる．オピオイドが反応しにくい痛みであり，鎮痛補助薬を適切に使用することが重要である[14],[16]．神経の障害によって電気伝導の働きが変化することによる痛覚過敏や，誘発するものがなく痛みが起こる自発痛や，衣服が触れるような軽微な触刺激で敏感に感じる痛み（**異痛症；アロディニア**　allodynia）の存在が特徴とされる[14]．また，痛みが持続することで痛みの閾値の低下と痛みの固定化が起こり，その神経支配領域の交感神経が過緊張状態が持続することによる微小循環障害と末梢神経の損傷と回復遅延という悪循環が起き，痛みが遷延すると考えられている[14]．
　神経障害性疼痛は，子どものころから慣れ親しんだ侵害受容性の痛みとは異なり「初体験の痛み」として経験する[14]．そのため，どのように表現をしたらよいのかわからないという場合がある．以下の表現方法で患者が表現をしやすくなるということがある[14]．表在的で「灼けるような」「電気が走る」「つっぱる」「しめつけられる」「しびれるような」「放散するような」「ピリピリ」「ヒリヒリする」「やけどのような」などである．
③心因性疼痛
　身体的な病変が見あたらないのにあらわれる痛みで，抑うつ状態にある患者に多い[8]．がんの患者の場合，皆無といってよい[19]．

〔3〕患者の痛みの体験を理解する
　痛みの体験を明らかにすることは疼痛マネジメントの第一歩である．患者が自分の痛みをどのように認知し，どのように評価し，どのように反応しているのかを明らかにする．患者の主観的な痛みの体験を明らかにするためには，患者が語る症状の体験を傾聴し，必要な情報を客観的に問うことや症状のあらわれ方（サイン）をモニタリングすることによって明らかにする．
　下記の内容で明らかになったことをもとに，痛みによってQOLに影響はないか，患者自身が痛みをマネジメントしていくために必要な力は備わっているか，看護師がだれにどのように支援すればできるようになるかについて分析する．
(1) 傾聴する
　傾聴という技術を用いて，患者の気持ちに焦点を当て，患者の体験を理解する．患者に自由に表現してもらうことで患者の体験理解が進む．できるだけ患者の言葉で表現してもらうことが重要である．患者の言葉をそのまま受け止め，共感的理解を行うことで，患者は看護師が自分の痛みを理解してくれていると思え，看護師との間で信頼関係が築かれる．また，互いに理解し合えたという体験は，患者を疼痛マネジメントに積極的に取り組めるように気持ちを変化させることができる．

(2) 客観的に問う

客観的な問いかけをすることで，疼痛マネジメントに必要な情報を引き出し，痛みの性質や生活に及ぼす影響を明らかにすることができる．

①痛みの部位

痛みの部位と，痛みの部位が変化するか，痛みの部位は動作によって広がるか，広がる場合は，どこに広がりがあるか，痛みと同時にどのような感覚を体験しているかについて質問する．図を用いて（前後左右の人間の絵．書き込みができるもの），痛みの範囲を確認してもよい．

②痛みの性質

痛みの性質で痛みのメカニズムの予測をすることができる．また，痛みの性質を問うことで効果的なケア方法を考えることができる．患者が体験したことのないような痛みの場合には，看護師が「○○のような痛みですか？」と表現を助けることも必要である．また，突出痛がある場合は，頓服の鎮痛薬を内服してもとりきれない痛みを抱えている場合がある．どの程度，痛み止めの効果があったのか，また，現在内服している鎮痛薬ではとりきれない痛みの性質はどのようなものかについても確認する．

③痛みの程度と波（突出痛の有無や日内変動）

痛みの程度を客観的に理解するために**ペインスケール**が用いられることがある．ペインスケールには，FS（Wong-Baker Face Rating Scale）や垂直アナログ痛みスケールなどがある．ペインスケールによって痛みの状態を患者・家族・医療者間で共有することができる．ただ，スケールを使うことが難しい場合も少なくない．スケールを理解するまでに患者が労力を要することもある．「痛みがある」と言ったときには痛みがあるので，程度をスケール以外（日常生活上の変化）で評価することも必要である（図Ⅳ-2）．また，**患者独自の痛みの表現**をする場合があるため，

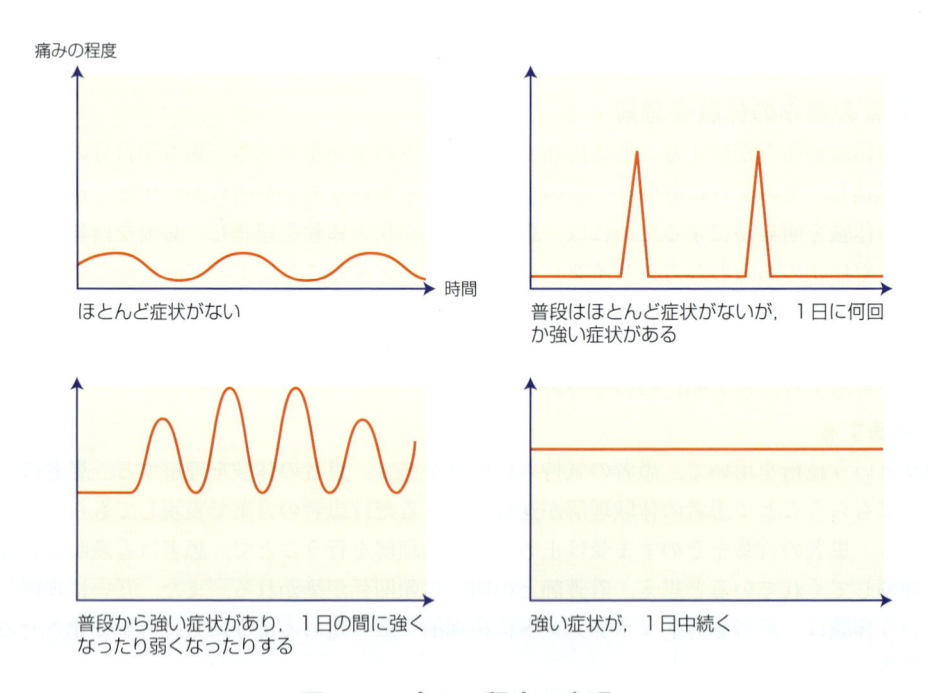

図Ⅳ-2 痛みの程度の表現

どのような表現をしているかについてはチームで共有できるように記録する必要がある．さらに，同じ時間や同じ環境で同じ痛みをくり返す場合がある．痛みのきっかけや出現の徴候になるようなものがないかについても確認することは疼痛マネジメントのヒントにつながる．痛みを表現する力があるかどうかについても査定することができる．

④痛みの出現時間と持続時間

「痛みは一日中ありますか？　それともあったり，なかったりしますか？」「日中と夜間のどの時間が一番痛みますか？」という問いかけをする．すでに薬物療法による疼痛緩和を行っている場合は，痛み止めを内服してからどのくらいの時間が経ってから痛みが出現しているか，また痛み止めを内服してから何時間効果があるのかについて知る必要がある．その際には，鎮痛薬の血中濃度を考えなければならない．

⑤痛みを緩和する因子・増幅する因子

「どのようにしたときに，痛みがやわらぎますか？」「どのようにしたときに痛みがひどくなりますか？」という問いかけをする．前述したように痛みの感じ方に影響を与える一般的な因子はあるが，その他に，室温，体位，動作，動作時間，姿勢，温罨法，入浴，静止すること，睡眠，鎮痛薬を飲むタイミングなど個別に体験している増幅因子・緩和因子を問う．患者自身が体験していない緩和因子も存在する．痛みのメカニズムから神経障害性疼痛が考えられる場合は，温罨法や入浴で痛みが緩和するかどうかを確認することや，姿勢の工夫で楽になるか確認するなど工夫が必要である．痛みに対して患者がどのような方略をとっているかを確認することは必要である．痛みに対する努力になるため，方略がメカニズムと合致している場合はよいが，医学的に間違った方略をとっている場合は，訂正するポイントとなる．

⑥痛みや鎮痛薬に対する認識

現在の鎮痛薬の効果，副作用のコントロール状況についての評価および患者自身の鎮痛薬に対する認識はどうかをアセスメントする．また，現在服用している鎮痛薬の評価を患者自身がどのように行っているかを明らかにする．鎮痛薬を飲むと副作用がでて飲みたくないと思っているのか，または鎮痛薬を飲みすぎると効果が薄れると感じているのか，このような患者の認識は疼痛コントロールを難しくする．また，副作用が適切にコントロールされなければ，痛み以外の症状で患者は苦しめられることになるため，副作用症状についての知識をもってアセスメントを行う．

⑦痛みをどのようにしたいか？　痛みがなくなればどのようなことをしたいか？

また，痛みをどのようにしたいのかという患者自身の希望を確認する必要がある．痛みをどのくらいまでとってもらいたいと思っているのかを確認し，疼痛マネジメントを行う．このことを明らかにすることで疼痛マネジメントのゴールを明らかにすることができる．

⑧痛みによる生活の変化

痛みによって，食事，排泄，移動，睡眠などの生活行動がどのように変化しているのかを明らかにする．ターミナル期においては，病状の悪化にともなう機能の低下や生活の変化は大きいが，痛みがあることで起きている生活の制約については痛みをマネジメントすることで改善が考えられる．患者の状態に合わせた方法で生活の再構築を行わなければならない．

⑨痛みによる気持ちの変化

痛みがあることでどのような気持ちの変化が起こっているのかを明らかにする．痛みがあることで短気になったと感じていないか，怒りがこみあげていないか，涙がでてこないか，集中力に変化はあったかなど，気持ちの変化があったかどうか，それはどのようなことかについて明らか

にする．痛みは個人的な体験であり，感情的反応を引き起こし[4]，痛みが持続することで気持ちが落ち込むことは非常に自然なことである[4]．しかし，不安状態や抑うつ状態は，患者が痛みにどのように対処するかに影響を与えており，痛みをコントロールしようとする気持ちやセルフケア能力にマイナスの影響を与えている[4]．また，このことは疼痛マネジメントを困難にする．抑うつ状態が強ければ専門的な介入も必要となる．

⑩周囲のサポート

サポートとなる家族や重要他者，友人などソーシャルネットワークを明らかにする．また，家族以外の資源についても考慮する．患者には，患者の言葉を信じ，痛みへの対処をしていることを認め激励するサポートが必要であり，患者にとって，自分を認めて，自分に付き合ってくれる存在は非常に助けとなっている．

(3) サインをモニタリングする

人は，痛みによって生理学的反応，心理的な変化，行動的反応などさまざまな反応を示す．患者が自覚していなくても，動悸，顔色不良となっていたり，抑うつ状態となっていたり，または，痛みが増強しないような体位を自然にとっている場合もある．このような患者の痛みのあらわれ方（サイン）をモニタリングすることで，痛みの存在が明らかとなり，それに対して患者がとっている痛みへの対応が明らかとなる．痛みは言葉だけに表現されるものではない．あえて表現しない患者もおり，痛みを表現できない患者もいる．落ち着きがなくなる人，横になってじっと目を閉じている人など行動はさまざまである．また，生活動作の変化も重要なサインとなる．睡眠はとれているか，食事は食べられているか，移動はこれまでどおりできているかなど生活行動の変化の観察を行うこともサインのモニタリングに含まれる．さらに，客観的な身体情報である画像診断や血液検査のデータも痛みのアセスメントを行ううえで重要な情報となる．

〔4〕痛みを緩和するためのセルフケア能力の分析

患者の体験を理解することによって，患者が痛みを主体的にマネジメントするために行っていること，不足していることが理解できるだろう．例えば，鎮痛薬を決められたとおりに内服することはできるが，痛み止めの評価を過小評価して医師に伝え，痛み止めの調整をしてもらうことができないなどである．

がんの痛みを緩和するためには，痛みのメカニズムや，鎮痛薬の作用・副作用，緩和方法など多くの知識や技術が必要である．この知識や技術が患者にもともと備わっている場合とそうではない場合がある．日常生活の中に疼痛マネジメントを取り入れていくために，必要な知識や技術を患者にどのように提供できるかを査定する必要がある．すべて他者が患者の代わりに代償するレベル（**全代償レベル**）であるのか，部分的に他者が代償するレベル（**部分代償レベル**）であるのか，また，足りない知識や技術を支持し教育するレベル（**支持・教育レベル**）であるのかを判断する．このレベルによって看護師のケア方略が決まる．

④ マネジメントの方略

痛みを訴える患者に接し，痛みによって起こる生活の不自由さや心理的変化に対してケアを提供できるのは，つねに看護師である．看護師は，痛みを除去するケアを行うことはもちろん，患者のセルフケア能力を生かしながら，痛みを体験している患者の痛みをマネジメントし，最後ま

でその人らしく過ごすことができるようにサポートしなければならない．そのためには，疼痛マネジメントの方略は患者が中心となる必要がある．また，この方略は，医療機関の方針や患者の文化的な背景，患者や看護師がもっている資源などを考慮して検討される必要がある．患者や家族が痛みについてどのような体験をしているのか，どのような知識と技術をもっているのか，どのような方略をとっているのかを査定し，医療チームと連携してアプローチを行う方法をとらなければならない．また，患者の痛みを軽減するだけではなく，患者の体験にも変化を及ぼす方略でなければならない．症状マネジメントの統合的アプローチでは，基本的知識の提供，基本的技術の提供，看護サポートの3つのポイントによる方略を示している[6]．この3つのポイントを前述の3つのレベル（全代償，部分代償，支持・教育）に応じて提供する．

〔1〕基本的知識（情報）の提供

患者が痛みとはどのようなものかを理解し，痛みをマネジメントするために必要な技術と，その結果どのようになるかを理解するために必要な最小限の知識が必要となる．知識（情報）は多すぎても少なすぎてもいけない．その人に合った情報量はどこかを見極めることが重要である．より詳しい副作用の情報がほしい患者もいれば，何が起こるかだけを教えてほしいという患者もいる．また，患者が死への恐怖から何も考えられない状況であった場合には，まずその気持ちにそって対応していかなければならない．ただ看護師のもっている知識をすべて提供するのではなく，各個人の痛みのマネジメントに必要な正しい知識を，個人に合った方法で，患者に合ったタイミングで提供することが必要である．そのためには患者の状況を理解することが不可欠である．

痛みの診断がつけば，どのような痛みが患者にあるのかを看護師は理解できる．患者は痛みがなぜ生じているのかを理解し，その痛みに対してどのような手当てができるのかを知ることで安心し，痛みにただひたすら耐えるという立場から，対処できるものとして認識することができる．神経障害性疼痛や複雑な痛みのメカニズムの場合，日常生活において痛みがまったくない状態にすることは難しい場合がある．医学的な目標もふまえたうえで，疼痛マネジメントのゴールを決定し，患者と痛みについて一緒に対応していくためにも，どのような方法で，どのくらいの期間をかけて痛みをマネジメントすることができるかという見通しを伝えることが重要である．そのためには医師と治療方針を確認し，痛みの見通しを看護師が理解する必要がある．

(1) 痛みのメカニズムの理解

痛みの原因について患者自身が理解することでさらに主体性が強まり，さらなる痛みを予防するための土台となる．また，新たな痛みや症状の出現を早期に発見することにつながるため，看護師は痛みのメカニズムを説明し，患者の理解を進める．

(2) 鎮痛薬の種類と作用

痛み止めの服用を開始したり痛み止めの種類を変更した場合には，必ずその鎮痛薬の作用や従来の薬との相違点について理解を進める必要がある．副作用についてパンフレットや資料を用いて説明し，患者がくり返し見て確認することができるようにしておく．

(3) 副作用のモニタリング方法

鎮痛薬には副作用があり，副作用のコントロールに身体的なエネルギーを使ってしまう場合がある．痛みだけに耐えていたかと思えば，便秘や吐き気などさらにQOLを低下させる副作用症状に苦しむことも少なくない．鎮痛薬そのものを受けつけなくなることがあるため，鎮痛薬の開始前から副作用の種類と出現期間を患者に説明し，早期に対処できるようにしておく．

(4) 痛み止めの評価方法

　患者が主体的にマネジメントを行うためには，痛み止めの種類に応じた評価内容，時間と評価方法を知る必要がある．例えば，薬剤の血中濃度がおおよそどのぐらいで上昇するのかを伝え，投与してからの評価時間と，どのように評価を行うか（スケールを用いるかどうかや痛みの性質について）ということを相談して決定しておく．鎮痛補助薬を使用開始した場合は評価期間が薬剤によって異なる．すぐに痛みの緩和をすることが難しいことを伝え，その間の痛みへの対処方法についても話し合っておく．

〔2〕基本的技術の提供

　基本的技術とは患者・家族にとって最も適した疼痛マネジメントが行えるために必要な技術である．例えば，医師や看護師に痛みをどのように伝えたらよいのか，痛み日記による痛みの評価方法，頓服の使用方法などである．また，鎮痛薬の管理方法を日常生活の中でどのように行うかなども個人に応じた技術の習得が必要となる．また，この技術を周囲の者が習得することが必要な患者もいる．患者や家族はこの技術の習得によってマネジメントできている自信を得ることができる．技術の習得は，正しい方法で継続的に行えるようにし，その技術の評価ができるようにしなければならない[6]．

(1) 非薬物療法の実践
①温罨法

　神経障害性疼痛の場合，温罨法によって痛み刺激が脳に伝達されるまでに，温度覚が刺激されることによって痛み刺激が緩和するということがわかっている（ゲートコントロール理論）．神経の刺激による痛みの場合，入浴中は痛みが緩和するという体験を患者は少なからずしている．また，温罨法によって痛みが緩和するということがわかれば，衣服やカイロなどの簡便な方法で日常的に痛みを緩和することもできる．

②マッサージ

　痛みによって臥床時間が長いことや，肩や背中に力が入るために筋肉痛や肩こりを生じている場合にはマッサージが効果を発揮する．触覚が刺激されることによって痛み刺激がやわらぐため，もみほぐすマッサージのほかに，さするマッサージによっても痛みが緩和されることがある．その場合は皮膚に異常がないかをよく観察し，痛みの原因が皮膚の表面にないことを確認しておく必要がある．

③寝具の調整

　痛みが強く，臥床時間が長い場合や骨転移により体動によって痛みが出現する場合は，患者自らが動かないように対処することがある．また，痛みの部位によっては，決まった体位以外は動けないということも少なくない．その場合には褥瘡のリスクが高まる．褥瘡による新たな痛みを予防するために，ADLに合った寝具の調整を行う必要がある．脊椎に多発骨転移がある場合には，患者に合わないマットを使用した場合，脊椎の動きが生じ痛みを生じるほか，不安定感を生じたり，下肢の筋力が低下している場合には「すべる」動きが制限されて四肢を自由に動かせず不自由さを体験することがあるため，患者の訴えを聞きながらマットや衣服を選択する．

(2) アセスメントに基づいた生活の調整技術
①さらなる痛みをつくらない工夫

体位の調整：痛みが緩和されてある程度の体動ができるようになるまでには，ベッド上で安静に

しているこ とが少なくない．また，痛みが緩和しないことにより在宅で側臥位しかとれないために すでに褥瘡が発生している場合もある．このようにさらなる痛みの原因をつくらないために，栄養状態を調整し，褥瘡予防を同時に行い，予防的な痛みのマネジメントを行う必要がある．座位をとる場合に，坐骨神経痛のためにいすにしっかり座れない場合もある．その場合にはクッションを使用するなど，ある程度の時間を痛みなく過ごせる体位を患者と一緒に探す必要がある．また，痛みがあるために体動が減り褥瘡が発生してしまったが，鎮痛薬を使用していたり同時に感覚神経が鈍麻している場合には褥瘡の徴候に気がつかず悪化するケースがある．体幹をどのような姿勢で支えているかを観察し，痛みに対する患者の方略をよく分析し，日常的に予防していく工夫が必要となる．

安全の確保：痛みによる体動制限から筋力低下をともない，膝を立て保持する筋肉がなくなった場合には，ベッド周辺の環境に注意しベッド柵などの打撲に注意するなど，療養環境に対するアセスメントも必要である．筋力の低下をふまえた歩く動作の習得や車いすへの移乗方法を工夫する必要がある．

鎮痛薬の適正使用：痛みが出現した場合に，早めに速放性製剤の投与ができるように出かける際には持ち歩くことも必要である．速放性製剤をいつ投与するのか患者にとってよいタイミングをつかむ必要がある．タイミングが遅れるために痛みが増強し苦しむということが少なくないため，投与するタイミングを患者と相談する必要がある．さらに，運動神経障害がある場合には，服用する場合に薬剤を取り出すことができないという場合がある．患者の機能をアセスメントしたうえで服用方法を打ち合わせておく．

②痛みがあるときの食事の工夫

痛みが出現しているときには食欲が低下するほか，痛みの原因によっては食事をとる行為そのものが痛みの原因になっている場合がある．また，食事への意欲そのものをなくしてしまう場合もある．多発骨転移や脊椎圧迫骨折による痛みがあり座位をとることが難しい場合は，コルセットを使用して脊椎の屈曲・伸展を防ぐほか，嚥下しやすい体位を探し，その体位で食べやすい食事に変更する必要がある．また，脊髄転移の際，脊椎の障害レベルによっては手指の動きを障害する場合がある．利き手交換が必要になったり，はし，フォークなどのつかみ方を工夫する必要がある．さらに，食べる姿勢をとるという体動にともなう痛みがあるが，いったん姿勢が決まり静止すれば痛みがないという場合は食事をとる前にあらかじめ頓服を使用し，動く際に鎮痛薬の血中濃度が高まり，体動にともなう痛みが緩和されるように計算することもできる．

③痛みがあるときの睡眠の工夫

痛みで眠れない場合や夜になると不安が募り痛みが増強する場合がある．痛みがあるために眠れない場合は，その原因が薬剤の不足によるものなのか，不安が増強し痛みの閾値が低下したために生じた痛みであるのかなどのアセスメントにもとづいたケアを行う必要がある．薬剤が不足している場合は，医師と薬剤の調整を行う．睡眠中に室温が下がり，冷えによる神経障害性疼痛の悪化が考えられる場合は，適時速放性製剤を使用できるようにベッド周囲に薬剤を配置したり，予防的に温罨法やマッサージを行うことでも効果がある．電撃痛によって寝返りをうつことができない場合は，速放性製剤投与後に寝返りをうつようにする．また，多発脊椎骨転移によって脊椎が動くことで骨膜が伸展し痛みが生じる場合は，肩関節と骨盤が平衡になるように脊椎を支えた状態で体位変換を行うことで痛みを最小限にして寝返りをうつことができる．

④**痛みがあるときの移動方法の工夫**

体動によって痛みが出現する際には歩くことがつらくなり，できるだけ動かないようにすることで痛みに対処する場合が少なくない．痛みのメカニズムから痛みが増強しない方法を提案する必要がある．痛みの発生部位に筋肉や関節が関与している場合，一時的に一部の関節や筋肉の動きをコントロールすることによって痛みの増強を抑えることができる．例えば，腸腰筋への転移がみられる場合，股関節を屈曲する体位（つまり，腸腰筋を伸展させない動き）をとりながら動作を行うことで体動時の痛みが緩和されることがある．動いても痛みが最小限となることが疼痛緩和の目標であるが，物理的な刺激を避ける動きを習得することで容易に寝返りをうつことができるようになる．どの関節のどの範囲の動きで痛みが生じるかを医学的に判断し，移動の工夫を行う．

⑤**痛みがあるときの清潔の保ち方**

痛みがあるときに関節可動域の制限があって清潔の保持ができなくなることや脊椎の捻転によって骨折のリスクが高まる場合には，着脱の動作が不自由になり保清行動がとれないことが生じる．また痛みを増強させないように予防的に保清動作を行うことが必要になってくる．腕神経叢の障害により温度覚が障害されたために湯の温度に敏感になったり，健側の保清行為が困難になる．危険な動作に関連するところをあらかじめ患者と話し合い，温度計の使用，保清道具の工夫や看護師が代わりに行うための約束などが必要である．さらに，痛みによる倦怠感が強い場合は，部分的に保清を行う計画を立て患者と話し合うことが必要である．

⑥**痛みがあるときの排泄の工夫**

排泄のために動くことに痛みをともなうことから水分制限をしてしまう場合や排泄行為で痛みが生じるために力むことができずに便秘を悪化させる場合があり，患者のQOLは低下する．さらに鎮痛薬の副作用によって慢性的な便秘を抱えている場合は便秘による苦痛もともなう．排泄行為はプライバシーが保たれた中で尊厳が守られることが最も重要である．脊椎への転移により腰椎の屈曲や伸展に痛みをともなう場合，便座に座る行為に痛みがでる．部位によってはコルセットの使用によって軽微な腰椎の動きを最小限にすることができる．骨溶解が進み骨折のリスクが高い骨転移の場合は，コルセット使用のほか排泄動作の一つひとつの動作を患者と確認し，脊椎の捻転や屈曲，伸展の動作をしない動きを打ち合わせる必要がある．

〔3〕基本的看護サポートの提供

(1) 患者の痛みのマネジメント力を支える

知識や技術の提供だけではなく，看護師によるサポーティブなかかわりが疼痛緩和には必要である．看護師は日々の患者とのかかわりの中から患者にはどのようなサポートが必要であるのかを見極め，それに対応する必要がある．これは，電話によるフォローアップであったり，励ましであったり，患者によって異なる．疼痛マネジメントにおいては，痛みを取り除くために，一緒に努力していきたいという姿勢を伝えたり，患者が痛みをマネジメントするためにできていることを認めたり，相談窓口を明らかにすることで，いつでもサポートできる体制があることを知らせることなどである．患者と看護師の関係性の中から，適時，適切な看護サポートをそれぞれの看護師が考え選択していくことが必要である．

(2) 患者と医師とのコミュニケーション支援

患者は医師と自らの痛みについて話し合う必要がある．患者は診察の場面で思うように痛みを

表現できずに日常生活の中で痛みに耐える努力をしている場合がある．また，次回の診察まで症状に耐えるために，患者には鎮痛薬を服用することのつらさだけが残る場合もある．医師と適時コミュニケーションがとれるように調整することも看護師の役割である．痛みのアセスメントをともに行い，鎮痛薬の評価を行い，患者のおかれた状況を一緒に整理し，医師に伝える内容を話し合うことで，医師とのコミュニケーションは促進する．患者がうまく医師に伝えられない場合には，会話を支援することも必要である．

5 結果の評価と継続的なケア

　効果的な疼痛マネジメントの結果としてのぞまれることは，①患者が行えるような方法で，痛みの体験（一般に痛みの強度）を十分に軽くすること，②毎日の生活の行動を適切に実行できる機能をもつことである[6]．痛みの状態がどのように改善されたのか，痛みの状態が変化することでセルフケア能力はどのように変化したのか，機能の状態に変化はあったのか，QOLは改善したのかを評価することによって，患者にとって有効であったかを判断する．有効な疼痛マネジメントは継続されることが必要であり，患者・家族・医療者間でコミュニケーションを十分にとりチームとなってケアを提供する必要がある．最後まで自分の人生を自分のものとして過ごすことができるように痛みの体験を改善するようにサポートを行う．

　看護師は痛みに対処する倫理的責務があることを忘れてはならない．痛みの治療の主となるのは，鎮痛薬による薬物療法である．薬物療法を有効に行えず，痛みに苦しんでいるケースは少なくない．看護活動と看護師の役割としては，痛みを信じること，痛みについて対話することから始まり，ともに痛みに取り組んでいく姿勢を見せることから痛みケアが始まる．本人が痛みをどうしたいのか，痛みについての思いを確認しておくことが必要である．痛みの知識，薬物療法の知識，症状マネジメントの知識をもち，痛みを的確にアセスメントし，患者に応じたケアを提供する努力を行うことが看護師の責任である．

引用文献

1）世界保健機関編（1990），武田文和訳（1995）がんの痛みからの解放とパリアティブ・ケア：がん患者の生命へのよき支援のために，pp.49-54，金原出版．
2）McCaffery, Margo著（1972），中西睦子訳（1991）痛みをもつ患者の看護，Nursing Management of the Patient with Pain，pp.1-14，医学書院．
3）世界保健機関編（1986），武田文和訳（1996）がんの痛みからの解放：WHO方式がん疼痛治療法第2版，pp.3-13，金原出版．
4）季羽倭文子監修，McCaffery, Margo, Beebe, Alexandra著（1989），依田和美，柿川房子，川田繁，栗原幸江監訳（1995）痛みの看護マニュアル，pp.8-46，メヂカルフレンド社．
5）武田文和，渡辺孝子編，平賀一陽，佐藤緑（1996）がんの痛みのメカニズム，がん患者の痛みのマネジメント，JJNスペシャル51，pp.30-37，医学書院．
6）Larson, P. J., 内布敦子編，内布敦子，Larson, P. J., 河野文子，和泉成子，遠藤久美，岡野好恵，柴田秀子，沼田靖子，Carrieri-Kohlman, V.（1998）Sympton management：患者主体の症状マネジメントの概念と臨床応用，別冊ナーシング・トゥデイ12，pp.103-114，日本

看護協会出版会.
7) 岡田美賀子, 梅田恵, 桐山靖代 (2002) ナースによるナースのための最新がん患者のペインマネジメント：Evidence-based Nursing Practiceの探求, 別冊ナーシング・トゥデイ 13, pp.25-38, 日本看護協会出版会.
8) 横田敏勝, 黒政一江, 坂井靖子, 三島幸子 (2000) ナースのための痛みの知識 改訂第2版, pp.1-17, 南江堂.
9) 花岡一雄監修, 花岡一雄, 並木昭義, 小川節郎, 有田英子, 上西紀夫, 大内尉義編, 並木昭義 (1998) 痛みはどのように生ずるか, 日本医師会生涯教育シリーズ疼痛コントロールのABC, pp.S30-S33, 医学書院.
10) Wall, Patrick 著, 横田敏勝訳 (2001) 疼痛学序説：痛みの意味を考える, pp.37-55, 南江堂.
11) 鈴樹正大, 盛直久監修, Swerdlow, Mark, Ventafridda, Vittorio 編, Anderson, Sven 著, 平野勝介訳 (1992) 癌性疼痛, pp.9-22, 真興交易医書出版部.
12) 中西睦子監修, 内布敦子, Larson, P. J. 編, 足利幸乃, 内布敦子, 河野文子, 野並葉子, 和泉成子, 柴田秀子, 横山美樹 (1999) TACSシリーズ1 実践基礎看護学, pp.164-174, 建帛社.
13) 花岡一雄監修, 花岡一雄, 並木昭義, 小川節郎, 有田英子, 上西紀夫, 大内尉義編, 花岡一雄 (1998) 痛みの悪循環, 日本医師会生涯教育シリーズ疼痛コントロールのABC, pp.S2-S3, 医学書院.
14) 後明郁男, 平塚良子, 佐藤健太郎, 神野進編, 後明郁男, 平塚良子, 塚原悦子, 佐藤健太郎, 上島悦子, 豊島博行, 福田一郎, 菅尾英木, 岩田吉一, 大谷卓弘, 神野 進, 曽我文久, 内藤正敏, 清水信幸, 横山重子, 納所妙子, 牧洋子 (2003) がん終末期・難治性神経筋疾患進行期の症状コントロール：ターミナルケアにたずさわる人たちへ増訂版, pp.59-101, 南山堂.
15) 花岡一雄編, 高橋雅彦, 山室誠 (2003) 8. 癌の痛み, 痛み：基礎・診断・治療, pp.224-238, 朝倉書店.
16) 柏木哲夫監修, 淀川キリスト教病院ホスピス編, 柏木哲夫, 恒藤暁, 池永昌之, 大山直子, 新田美鈴 (2003) 緩和ケアマニュアル：ターミナルケアマニュアル 改訂第4版, pp.31-74, 最新医学社.
17) 足利幸乃編, 荒尾晴惠 (2002) 痛み, 正しく知りたいナースのための消化器がん化学療法と看護, 消化器外科NURSING 2002 秋季増刊, pp.159-166, メディカ出版.
18) 高宮有介 (2003) がんの痛みのアセスメントの実際：医師の立場から, がん看護, 8 (1), pp.21-25.
19) Holland, J. C., Rowland, J. M. 編, Portnoy, R. K., Foley, K. M. 著, 河野博臣ほか訳 (1993) がん性疼痛の管理, サイコオンコロジー2, p.89, メディサイエンス社.

参考文献

1. 武田文和監訳, 浅井真理子, 卯木次郎, 内富庸介, 坂下美彦, 桜井雅温, 志眞泰夫, 下山直人, 武田文和, 土井千春, 本家好文, 渡辺孝子共訳 (2003) トワイクロス先生のがん患者の症状マネジメント, pp.1-75, 医学書院.

浮腫のある患者へのケア

1 浮腫の定義

〔1〕体液分布の異常

　浮腫とは，細胞外液である血漿と組織間液のうち組織間液が組織間隙に増加した状態である．体液は細胞内液と細胞外液に分けられ，細胞外液はさらに組織間液と血漿成分に分けられる．細胞外液容量は浸透圧によって厳重に調節されており，その溶質を構成する約90％はナトリウムであることから，細胞外液容量の調節にはナトリウムバランスが密接に関与している[1]．そのため，浮腫は，体液分布の異常によって組織間隙に水分・ナトリウムが蓄積した状態である．通常，図Ⅳ-3に示したとおり細胞外液量は体重のほぼ20％に相当し，その約3/4が組織間液，1/4が血漿に分布する．組織間液量が2〜3L以上に増加すると，臨床的に浮腫として認められる[2,3]．

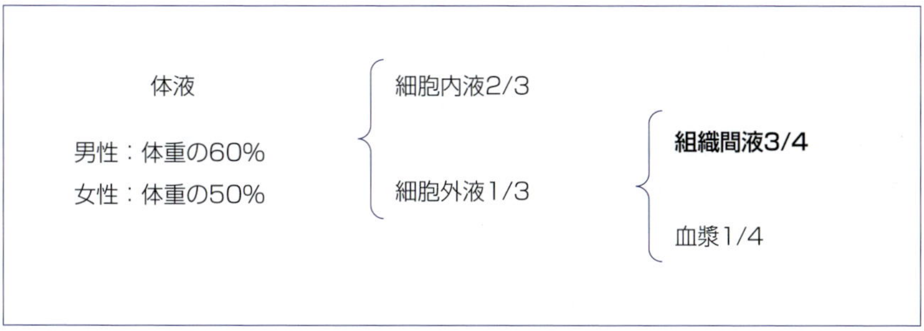

体液
男性：体重の60％
女性：体重の50％
細胞内液2/3
細胞外液1/3
組織間液3/4
血漿1/4

図Ⅳ-3　体液の分布

〔2〕ターミナル期の半数以上の患者に出現

　ターミナル期の患者の場合，低たんぱく血症による水分の過剰な蓄積（心不全など），静脈還流の減少（静脈血栓など），血漿たんぱく質の低下（低栄養による低アルブミン血症，肝疾患や腎疾患）などの臨床所見がみられ[4]，これらが要因となって浮腫をきたす．
　ターミナル期の患者にみられるさまざまな身体症状のうち，浮腫は，呼吸器症状や消化器症状などとともに約50％以上の患者で観察され[5]，さらに患者の5.8％が浮腫の症状を主訴としているとの報告がある[6]．浮腫は患者に「重だるい」などの身体的苦痛を生じさせるだけでなく，ボディーイメージの変容から死が間近に迫っているという精神的な不安をもたらすため，心身ともに十分なケアが必要である．

2 浮腫のメカニズム

〔1〕スターリングの法則：濾過−再吸収の駆動力

　浮腫は局所の微小循環による体液交換の変調が引き金となって生じる場合が多い．ここでは毛細血管内外に起きる体液交換のメカニズムについて説明する．

　スターリングの法則とは，人間の体液循環のメカニズムに関して「毛細血管壁をとおる水分の移動方向と移動速度は，毛細血管壁内外の静水圧，膠質浸透圧の変化，濾過膜としての毛細血管壁の性質に依存する」と定義づけられる．つまり，微小循環における体液の交換には，①毛細血管圧，②膠質浸透圧が重要な役割を果たしている[7]．循環血流量と組織間液の間には水分の出納があり，毛細血管腔から組織間液への水分の移動は 300L/日にも及ぶ[2]．これらの水分の移動は毛細血管内外の静水圧，膠質浸透圧の関係に影響され，全身へと循環される．

(1) 毛細血管内外の静水圧

　毛細血管の内外には静水圧（hydrostatic pressure：通常は血液によってもたらされる圧力）が生じ，体液を血管内外へと押し出そうと作用する．毛細血管の動脈側の静水圧（BCP_{art}）はおよそ 29mmHg であり，静脈側の静水圧（BCP_{vein}）は 14mmHg である．これらから，動脈側の方がより強い圧力で間質組織へと体液を押し出す力が生じる．組織間隙の静水圧，つまり組織間隙から血管へと押し出す圧はわずかではあるが 3mmHg 加わる[8]．

毛細血管の内外の静水圧（blood capillary pressure：BCP）
〔動脈側静水圧〕BCP_{art} 29mmHg：水分を血管外に押し出す動脈側の圧力
〔静脈側静水圧〕BCP_{vein} 14mmHg：水分を血管外に押し出す静脈側の圧力

---

(2) 毛細血管内外の膠質浸透圧

　血管の内外では膠質浸透圧（colloid osmotic pressure：不透過性の粒子がたんぱく質分子である場合の浸透圧）が生じ，たんぱく質を取り入れようとする力が生じる．血管内膠質浸透圧は，20mmHg であり，間質膠質浸透圧は，5mmHg である[8]．

毛細血管の内外の膠質浸透圧（colloid osmotic pressure：COP）
〔血管内膠質浸透圧〕COP_{PL} 20mmHg：血管内にたんぱく質を引きつける力
〔間質膠質浸透圧〕COP_{IP} 5mmHg：組織間隙にたんぱく質を引きつける力

---

(3) 組織液が血管外に濾過・再吸収されるしくみ

　組織間隙では，動脈側では，血管の静水圧が血管内膠質浸透圧よりも高いため，より体液が組織間隙へと濾過されることになる．つまり，動脈側は血管内へとたんぱく質を引きつける圧よりも血管外の組織間隙へと体液を押し出す力の方が強い．

　〔組織間隙への濾過〕動脈側静水圧＞血管内膠質浸透圧

　一方，静脈側では血管内膠質浸透圧の方が静水圧よりも高いため，より血管内へと体液が吸収される．つまり，静脈側は血管外に体液を押し出す力よりも血管内にたんぱく質を引きつける圧の方が強い．

　〔血管内への体液の再吸収〕血管内膠質浸透圧＞静脈側静水圧

体液循環は動脈側では組織間隙へと体液が押し出される濾過作用が起こるが，静脈側では体液が血管内へと再吸収される．動脈側で生じる組織間隙への濾過と静脈側で生じる血管内への再吸収の体液量はイコールとはならないため，静脈側で再吸収されなかった体液（たんぱく質など）はリンパ管によって回収され，最終的に心臓へと循環される．このようにして微小循環が行われているために体液は循環をくり返し，均衡を保つことができる（図Ⅳ-4）．

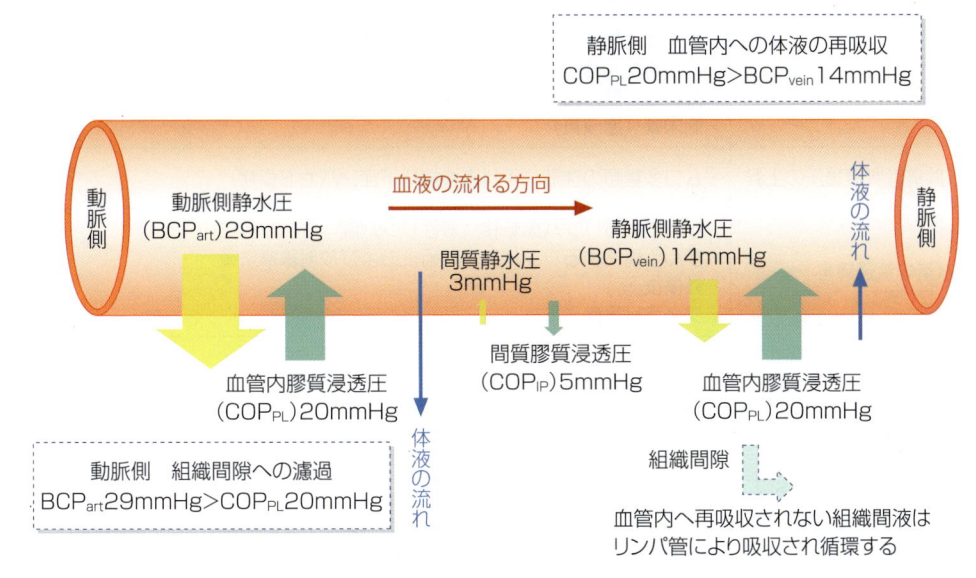

図Ⅳ-4 スターリングの法則

〔2〕発生要因

浮腫はさまざまな要因からなるが，体液バランスに関する因子に影響されることが多く，浮腫の発生には局所因子と全身因子が関連している[1]．

局所因子には，スターリングの法則に関連した因子である．つまり，毛細血管壁の透過性の亢進，毛細血管内圧の上昇，膠質浸透圧の変化，リンパ管の流通障害などにより，組織間液が貯留・増大することで引き起こされる（表Ⅳ-3）．同時に，組織間液を回収するリンパ管の閉塞などにより組織間液が貯留することによって局所性のリンパ浮腫などが生じる．

一方，全身的な体液量調整をつかさどる腎機能に影響する全身因子としては，ホルモン，神経，血行動態に影響する因子などが考えられる[1]．特に浮腫の原因となるナトリウムバランスの維持にかかわる重要な役割を果たしているのは，レニン－アンジオテンシン－アルドステロン系（RAA系）である．腎の血流量が低下すると傍糸球体細胞がレニンを放出する．レニンは血漿中のアンジオテンシノーゲンからアンジオテンシンⅠを，さらに肺やその他の血管に存在する変換酵素によりアンジオテンシンⅡを生成する．この物質は，血圧上昇やナトリウムおよび体液量を保持するなどの生理作用がある．尿細管に対する作用としては，近位尿細管でのナトリウムの再吸収の促進や，アルドステロンを介した集合管でのナトリウム再吸収の促進である．ナトリウムの再吸収が行われれば尿中のナトリウム排泄量が減少するため，結果として細胞外液への貯留が増して浮腫が生じる[9]．

表Ⅳ-3　浮腫発生のメカニズムとその要因

メカニズム		要因
毛細血管圧の浸透性の亢進		・炎症，外傷，熱傷，化学物質による損傷 ・アレルギー，血管神経性浮腫，突発性浮腫
毛細血管内圧の上昇		・動脈側：Na貯留による血漿量の増加（うっ血性心不全・腎疾患） ・静脈側：静脈還流の障害（肝硬変）
膠質浸透圧の変化	血漿膠質浸透圧の低下	・たんぱく質の漏出（ネフローゼ症候群，たんぱく質漏出性胃腸症，胸水や腹水によるたんぱく性体液の消失） ・たんぱく質の合成障害（肝疾患） ・低栄養（悪液質）
	間質膠質浸透圧の上昇	・ムコ多糖類の沈着（甲状腺機能低下症，バセドウ症）
リンパ管の流通障害		・がんによるリンパ節転移，悪性リンパ腫 ・がん手術によるリンパ節郭清術後および放射線療法後 ・外傷後 ・フィラリア症

(阿部好文（2002）浮腫の患者をみたら，90（5），p.687，診断と治療社より転載，一部改変)

〔3〕悪液質

　一般的には，ターミナル期のがん患者に生じる浮腫は悪液質によるものが多い．悪液質とは，いろいろな疾患で観察される症候群であり明確な定義はないが，慢性疾患または情動障害の経過中に起こる全身的な体重減少とるいそうが臨床症状である[10]．原因としては，筋肉たんぱく質や脂肪の分解亢進，肝での糖新生亢進，吸収不良症候，たんぱく喪失胃腸症などが認められ，低アルブミン血症や貧血，電解質の異常などをともなう[11]．

　悪液質の浮腫発生機序は，栄養障害による低アルブミン血症による血漿膠質浸透圧の低下による．血漿・組織間液の膠質浸透圧が減少し，スターリングの法則に従って循環血漿中の体液が血管から血管外へと漏出して浮腫を形成する．一般的に，血清アルブミンが2.0g/dLになると浮腫を生じることが多い[12]．

　このように，局所因子により浮腫が発生すると，血中の水分が大量に組織間に漏出し，有効循環血液量の減少をきたす．それによって腎血流量も減少するため，レニン-アンジオテンシン系を介してアルドステロン分泌の亢進が起き，遠位尿細管でのナトリウムの再吸収が促進される．腎血流量の低下やADH（抗利尿ホルモン）分泌の亢進によってもナトリウム再吸収が行われ，最終的には細胞外液が増加することによって浮腫が生じる[10]（図Ⅳ-5）．

3　浮腫のマネジメント

〔1〕アセスメント

　ターミナル期にある患者の浮腫にはさまざまな要因が絡み合ってもたらされることが多いため，どのような要因による浮腫なのかをアセスメントすることが重要である．

(1) 浮腫の部位

　浮腫の部位，分布を把握する．まずは全身性か局所性かを確認する必要がある．心疾患・肝疾患・腎疾患をともなっているターミナル期の浮腫は低たんぱく性のものが多いため，**全身性浮腫**

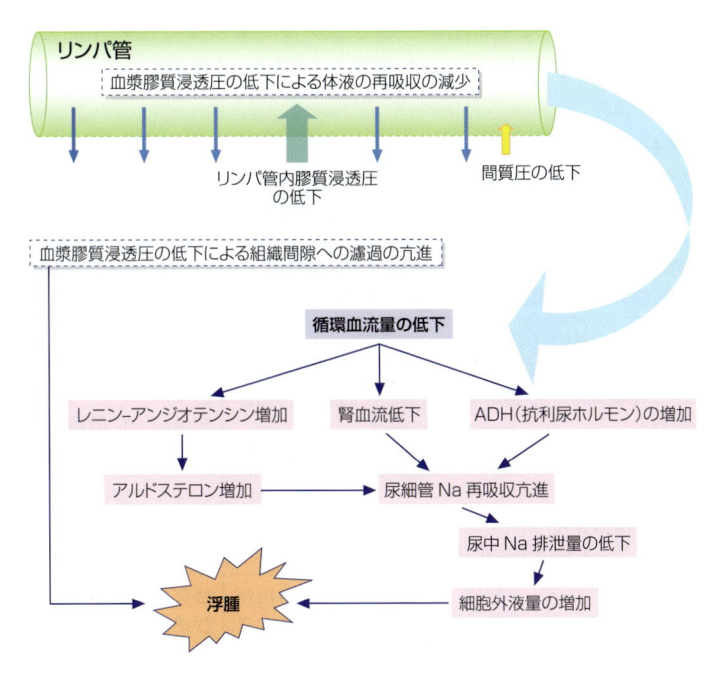

図Ⅳ-5 悪液質の浮腫発生機序

である場合が多い．全身性浮腫の場合は尿たんぱくの有無や血清アルブミン値，心・肝・腎機能の評価が鑑別のポイントとなる[7]．一方，がんの術後に生じるリンパ浮腫など**局所性浮腫**が混合したものも認められる．したがってターミナル期に生じる浮腫は発生部位や要因などを十分アセスメントする．

(2) 質と量

体重の変化，尿量の変化，浮腫をともなう部位の発熱や疼痛の有無などを確認する．全身性浮腫の場合，体重が2〜3kg増加することが多い[2]．また，浮腫自体が低たんぱく性か高たんぱく性かを皮膚の触診などからアセスメントする．一般的に低たんぱく性は圧迫痕ができソフトな浮腫であるが，高たんぱく性の場合は皮膚の硬度が増し，押さえても圧迫痕ができない．

(3) 時間経過と状況

いつ浮腫に気づいたのか，いつごろに浮腫が著明となるか，日内差や活動性に関連するかなどを確認する．肝疾患による浮腫は横臥と関係して朝方に増悪する傾向がある[2]．また長期臥床にともない，体液が重力にまかせて臥床側や下肢などに下降し，浮腫が増強する場合もある．

(4) 増悪因子・危険因子

浮腫が悪化したきっかけや要因などをアセスメントする．塩分摂取や電解質バランスの変調により腎不全・心不全による浮腫は容易に増強する．薬物では，NSAIDs（非ステロイド性抗炎症薬）やグリチルリチン（甘草），女性ホルモン，β遮断薬，Ca拮抗薬などの薬剤による浮腫が増悪する可能性がある[2]．また，局所性のリンパ浮腫の場合は，蜂窩織炎などの皮膚感染から一気に悪化する場合がある．

(5) 関連症状

全身性浮腫のうち，うっ血性心不全や肝硬変，ネフローゼ症候群などはさまざまな検査所見な

どから判定する．寝ると咳がでたり布団から起き上がると楽になるという訴えがあるときはうっ血性心不全による浮腫であり，緊急の対応を要する[2]（表Ⅳ-4参照）．

表Ⅳ-4 浮腫のアセスメント項目

	全身性浮腫（低たんぱく性）	局所性浮腫（リンパ性）
部位	両側性で下肢が上肢に先立つ．体位の一番低い位置に出現しやすい．最初に，上眼瞼や前頸骨部，足背部などに認めるが，長期臥床の場合はアキレス腱，仙骨部，背部などにも及ぶ．	片側性で，術側など原因のあきらかな上肢や下肢に出現する．例外として両側性のリンパ浮腫などもある．
質量	たんぱく質の成分が少ない（1％以下）．スターリングの法則の均衡が崩れている状態（血漿膠質浸透圧の低下により組織間隙への濾過量の増加と，血管内への水分の再吸収の減少）．組織間隙に蓄積するのは水分なので圧痕のあるソフトな浮腫．	たんぱく質の成分が多い（1％以上）．慢性化で線維成分が貯留し線維化を起こす．組織間隙に蓄積するのはたんぱく質なので圧痕のできない硬い浮腫．
時間経過状況	出現が比較的急激に起こる．挙上により著明に改善する．利尿剤に反応（ただし肝硬変などによる場合，効果は軽度）．	出現まで慢性的で長時間かかる．挙上により軽度改善する．利尿剤に無反応．
増悪危険因子	心性（うっ血性心不全など）／腎性（腎障害をともなう抗がん剤による腎実質障害・慢性糸球体腎炎・糖尿病性腎症・ネフローゼ症候群など）／肝性（肝硬変・肝転移・肝細胞がん）／薬物性	蜂窩織炎やリンパ管炎などにより浮腫が増悪する可能性がある．
関連症状	胸水や腹水をともなう場合がある．	リンパ漏や皮膚潰瘍など．

（2）看護ケア

ターミナル期の患者に生じる全身衰弱，低栄養に起因する浮腫への対処には薬物療法だけでは限界があり，物理的な方法で対処していくことが重要である．まずは浮腫が原因で起こってくる問題への対応が重要であり，悪液質による低たんぱく性浮腫にならないように早期の予防対策が必要である[13]．実際には，ターミナル期の浮腫を改善させることは難しく，悪化を防ぐことや進行を遅らせる対処を考える．

(1) 薬物療法

①水分出納の調節および利尿剤投与

浮腫に対して塩分や水分出納バランスを厳格に行い，利尿剤を考慮する．ループ利尿剤は利尿剤の中で最も強力であり，腎血流量，糸球体濾過値を減少させないため腎障害時にも使用可能である[14]．

②血漿たんぱくおよびカロリーの補充療法

悪液質による低栄養状態に対して，新鮮凍結血漿（FFP）やアルブミン投与などは一時的には血清たんぱくやアルブミンの改善には有効である．しかし，ターミナル期の状態での投与は原疾患の改善にはつながらないため，十分な適応や使用期間などを考慮する必要がある[14]．

(2) 体位の工夫（安静保持・四肢の挙上）

浮腫に対しては基本的に安静保持を行う．特にターミナル期にみられる全身性浮腫の場合，心臓・肝臓・腎臓に障害をともなっている場合があるため，安静により臓器の循環血流量を増加させ，心負荷を軽減させる．低栄養による浮腫には，安静により二次的に腎灌流を増して水分やナ

トリウムの排泄を増加させることにより軽減が得られる場合がある[15]．腫脹した上下肢はできるだけクッションなどで挙上しておくと静脈圧の上昇が緩和し，静脈とリンパ系への還流が促進され，浮腫が軽減する[16]．また，四肢を挙上することにより重力で体液が移動することになり，間質液の静脈やリンパ管への還流を増加させる．

(3) 皮膚のケア

浮腫のある四肢はリンパ球も貯留しているが，細菌が侵入した場合でも殺菌するための運搬経路となるリンパ管が十分に機能していないために免疫能が低下し，感染を起こしやすい状態となっている[17]．皮膚が乾燥していると容易に切り傷などが生じやすく，細菌感染を起こしやすくなるため，日ごろからスキンケアにつとめる必要がある．入浴や足浴後は保湿性のある弱酸性，ノンアルコール，無香料のローションを塗布し，靴下や肌着で皮膚を保護しておく．ターミナル期の浮腫の場合，皮膚は非常に薄く張りつめたようになる．ときには，皮下直下にリンパ管の拡張によるリンパ小胞とよばれる小さな水疱を形成し，それを傷つけるとリンパ漏となる場合もある[17]．この時期に生じるリンパ漏は非常に難治性で，たんぱく・アルブミンの喪失につながり全身状態の悪化をもたらす原因となる[17]．リンパ漏ができた場合は，局所感染を起こさないように消毒を行い，ガーゼで覆い十分に圧迫保護する．

(4) マッサージ

浮腫のある患者に対して，マッサージは，刺激の加えられた局部の皮膚・皮下・筋膜・筋肉などの組織に影響を及ぼし，血液・リンパ液・組織間液などの流動性を変化させ，細胞膜の浸透性を高める[18]．結果として，血液やリンパ液，組織間液などの流れを促進させるとともに，血漿浸透圧の低下から組織間隙へ漏出する組織液をリンパ管へ流入させ，静脈へと再吸収させ，循環血流量を増加させることにつながる．

リンパ浮腫の場合，近年マニュアルリンパドレナージとよばれるリンパ誘導マッサージが効果的であることが周知されてきている．この手法は，表在性の毛細リンパ管を使って貯留した組織液を腋窩や鼠頸部などの健康な深部リンパシステムにリンパを誘導させる方法で，リンパ浮腫に対する特有の手技である．ターミナル期の全身性浮腫の場合でも，この手法を修正させ，より愛護的に皮膚を揺らして浮腫を軽減させることが可能である．しかしあくまでもこの時期に行うマッサージは浮腫の軽減をめざすというよりも，本人の苦痛を取り除くことに重点をおく．

(5) 間欠的空気圧縮ポンプ

ハドマーやメドマーといった間欠的空気圧縮ポンプは，浮腫に対してマッサージの代わりとして行うものである．低たんぱく性浮腫の場合は組織間隙に水分が多く含まれている状態なので，ポンプは間質に貯留した水分を毛細血管内へと移動させるため有効な場合がある．しかし，この方法も緩和ケアの一環として行うものであり，本人が安楽となることをめざすものである．したがって全身状態をみながら行い，ポンプの圧力は60mmHg以上にしないように注意する[4]．

(6) 圧　迫

弾性包帯による圧迫も有効な場合がある．リンパ浮腫の場合は，専用のショートストレッチタイプの弾性包帯を使用するが，ターミナル期に生じる低たんぱく性浮腫に対してはやわらかい弾性包帯で軽く巻き上げ，本人に苦痛の有無を確認しながら行う必要があり，過度な圧迫は避ける．弾性包帯の圧迫により一時的に浮腫の減少を認める場合があるが，包帯を除去すると再び浮腫が増強するため，浮腫軽減を目標とせずにあくまでも本人の苦痛緩和を考え根気強くケアを行う．

引用文献

1）和泉俊一郎，牧野恒久（2002）妊娠時にみられる浮腫，診断と治療，90（5），pp.737-741.
2）阿部好文（2002）浮腫の患者をみたら，診断と治療，90（5），p.687.
3）田村恵子編，諏訪直子，高山圭子（2002）がん患者の症状マネジメント，pp.87-90，学習研究社.
4）阿部薫監訳，丸口ミサエ（1999）フローチャートで学ぶ緩和ケアの実際，pp.70-74，南江堂.
5）森田達也，角田純一，井上聡，千原明，一木崇宏（1998）癌の臨床，44（9），pp.879-884.
6）柏木哲夫監修，淀川キリスト教病院ホスピス編（2003）緩和ケアマニュアル，pp.1-4，最新医学社.
7）北畠顕，島本和明編（2002）浮腫，p.28，医薬ジャーナル社.
8）M. Földi, E. Földi, S. Kubik（2003）Textbook of lymphology for physicians and Lymphedema Therapist, pp.196-230, Urban & Fischer.
9）前掲書7），p.36.
10）堀川聖三郎，中西健，高光善博（1998）腎と透析，44（1），pp.69-72.
11）安達勇（2002）浮腫の緩和治療，がん看護，7（4），pp.287-289.
12）前掲書7），p.117.
13）丸口ミサエ（2002）浮腫のある患者の緩和ケア，がん看護，7（4），pp.290-293.
14）前掲書7），p.125.
15）前掲書7），p.258.
16）Robert Twycross and Andrew Wilcock（2001）Symptom management in advanced cancer, pp.339-357, Radcliffe Medical Press.
17）小川佳宏（2004）リンパ浮腫に対する治療，ケアの選択，ターミナルケア，14（2），pp.87-93.
18）小板橋喜久代（2002）指圧・マッサージ技法のエビデンス，臨床看護，28（13），pp.2070-2077.

参考文献

1．佐藤佳代子（2002）がん患者に合併するリンパ浮腫のケア：医療徒手リンパドレナージと包帯療法，診療と新薬，39，pp.202-240.
2．池永昌之（2002）臨床外科，医学書院.
3．加藤逸雄監修，松尾汎編（2003）リンパ浮腫診療の実際：現状と展望，文光堂.
4．Farncombe, M., Daniels, G., Cross, L.（1994）Lymphoedema: the seemingly forgotten complication., J Pain Symptom Manage, 9（4），pp.269-276.
5．Földi, E., Földi, M., Weissleder, H.（1985）Conservative treatment of lymphoedema of the limbs., Angiology, 36（3），pp.171-180.
6．Földi, E.（1998）The treatment of lymphoedema., Cancer, 83（12 Suppl American），pp.2833-2834.
7．Földi, E., Földi, M., Clodius, L.（1989）The lymphedema chaos: a lancet., Ann Plast Surg, 22（6），pp.505-515.
8．Humble, C. A.（1995）Lymphedema: incidence, pathophysiology, management, and

nursing care., Oncol Nurs Forum, 22 (10), pp. 1503-1509, quiz1510-1511.
9. Leduc, O., Leduc, A., Bourgeois, P., Belgrado, J. P. (1998) The physical treatment of upper limb edema., Cancer, 15 (83) (12 Suppl American), pp. 2835-2839.
10. Williams, A. F., Vadgama, A., Franks, P. J., Mortimer, P. S. (2002) A randomized controlled crossover study of manual lymphatic drainage therapy in women with breast cancer-related lymphoedema., Eur J Cancer Care (Engl), 11 (4), pp. 254-261.
11. Mirolo, B. R., Bunce, I. H., Chapman, M., Olsen, T., Eliadis, P., Hennessy, J. M., Ward, L. C., Jones, L. C. (1995) Psychosocial benefits of postmastectomy lymphedema therapy., Cancer Nurs, 18 (3), pp. 197-205.

4 呼吸器症状をもつ患者へのケア

　ターミナル期の患者では呼吸器症状を呈する割合が増し，死亡直前ではさらに高頻度になる．呼吸器症状の代表的なものとして呼吸困難がある．呼吸困難とは，呼吸にともなう不快感であり特定の感覚ではなく，主観的なものである．すなわち，大脳皮質の体性感覚野に投射されて感じる身体のある特定場所の特定感覚ではなく，大脳辺縁系によって調節される内在的な情動体験である．呼吸困難感は不快であるだけでなく，苦しみをともなっているため，患者は「呼吸が苦しい」とか「息苦しい」と表現する．苦しさは，その人の環境や人生経験や社会状況や心理的状況の影響を受け，呼吸困難を発生する要因とそれを感知する側の要因など多因子で構成される．その他の呼吸器症状として，咳嗽，胸水，血痰，喀血などがある．

1 呼吸器症状の定義

〔1〕呼吸困難

　呼吸困難とは，呼吸にともなう不快感であり特定の感覚ではなく，主観的なものである．すなわち，大脳皮質の体性感覚野に投射されて感じる身体のある特定場所の特定感覚ではなく，大脳辺縁系によって調節される内在的な情動体験である．

〔2〕咳　嗽

　肺の生体防御機構であり，気道内の分泌物や異物を体外へ排出するための急速な呼気である．

〔3〕胸　水

　胸郭と肺との間に貯留した液体を胸水というが，胸水産生と吸収とのバランスが崩れたときの病的な胸水が生じた状態である．

2 呼吸器症状発症のメカニズム

〔1〕呼吸困難

　呼吸は肺でのガス交換により，PaO_2，$PaCO_2$，pHを正常範囲に維持することを主な目的に機能している．呼吸困難は一般的には呼吸の障害があり，それを感知する機構を経て発生する．呼吸の情報は延髄の呼吸中枢に送られ，呼吸中枢で統合処理されたのち，異常があれば不十分な機能を代償するために，呼吸数の増加や換気改善のための遠心性情報を肋間筋や横隔膜に伝達する．呼吸情報を感知する受容器には機械的受容器と化学的受容器の2種類がある．高二酸化炭素血症

IV 症状メカニズムとそのマネジメント 215

やpHの低下は延髄にある中枢化学受容野で感知され，脳幹の呼吸中枢に刺激が伝えられ，呼吸促進を起こす．上・下気道，肺，胸壁に存在する機械的受容器は，圧刺激や伸展刺激などに反応し，呼吸運動調節系に作用する．動脈血のPO_2の低下は末梢化学受容器が存在する頸動脈体と大動脈体で感知され，求心性神経である頸動脈洞神経，大動脈神経の神経活動の増加をもたらし，その情報はそれぞれ舌咽神経，迷走神経を経由して，延髄の孤束核へ送られる．低酸素や高二酸化炭素の刺激は，呼吸中枢からの運動出力を増加させて呼吸困難感を発生させる．このように呼吸運動の出力指令の増大が呼吸中枢の延髄から末梢効果器だけではなく，逆行性に視床や間脳を通じて大脳辺縁系に送られて，不快感が形成される．

〔2〕咳　嗽

　咽喉頭，気管，太い気管支に分布する機械的刺激受容体と下部気道に存在する化学受容体，気管や気管支の平滑筋線維内に存在する伸展受容体と肺毛細血管周辺に存在するJ受容体によって，気道内の異物や肺の強度な伸展に反応し，迷走神経を介して延髄の咳中枢へ伝達される．その後，認識された異物や異常状態を回復するために横隔神経や肋間神経を経た筋収縮刺激により，呼吸筋が収縮して咳嗽反射が起こる．

〔3〕胸　水

　心不全や腎不全，過剰輸液によって組織の静水圧が上がり胸膜ないし胸膜下の組織が浮腫を起こした場合や，肝硬変やネフローゼ症候群のように血清中のたんぱく減少により組織と胸膜腔との浸透圧バランスが崩れた場合，悪性腫瘍の胸膜への転移や播種，浸潤，結核菌や一般細菌による胸膜炎，自己免疫疾患による胸膜炎，外傷による組織の損傷によって起こる．

❸ 呼吸器症状のマネジメント

〔1〕緩和ケアの実際
(1) 観察とアセスメント

　呼吸器症状に対する緩和ケアとして，まず症状出現の原因や要因をアセスメントする必要がある．そのためには，患者の病態，呼吸状態，その他の症状，現在および過去の治療内容，活動性・日常生活動作の低下の程度，呼吸器症状に関する表現，潜在的・顕在的な不安・恐怖などの心理状態，症状を増強する社会的・スピリチュアルな要因についても注意深く観察し，コミュニケーションにより得られた情報と一緒にアセスメントを行う（表IV-5）．

(2) 日常生活への援助
①水分と栄養補給

　呼吸困難にともなう頻呼吸や咳嗽による水分，エネルギー消費が大きいにもかかわらず，食欲不振を訴える患者が少なくない．少しでも経口摂取できるように，食事内容や見た目，量・回数を工夫したり，咀嚼や嚥下により呼吸困難が増悪しないようにやわらかい食事への変更を行う．反回神経麻痺などの嚥下困難がある場合は，水分よりもとろみのある半流動物の食事内容とする．
②排　泄

　呼吸困難が増強する場合や酸素吸入やドレーン類の挿入など体動制限がある場合は，ベッド周囲にポータブルトイレを設けたり床上での排泄も必要になる．特に，便秘の予防は大切である．

表Ⅳ-5　呼吸器症状に対するアセスメント項目

① 呼吸器症状出現時期（症状出現に関連する動作や処置，心理的変化を起こすできごとの有無），症状出現時刻，持続時間，頻度，強度
② 患者の呼吸器症状発症時の姿勢，軽減する姿勢，増強する姿勢，患者の表情
③ バイタルサイン（発熱，呼吸数，脈拍数，血圧）
④ 呼吸状態（呼吸の深さ・リズム，聴診による呼吸音，胸部の運動，咳・痰の性状・量など）
⑤ 全身状態（チアノーゼ，冷汗，浮腫，水分出納，中枢神経症状として瞳孔の状態・意識レベル・けいれん・麻痺）
⑥ その他の症状〈痛み，不眠など〉
⑦ 医学的問題（リンパ管症，うっ血性心不全，心嚢水の貯留，無気肺，肺炎，気道閉塞の有無，肺内の体液貯留の有無，低酸素の有無，貧血など）
⑧ 呼吸器症状に関連した過去・現在の治療／投薬内容（手術・放射線治療・化学療法，呼吸器症状緩和薬剤の使用状況）
⑨ 呼吸器症状出現にともなう活動性の変化
⑩ 呼吸器症状の患者表現（例えば，「死ぬほど苦しい感覚」「吸っても吸っても，空気が入らない感じ」など）
⑪ 呼吸器症状の患者のとらえ方（例えば，「症状が強くなっていることで，病気が進行していることを感じる」「症状があっても薬でコントロールできる間は大丈夫」など）
⑫ 精神状態（不安，不穏，うつ状態，興奮など）
⑬ 症状を軽減または増強する心理的・社会的・スピリチュアルな要因

呼吸困難や咳嗽緩和を目的としたオピオイドの使用や，呼吸器症状にともなう運動制限，安静時間の増加により腸蠕動が低下し，腹部膨満が起こる．腹部膨満は横隔膜を挙上し，呼吸運動を妨げる．また，排便時のいきみは酸素やエネルギー消費を増加させ呼吸困難感が増強する．このような悪循環が起こらないためにも，炭酸飲料などを避けた水分摂取の促し，繊維の多い食品の摂取の促し，呼吸への負荷が少ないいきみ方の習得，排便の定期的な促しなどを試みながら，薬剤を使用した排便コントロールを確実に行っていく必要がある．

③清潔

激しい呼吸困難や咳嗽発作が持続した後は，発汗とともに体力の消耗も激しいため，清拭や寝衣交換などの援助が必要となる．

④寝衣・寝具の調節

胸郭の動きを妨げないよう身体を締めつけるような下着，ブラジャー，ベルトは取りはずし，ゆったりした寝衣を着用する．また，寝具の重さによる圧迫感があることから，軽い掛け物がよい．症状の持続や増悪により呼吸運動が亢進し発汗が増すため，寝衣交換が必要となる．寝衣交換による体力消耗や呼吸器症状の増強・誘発を考え，吸水性，速乾性，通気性，交換時の簡便さなど，患者の状況に合わせた寝衣・寝具の選択が必要である．また，病態により体位変換が困難な状況もあることから，褥瘡予防対策の一環としても患者の状況に合ったマットレスの適切な使用が必要である．

⑤環境調整

肺での有効なガス交換には十分な温度と湿度が必要なことから，室内の環境調整のために冷暖房器具，加湿器，空気清浄機なども利用して調節する．室温が高いと諸臓器の代謝が亢進するために，呼吸困難感のある患者は室温を低めに保ち，窓の開放や扇風機，うちわの使用により涼風を体感できるようにする．また，ほこりや花粉，においの強いもの，たばこの煙，室内温と温度差のある外気やエアコンの風を直接受けることにより，症状が誘発されることもあるので注意する．また，嫌気性細菌による肺炎の併発や吐物，汚物などによる臭気が室内にある場合は，こま

めに処理し活性炭による脱臭なども考慮する．咳嗽時には脳内圧が著しく上昇し，脳虚血が起こって失神する場合があることから，転倒などへの配慮も必要である．

⑥睡　眠

呼吸困難や咳嗽がある場合には，不眠を訴えることが多い．入眠しやすい環境を整えると同時に精神面の安寧にも配慮する．

⑦安静と体位の工夫

患者自身が自然に安楽な姿勢をとっていることが多い．基本的には，患者が一番安楽な体位がとれるようにギャッジベッド，クッション，枕を利用し，呼吸筋の緊張をとくことにより不必要な圧迫を取り除き，肺が無理なく十分に広がるような姿勢をとる．そして，酸素消費量を最小にするために安静にする．胸水や腹水が貯留している場合は，下肢を軽く曲げたセミファーラー位や起坐位になることで，腹部の緊張がとれ腹部と横隔膜の動きに余裕が生じ，横隔膜の位置が下がり呼吸面積が広くなることで換気の効率がよくなる．また，片肺より出血していたり，炎症や腫瘍があり気道が閉塞している場合は，患側を下にした側臥位をとる．また，がん患者の場合や，骨転移・浮腫をともなう場合も多く，苦痛が最小限になる体位の保持と体位変換が必要である．

⑧移　動

歩行時は，やや前傾姿勢をとり横隔膜に余裕をもたせ，自分のペースで歩くよう促す．吸気は短く，呼気は長めとなるように歩くと，持続歩行がしやすい．階段ではゆっくりと息を吐きながら上り，止まったときに息を吸う．下りるときは，息を吐きながら下り，立ち止まって息を吸う．ベッドからの移動も同様の呼吸で行うと楽である．

⑨コミュニケーション

呼吸器症状のある患者はさまざまな苦痛や不安をもっており，人間的なふれあいが重要である．しかし，呼吸困難を感じている患者では，酸素吸入を行っていたり，挿管などによって発語によるコミュニケーションができないこともある．自分の苦痛を適切に訴えることができないことや，医療者，家族が自分の訴えを聴き取ってくれないことは，さらに苦痛を増強させる．このようなときは発語以外のコミュニケーションの手段を活用することがある．例えば，手が動かせる患者の場合は，文字盤を用いたり，紙やボードを用いた筆談により，意思表示をしてもらう．それさえ無理な場合には，「はい」「いいえ」で答えられる質問に対して，まばたき，手を握る，うなずきなどの行動で意思を伝えてもらう方法もある．いずれにしても，だれも自分を理解してくれない，理解しようとしてくれないという孤独感は不安を増強する．そのような孤独感や不安を増強させないためにも医療スタッフが患者の気持ちに関心を向けつづけていることを言葉と態度で患者に伝えていくことが重要である．

後出の心理的ケア"コントロール感覚を取り戻すためのケア"でも触れるが，インフォームドコンセントは重要である．肺がん終末期では，深刻な呼吸困難が出現する症例が多く，突発的な場合もある．その症状緩和や緊急処置として鎮痛薬や鎮静薬の投与（セデーション）が行われることがあるが，全身状態が悪化した場合のセデーションは意識レベルの低下をともなうことも多い．特に，肺がん末期の呼吸困難や咳嗽に対するセデーションは有効であるが，投与後に患者との意思疎通が困難になる．喀血や突発的で強い呼吸器症状の出現では患者との意思疎通が困難で，患者の意思が確認できないこともある．このような処置では，処置を行うことの意思決定や実施について，倫理的なジレンマがある．特殊な状況での意思決定や処置について患者・家族は理解

しにくいものであるため，説明の内容や方法によっても意思が左右されることを理解したうえで，看護師はインフォームドコンセントへ同席することが重要である．

　患者の状態の変化が明らかになったときや状態変化が予測されるときなど，適切な時期に医師から「何がいま起こっているのか」「今後起こり得るのか」を，患者・家族へ知らせることで，漠然とした不安状態の軽減と今後の緩和ケアの方法について話し合える機会をもてるようにする．しかし，中には知ることによって不安になるため，知りたくない人もおり，知らされないことを希望する人もいることから，医療者の価値観を押し付けないことも重要である．患者がどこまで知りたいのか，どのような内容までは自分で意思決定したいのかを確認しておくことも大切である．

　インフォームドコンセントの場では，医師へ患者・家族の思いや考えが伝えられるように，患者・家族が思いを表出できるような声かけを行ったり，話せる雰囲気を整えたり，ときには代弁する．患者・家族の表情や会話内容から，あいまいな点や誤解が生じそうな場合や専門用語や理解しにくい状況については，医師へ患者・家族の理解度をフィードバックし，再度わかりやすい言葉で説明が受けられるようにする．インフォームドコンセントの後，理解度を確認し，必要時は説明の補足と精神的な支援（共感的理解を示したり，エンパワーする）を行う．

(3) 鎮咳，排痰援助

　排痰の目的は気道閉塞を除去し，ガス交換をスムーズにして，気道炎症の改善および予防につとめることである．痰の貯留は呼吸困難のみならず，咳嗽刺激の原因にもなり，窒息死の危険もあるので注意が必要である．痰は気道を加湿すると出やすくなる．加湿器の設置や，可能な場合には飲水を促したり，去痰剤入りのネブライザーを使用する．そのうえで，体位ドレナージ，適度な体動，バイブレーターの使用，スクイージング，マッサージ，咳嗽介助など物理的な方法で痰を喀出させる．自力での痰喀出が困難であるが咽頭までもってこられる場合には，ネラトンカテーテルを挿入して吸引する．このとき，患者の意識がはっきりしていて口腔より吸引する場合は，嘔吐反射を誘発しやすいので，患者に説明して，声をかけながら吸引圧・カテーテル挿入の深さを調節する．

(4) 胸水貯留時の援助

　体位の工夫を行う．胸水穿刺や胸腔ドレーン挿入時，ドレーンを確実に固定し，排液の量，色，性状の観察とドレーン挿入にともなう痛みや発熱，呼吸困難，咳嗽などの症状を観察するとともに皮下気腫の有無，増強がみられないか観察する．

〔2〕薬剤の活用

　原因の根本的な治療が基本であるが，ターミナル期の患者ではさまざまな原因が混在して，難治性，不可逆性であることが多く，全身状態と予後，原因治療の限界を考慮して，症状そのものをターゲットにした治療介入が重要である．治療介入のゴールは，患者がつらいと感じている呼吸器症状によって妨げられている日常生活動作やQOLを改善または維持することである．そこで症状緩和において，大きな役割を果たす一つの方法が薬物治療である．

(1) 呼吸困難に対する薬物療法

①オピオイド

　オピオイドの全身投与が呼吸困難を改善する機序は十分解明されていないが，呼吸中枢の感受性の低下，呼吸数減少による酸素消費量の減少，鎮咳作用，中枢性の鎮静作用などが関与すると

される．腫瘍の増大やがん性リンパ管炎など，換気にかかわる面積が縮小し，炭酸ガスの蓄積や気道抵抗の増大にともなう呼吸困難感に有効であると考えられる．一般に疼痛に対する使用量より少量で効果があるとされ，また作用時間は鎮痛効果より短いとされるため少量で開始し，微調整しながら必要量と回数を決定する．オピオイドは呼吸数・1回換気量を減少させるため，呼吸抑制に注意が必要とされるが，少量から開始し呼吸回数をモニターすれば，通常臨床的に重篤な問題となることはない．

②コルチコステロイド

気道狭窄（気管支喘息・慢性閉塞性肺疾患），上大静脈症候群，がん性リンパ管症，放射線性肺臓炎などが適応とされる．抗炎症作用や腫瘍周辺の浮腫軽減による効果とされるが，必ずしも有効性は確立されていない．

③抗不安薬・向精神薬

呼吸困難は不安や恐怖により症状が増強することがあり，身体所見や検査所見に比して呼吸困難の訴えが強い場合や，不眠を訴える場合には，積極的に抗不安薬を投与することがある．

④気管支拡張薬

アミノフィリンやテオフィリンは，気管支拡張作用に加え，気管支平滑筋の弛緩，呼吸中枢の刺激，横隔膜の緊張性の亢進，繊毛運動の亢進，自覚的な呼吸困難の軽減効果があるが，十分解明されていない．

(2) 咳嗽に対する薬物治療

①去痰薬

気道の分泌を促進し，気道粘液を溶解させたりすることにより，痰の粘稠度を低下させる．また，気道分泌物の性状を正常化させたり，肺サーファクタントの分泌を促進して，痰の喀出を容易にする．咳嗽反射に直接作用するわけではない．去痰薬にも，粘液溶解薬，粘液修飾薬，粘液潤滑薬がある．

②鎮咳薬

中枢性鎮咳薬は咳中枢における咳反射を遮断する．

③局所麻酔薬の吸入

頑固な咳に有効であるが，嚥下反射が抑制され誤嚥を起こす可能性がある．

④リドカインの全身投与

あらゆる鎮咳薬やオピオイドに抵抗する咳嗽に対して，リドカインの全身投与が有効な場合がある．

(3) 胸水に対する薬物治療

症状がみられるが患者の生命に時間的に余裕がある場合は，コルチコステロイドや利尿薬が有効なことがある．症状が非常に強く，全身状態が安定している場合では，胸水を完全に排液した後に臓側胸膜と壁側胸膜との間に，間隙をつくらないように癒着をはかる．癒着薬として，アドリアマイシン，マイトマイシンC，ピシバニールなどがある．薬剤によっては疼痛や発熱がみられるので，局所麻酔薬を併用したり，解熱鎮痛薬を投与する必要がある．

〔3〕心理的ケア

呼吸困難を感じる体験は，身体的・生理的な要因だけでなく，心理的な面も同時に影響している．患者の息苦しさ・呼吸困難の訴えがあるとき，必ずしも呼吸に関連した異常の客観的データ

が得られるとは限らない．「気のせい」として患者にがんばるように励ますことや患者の訴えに耳を傾けないことは，患者自身に「医療者には自分のつらさが理解してもらえない」という新たなつらい思いを生じさせ，さらに苦しさを増強させることになる．

(1) 不安の軽減と安心感の獲得のケア

患者は呼吸困難により死への不安があることから，医療者にとって「少しの間」が患者には何倍にも感じられる．また，苦しみの中で医療者に見捨てられ，一人苦しみに耐えなければならないと感じることで，さらに死への恐怖や不安が増強される．このような患者が安心感を獲得するためには，患者の訴えに対して，いつでも早急に対処することが大切である．このことは，患者にとって，苦痛症状は適切に対応すれば対処可能で，いつまでも苦痛症状は続かないという体験となる．

呼吸困難や咳嗽発作が起きているとき，あるいは不安が強いときには，できる限り患者のそばにいて背部マッサージを実施したり，やさしく手を握るなど患者に軽く触れるようなケアを行うことで患者が安心感を得たり，孤独を感じないようにかかわる．また，部屋を退出するときは，ナースコールを患者の手元に置き，何かあったら看護師がすぐに駆けつけることを伝える．頻回に訪室し，看護師はつねに患者を支援する態勢にあることを伝え，患者が感情や体験を表出しやすい状況と雰囲気をつくる．患者が表出するあらゆる感情や体験を積極的に傾聴し共感していく．呼吸困難や咳嗽の発作が落ち着いた時点で，病状とその対処方法について説明する．息苦しさに対処する準備があることを保証し，次に発作が起きたときにあわてず対処できるようにする．

医療スタッフ間では，患者の状況から今後出現する可能性のある症状に対して，予防的にかかわるとともに，症状出現時の対応が迅速に，適切に行え，苦痛が最小限に抑えられるように対応を検討して統一しておく必要がある．このように，いつでも，看護師のだれもが「患者である自分自身に適切に対応してくれる」という体験を通じて，患者は安心感を獲得することができる．

(2) 気分転換や気晴らしのケア

患者は呼吸困難や咳嗽発作の体験により，次の症状出現や症状の増強への恐怖や不安を抱いている．さらに，呼吸器症状そのものや，呼吸器症状増強に関連した心配事に気持ちがとらわれていることがある．このようなとき，ひとときでも楽しさや爽快感などの快の感覚を体験することは，不快でいっぱいの心と身体を解放し，新たなエネルギーを生み出すことができる．気分転換の具体的な方法は，患者の興味や好み，身体状態によっても異なる．そのため，身近な話題や患者の病気以前の生活状況や患者が快の出来事として表現することなどを通じて，その患者にとっての気分転換や気晴らしとなることを探り，実現できるよう家族や医療スタッフで協力，調整する．

(3) コントロール感覚を取り戻すためのケア

人は健康なときには，自分自身のことはすべて自分で管理していくことができるという感覚をもっていることが多い．しかし，病気になると心身ともにバランスを失い，いままで自信をもってできていた自分自身のことが思いどおりにできなくなる．病気が治癒し，もとどおりの機能を取り戻すことができれば，コントロール感覚を取り戻すことはできる．しかし，ターミナル期や進行性・慢性の病気の患者では，治癒は困難である．このような患者であっても，心身の苦痛が緩和され，あるがままの自分を受け入れることができれば，コントロール感覚を取り戻すことができる．コントロール感覚は，生への積極的な姿勢につながり症状緩和にも影響する．コントロール感覚を取り戻すためのケアとして重要なことは，治療やケアなど自分の生命や生活にかかわ

る重要事項の選択・決定に患者自身が主体的にかかわれることである．そのためには，日ごろから患者の意思を確認し，尊重した治療法を選択していくなど，インフォームドコンセントが重要である．

(4) ソーシャルサポートの活用

ソーシャルサポートは，ストレスの多い患者の苦痛を緩和し，QOL向上をめざす重要な看護の一つとして効果がある．ソーシャルサポートには，情緒的サポート，情報提供のサポート，直接的サポート（洗濯や買い物をしてくれる，依頼したことを代行してくれる）や物質的サポート（品物・金銭の提供）がある．中でも，家族や友人からの情緒的サポートは非常に効果がある．看護師は患者のソーシャルサポートシステムが有効に機能するように支援する必要がある．

看護師としてのソーシャルサポートに関する支援方法として，患者個人への直接的介入方法と組織，グループの活動を支えていく介入方法がある．具体的な介入方法として，まず患者が求めていたり，医療者が必要（または不足している）と判断するソーシャルサポートは何かを明らかにする．次に，患者の求めている必要なソーシャルサポートを患者自身または家族が活用できるように，利用できる社会資源やシステムについて情報提供を行い，活用の具体的な方法と期待されるサポート内容や結果を説明する．患者が活用したいと感じたり，必要性に同意できるシステムや資源について，活用できるよう調整し日々の看護計画の中へ組み込んでいく必要がある．

〔4〕家族へのケア

看護師は患者が呼吸困難を主とする呼吸器症状があるときに，そばで付き添うことは決して容易なことではないこと，つらい体験であることを知っておく必要がある．在宅をはじめ患者を見守る時間が長くなれば，患者のつらい状態を見守ることが多くなり，「患者の息が止まるのではないか」「自分が患者の変化に気がつかないために，患者が死に至る（または症状が増強している）のではないか」という不安や自責の念をもったり，そばにいるだけで「どうすることもできない」「患者のために何もできない」という無力感を感じていることもある．さらに，そばにいても患者の苦痛が増強したり，患者の感情を受け止める中で患者から罵声をあびせられたり，死を望むような言葉を耳にすることは，家族に無力感と絶望感を強めることとなり，つい逃げたくなってしまうものである．また，患者が生命の危機を感じるような状況が継続することで，家族のエネルギーがさらに低下する．そして，家族は生活スタイルの変化や医療者の介入に対して，拒否的な反応をすることがある．

このような患者の家族に対して，看護師は家族のつらい体験に耳を傾け共感し，家族が行っているケアを高く評価して，ねぎらうことは大切である．家族の感情に共感し，家族のケアに対する評価をフィードバックすることは，家族が患者に向かう力を高めることにも有効なケアである．また，患者の現状をわかりやすく説明し，患者の症状出現が家族の責任ではないことを保証する．同時に，呼吸器症状への対処方法についても患者に説明するとともに，家族ができることについて具体的に（例えば，安楽な体位の保持やマッサージ，ナースコールで看護師に連絡するなど）説明し，家族や患者が対処できる方法があることを伝える．家族が患者のために何かしたいという思いがある場合，看護師と一緒に清拭，更衣，足浴，マッサージ，散歩などのケアを行ったり，患者にとって気持ちがよいこと（例えば，呼吸困難感のある患者へうちわで風を送ること）を伝えたり，そばに家族がいるだけで患者は安心していることを伝える．そして，家族として「患者の役に立っている」という喜びを感じられる機会をつくる．家族のこのような体験は，家族の患

者を精一杯看取るという思いや，患者の死後看取りへの後悔を残さないことにつながる．

さらに，状態が悪化してきたり，喀血，呼吸器発作など急変の可能性が高い場合や死期がかなり近いと予測される状況について，急変の場合は特に家族の到着が間に合わないことがあることを伝えておく必要がある．また，症状のコントロールが行えていると，意識も清明で会話をしたり，食事をすることも死の直前まで可能なことがある．そのため，家族は死別への漠然とした悲嘆は感じていても，いざ患者の急変や死，家族不在時の急変という状況を告げられると，状況に適応し患者の急変や死を受け入れることは困難である．このようなとき，家族は急変や死に間に合わなかったことについて自分を責めたり，患者へのそれまでのかかわりについても後悔を強めることがあるため，状況の変化を細かく告げ，急変時の連絡先などについて確認しておく．

〔5〕医療従事者のストレスとその対処方法

患者の呼吸器症状の改善，患者の呼吸器症状にともなう不安や恐怖，苦痛な感覚を軽減し，QOLを維持・向上できるように，医療従事者はそれぞれの専門性をもって患者にかかわっている．特に看護師は24時間，一生懸命看護ケアをとおして患者にかかわっている．その患者の症状や訴えが改善しない場合には，自分の働きかけでは状況を好転させることができないという**絶望感**や**無力感**が，医療スタッフの心の中に生じやすくなる．そして，看護師は自分の絶望感や無力感の感覚を知らず知らずのうちに自分の内面に抑えつけてしまう．ときには，患者に対する否定的な感情や怒りへと発展させてしまうことがある．このとき看護師自身の防衛的な反応として，患者の部屋へ足が向かなくなったり，「訴えの多い患者」「おおげさな患者」「依存心の強い患者」などと患者を表現し，患者の個別性や状況を理解することをあきらめてしまう．そして，ますます患者の現実が見えなくなり，患者への批判的な態度を強める結果となることがある．

また，患者の呼吸苦や病気・死への恐怖や不安といったさまざまな苦しみや，症状緩和のためのケアでの喜びに共感してきた患者を亡くすという体験は，看護師自身においても**喪失体験**であり，悲嘆の経過が必要である．しかし，看護師は患者や家族へのケア提供者として，自分自身の感情に目を向けることや，感情を表現することも避けていることが多い．

患者へのネガティブな感情や無力感から，患者へのケアが困難と感じられるようになった事例や，一生懸命看護してきた患者が死を迎えた事例を経験した場合など，医療従事者のストレスへの対処として，事例をともに経験した他の医療スタッフとの話し合いの機会をもつことが有効である．そして，自分自身が感じている感情について表出できるようにし，互いに気持ちが共感し合えるようにする．また，専門看護師や認定看護師，教員など事例の状況が理解できる専門職者から，コンサルテーションを受けることも効果がある．コンサルテーションを受けることにより，専門職者から共感的理解や看護者としての能力を高く評価されることでエンパワーされ，看護師自身が自分の看護に自信をもって，より安定して患者に直面することができるようになるからである．

参考文献

1. 内布敦子（1996）終末期がん患者の看護援助について：Peaceful Death を導く患者看護婦関係，がん看護，1 (2), pp.160-164.
2. 遠藤恵美子（2000）がん看護の視点からのソーシャルサポート：その理論的裏づけ，がん看

護，5（3），pp.178-181.
3．大野裕，百瀬知雄，浅井昌弘（1999）呼吸困難患者の不安・不眠への対応，がん看護，4（1），pp.28-32.
4．大谷木靖子，梅田恵（2001）呼吸困難感緩和のための看護技術：呼吸理学療法も含めて，ターミナルケア，11（10），pp.160-167.
5．久米弥寿子，辻聡子，森田輝代（1997）進行肺がんにおける呼吸困難・咳嗽の緩和ケア　3．緩和ケア，インフォームド・コンセントと看護の役割，がん看護，2（4），pp.282-285.
6．斎藤龍生，藤川孝子，土屋智（1999）呼吸困難に対するモルヒネの持続皮下注射療法と吸入療法，がん看護，4（1），pp.6-12.
7．茂林和子監修，国立がんセンター中央病院看護部編，曽田麻里子（1994）図説がん看護マニュアル，メジカルビュー社.
8．外須美夫（2001）呼吸器症状のマネジメント，ターミナルケア，11（10），pp.142-145.
9．田中桂子（2001）呼吸困難の薬物治療，ターミナルケア，11（10），pp.151-155.
10．恒藤暁（1999）最新緩和医療学，最新医学社.
11．辻聡子，久米弥寿子，森田輝代（1997）進行肺がんにおける呼吸困難・咳嗽の緩和ケア　2．緩和ケア，がん看護，2（4），pp.277-281.
12．星野恵津夫訳（1991）進行癌患者のマネージメント：症状のコントロールと在宅ホスピス，医学書院.
13．細江重人（1997）進行肺がんにおける呼吸困難・咳嗽の緩和ケア　1．緩和治療，がん看護，2（4），pp.275-276.
14．的場元弘，村上敏史，伊藤美由紀，外須美夫（2001）呼吸困難感の緩和への試み，ターミナルケア，11（10），pp.156-159.
15．丸橋佐和子，池上雅子，古田桂子（1997）肺がん患者における終末期ケア，がん看護，2（4），pp.286-289.
16．宮川哲夫（2001）呼吸困難感緩和のための呼吸理学療法，ターミナルケア，11（10），pp.168-174.
17．鑓水理恵子，丸口ミサエ（1999）呼吸困難と看護の立場，がん看護，4（1），pp.33-37.
18．金井弘一編，岡崎宣夫，久保田元ほか（1996）臨床看護セレクション，臨床看護病態生理　Ⅰ　症候編，pp.61-64,73-76，へるす出版.

5 消化器症状をもつ患者へのケア

　がん患者の主要な身体症状としてはさまざまな症状があげられるが，ターミナル期には病状の進行や再発により，嘔気・嘔吐，消化管閉塞，便秘，下痢などの消化器症状が出現することが多い．このような症状が遷延することにより，通過障害や腹部膨満感を引き起こし，人間の基本的ニーズの一つである食のニーズが脅かされることが，ターミナル期に出現する消化器症状の特徴といえる．
　そこで，本稿ではターミナル期の患者のもつ消化器症状のメカニズムとそのマネジメント方法について明確にし，患者のQOLを向上するための症状マネジメントについて述べる．

① 嘔気・嘔吐

1 嘔気・嘔吐の定義

　嘔気（nausea）とは，「むかむかする」「何かこみ上げてくるような不快感」などの感覚をいう．嘔吐（vomiting）とは，胃の内容物が何らかの原因により逆流し，口腔から逆流する状態をいう．

2 嘔気・嘔吐のメカニズム

　ターミナル期のがん患者が嘔気・嘔吐を引き起こす要因としては，以下の6項目に分類できる．嘔気・嘔吐を引き起こすメカニズムと薬物的治療については図Ⅳ-6に示した．

①視覚，嗅覚，味覚，精神的ストレス（痛み，不安，恐れなど）によるもの
　消化管の機能に問題がない場合であっても，がんの進行に不安感や恐れの感情をもっている場合や，におい・味などの刺激がある場合に，嘔気・嘔吐が症状として出現することがある．また，化学療法開始前の環境（音，におい，味など）が刺激となったり，一度嘔吐したときと同じ状況に遭遇したときに，嘔吐の症状が出現する場合がある．これを予期的嘔吐という．これらは，大脳皮質や大脳辺縁系への刺激によって起こる．

②薬剤の副作用や代謝異常によるもの
　化学療法のために用いる抗がん剤や，疼痛コントロールのために用いるオピオイドなどは，副作用として催吐作用をもつ．また，ターミナル期にあるがん患者は，代謝異常（高カルシウム血症，低ナトリウム血症，肝不全など）を引き起こし，嘔気・嘔吐を呈することがある．延髄には嘔吐中枢（vomiting center：VC）があり，第4脳室の最後野には化学受容器引金帯（chemoreceptor trigger zone：CTZ）がある．CTZは，脳内刺激，前庭刺激，代謝異常や嘔吐惹起物質などの刺

Ⅳ 症状メカニズムとそのマネジメント   225

刺激部位

① 大脳 大脳皮質・大脳辺縁系	→
② 第4脳室最後野 CTZ ＊脳幹と小脳の間に位置する	→
③ 直接刺激	→
④ 前庭器官　前庭神経 ＊内耳に位置する	→
⑤ 咽頭部　舌咽神経弧束核	→
⑥ 胃壁と近位小腸の壁 機械的刺激受容体	→

延髄　嘔吐中枢

嘔吐の種類と薬物的治療

① 視覚，嗅覚，味覚，精神的ストレス（痛み，不安，恐れなど）による嘔吐，予期的嘔吐

　　ベンゾジアゼピン系抗不安薬

② 薬剤による副作用や代謝異常による嘔吐

　化学療法
　　早発性：セロトニン（5-HT₃）受容体拮抗薬
　　遅発性：コルチコステロイド
　　　　　　ニューロキニン（NK-1）受容体拮抗薬
　　代謝異常：中枢性ドーパミン（D₂）受容体拮抗薬

③ 中枢神経障害（脳腫瘍，頭頸部の放射線照射）による嘔吐

　脳圧亢進：濃グリセリン，ステロイド
　放射線照射：セロトニン（5-HT₃）受容体拮抗薬

④ オピオイド服用にともなう体位変換による嘔吐

　中枢性ヒスタミン（H₁）受容体拮抗薬

⑤ 過剰な咳嗽による嘔吐
　　（肺がんの浸潤）

　反射性嘔吐：副交感神経遮断薬

⑥ 消化管の内容物停滞による嘔吐
　　（がん性腹膜炎）

　末梢性ドーパミン（D₂）受容体拮抗薬，抗コリン薬
　セロトニン（5-HT₃，5-HT₄）受容体拮抗薬

ヒスタミン（H₁）受容体拮抗薬，抗コリン薬
ニューロキニン（NK-1）受容体拮抗薬
セロトニン（5-HT₂）受容体拮抗薬

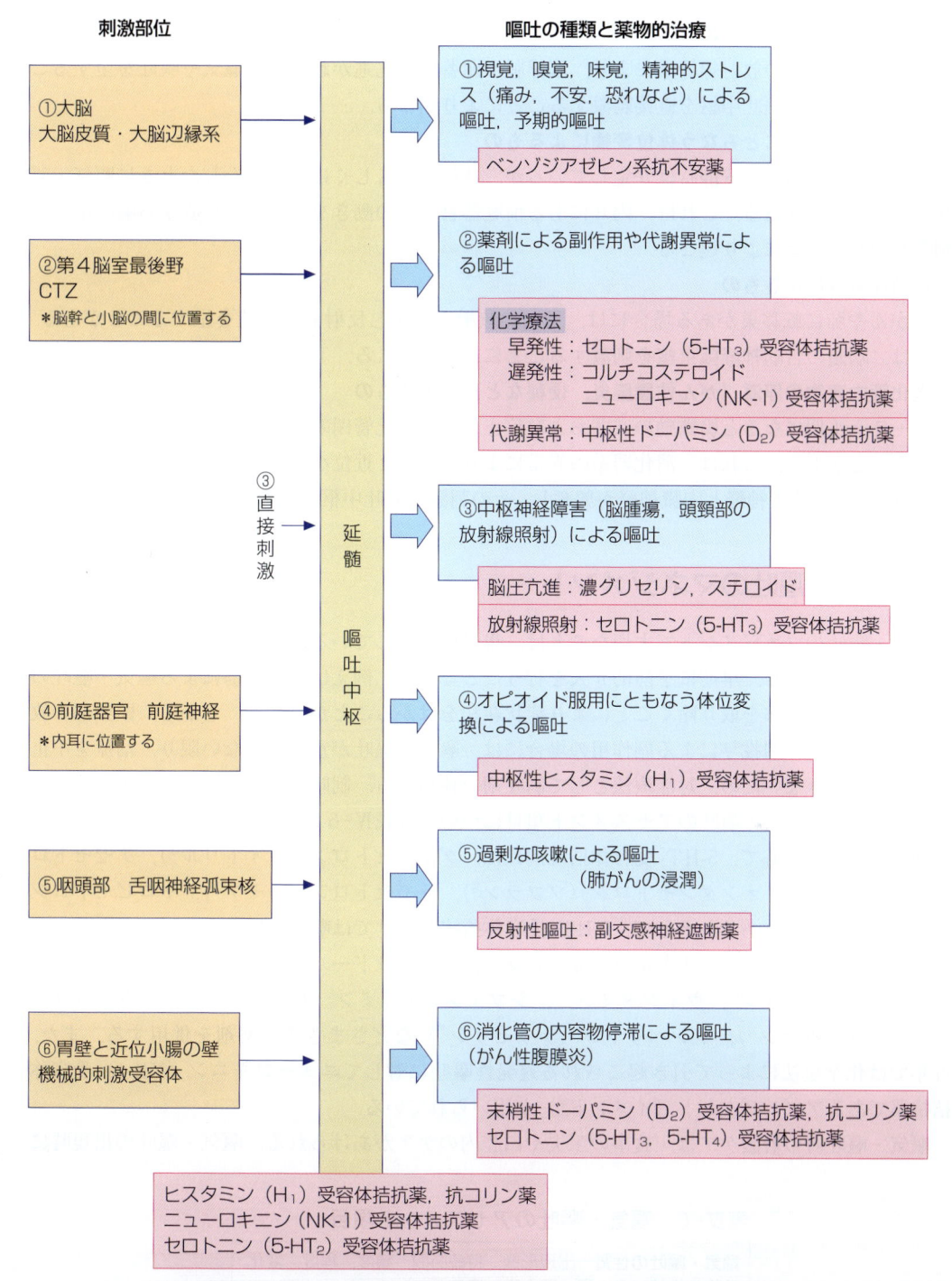

図Ⅳ-6　嘔気・嘔吐を引き起こすメカニズムと薬物的治療

激を受け，その刺激を嘔吐中枢に伝える．CTZには，薬物，中毒物質，電解質，代謝異常などによる刺激を受けるドーパミン受容体，オピオイド受容体，ヒスタミン受容体，セロトニン受容体がある．

③中枢神経障害によるもの

脳腫瘍，頭頸部の放射線治療により，脳浮腫や頭蓋内圧亢進が起こり，嘔気や嘔吐を呈することがある．これは嘔吐中枢を直接刺激することにより起こる．

④オピオイド服用にともなう体位変換によるもの

オピオイド服用時，安静時は安定しているが，体位変換もしくは体を動かしたときに嘔気・嘔吐を呈することがある．これは，内耳にある前庭器官が体の動きを感受し，小脳から嘔吐中枢に刺激を伝えることにより起こる．

⑤過剰な咳嗽によるもの

肺がんや肺に転移巣がある場合には，激しい咳嗽が出現し反射的に嘔吐を呈することがある．これは，咽頭の舌咽神経弧束核を刺激することによって起こる．

⑥消化管内容物の停滞（がん性腹膜炎，便秘など）によるもの

ターミナル期になると腸蠕動の減弱および停止により消化管閉塞を引き起こし，嘔気・嘔吐を呈することがある．これは，消化器系の異常により，胃壁と近位小腸の壁にある機械的刺激受容体が刺激され，迷走神経と内臓神経が興奮し，その刺激が嘔吐中枢に伝わることによって起こる．

③ 嘔気・嘔吐のマネジメント

嘔気・嘔吐のマネジメントで大切なことは，患者の体験している症状を聞くことにより，そのメカニズムを把握し，早期に予防的介入を行うことである．例えば，脳腫瘍による嘔気・嘔吐の場合には，腫瘍自体を取り除くことにより症状緩和をはかることができる．しかし，頭頸部の放射線照射や抗がん剤投与による副作用の場合には，嘔気・嘔吐が重症化しない限り，治療を中止することはできないため，対症療法として制吐剤を使用する．制吐剤は，予防的に使用する方が効果的である．嘔気・嘔吐のアセスメント項目については表Ⅳ-6に示した．

制吐剤の種類として，5-HT$_3$受容体拮抗剤には，グラニセトロン（カイトリル®），アゼセトロン（セロトーン®），オンダンセトロン（ゾフラン®），ラモセトロン（ナゼア®），トロピセトロン（ナボバン®）などがある．そして，5-HT$_3$受容体拮抗剤だけでは嘔吐を抑えられないときは，デキサメサゾンなどのステロイド剤（デカドロン®），ハロペリドール（セレネース®），クロールプロマジン（コントミン，ウィンタミン®），ジフェンヒドラミン（レスタミン®），メトクロプラミド（プリンペラン®），ドンペリドン（ナウゼリン®）などさまざまな薬剤を併用する．また，近年では化学療法によって引き起こされる遅発性嘔吐に対してニューロキニン（NK-1）受容体拮抗薬であるアプレピタント（イメンド®）が用いられている．

嘔気・嘔吐時の看護ケアは，食事の工夫や口腔内のケアがあげられる．嘔気・嘔吐の出現時に

表Ⅳ-6 嘔気・嘔吐のアセスメント項目

嘔気・嘔吐の性質—出現形態，持続時間，頻度，程度，変化
吐物の性状—色，量，混合物，臭気
食事や飲水との関連—嘔気・嘔吐前後の飲食や飲水の有無およびその内容
生活動作との関連—嘔気・嘔吐が出現したときの状態，軽減したときの状態
薬剤との関連—制吐剤として用いている薬剤の効果

は無理してふだんどおりの食生活を維持しようとするのではなく，口あたりのよいものやさっぱりとしたものを選択し数回に分けて摂取するような工夫や，食事前後の歯磨きにより口腔内を清潔に保つことが大切である．含嗽水としては番茶やレモン水などで行うと口腔内がさっぱりするといわれている．また，予期的嘔吐を呈している場合には，リラクセーション，イメージ療法などを行うことにより効果が得られる場合もある．

② 消化管閉塞

① 消化管閉塞の定義

消化管閉塞（intestinal obstruction）とは，腫瘍の増大や多臓器への浸潤により腸管が圧迫され，嘔気・嘔吐，吃逆，腹部膨満，腹痛，便秘・排ガスの停止，体液バランスの異常などの症状が起こる状態をいう．

② 消化管閉塞のメカニズム

消化管の閉塞部位としては，食道，胃，十二指腸や小腸などの上部消化管で閉塞をきたしている場合と，大腸の下部消化管で閉塞を起こしている場合がある．消化管の閉塞部位による病態と臨床症状の違いは表Ⅳ-7に示すとおりである．それぞれの部位での閉塞が機能的なもの，機械的なもの，あるいは両方が合併したものがある．腸管が圧迫され消化管閉塞が起こるメカニズム[1]は，以下の4項目に分類できる．

①腸管を外部から閉塞させる場合
　肝腫大，腹腔内腫瘍，後腹膜臓器からのがん腫大や，がん性腹膜炎，手術後の腸管や腹壁の癒着などにより腸管が外側から圧迫され閉塞した状態．

②腸管を管腔内から閉塞させる場合
　管腔内にある腫瘍がポリープ状もしくは環状に成長したり，便秘，宿便，食物塊などにより腸管が内側から圧迫されることにより閉塞した状態．

③腸管壁内から閉塞させる場合
　腺がんの中でも線維組織の中にがん細胞が散在しているような硬がん（スキルス）タイプのがんが腸管に発生した場合には，浸潤性が高いため腸管壁内にある腫瘍が増大し閉塞が起こる．また，放射線治療後には，腸管の組織が線維化し閉塞が起こることがある．以上のように腸管壁内で何らかの変化が起きたことにより閉塞した状態．

表Ⅳ-7　イレウスの部位・病態と臨床症状

食道，胃，十二指腸の閉塞	小腸，大腸の閉塞	麻痺性イレウス
心窩部の強い痛み 早期に嘔吐が出現 胆汁や粘液を含んだ吐物 腹満なし 腸蠕動は正常〜水泡音	下腹部の弱い痛み 嘔吐は後から出現 食物残渣を含んだ吐物，便汁 腹満あり 腸蠕動は亢進，グル音亢進	痛みの消失 嘔吐は頻回 胃内容物や胆汁を含んだ吐物 腹満はない〜軽度 吃逆あり

④腸管運動の異常

腸管膜，腸管の筋層あるいは神経への腫瘍浸潤，肺がん患者の腫瘍随伴症候群としてのニューロパチー，慢性腸管疑閉塞，薬剤の副作用により腸管運動が減弱もしくは停止し閉塞した状態．

❸ 消化管閉塞のマネジメント

　消化管閉塞時のマネジメントで大切なことは，閉塞部位およびその原因をアセスメントし，食に対する患者のニーズを把握しながら体内の栄養・水分バランスを調整することである．ターミナル期のがん患者の場合には，転移や多臓器への浸潤により消化管閉塞をきたしてしまう場合が多い．食べることや排泄することが思いどおりに行えなくなり，人によっては生きること自体に意味が見いだせなくなってしまう人もいる．したがって，看護師としては患者とともに食事内容を工夫したり，食後に消化管の減圧をはかる方法を考える必要がある．消化管閉塞があるからといって経口摂取は無理であると決めつけてしまうのではなく，**食のニーズを満たす**ためにはどのような方法があるのだろうかという姿勢でマネジメントをしていくことが大切である．消化管閉塞時のアセスメント項目については表Ⅳ-8に示した．

　消化管閉塞をきたした場合の対処方法としては，手術療法により閉塞部位を取り除いたり，消化管内の減圧をはかる目的で胃管を挿入したり，内視鏡的に胃瘻造設を行うという処置が行われる．

　また，消化管閉塞に対する薬物的介入としては，腹痛や腸液の減量目的で使用するものとして臭化スコポラミン（ハイスコ®），臭化ブチルスコポラミン（ブスコパン®），制吐目的で使用するものとしてメトクロプラミド（プリンペラン®），ドンペリドン（ナウゼリン®），プロクロルペラジン（ノバミン®），ハロペリドール（セレネース®），閉塞した場合の症状コントロール目的で使用するものとして，プレドニゾロン（プレドニン®），デキサメサゾン（デカドロン®），ベタメサゾン（リンデロン®），オクトレオチド（サンドスタチン®）が用いられる．また，ターミナル期にある患者は代謝が低下し，悪液質の状態にあるという身体的特徴を考慮して，必要以上に高カロリー輸液を行わないよう注意する必要がある．

　消化管閉塞時の看護ケアとしては，食のニーズに対する対応と消化管減圧目的のケアである．経鼻胃管挿入による間欠的吸引や，内視鏡的胃瘻造設により減圧しながら食事を行うことにより食のニーズを満たす方法を考えたり，食のニーズが満たされないことによるストレスを抱えている場合には，気分転換，リラクセーション，安楽な体位の工夫，マッサージ，温罨法などを取り

表Ⅳ-8　消化管閉塞時のアセスメント項目

食に対するニーズと摂取状況―食事量，飲水量，その人にとっての食べることの意味，食後の腹部症状
消化管からの減圧の状況―胃管，胃瘻などのチューブからの排液状況
水分バランス―飲食・飲水量，輸液量などと排泄量のバランス
薬剤との関連―鎮痛剤，制吐剤，腸液の減圧目的で用いている他の薬剤などの効果
嘔気・嘔吐の状態―（嘔気・嘔吐の項　表Ⅳ-6参照）
腹部・排泄の状態―（便秘の項　表Ⅳ-9参照）

入れる．また，不完全閉塞の場合には可能な限り緩下剤を使用して排便コントロールを行う．

③ 便　秘

1 便秘の定義

便秘（constipation）とは，大腸内に糞便が停滞することにより水分が吸収され便が硬くなった状態（宿便）で排便が困難な状態をいう．

しかし，排便習慣には個人差があり毎日排便がある人であっても便が硬かったり，2〜3日に1回しか排便がなくても便の硬さが普通であり困難さを感じない場合もある．よって，排便の周期によって便秘を定義することはできないが，一般的には食事摂取から排泄までの時間は24〜72時間といわれている．

2 便秘のメカニズム

排便のメカニズムとしては，便は通常下行結腸からS状結腸にたまり直腸は空の状態である．胃・結腸反射や便自体の重みにより直腸内に便が移行すると直腸壁が伸展して内圧が上がる．その情報が仙髄にある排便中枢・延髄・大脳皮質などにある上位中枢に送られ便意が起こる．その後，反射的に交感神経の緊張がとれ，副交感神経（骨盤神経）を興奮させ直腸蠕動を促進し内肛門括約筋を緩める．それと同時に，上位中枢は陰部神経を介して外肛門括約筋に意識的弛緩と腹圧の上昇を起こし排便に至る．このような通常の排便に至る経路の中で，ターミナル期のがん患者が便秘を引き起こす要因としては，以下の6項目に分類できる．

①全身衰弱によるもの

寝たきり状態が続くことによる筋力低下・運動不足・消化機能の低下，食事摂取量の減少にともなう低栄養状態や水分摂取不足による脱水などによって起こる．

②薬剤性によるもの

がんの進行にともない痛みや嘔気などの症状が出現し，それに対する治療として，オピオイド，抗コリン作動薬（フェノチアジン，三環系抗うつ薬），非ステロイド性消炎鎮痛剤，5-HT$_3$受容体拮抗薬，アルミニウム含有制酸薬などを使用し，薬理作用として便秘を引き起こす．特にオピオイドを使用している場合には，腸管の輪状筋の収縮を増強させる作用があるため便秘が起こりやすい．また，利尿剤の服用により低カリウム血症および脱水を引き起こし，結果的に便秘を引き起こす．

③消化管異常によるもの

腹部腫瘤や腹水による腸管外からの圧迫，腸管内腔の狭窄や閉塞，腹腔内での消化管癒着，内臓神経叢の障害により起こる．

④電解質異常によるもの

腸内に便が停滞することにより，Ca^{2+}吸収促進が起こり高カルシウム血症を引き起こしたり，嘔吐にともない消化管からのK^+が過剰に喪失し低カリウム血症を引き起こした場合に起こる．

⑤神経因性のもの

腫瘍の増大により脊髄神経が圧迫され排便障害を引き起こしたり，腰椎や仙髄へのがん浸潤・

転移にともなう排便反射の消失によって起こる．

⑥心因性のもの
抑うつ，錯乱，せん妄，不安などの精神的ストレスが自律神経に作用したり，便意をがまんすることにより便意を引き起こすメカニズムが逆戻りし，骨盤底筋が緊張することによって起こる．

❸ 便秘のマネジメント

　人にはもともとの食事や排便の習慣があり，病気になったからといってそれを変化させる（行動変容）ことは難しく，また療養上支障がなければ変化させる必要もない．がん性疼痛コントロールのためにオピオイドを服用している患者の排便コントロールをする場合，看護師が「毎日排便があること」が健康な状態であると固定観念をもちサポートをするのではなく，患者の生活習慣をもとに個別的なマネジメントを行っていく必要がある．便秘時のアセスメント項目については表Ⅳ-9に示した．

　便秘に対する薬物的介入としては，大腸粘膜を刺激する薬剤（大腸性刺激性下剤）であるピコスルファートナトリウム（ラキソベロン®），センノシド（プルセニド®），腸管内に水分を移行させて便を軟化させ増大させて腸蠕動を亢進させる薬剤（浸透圧性緩下剤）である酸化マグネシウム（重カマ細粒®），腸内分解で発生した有機酸により腸蠕動を亢進させる薬剤（浸透圧性緩下剤）であるラクツロース（モニラック®），腸内で徐々にCO_2を発生し，胃腸の運動を亢進し直腸を刺激する薬剤（発泡性下剤）である炭酸水素ナトリウム（レシカルボン®）などを腹部状態のアセスメントをもとに組み合わせて使用する．

　便秘時の看護ケアとしては，腹部のマッサージにより腸を刺激したり，ツボ（便秘点，大腸兪（だいちょうゆ），足三里など）を刺激するのと同時に，腹部や腰仙骨部に温罨法を行ったりすることにより，自律神経系への作用と腸の血流量の増加をきたし排便を促す効果がある．また，便を軟化させるために水分摂取を心がけたり，腸の蠕動運動を亢進させるために腸内でガスや発酵の材料となるものを摂取する．以上のケアを行っても効果が得られない場合には，摘便もしくは浣腸，下剤や緩下剤などの薬剤の使用を試す必要がある．

表Ⅳ-9　便秘時のアセスメント項目

いままでの排便習慣	排便回数，量，性状，下剤や浣腸の使用の有無，排便に関して工夫していたこと
現在の排便状態	排便回数，量，性状，におい，硬さ，大きさ，排ガスの有無，残便感
腹部状態	腹部膨満，腸蠕動音，鼓腸音，便塊の有無，腹痛，直腸診による便の確認
体力	疲労感，倦怠感，筋力低下の有無，腹圧がかけられる状況か
食事・水分摂取状況	食事量，食事内容，水分摂取量
精神的ストレス	便意があったときに排便のできる環境か，プライバシーが保てる環境か，不安感の有無
薬剤との関連	下剤や浣腸使用時の効果，オピオイドの服用の有無
病態生理	腹部X線検査所見，がんの進行状況

④ 下痢

1 下痢の定義

下痢（diarrhea）とは，大腸内容物がさまざまな理由により腸管内をすみやかに通過するために，水分の吸収が十分に行われずに排泄され，かつ頻回に排泄されること．あるいは，腸粘膜からの水分の分泌が異常に多い場合をいう．1日に数回の排便があっても性状が普通の固形便であれば，下痢ではなく頻便とよばれる．また，1日1回でも液状便がみられれば下痢といってよい．下痢の程度をアセスメントする方法の一つとして，米国国立がん研究所（National Cancer Institute：NCI）の下痢の重症度分類[2]がある（図Ⅳ-7）.

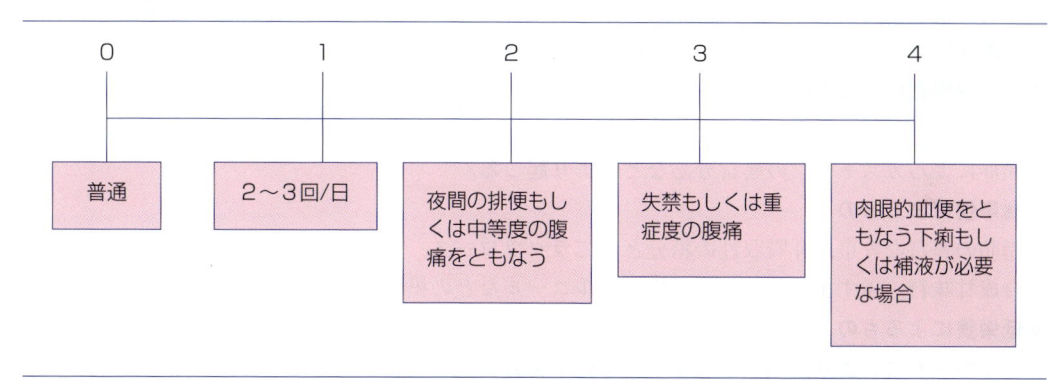

```
0        1          2              3              4
|        |          |              |              |
普通   2〜3回/日  夜間の排便もし  失禁もしくは重  肉眼的血便をと
                  くは中等度の腹  症度の腹痛      もなう下痢もし
                  痛をともなう                    くは補液が必要
                                                  な場合
```

図Ⅳ-7 米国国立がん研究所（NCI）の下痢の重症度分類

2 下痢のメカニズム

一般的に，固形便の水分含有量は80％以上，水様便の水分含有量は90％以上であるため，下痢が1日6回以上もあると，脱水，栄養低下，Na, Cl, Kなどの電解質喪失が激しくなる．下痢のメカニズムとしては，腸粘膜の障害による水分再吸収障害，腸粘膜からの腸液分泌作用の亢進，腸管の蠕動運動の亢進による胃内容物の通過時間の短縮，腸内容の浸透圧上昇などにより起こる．一般的に，1日の便の重量が150〜200g以上，水分にして150〜200mL以上の場合を下痢としている．ターミナル期のがん患者が下痢を引き起こす要因としては，以下の10項目に分類できる．

①機械的障害によるもの
大腸・直腸への腫瘍の浸潤や結腸内の便の貯留（宿便）により，不完全な消化管閉塞を起こした場合に起こる．

②薬剤性によるもの
下剤の服用により，腸管内に吸収されにくい高浸透圧の物質が多量に存在したり，抗生物質の副作用により腸管からの分泌が異常に亢進することによって起こる．また，抗がん剤の投与により，副交感神経が影響を受け蠕動運動が活発化（コリン作動性）したり，消化管粘膜の直接障害と白血球減少時の腸内感染（粘膜障害）により起こる．そのほか，疼痛コントロール時に用いる

非ステロイド性抗炎症薬（NSAIDs）の使用によっても引き起こされる．

③炎症性によるもの

腸内感染，骨盤腔内の放射線治療後に起こる直腸粘膜のびらん性変化や腸炎のために結腸が刺激され起こる．

④直腸障害によるもの

直腸腫瘍による粘液産生，瘻孔形成，放射線大腸炎，宿便，痔などにより分泌物が漏出することにより起こる．

⑤吸収障害によるもの

がん性腹膜炎にともなった腸管の機能低下，胆道閉鎖による胆汁酸の分泌障害，膵がんにともなう膵外分泌障害による脂肪の消化吸収不良などにより起こる．

⑥機能障害によるもの

大腸がんや直腸がんに対する治療として結腸を切除した場合には，残存結腸の短縮による水分吸収能が低下，便の貯留能の低下，肛門括約筋の低下などにより起こる．

⑦内分泌障害によるもの

カルチノイド腫瘍によるホルモンの過剰分泌や，ゾリンジャー-エリソン（Zollinger-Ellison）症候群によるガストリンの異常分泌などにより起こる．

⑧食事性によるもの

脂肪の豊富な食事，非吸収性の糖分としてラクツロース，ソルビトール，マグネシウム塩などの合成甘味料，ふすま，カレー，果物，アルコールなどの摂取により起こる．

⑨低栄養によるもの

がんの悪液質により，吸収不良や下痢を促す腸管粘膜の変化が生じることにより起こる．

⑩その他

オピオイドの退薬症状，疼痛コントロール目的で腹部に関連した神経をブロックした後の腸蠕動運動の亢進などにより起こる．

③ 下痢のマネジメント

下痢をくり返すことにより体力を消耗し，脱力感，倦怠感，注意力の低下などを引き起こすことがある．また，食事摂取が刺激となって下痢を引き起こしてしまうと思い込み，食欲不振，不安感を募らせたり，いつ便意が引き起こされるかわからないために行動が制限されてしまう場合もある．したがって，下痢を引き起こす原因についてアセスメントし，早期に適切な対処方法を導きだすことが重要となる．

下痢が高度な場合には体重減少を引き起こしたり，体内の水分・電解質の喪失がみられるため補液を考慮する．しかし，がん患者の場合，ターミナル期には代謝低下や悪液質の状態にあるため，高カロリー輸液を行うことは，口渇，嘔気，嘔吐，高血糖，電解質異常，胸水や腹水の増加，全身浮腫などの原因となって，逆に患者を苦しめることにつながってしまうため，過剰投与にならないよう注意が必要である．

下痢時のアセスメント項目については表Ⅳ-10に示した．

薬物的介入としては，腸蠕動が亢進している場合には，腸運動抑制薬としてロペラミド（ロペミン®）が用いられる．これは，強力かつ速効性があるため腸閉塞様の症状が出現しないか注意

表Ⅳ-10　下痢時のアセスメント項目

排便状況—排便回数，便の性状（泥状・粥状，液状），血便・脂肪便の有無，におい，腹痛や便秘の有無，持続時間，失禁の有無
腹部状態—腹部膨満，腸蠕動音，便塊の有無，腹痛・裏急後重（しぶり腹）の有無
食事・水分の摂取状況—食事量，食事内容，水分摂取量
薬剤との関連—下剤，抗生物質，鉄剤，制酸剤，非ステロイド性抗炎症薬，抗がん剤，ジギタリスの使用状況
全身症状—倦怠感，発熱，意欲低下，口渇，不眠，めまいなどの有無
検査所見—腹部Ｘ線撮影，採血，尿検査，便検査

する必要がある．腸の炎症や腸蠕動が亢進している場合には，腸粘膜刺激緩和薬（収斂薬（しゅうれん））としてタンニン酸アルブミン（タンナルビン®）が用いられる．抗菌薬の使用や化学療法による腸内細菌叢の異常により下痢を呈している場合には，整腸剤としてビフィズス菌（ラックビー®）が用いられる．

　下痢時の看護ケアとしては，食事療法として消化吸収のよい食品，食物繊維が少ない食品や脂肪含有量の少ない成分栄養剤などを用いた食生活の工夫をする．便の臭気や頻便が気になる場合には，人目を気にせず排泄を行うことができる環境調整を行う．体力が低下している場合には，漏便により不快感を感じなくてすむよう失禁パットやポータブルトイレの使用を試みる．下痢の場合，便中に活性化の高いアルカリ性の消化酵素を多量に含むため，皮膚に付着すると炎症が必発する．したがって，排便後には清拭や洗浄をそのつど行い清潔を保つ必要がある．また，皮膚にびらんが生じている場合には，エキザルベ（エキザルベ軟膏®）を用いる．

　以上，がん患者の消化器症状として出現頻度の高い，嘔気・嘔吐，消化管閉塞，便秘，下痢の4項目について取り上げ，症状のメカニズムとマネジメント方法について述べた．がんの進行にともない複数の症状が出現した場合には，根治的治療ではなく症状の改善を目的にした対症療法を行う．特にがんの進行を制御することが困難な場合には，このような症状緩和をはかり，患者のQOLを向上させることが重要となる．そして，症状緩和マネジメントにおける看護者の役割は，患者のセルフケア能力を引きだし，患者がその人らしい生活を送れるようにすることである．

引用文献

1) Rippamonti, C. : Bowel obstruction. Ann Berger, et al. eds. (1998) Principles and practice of supportive oncology., pp. 207-216, Lippincott Raven Pub.
2) Denice Caraccia Economou (2001) 11 Bowel management : constipation, diarrhea, obstruction, and ascites., Textbook of Palliative Nursing, pp. 147-148, Oxford Univerdsity Press.

参考文献

1．末松和之，佐野隆信（2001）2．消化器症状のマネジメント　A．悪心・嘔吐，ターミナル

ケア, 11.
2. 中西睦子監修, 足利幸乃 (1999) 症状別マネジメントⅢ嘔気・嘔吐のマネジメント, TACSシリーズ1 実践基礎看護学, 建帛社.
3. 前野宏 (2001) 2. 消化器症状のマネジメント B. 消化管閉塞, ターミナルケア, 11.
4. 檜谷貴子 (2001) 2. 消化器症状のマネジメント H. 便秘と宿便, ターミナルケア, 11.
5. 寺澤捷年, 津田昌樹 (1995) JJNスペシャルNO.45 絵でみる指圧・マッサージ, 医学書院.

6 精神症状のある患者へのケア

　ターミナル期の患者は，諸症状の持続や変化があると，病状悪化や生存を脅かす危機的なサインと感じることがある．病状に敏感になり「あとどのくらい生きられるのだろうか」と，残された時間を意識するようになる．再発や転移による新たな症状の出現や，治療の限界など危機的な状況をくり返し体験し，そのたびに不安や絶望が襲い，次第に生死を意識するようになる．再発や転移は最初のがん告知以上に脅威となり，身体，家族，仕事，友人，身の回りのことなどに対して，喪失感を体験し抑うつ状態に陥ることがある．抑うつは自分の持っているものや大切なものをなくしたという喪失感であり，気分が落ち込んでいる状態である．また，何がどうなっているのかわからないような不確かな状況は不安をもたらす．DSM-Ⅳ-TR の診断基準によると，適応障害とは心理・社会的ストレスに関連し出現する不安や抑うつ，不眠などの反応や行為の障害である．ストレスに対する適切な対応がとれなくなり，日常生活への支障をきたすときに用いられる診断であり，がん患者の精神症状で最も多い診断である．正常反応と連続的なものであり厳密な区分はない[1]．抑うつが持続すると，疼痛などの苦痛症状が持続する場合と同様に，患者のQOLに影響する．また，せん妄は身体疾患に罹患する患者にみられるが，特に，死が迫るターミナル期の患者に多く発症する．意識障害を有するため，患者や家族にとってつらい体験となるばかりではなく，医療者も不全感が残る．

　症状が複合化するターミナル期は身体に注目しがちであるが，顕在化する身体的な問題だけではなく患者にかかわる相互的影響について，背後にあるさまざまな要因をアセスメントする必要がある．看護師は患者の生活に密着し直接的にかかわる存在であるため，患者や家族が抱える精神的問題にいち早く気づくことができる．ターミナル期にある心身ともに不安定な日々を過ごす患者の気持ちに寄り添い，専門的な介入を必要とする問題に対してすみやかに精神科医との連携をはかることができる．

　このように，看護師は患者の最も身近な擁護者として，患者を中心とした医療をコーディネートすることができる存在であり，その役割は大きいといえる．

① 不安

　がん患者にはさまざまな不安が生じるといわれている[2]．特に，診断確定の検査を受けるときや病名・病状告知のとき，治療を受けるとき，治療にともなう副作用出現のとき，治療の限界を伝えられるとき，がんの進行にともなう諸症状出現のとき，症状について医療者の説明が不十分なときなどに生じる．特に，ターミナル期の患者が抱える苦痛は死を意識した問題がつねに内在するため精神症状の頻度が増し，身体的，精神的，社会的，実存的な問題が個別的にあらわれる．

これまで体験したこともない危機的なできごとに直面し，感情のコントロールができず現実検討が難しくなり不安が強まるという悪循環が生じる．患者は問題状況に対処し感情をコントロールすることが困難になり，さまざまな不安を抱えているにもかかわらず，周囲からはがんだから不安になるのは当然であると認識されることが多く，そのまま経過観察されてしまうことがある．「不安がくると変な痛みよりもキツイから，不安の薬は中止しないでほしい」と訴える患者がいるが，強度の不安は患者を苦しめQOLを低下させる．ターミナル期において，不安はコントロールすべき症状の一つであることを認識する必要がある．

患者は医療者に対し，身体的な症状は言いやすいが，不安については「自分は弱い人間」とか「落ち込みやすい性格」とため込むことがある．また，一般的に，身体の症状に薬剤を使うことを理解していても，不安に薬剤を使用することには抵抗を示し，精神科の薬に対して誤解している患者も少なくない．しかし，言語化と共感によって軽減できない，薬物療法が必要なレベルの不安もあるため，不安が病的か否かの見極めが大事である．約8,000人の患者を対象とした，厚生労働省研究班のある全国調査では，52.9％が再発などの不安や恐怖を感じているという結果が報告されている．しかし，「不安です」と医療者に伝えられる患者は少なく，精神的な問題に気づくのは難しいため，実際は悩んでいるのに見過ごされることがある．患者が不安を自覚したときに援助を求められるように，医療者は不安について理解的・共感的態度で接しながら，ともに取り組むことを保証することが大事である．

1 不安の定義

不安は，未知の危険に対する反応であり，「漠然として不確かで不快な，対象のない恐れの感情である」[3]．個人の尊厳や存在が脅かされたときに生じ，緊張感をともなう不快なものである．不安は，対象がはっきりせず，脅威の理由を本人が説明し難く，心的エネルギーを消耗する状態である．

しかし，がん患者の場合は病名告知，病状経過，治療や副作用，疼痛，予後，生死，家族など具体的に対象を表現することが多い．また，病名告知の有無や年齢の老若に関係なく，いままさに身に降りかかっていることに対する不安と同時に，これから起こり得ることなど現在と将来の不安が交錯する．臨床でよく遭遇する，がん患者の不安について表Ⅳ-11に示す．

2 不安のメカニズム

不安のメカニズムとしてさまざまな仮説が提示されているが，生物学的には，モノアミン類の代謝や大脳辺縁系の機能が情緒および不安と関連していると考えられている．また，フロイトの精神分析理論では，本能的衝動（イド），現実世界に満足を求めようとする働き（自我），良心（超自我）の間の葛藤のあらわれであり，不安は内的葛藤と考えられている．このほかにも，学習理論や行動主義，人間関係論の立場からも不安について論じられている[4]．

不安は，①生体としての生理的統合を危うくするようなもの（安全や健康など基本的ニードが満たされない脅威），②自尊心など内的環境に影響するもの（社会的立場・役割など自分の存在や人間関係の不和など）の二つが考えられている[4]．

表Ⅳ-11　ターミナル期におけるがん患者の不安

①	病名	「何の病気なのか，どのような状態なのか」
②	再発，転移など病状の経過	「これからどうなっていくのだろうか」
③	治療方法や副作用	「治療はできないのか，どのような治療があるのか」 「モルヒネは使い過ぎても大丈夫なのか」 「副作用はいつから始まり，いつまで続くのか」
④	疼痛をはじめとする身体の変化	「痛みで苦しまないようにしてほしい」 「動けなくなるのか，寝たきりになるのか」 「痩せてきた，体力がなくなった」
⑤	予後	「あとどれくらい生きられるのか」
⑥	生死	「生きたい，死にたくない」 「最期はどのようになるのか」
⑦	他者の死	「同室者の死」「同病者の死」
⑧	孤独感，見捨てられ感　医療者の態度 家族の態度	「手立てがもうないと言われ，主治医が病室へ来なくなった」 「気になることを聞けない，視線を合わさない」 「面会のときの態度がよそよそしい」 「面会が減った」
⑨	情報不足	「さまざまな症状があるが，詳しい説明がない」
⑩	医療費など経済的な負担	「医療費，入院費はどのくらいかかるのか」 「収入がないため生活していけるか不安」
⑪	療養環境	「治療をしていなくても，このまま入院していてもいいのか」
⑫	仕事や生活への影響	「日常生活がどうなるのか」 「自分の立場（仕事や家庭での役割）を果たせていない」 「仕事など身辺の整理が気になるが，できていない」
⑬	自尊心，実存	「動けなくなると皆の世話になってしまうため申しわけない」 「自分の力で思うようにできず情けない」
⑭	残された家族	「自分のことよりも残された家族（伴侶，子ども）が，これからどうなるのか心配」

事例1　不安を医師に訴えることを促す

　30歳代の女性．乳がん，多発性骨転移で，手術，化学療法の治療は無効になる．病名は告知されているが，最近見つかった肺転移や，治療の限界については，まだ説明を受けていない．患者は，元来我慢強く周囲に弱音を吐かない性格である．最近，疼痛や呼吸困難感が持続するため，よくなっているのか，悪くなっているのか，治るのか，これからどうなるのかと不安を家族に話すようになるが，医療者には身体的な内容のみ訴える．

　看護師は患者に対し，痛みなど身体的な問題以外の心の苦しみについても医療者に話してもよいことを伝え，一緒に考えていく姿勢を示した．不安の中身について表現を促すようにかかわり，病状説明や今後の対応について医師と検討した．

③ 不安のマネジメント

　患者自身が不安な気持ちを訴えることができる場合は周囲の注目を受けやすい．しかし，不安な気持ちを訴えることができない患者もいる．このような場合，訴えられないほど不安が強い状況にあるかどうかを見極める必要がある．強度の不安が存在するときは，うつ状態を誘発することもあるため専門家による診断や介入を必要とする．しかし，どのような不安が病的なのか，精神科医の介入を必要としているのかの判断は容易ではないといわれている[2]．できるだけ早い段階で患者の情報について定期的に医療者間で共有化をはかり，専門的介入が必要となる因子を見落とさないようにしていくことが必要である．当然のことではあるが，不安を訴えられる患者であっても，積極的な聞き手がいなければ患者の言語化の力を引きだせない．

　強い不安は，身体症状と同じように患者を消耗させる苦しい体験であり，緩和すべき症状の一つである．このことを十分に患者に説明し，身体症状と同様にいつでも表現してもよいことを伝えることが重要である．言語化と共感によって軽減可能なレベルの不安もあるため，言語化できるよう表現をサポートし，不安との付き合い方について話し合いをもつ．また，病的な不安の場合，睡眠障害があらわれるため，夜間の睡眠状況や熟睡感を確認し，食欲不振や食事摂取状況，緊張感，疲労，集中困難，易刺激性など変化がみられないか，どのくらい持続しているか観察が必要である．患者の不安について，日常生活から直接的に患者が表現する言葉や表情，態度を確認しアセスメントできるのは看護師である．患者の不安のレベルに応じ早期に予防的に介入する能力が求められる[5]（表Ⅳ-12）．

表Ⅳ-12　不安のレベル（ペプロウの分類より）

軽度	日々の生活の緊張と関係がある．見ること，聞くこと，理解することが以前よりも鋭くなる．学習の動機を与え，個人の成長と想像力を生み出す．憂うつ，落ち着きのなさなど情緒的な反応を自覚し，感情を言葉で訴えることができる．注意力，集中力，判断力は保たれている．
中等度	当面の心配に焦点を合わせ，他のことに無関心になる．口数，表情の変化など行動の変化が目立つようになる．見ること，聞くこと，理解することが低下し，不注意になり判断力が低下するが，意識的に注意することができる．
強度	特別の細部に集中し，他のことは何も考えられない．些細なことで混乱しやすい．すべての行動は安心を得ようとしてなされる．他の領域に目を向けるためには強い指示が必要となる．
パニック	畏怖，心配，恐怖をともなって連想される．このとき，細部は均衡を破られる．このとき，人は抑制力をなくし，命令されても行動することができない．筋肉運動は高まり，知覚は歪められ，効果的に機能できなくなる．

（野嶋佐由美，南裕子監修，青木典子（2000）ナースによる心のケアハンドブック：現象の理解と介入方法，p.23，照林社より転載）

② 抑うつ

　近年，がん患者の増加や治療の進歩にともない，がんを抱えながら生きる人も多くなり，告知について告げる側も受ける側も意識して取り組むようになった．しかし，医療者や家族は患者の反応（混乱や悲しみなど）を恐れる現状があり，患者を傷つけたくないという配慮から，いまだ

にあいまいな説明は存在する．一方，患者は医療者や家族の態度や何気ない言葉から自分の病気の重さを知り，「いよいよか」という思いが強まる．どうすることもできない無力な現状や死に対する怒りを医療者や家族に激しく表出したり，抑うつの状態に陥る．

不安や抑うつはがんの診断，複合的な苦痛症状がストレッサーとなり，心因性・反応性に起こる．がん患者の約半数は，精神医学的な問題を抱え，その多くは抑うつや不安であるといわれている[6]．不安と抑うつは相互に強い関連をもつことが知られ[7]，がん患者の不安は抑うつと混在する頻度が高いといわれている[8]．実際には，不安状態でも抑うつを認めることが少なくないといわれている[9]．不安では，死に対する恐怖が存在するが，抑うつでは，希死念慮の傾向があるため，死にたい，早く死んだ方がいいという考えが起こりやすく，がん患者の心理的反応の中でも注意が必要である．また，がん患者はスピリチュアルペインが存在し，生きる意味の問いや罪責感，絶望感を有するが，うつ状態にある患者の訴えと似ているため，がん患者の特徴や心理反応を理解した対応が求められる．

抑うつの80％以上が治療によく反応するといわれており[10]，抑うつをアセスメントすることは非常に重要である．がん患者の適応障害の原因として，不十分な疼痛コントロールがあげられ，呼吸困難，倦怠感の存在も考えられている[1]．特に，がん患者においては疼痛は抑うつの誘因となり，抑うつが疼痛を増強させるといわれている[9]．不安や抑うつは疼痛の閾値を低下させる因子であり，疼痛→不安→抑うつ→疼痛の悪循環が成り立つ．そのため，特にターミナル期にある患者の精神症状のケアにおいて，疼痛マネジメントを積極的に行うことは，不安・抑うつの軽減につながる大きな意味がある．

1 抑うつの定義

抑うつは明確な対象の喪失に引き続いて経験する反応であり，ストレス要因に対して反応が大きく，状況に適応する際の障害という意味で適応障害という病名が使用されている[11]．抑うつ状態は，3つの基礎症状と副次症状からなる．基礎症状は①悲哀，不安（気が滅入る，希望がない，ふさぎ込むなど），②思考制止・反復，注意・集中困難（考えが進まない，決断がつかないなど），③精神運動の抑制・焦燥（動作緩慢，落ち着かないなど）で，副次症状としては，食欲や体重の変化（増加・低下），不眠あるいは過眠，疲れやすい，自責感，罪責感，希死念慮などがある[12]．

2 抑うつのメカニズム

適応障害はコミュニケーションや自己表現が不十分なために起こるとされ，自分の思い込みに支配され，ストレスに対し過度の反応をとることになるといわれている[12]．がん患者の適応障害の原因として，**不十分な疼痛コントロール**があげられ，呼吸困難，倦怠感の存在も考えられている[1]．一方，うつ病は何らかの遺伝的要因が存在すると考えられているが，遺伝的要因のみで規定されず環境要因の関与が推測されている．現在の考え方は，多遺伝子によって発病脆弱性が規定され，心身のストレスによって発病が誘発されると考えられている．生物学的仮説として，モノアミン（ノルアドレナリン，セロトニン）神経系機能障害，視床下部・下垂体・副腎系機能異常（ストレス適応機能不全），生体リズム異常，神経可塑性異常などが想定されてきたが，メカニズムについては確定されていない[13]．

> **事例 2**　喪失の中にある患者を理解し，寄り添う

　60歳代の男性．膀胱がん術後，多発性骨転移．病名，病状についてはすべて告知されている．最近，骨転移による下半身麻痺が出現し始め，下肢の脱力感がある．これからどうなるのだろうかと心配していた矢先，麻痺が進行し，下半身の感覚がなくなり寝たきり状態となる．患者は，自分の体なのに自分のものではない，ろうそくの火が消えるような毎日だ，家族に苦労をかけて生きていてもしょうがないという訴えが多くなり涙もろくなる．
　看護師は，患者が訴える内容を否定せず，十分悲しみを表出できるよう，傍らに寄り添い受容的態度で対応した．喪失の中にある患者を理解し，一人ではないこと，ともに在り続けることを伝えながら支持的なかかわりを示し続けた．

❸ 抑うつのマネジメント

　キューブラー＝ロス（Kübler-Ross, E.）は，死の受容に至る終末期がん患者の心の動きについて，「否認」「怒り」「取り引き」「抑うつ」「死の受容」の5段階を示している．怒りと抑うつは，患者のみならず，患者にかかわる医療者や家族もコミュニケーションをとることが困難に感じ疲弊しやすい．患者のケアと同時に家族に対するケアも大切である．ターミナル期における抑うつは，キューブラー＝ロスが述べている，喪失に対する**反応性抑うつ**と，愛する対象をすべて失うことへの心の準備，死の準備としての**準備性抑うつ**に分けられる．
　反応性抑うつは，患者の悩みに反応して起こる．例えば，がんの進行や治療にともなう容姿の変化，経済的な問題，家族に対する申しわけなさなどである．この状況への対処は，できる限り原因を取り除くことである．がんに罹患し容姿が変化しても，あなたはあなた自身に変わりないこと，経済的な問題についてはソーシャルワーカーにより調整すること，可能な範囲内で患者自身が行うことや意思決定をサポートすることなど，無力感や絶望感を高めないようなかかわり方が大切である．
　準備性抑うつは，過去に起こった喪失ではなく，現在の差し迫ったことに対する喪失であり，病気の進行について悩んで絶望し，次第に近づく死を意識することに反応して起こる．この状況は，死の受容段階であるため，対処としては，悲しむことを否定せず，嘆き悲しみを十分に表現させる．また，非言語的コミュニケーションを交えながら，患者の傍らにともにいて関心を寄せ続け見守る姿勢が大事である．
　抑うつが高じると自殺行為につながることがあるため，がん患者にかかわる看護スタッフは，抑うつについての知識をもち精神科医と協働しながら，適切な対応ができるようにしていくことが求められる．病的なうつの場合，何かよいことがあったからといって改善するわけではなく，悪いことがあったから悪化するというものではない[9]．患者が病的なうつであるかどうかを見極めることは大事なことであるが，キューブラー＝ロスが述べる病的ではない抑うつについては，よい聞き手になることが重要である．柏木[14]は，**よい聞き手の条件**として4点をあげている．①会話の内容よりも感情を重んじる（患者の訴えの裏には，伝えたい，理解してほしいという感情が存在する），②感情の表現を促進する（患者の感情に焦点を当てながら，受容的態度で接し

感情の表出を促す），③会話を持続させる（医療者側が，死の話題を避けようとすると会話は途切れる．患者とともに患者の不安と付き合っていく姿勢が大事である），④ベッドサイドに座る（立ったままの会話は，急いでいることを伝えている．患者の傍らに座り傾聴する準備が整っていることを知らせることが大事である），⑤プライバシーを守る（一対一の場でないと感情が表出しない場合がある．家族や面会者の存在は，患者の会話に変化を与える）——などである．

　抑うつを有する患者の看護の基本は，患者のつらい気持ちに受容的にかかわることである．看護師は，このような患者の心理を理解しながら受容的態度で患者とともに在り続ける姿勢が必要である．まずは，患者の訴えを十分に傾聴し，患者の感情について判断や批判をせず受容する．そして，その患者の状況を理解し共感的に接しながら，役に立つ対処法を一緒に考えて支持する．また，自殺行動を防止するため，必ず楽になることを伝えて回復を保証していく．

③ せん妄

　せん妄の存在は，状態悪化や予後不良の徴候である．がん患者のせん妄出現率は，ターミナル期では約30〜80％に増加すると報告されている．特に，ターミナル期におけるせん妄は，患者の残された貴重な時間を妨げ，QOLに大きく影響する．

　せん妄は突然に発症して意識障害を認めるため，家族に衝撃的なできごととして大きな動揺を与える．また，これまでかかわってきた医療者も，患者らしさを失った姿を最期に見ることはつらい体験となる．一般的に，せん妄は，原因を確定し，原因となる要素（薬物，高カルシウム血症，感染症など）が治療され除去されると改善する（可逆性）．しかし，ターミナル期では身体疾患そのものが進行性で，せん妄の要因は多様であり，衰弱や臓器不全によるせん妄の治療や除去には限界がある．ターミナル期のせん妄は発症してそのまま死に至ることがあり，不可逆性という特徴が考えられる．そのため，最期の対応困難な症状として医療者に不全感が残り，医療全体の質に影響を与える．このように，せん妄の持続や悪化は患者のQOL低下をきたすばかりではなく，医療者もストレス状況に陥るため，発症を予防し悪化を防ぐためのケアを検討する必要がある．

1 せん妄の定義

　せん妄は，集中や注意能力が減弱する意識の障害である．軽度の意識混濁を基盤に起こり，認知障害，被害妄想，幻覚，強い不安，焦燥，恐怖，興奮あるいは活動性低下など多彩な精神症状が混在したものであり，突然に発症し，経過は数時間から数日で短期間内に変動する．過活動型（興奮，妄想，幻覚など），低活動型（無表情，傾眠など），混合型に分類される[15]．

2 せん妄のメカニズム

　せん妄は，大脳皮質の広範囲の障害（意識混濁）と辺縁系過剰興奮（意識変容）が共存するような脳内メカニズムが考えられている．中脳橋網様核から大脳皮質に至る上行性網様賦活系などの機能低下が存在し，一方では精神症状に関与する辺縁系の過剰興奮が存在する[15, 16]．

　せん妄の主な原因は，中枢神経疾患，全身性疾患，薬物による中毒性または離脱によるもので

ある．また，せん妄に関連があると仮定されるおもな神経伝達物質はアセチルコリンであり，せん妄を引き起こす多要因が脳でアセチルコリンの活動を低下させるといわれている．関係があると考えられている他の神経伝達物質にはセロトニンやグルタメートがある[16]．

多要因性のせん妄は，リポウスキー（Lipowski）の3要素で考えると理解しやすい．リポウスキーの3要素は，①直接因子，②誘発因子，③準備因子である．①の直接因子は中枢神経疾患，中枢神経作用性薬物，脳機能に影響する代謝性疾患などである．②の誘発因子は意識障害の直接的な原因にはならないが，意識変容を誘発する因子である．特に，ターミナル期では強度の不安，緩和不十分な疼痛などの不快な症状などである．③の準備因子は脳血管障害や高齢化にともなう脳の脆弱性である[15]．

事例3　安楽と安心の保証

40歳代の女性．子宮がん，がん性腹膜炎，多発性骨転移．すべて告知を受け，大学病院で積極的にがん治療を行い，最期はホスピスと決めていた．数パーセントの可能性を信じて治療に賭けていたが，治療無効の結果を受けてホスピスに移行した．疼痛や嘔気など身体的な問題は医療者に伝えていたが，ホスピスに来ても気持ちが楽にならないという気がかりを話すことができなかった．転院数日後，注意の維持能力の減弱がみられ，過活動型のせん妄を発症した．

看護師は，安全，安楽を第一に考え，周囲の環境を整え患者のそばに付き添った．そして，疼痛や嘔気など不快や不安を増強させる苦痛症状について，医師と相談しながら症状が最小限になるようにつとめた．患者に苦痛を緩和することを伝え，安楽と安心を保証した．

３ せん妄のマネジメント

せん妄は変動性の特徴をもつため，患者に最もかかわる看護師が発症の第一発見者になる場合が多い．ターミナル期においては，特に，身体疾患の悪化が大きな要因となるが，発症を促進させ増悪を招く誘発因子に注目し，早期発見や重症化を予防することが必要である．誘発因子は，環境や心理的な因子であるため看護の関与が可能であり，意識的に観察することが大事である．せん妄の増悪を誘発する因子について介入し，重症化を最小限にすることは，ターミナル期にある患者のQOL維持や向上につながる．

せん妄を誘発させる因子として，がんの進行にともなう身体的ストレスや，不眠，情緒不安定，気がかり，環境の変化，対人関係・サポートがあり，観察ポイントとして意識する必要がある[17]．特に，ターミナル期の特徴として，疼痛，倦怠感など苦痛症状が複合的で，つねに不快感があり不安に陥りやすくなるため，症状緩和を徹底し安楽な状態を保証することが必要である．また，臥床時間が長くなり次第に衰弱する状況は，回避不可能な死を意識し恐怖感が強まるため，支持的な態度でかかわり，必要に応じ薬物療法の適応について精神科など専門家に相談する．また，がん患者は多くの気がかりを有しており[18]，気がかりを適切に評価して対処可能なものには援助する必要性があるといわれている[19]．気がかりに注目し，早い段階から一緒に取り組む姿勢を示し，できる限り患者のニーズが満たされるようにかかわることが大切である．家族に対しても，不安や混乱を最小限にするため，症状と対応方法について事前に説明し，不安を助長しない

ようにサポートすることが必要である.

引用文献

1) 岡村仁 (2003) サイコオンコロジー 現代のエスプリ, pp.18-28, 至文堂.
2) 堀川直史 (2000) がん患者の不安とその対応, 緩和医療, 2 (1), pp.34-43.
3) 山崎智子監修 (2002) 精神看護学 第2版, pp.152-201, 金芳堂.
4) Gorman, Linda M., Sultan, Donna F., Raines, Marcia L., (1996) Davis's manual of psychosocial nursing for general patient care, 池田明子監訳 (1999) 心理社会的援助の看護マニュアル:看護診断および看護介入の実際, pp.61-74, 医学書院.
5) 野嶋佐由美, 南裕子 (2000) ナースによる心のケアハンドブック:現象の理解と介入方法, pp.22-23, pp.248-249, 照林社.
6) Spiegel, D. (1996) Cancer and depression, Br J Psychiatry, 16 (30), pp.109-116.
7) Moorey, S., Greer, S., Watson, M., et al. (1991) The factor structure and factor stability of the hospital anxiety and depression scale in patients with cancer., Br J Psychiatry, 158, pp.255-259.
8) Derogatis, L. R., Marrow, G. R., Fetting J., et al. (1983) The prevalence of psychiatric disorders among cancer paitients., JAMA, 11, pp.751-757.
9) 関徹 (2002) 不安・抑うつ, 看護技術, 48 (12), pp.108-111.
10) Twycross, Robert, Wilcock, Andrew (2002) Symptom management in advanced cancer, 3rd ed., Radcliffe Medical Press, 武田文和監訳 (2003) トワイクロス先生のがん患者の症状マネジメント, pp.213-221, 医学書院.
11) 保坂隆, 佐藤武 (2001) 身体疾患患者のうつ病合併率, 臨床看護, 27 (8), pp.1167-1171.
12) 保坂隆編 (2002) 全科に役立つメンタルナーシング, p.61, 学習研究社.
13) 上島国利, 牛島定信, 武田雅俊, 丹波真一, 宮岡等監修・編, 渡邉義文 (2004) うつ病, 精神障害の臨床, 日本医師会雑誌, 131 (12), pp.132-135.
14) 柏木哲夫 (1978) 死にゆく人々のケア:末期患者へのチーム・アプローチ, pp.43-47, 医学書院.
15) 上島国利, 牛島定信, 武田雅俊, 丹波真一, 宮岡等監修編, 土井永史, 一瀬邦弘 (2004) 身体疾患患者にみられる精神症状, 精神障害の臨床, 日本医師会雑誌, 131 (12), pp.174-178.
16) ハロルド・I.カプラン, ベンジャミン・J.サドック, ジャック・A.グレブ編, 井上令一, 四宮滋子監訳 (2001) カプラン臨床精神医学テキスト:DSM-IV診断基準の臨床への展開, 医学書院MYW.
17) 河井良江 (2002) 終末期がん患者のせん妄発症要因と予測のための観察項目の検討, 平成13年度兵庫県立看護大学大学院修士論文, p.29.
18) Heaven, C. M., Maguire, P. (1998) The relationship between patients' concerns and psychological distress in a hospice setting., Psycho-Oncology, 7 (6), pp.502-507.
19) 奥山徹 (2001) がん患者へのアプローチ:コミュニケーション・スキル, 臨床看護, 27 (8), pp.1215-1221.

参考文献

1. Holland, J. C. (1989) Anxiety and cancer : the patient and the family., J Clin Psychiatry, 50.
2. Stiefel, F., Razavi, D. (1994) Common psychiatric disorders in cancer patients, Ⅱ. Anxiety and acute confusional states., 2, Support Care Cancer, pp. 233-237.
3. Hopwood, P., Stephens, R. J. (2000) Depression in patients with lung cancer : prevalence and risk factors derived from quality-of-life data., Journal of Clinical Oncology, 18, pp. 893-903.
4. Wilson, K., et al. (2000) Diagnosis and management of depression in palliative care., Handbook of Psychiatry in Palliative Medicine., Oxford University Press.
5. H. E. ペプロウ著, 稲田八重子ほか訳 (1973) 人間関係の看護論：精神力学的看護の概念枠, 医学書院.

学習課題

1. がん患者のもつ症状体験について傾聴してみよう．
2. 症状のメカニズムについて，一般的ではなく個別的な特徴に応じて説明してみよう．
3. がん患者の個別的な症状に対してセルフケア能力を引きだすような看護の方法について説明してみよう．

V

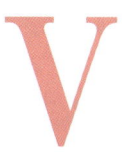

薬剤の活用とその副作用への対処方法

学習目標

1. がん患者の痛み・倦怠感・精神症状のコントロールにおいては，その症状が生じている原因を把握し，原因に合わせた治療を行うことが重要であることを理解する．
2. 痛み・倦怠感・精神症状に対して用いられる主な薬剤の作用機序と，がん患者への投与で生じやすい副作用への対処方法を理解する．

痛みに対する薬剤の活用とその副作用対策

　がんが人々から恐れられている大きな理由は，がんが痛みをともなう疾患であること，そしてその痛みが死ぬまで持続して人を苦しめると考えられていることにある．がんの治療を行うためにも，あるいはがんとともに生きていくためにも痛みは積極的に治療されなければならない．1986年WHOは「がんの痛みからの解放」を出版し，**WHO方式がん疼痛治療法**を公表した．この中で示された痛みの治療は決してがん末期のみに適応されるものではなく，がんの診断時から患者の状態に応じて行われるべきものとされた（図V-1）．その後の痛みの治療に関するエビデンスの蓄積と世界の状況を踏まえて，WHOはがん疼痛マネジメントに関する新たなガイドラインを2018年に発表した．新たなガイドラインでは，「がんによる患者の痛みは可能な限り軽減されるべきだが，すべての患者の痛みを完全に取り除くことは不可能である」「疼痛マネジメントの目標は，患者が許容できる生活の質を確保できるレベルまで痛みを軽減することである」と記載され，痛みの治療によって得られる利益と有害作用とのバランスに注意を払うこと，薬物療法と放射線治療を組み合わせることが推奨されている．

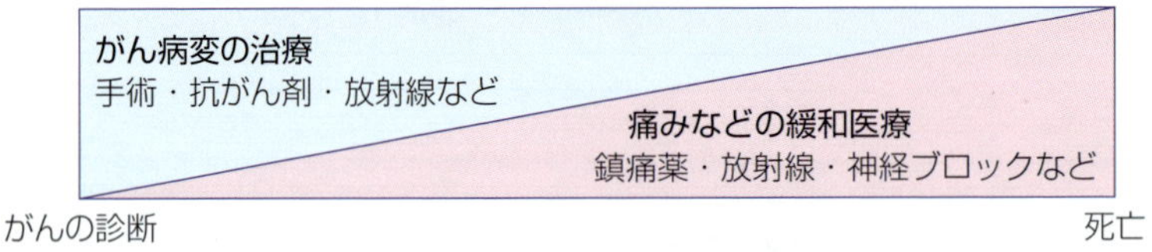

図V-1　WHOによるがん病変の治療と痛みの治療の考え方

① がん患者の痛みの原因と発生機序

　通常の疾患の治療を行うときと同じように，がんの痛みの治療を行う際にもまず痛みの原因を考え，原因と痛みの発生機序にそった治療の方法と目標を設定していくようにする．

1 痛みの原因

　がんの進行した患者では，体の衰弱や治療の影響によってさまざまな合併症が生じていることが多く，がん自体によるものだけでなくがん以外の原因による痛みも多い（表V-1）．すべての症状が一つの疾患から起こっているものと決めつけず，一つひとつの痛みの原因を調べ，原因別に痛みの治療を行う．

表Ⅴ-1　がんの痛みの原因

がん自体が原因となった痛み 　軟部組織への進展，内臓への転移，骨への転移，神経の圧迫や損傷，脳転移による頭蓋内圧亢進 がんに関連した痛み 　脊髄圧迫などによって起こる筋肉のれん縮，褥瘡，便秘などによる痛み がんの治療に関連した痛み 　手術瘢痕の痛み，化学療法による口内炎の痛みなど がん以外の原因による痛み 　変形性脊椎症や関節炎など併発した疾患による痛み

② 痛みの発生機序

　本来の痛みを感じる経路は，体に加わった刺激がまず痛みのセンサーである侵害受容器にキャッチされ，その刺激が神経を伝わって脳に達し，痛みを自覚するものである．この通常の発生機序で生じた痛みを**侵害受容性疼痛**とよぶ．一方，刺激が送られる途中の神経線維が傷害されたときには，まるでアンテナ線が傷ついたときの雑音のような痛みが生じる．この痛みは**神経障害性疼痛**とよばれる．神経障害性疼痛に対する治療は一般的な鎮痛薬では効果が上がりにくいため注意が必要である．

② 鎮痛薬使用の基本原則

① 治療目標を設定する

　痛みの治療を始める際に，次のように段階的な目標を設定し，無理なく治療を進めることが大切である．
　第1目標：痛みに妨げられず夜眠れること
　第2目標：安静時の痛みの消失
　第3目標：体動時の痛みの消失（必ずしも達成されない）
　がんの患者は病状が進み，痛みが続くことで不安を増大させている．個々の症状に関して達成可能な目標を設定し，目標が達成されることで安心感が生まれ，困難な状況の中で生きる希望につながる．

② 鎮痛薬の投与は「経口で」「時間を決めて」「患者ごとに」「そのうえで細かい配慮を」

　がんの痛みは治療されなければ24時間続く痛みである．痛みが強くなったら薬を使ういわゆる「頓用」による使用法では，薬の効果が減弱すると患者は再び痛みに苦しむことになる．また，鎮痛薬が注射でしか利用できなければ，患者は医師や看護師に頼らなければ痛みをやわらげることができないため，病院での生活を余儀なくされてしまう．
　これに対し，WHOがガイドラインで示した方法によって適切な鎮痛薬を適切な量と適切な時間間隔で用いると，痛みに悩まされずに日常生活を送ることができるようになる．

(1) 経口で（by mouth）
　患者が自分でできる経口投与がもっとも望ましい．

嘔気や嚥下困難などによって経口投与が不適切な場合には，直腸内投与（坐薬），持続皮下注，持続静注，経皮投与（貼付薬）などを検討する．注射薬による治療を続けるときは，持ち運びができる自動注入器を用いた持続皮下注入法が便利である．持続点滴静注による投与は日常生活動作を大きく制限するので一時的な使用にとどめることが望ましい．

(2) 時間を決めて（by the clock）
痛みが起きたときに使用する頓用方式とはせず，痛みが再発する前に次回分を投与する定時方式とすることによって痛みがいつも消失した状態を維持する．

(3) 患者ごとに（for the individual）
鎮痛薬は患者の状態に合わせた安全な少量で開始し，鎮痛効果と副作用を観察しながら増減調整して適切な薬剤量を決める．オピオイドには標準的な投与量というものはなく，その患者の痛みが和らぎ，かつ，その患者にとって問題となる有害作用が最小限となる量が適切な投与量である．

(4) そのうえで細かい配慮を（attention to detail）
薬の効果・副作用だけでなく，薬の飲みやすさ・飲みにくさや不安などを患者から聞き，細かな配慮をすることでよりよい効果を得るように見直しを行う．

WHOが示す鎮痛薬投与の原則のうち，"by mouth" "by the clock" が強調されがちであるが，これらはすべての患者にそのまま適応するべき原則を示しているわけではない．例えば，十分な食事が食べられず入院しなければならないほど体調が悪化した患者では，経口的に薬を用いるより，注射による投与の方が患者の負担も少なく鎮痛薬の副作用も軽減できる．また，意識状態が不安定となった時期には，時間を決めて定期投与を行っていた薬を減量したり，一時中止したりすることも必要となる．患者の状態や療養場所の状況に応じてより適切な投与法を検討することを推奨する "for the individual" と "attention to detail" こそが，すべての患者に対して適応するべき原則である．

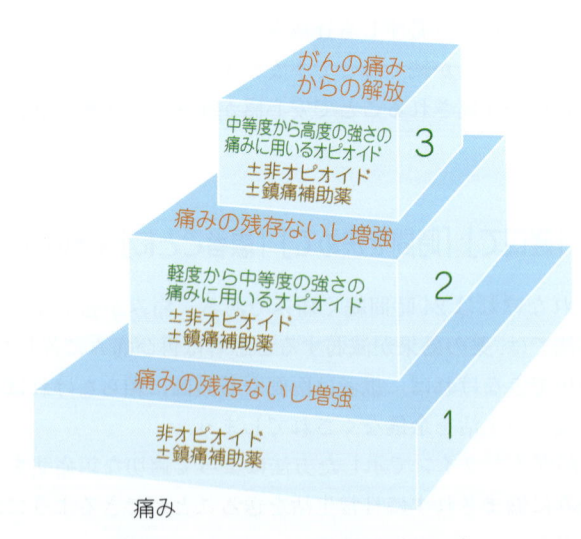

図V-2 WHO 3段階除痛ラダー

なお，以前のWHOがん疼痛緩和法に含まれていた3段階除痛ラダー（図V-2）は，痛みの強さに相応した鎮痛効力の薬を選択することを示すものであり，疼痛マネジメントの一般的な手引きとして新たなガイドラインでも示されている．しかし，個々の患者の状態（痛み以外の症状や合併する疾患など）を注意深く評価し，その患者にとってより適切な鎮痛薬を選択することを優先し，個別化された治療計画を立てることが推奨されている．例えば，痛みは軽度であっても呼吸困難を伴う患者では，呼吸困難の緩和効果と鎮痛効果の双方を期待して，第3段階に位置づけられているオピオイドを早期から開始することもある．

③ 鎮痛薬の副作用

薬は，目標とする患部で目的とする効果だけを発揮するのが理想であるが，胃だけに効く薬とか，骨の痛みだけを抑える薬とかは存在せず，投与されたすべての薬は全身を巡り，正常に機能している部分にも働きかけて薬理作用を発揮する．そのとき，目的とする患部に働きかけてあらわれる効き目が主作用であり，期待した効き目以外の作用が副作用である．

全身状態が悪い進行がんの患者に鎮痛薬を使用した場合，浮腫や便秘などADL（日常生活動作）の低下をきたすものから，出血やせん妄など生命の危機につながる重篤な症状まで数多くの副作用が出現する可能性がある．薬の副作用を最低限に抑えるために，直接患者に薬を手渡したり効果を最初に確認したりする看護師が，薬の薬理作用や副作用を把握しておく必要がある．そして，薬を使用中のがん患者に新たな症状（浮腫，病変部位からの出血，せん妄など）が出現した場合は，がんが進行したことによる症状とすぐに考えずに，まず，いま使用中の薬の副作用ではないかと疑い，調べることが大切である．

④ 非オピオイド鎮痛薬

3段階除痛ラダーの第1段階に位置づけられているのが非オピオイド鎮痛薬である．非オピオイドに属する薬剤は，消炎作用のないアセトアミノフェンと，アスピリンを代表とする非ステロイド性抗炎症薬（nonsteroidal anti-inflammatory drugs：NSAIDs）である．

❶ アセトアミノフェン

アセトアミノフェンは，副作用が少なく安全な解熱鎮痛薬であり，小児の解熱鎮痛薬や市販の総合感冒薬にも用いられている．アセトアミノフェンの解熱・鎮痛作用は，主として中枢神経系のシクロオキシゲナーゼを抑制してプロスタグランジンの産生を抑える働きによってもたらされる．NSAIDsとは異なり，アセトアミノフェンには末梢での抗炎症作用はない．このため，骨や軟部組織のがんの痛みを抑えるには抗炎症作用をもつNSAIDsの方がすぐれている．

〔1〕代　謝

アセトアミノフェンは肝臓で主にグルクロン酸抱合と硫酸抱合による代謝を受けて活性を失う．一部はチトクロームP450代謝経路に入り，毒性をもつN-アセチル-p-ベンゾキノンイミンが生成されるが，この代謝物はさらにグルタチオンによって抱合されて無毒化される．しかし，

大量摂取時にはグルタチオンが枯渇し，N-アセチル-p-ベンゾキノンイミンによる肝障害が生じる．

〔2〕副作用

食欲不振，悪心・嘔吐など消化器症状がみられる場合がある．まれに血小板減少，顆粒球減少，アナフィラキシーがみられる．大量投与時には中間代謝物（N-アセチル-p-ベンゾキノンイミン）による肝障害が出現し致命的になる場合がある．

アセトアミノフェンには末梢での抗炎症作用はないため胃腸粘膜障害，血小板凝集障害，体液貯留などの副作用をともなわずNSAIDsに比べ安全である．

〔3〕投与量

がん性疼痛には500～600mg/回で開始し，4～6時間ごとに経口投与を行い，症状により適宜増量する．最大投与量は1,000mg/回，1日4,000mgであるが，アルコールの常用者，重篤な肝疾患のある患者，栄養状態が悪い患者では肝障害があらわれやすいため，1日2,000mgまでにとどめることが望ましい．

❷ NSAIDs

NSAIDsは強い抗炎症作用をもち，解熱・鎮痛目的だけでなく，関節リウマチなど炎症性疾患の治療薬としても用いられる薬である．がんの痛みの治療においても重要な役割を果たす薬であるが，特に骨転移の痛みに対しては鎮痛効果が高く有用である．

一方で，NSAIDsは消化性潰瘍・腎機能障害・血小板凝集能抑制など多くの副作用が出現する可能性がある．最大投与量まで増量しても十分な鎮痛効果がない場合や，通常の使用量でも副作用が問題となる場合には，WHOのラダーに従ってすみやかにオピオイド鎮痛薬を開始する．がん終末期で衰弱状態にある時期では，NSAIDsによって消化管出血・高カリウム血症などの致死的な副作用を起こすことが危惧されるため，器質的な臓器障害をきたしにくいオピオイド鎮痛薬のほうが安全に使用できる．

〔1〕薬理

NSAIDsは，炎症の場の化学伝達物質であるプロスタグランジンが産生されるときに必要なシクロオキシゲナーゼ（COX）という酵素の働きを阻害することによって，主たる鎮痛効果を生じる．

COXにはCOX-1とCOX-2の2種類がある．COX-1は身体機能を維持する作用をもつもので，胃腸粘膜の保護・腎血流量の維持・血小板凝集などの働きがある．一方，COX-2は炎症部位で働くもので，化学伝達物質を産し炎症反応を活性化させる．

正常の身体機能を維持するために必要なCOX-1が阻害されることで生じる症状がNSAIDsの副作用となる．新しく開発されたNSAIDsでは，COX-1を阻害する働きは弱く，COX-2のみを選択的に強く阻害するもの（選択的COX-2阻害薬）があり，胃腸粘膜に対する障害や血小板凝集障害が減少している．

〔2〕副作用

① 胃腸障害
胃十二指腸潰瘍・消化管穿孔などがみられる．予防策としては，胃粘膜防御剤のミソプロストールや胃酸分泌を強力に抑制するプロトンポンプ阻害薬を併用する．

② 血小板凝集阻害
血小板機能を抑制するため出血傾向がみられる．膀胱がん患者の血尿，肺がん患者の喀血などの増悪といった形であらわれるため副作用と認識されずに見逃されやすい．選択的COX-2阻害薬に変更するかいったんNSAIDsを中止する．

③ 体液貯留
下肢浮腫としてあらわれる．この症状も単にがんの影響による浮腫ととらえられがちである．NSAIDsを減量するか，中止することで軽減する．

④ 腎不全
特に血管内脱水（下痢・嘔吐や出血時，利尿薬の使用中など）があるとき起こりやすい．高カリウム血症によって致死的になる場合があるため注意が必要である．

⑤ オピオイド鎮痛薬

西アジアが原産地といわれるケシの未熟果実に傷をつけてしみ出る液を乾燥させたものをアヘン（opium，オピウム）とよぶ．紀元前のギリシャ時代にはすでにアヘンを医学的に用いていた記録があり，鎮静・催眠・鎮咳作用をもつこと，ときに死をまねく危険な薬であることが記載されている．このアヘンから1804年にドイツの薬剤師が有効成分を分離抽出してモルヒネ（morphine）と名づけた．その後モルヒネと同様の作用をもつ薬剤として，1832年にコデイン，1916年にオキシコドン，1937年にメサドン，1960年にフェンタニルなど，同効薬が相次いで抽出または合成され，これらを総称してオピオイド（＝アヘン様）鎮痛薬とよぶ．

オピオイドは中枢神経および末梢神経に存在する特異的な受容体（オピオイド受容体）へ結合することで鎮痛作用を発揮することがわかっている．その鎮痛効果の程度によって，軽度から中等度の強さの痛みに用いるオピオイド＝**弱オピオイド**（コデイン，トラマドールなど）と，中等度から高度の強さの痛みに用いるオピオイド＝**強オピオイド**（モルヒネ，オキシコドン，フェンタニル，ヒドロモルフォン，ブプレノルフィンなど）に分類される．

1 特 徴

(1) 投与量
オピオイドには標準的な投与量がない．特に，モルヒネなどの強オピオイドではNSAIDsのような有効限界（ceiling effect）がなく，投与量を増量すればするだけ薬の効果が増強することが大きな特徴である．薬物の添付文書には，通常使用される使用量が記載されているが，これにこだわることなく，患者ごとに適切な投与量を決める必要がある．例えば，がんの胸膜転移などのために強い痛みを訴える患者に対しては，添付文書に記載されている通常用量の範囲を大きく超えて投与を行うことで有効な鎮痛効果を得ることができる．逆に，高齢者や衰弱傾向にある患者にオピオイドを使用する場合，添付文書に記載されている最小の用量で開始したにもかかわら

ず，嘔気や眠気・せん妄などの副作用をきたしてしまうこともしばしばみられる．こうした際には，添付文書に記載されている通常用量の半分から開始するなどの慎重な対策が必要である．

(2) 副作用

オピオイド鎮痛薬は，鎮痛作用以外に，呼吸抑制作用，鎮咳作用，催吐作用，消化管運動抑制作用，鎮静作用，情動変容作用（多幸感など）などさまざまな作用をもち，鎮痛に必要な投与量においても何らかの副作用を必ずともなう．必要な鎮痛効果が得られる用量以上を使用した際に生じる呼吸抑制によって生命に危機をおよぼすことがオピオイドの危険性としてしばしば懸念されているが，実際の現場では，通常用量で使用中に発生した嘔気やせん妄などの副作用のために患者の生活が大きく障害されている場合が非常に多い．オピオイド鎮痛薬の使用目的は患者のQOLを最大限に向上させることであり，鎮痛効果と副作用のバランスに常に注意を払い，使用する薬剤，使用量，投与経路を選択することが求められる．

2 身体依存と精神依存

オピオイドを長期に使用していると体がオピオイドに慣れた状態＝身体依存状態となり，薬物が作用した状態で正常な身体の生理機能が維持されることになる．身体依存状態で急にオピオイドを中止すると，嘔気，下痢，腹痛，鼻漏，発汗，振戦，鳥肌などの不愉快な退薬症状が出現する．オピオイドが必要でなくなったときは，ゆっくり減量することで退薬症状をきたすことなく中止できる．

オピオイドに対する精神依存とは，症状（痛み）がないにもかかわらず自己制御できずにオピオイドを強迫的に使用するような状態である．こうした状態は一般的に「麻薬中毒」とよばれ，オピオイドの使用に対する大きな懸念とされてきたが，がんによる痛みがありその鎮痛を目的としてオピオイドの投与を受けている患者では，薬を快楽のために求めるようになる精神依存状態が発生する可能性はきわめて低い．

しかし近年，がん進行期にさまざまなストレスを抱えた患者において，オピオイドを鎮痛以外の目的（気分が楽になる，眠りやすくなる，など）のために使用する場合があることが指摘されており，ケミカルコーピング（＝薬の使用による不適切なストレスへの対処）とよばれている．がん患者でケミカルコーピングの状態が疑われた場合には，痛みのコントロールの再評価を行うとともに，オピオイドの使用によって軽減または解消されていることは何かを聞き取り，痛み以外に患者が抱えているつらさに焦点を置いて対応することが必要である．

3 副作用

オピオイドは，鎮痛に必要な投与量においても必ず副作用をともなう．このため，その使用に際しては必ず副作用対策を併用して行うことが重要である．副作用の改善が困難と考えられる場合は，鎮痛補助薬の併用や持続皮下注射への投与経路変更などによって投与量を減量するか，他の種類のオピオイドに変更する．

以下，オピオイドの主な副作用とその対策について述べる．

(1) 便　秘

オピオイドは腸の分泌と蠕動運動を抑制するため，ほぼ全例（95％）に発症する．対策として，

センノシド・ピコスルファートナトリウム・大黄などの大腸刺激性下剤や酸化マグネシウムなどの浸透圧下剤を併用する．自力での排便が困難な場合は浣腸を行う．

(2) 嘔気・嘔吐
オピオイドの使用開始時や増量時に約30％の患者で嘔気・嘔吐が出現する．血液中のオピオイドが延髄の化学受容体を刺激し，これが嘔吐中枢に伝わって嘔気・嘔吐が発現するものと考えられている．このため，予防対策としては，プロクロルペラジン，ハロペリドールなどの中枢性の制吐薬が用いられる．なお，投与初期の嘔気はオピオイド投与を続けていれば耐性が生じて1～2週間程度で消失する．

一方，オピオイドの継続投与中には，胃や腸の蠕動低下による嘔気がみられることがある．この場合は消化管の蠕動亢進作用をもつメトクロプラミド，ドンペリドンを用いたり，緩下剤などにより便通コントロールを行う．

(3) 眠　気
オピオイド投与開始初期や増量時に眠気が生じることがある．そのため，患者には自動車の運転など危険な機械の操作を行わないよう説明する．3～5日で耐性を生じて消失することが多いが，眠気が持続する場合には，投与量を減量するか，他のオピオイドに変更する．

(4) せん妄（錯乱・幻覚）
オピオイド単独で起こることは少ないとされているが，がん末期では全身状態の悪化や他の薬剤の併用も影響して出現することが多い．オピオイド投与中に錯乱・幻覚が生じた場合，使用量を減量するか他のオピオイドに変更することを検討する．同時に，他の薬や感染症，高カルシウム血症，脳転移などの身体的要因についての対策を行う．せん妄にともなう幻覚や不眠などに対する薬物療法としては，抗精神病薬（ハロペリドール，リスペリドン，クエチアピンなど）が用いられる．

(5) 呼吸抑制
高齢者や全身状態が悪化している患者であるにもかかわらず投与量を減量せずに使用したときや，鎮痛に必要な量以上が急速に投与されたときに起こりやすい．呼吸抑制が重篤な場合は，オピオイドをいったん中止し，オピオイド拮抗薬であるナロキソンを静脈注射で使用する．

(6) 排尿障害
オピオイドが尿路の緊張を高め，排尿反射を抑制するためにみられる副作用である．高齢男性に多く，排尿困難・尿閉としてあらわれる．継続的に使用することで耐性が形成されて症状が軽減することが多いが，一時的にカテーテルによる導尿が必要な場合もある．

(7) ミオクローヌス
四肢がピクッピクッとする動きで，大きなふるえのような不随意運動である．ウトウトしているときにあらわれやすい．全身状態悪化時に，オピオイドの代謝物の蓄積によって生じることが多い．

(8) 痛覚過敏
オピオイドを増量したにもかかわらず，かえって痛みが増強したり，痛みの範囲が拡大したりすることがあり，オピオイド誘発性痛覚過敏とよばれている．せん妄や傾眠傾向などの精神症状をともなうことが多い．

(9) 口渇・口内乾燥
オピオイドが唾液の分泌を抑制するために生じる．レモン水など酸味のあるものによるうがい

で唾液の分泌を刺激したり，ヒアルロン酸などの湿潤剤や人工唾液などを用いたりして口内の乾燥を防ぐ．

⑥ 弱オピオイド鎮痛薬：軽度から中等度の強さの痛みに用いる

1 コデイン

　コデインは経口投与で用いられる弱オピオイドの代表薬である．コデインの鎮痛作用は肝代謝されてできるモルヒネが担っており，コデイン100mg/日は，モルヒネ10mg/日と同等の鎮痛効果をもつ．内服後30分で鎮痛効果があらわれ，2時間で最大効果となる．作用の持続時間は4～6時間である．副作用はモルヒネと同じであり，吐き気，便秘，眠気などがみられる．

　コデインは，40倍以上に薄めた製剤は麻薬としての管理が不要であり，強オピオイドに比べて使いやすい利点がある．一方で，①投与できる量に限界がある，②コデインからモルヒネへの代謝酵素が他の薬剤や先天的な要因によって阻害されている場合は鎮痛効果が期待できない，③よく使われるコデイン100倍散では100mgのコデインを使用するために10gの粉薬を飲まなければならない，などの問題がある．

　このため第2段階の弱オピオイド鎮痛薬を使用せず，少量のモルヒネやオキシコドンをオピオイドの開始薬として用いる施設も多い．

2 トラマドール

　トラマドールは弱オピオイドに分類されるオピオイド鎮痛薬であるが，依存性が弱いため，麻薬には指定されていない．作用機序として，モルヒネ受容体を介する鎮痛効果だけでなく，神経障害性疼痛の治療に用いられる抗うつ薬と同じ機序（セロトニン・ノルアドレナリンの再取り込み阻害作用）による鎮痛効果も併せもつ．

　トラマドール25mgは経口モルヒネ5mgと同等の鎮痛効果をもち，内服後約30分で鎮痛効果があらわれ，効果持続時間は5～7時間である．主な副作用は他のオピオイドと同じく嘔気・嘔吐・めまい・眠気などであるが，消化管運動抑制作用が弱いため，モルヒネに比べて便秘の副作用が少ないことが特徴である．

　トラマール OD®錠の開始用量は添付文書では25mgを1日4回内服となっているが，この用量で開始する際には嘔気を生じやすいため制吐剤（プロクロルペラジンなど）を併用することが望ましい．25mg錠の1/2＝12.5mgを1日4回内服で開始すれば制吐剤を併用しなくても嘔気を生じることはほとんどない．最大使用量は1回100mg，1日400mgであり，これ以上の量を必要とする場合は強オピオイドへの変更を行う必要がある．

⑦ 強オピオイド鎮痛薬：中等度から高度の強さの痛みに用いる

　除痛ラダーの第3段階に位置づけられている強オピオイド鎮痛薬として日本で使用できるのは，モルヒネ，オキシコドン，ヒドロモルフォン，フェンタニル，ブプレノルフィン，タペンタドール，メサドンである．

オピオイド鎮痛薬は，それぞれの薬剤によりオピオイド受容体への効果や，代謝経路や代謝物の活性の有無などが異なる．年齢，腎機能など他の身体状況を考慮してその患者に適したオピオイド製剤を選ぶことが大切である．あるオピオイドを使用途中に副作用が増悪したり効果が不十分となったりした場合には，他のオピオイドに変更（オピオイドスイッチング）することでよりよい効果を得ることが可能となる．

1 モルヒネ

モルヒネは，鎮痛効果が高いこと，広範囲に投与量の調整が可能なこと，経口投与以外に直腸内投与や皮下注入・静脈内投与などさまざまな投与方法が可能であることなどにより，痛みの状態や全身状態が変化していくがん患者の痛みの治療において基本となるオピオイドである．効果が30分以内にあらわれる速効性の経口薬，1日1〜2回の内服で安定した効果が得られる徐放性の経口薬，直腸投与のための坐薬，注射製剤の塩酸モルヒネ注など，多くの形態の製剤が利用できる．

〔1〕代　謝

モルヒネは肝臓でグルクロン酸抱合を受け，水に溶けやすく尿中に排泄されやすい物質に変化する．主として鎮痛効果のないモルヒネ-3-グルクロナイド（M-3-G）に代謝されるが，約1/6はモルヒネより強い鎮痛効果や呼吸抑制効果をもつモルヒネ-6-グルクロナイド（M-6-G）に代謝され，その後尿中に排泄される．尿量が減ったときには薬理作用のあるM-6-Gの蓄積が起こるため，呼吸抑制やせん妄・意識障害などの副作用が出現しやすくなる．

〔2〕適応と使い方

非オピオイド鎮痛薬や弱オピオイド鎮痛薬でコントロールできないがん疼痛がある患者，または中等度以上の痛みがあるがん患者に対して使用する．呼吸困難や咳の緩和にも有効性が確認されており，これらの症状が痛みと併存する場合には早めに導入を検討する．

(1) 経口投与法

基本的なモルヒネの使用法である．一般的な使用開始量は1日20〜30mgであるが，高齢者・全身状態が悪化した患者や初めてオピオイドを使用する患者では副作用が出現しやすいので，できるだけ少量（1日10〜15mg）から開始する．モルヒネ投与前に他のオピオイド鎮痛薬を内服していた患者では，各オピオイドの鎮痛効力を換算して定期投与量を決める．疼痛増悪時の臨時追加薬＝レスキュードーズとして，1日投与量の10〜20％の速効性のモルヒネ製剤を別に処方しておく．

(2) 非経口：坐薬と注射

モルヒネの内服が困難な場合は坐薬や注射（持続皮下注入，持続静脈注入）を用いることができる．

内服の場合，モルヒネは消化管で吸収された後すべてがいったん肝臓で代謝を受けるので，全身に達して効果を発揮するのは約30％にとどまるが，直腸内投与の場合は一部が下大静脈をへて肝代謝を受けない経路で全身に達する．また，注射では100％が直接全身循環に入る．このため，内服から他の投与経路に変更する場合は使用量を減量し，坐薬を使う場合は内服量の2/3を，注

射の場合は内服量の 1/2 ～ 1/3 量を 1 日量として用いる．

(3) 脊髄鎮痛法：硬膜外・くも膜下ブロック

　大量のモルヒネを経口や注射で使用した際，神経以外の全身臓器への副作用が強くなるために十分な鎮痛効果を得ることができない場合がある．こうしたときに，硬膜外腔やくも膜下腔にカテーテルを留置してオピオイドを投与することによって，オピオイドの必要量を減量し，副作用を軽減することができる．硬膜外投与では経口投与の約 1/10，くも膜下投与では経口投与の約 1/100 の量で同等の鎮痛効果が得られるとされる．

❷ オキシコドン

　オキシコドンはアヘンからモルヒネを製造する過程で生じるテバインから合成される半合成オピオイドである．強オピオイドに分類され，1990 年代後半に徐放性製剤が開発されて以降，がん疼痛に対して日本でも広く使用されるようになった．現在，日本国内では徐放性および速効性の内服薬と，静脈注射または皮下注射で利用できる注射薬が認可されている．

〔1〕代　謝

　経口投与されたオキシコドンはモルヒネの 1.5 倍程度の鎮痛効果をもつ．オキシコドンは肝臓で代謝されてオキシモルフォンとノルオキシコドンとなり，尿や便に排泄される．これらの代謝物は薬理活性をもつが，血中濃度はきわめて低い．このため腎機能障害のある患者でも代謝物の蓄積による副作用の増加がみられない点でモルヒネよりすぐれている．

〔2〕適応と使い方

　モルヒネと同様に，非オピオイド鎮痛薬や弱オピオイド鎮痛薬でコントロールできないがん疼痛がある患者，または中等度以上の痛みがあるがん患者に対して使用する．特に腎機能障害のある患者や 70 歳以上の高齢者ではモルヒネの副作用が出現しやすいため，オキシコドンが優先して選択される．

　投与初期の眠気・便秘・吐き気などの副作用はモルヒネとほぼ同等である．副作用をできるだけ避けるためにはモルヒネと同様に少量から開始することが重要であるが，オキシコドンの徐放製剤は低用量の 5mg 製剤（モルヒネ換算 7.5mg）があるため，オピオイドの開始薬としてオキシコドン徐放製剤を使用する施設も多い．一方で，速効性のオキノーム®散は主に痛み増悪時の臨時追加投与（レスキュー）として用いられるが，オピオイド導入時の定時投与薬として使用することも可能である．

❸ ヒドロモルフォン

　ヒドロモルフォンは 1920 年代にモルヒネを改良して合成された半合成オピオイド鎮痛薬である．構造的にモルヒネと類似し，がん疼痛に対してモルヒネやオキシコドンとほぼ同等の鎮痛効果を得ることができる一方で，鎮痛活性をもつ代謝物がないため腎機能低下があっても過鎮静になりにくいこと，水溶性が高く高濃度の注射薬が使用できること，などの利点がある．わが国では，速効性および徐放性の内服製剤と，注射製剤が認可されている．

〔1〕代　謝

　ヒドロモルフォンは，主として肝臓でグルクロン酸抱合を受けてほとんど鎮痛活性のないヒドロモルフォン-3-グルクロニド（H-3-G）となり，その後尿中に排泄される．モルヒネの活性代謝物 M-6-G に相当する H-6-G は形成しないため，腎機能障害がある場合でも活性代謝物蓄積による傾眠や呼吸抑制などの副作用をきたしにくい．しかし，H-3-G は鎮痛活性はないものの M-3-G の約 2.5 倍の神経刺激作用をもつとされ，腎機能障害がある患者に高用量で使用した際に H-3-G の蓄積によってミオクローヌス，せん妄，けいれんなどを生じることがある．

〔2〕適応と使い方

　適応はオキシコドンと同様であり，腎機能障害のある患者や 70 歳以上の高齢者ではモルヒネの代謝物蓄積による副作用を避けるために優先して選択される．ヒドロモルフォン経口薬の鎮痛効果は，同用量のモルヒネ経口薬の約 5 倍，注射薬の鎮痛効果は同用量のモルヒネの約 8 倍とされている．オキシコドンと比較してヒドロモルフォンが使いやすい点は，1 日 1 回内服の徐放製剤があること，徐放剤の最小規格として 2mg（モルヒネ換算 10mg）がありオキシコドン徐放錠よりさらに少量から開始することが可能であること，注射薬として通常使用される 2mg/1mL（0.2% 製剤）に加えて高濃度の 20mg/2mL（1.0% 製剤）があり，高用量のオピオイド皮下注射を行う場合に有用であること，などがあげられる．臨床的には，オキシコドン使用中にせん妄などの副作用が生じた場合に，切り替えて使用されることが多い．

❹ フェンタニル

　フェンタニルは，モルヒネと同じく μ オピオイド受容体に作動する強い作用のオピオイドである．μ オピオイド受容体は μ_1 と μ_2 の 2 種類があり，フェンタニルはこのうち μ_1 受容体への親和性が高く，鎮静・消化管運動抑制・呼吸抑制などの効果を生じる μ_2 受容体への親和性が低い．このため，モルヒネに比べてフェンタニルでは便秘・嘔気・眠気の副作用の頻度が少なくなっているのが特徴である．また，貼付剤が使用できるため，内服が困難な患者でも使用しやすい．

〔1〕代　謝

　注射投与・経皮的投与から全身循環に入ったフェンタニルは，肝臓で代謝を受けノルフェンタニルとなった後，尿・便中に排泄される．代謝物のノルフェンタニルは薬物として活性がないので，尿量が減少しても蓄積による副作用の増悪はみられない．

〔2〕適応と使い方

　弱オピオイド＋NSAIDs でコントロールできない痛みがあり，モルヒネやオキシコドンで生じるオピオイド特有の副作用を軽減したい場合に使用される．フェンタニルには経口薬はなく，注射薬（フェンタニル注），貼付剤（デュロテップ MT パッチ，フェンタニル 3 日用テープ，ワンデュロパッチ，フェントステープ），および突出痛のレスキューとして使用する速効性のフェンタニル口腔粘膜吸収剤（イーフェンバッカル錠，アブストラル舌下錠）が使用できる．
　注射薬のフェンタニルは，手術の際に麻酔薬としても用いられる薬である．1 回投与の注射で用いた場合，フェンタニル 1A（2mL，0.1mg）＝モルヒネ 1A（1mL，10mg）の鎮痛作用をもつ．

静脈注射では最大効果発現時間は 3 〜 5 分後，有効作用時間は 30 〜 60 分と短い．作用時間が短いのは，脂溶性に富むためすばやく血漿中から肺・骨格筋などに分布し，脂肪質に移行するためである．フェンタニル注をがん患者の持続的な痛みに対して用いるときは，持続皮下注か持続静注で使用する必要がある．

　フェンタニル貼付剤は，皮膚に貼って成分を経皮的に吸収させることで全身的な鎮痛効果を発揮する．デュロテップMT®パッチとフェンタニル3日用テープは 72 時間（3日）ごとに，ワンデュロ®パッチおよびフェントス®テープは 24 時間ごとに貼付剤を貼り替えることで鎮痛効果を維持することができる．これらのフェンタニル貼付剤の名前に含まれる mg 数（例：デュロテップ MT4.2mg，フェントステープ 2mg）は，その貼付剤 1 枚に含有されるフェンタニル量を示しており，貼付剤から体へ浸透する薬物量を示しているのではない．各薬剤の構造によって放出量が異なるため，1 日あたりフェンタニル 0.6mg を体に浸透させる製剤は，デュロテップ MT およびフェンタニル3日用テープでは 4.2mg，ワンデュロでは 1.7mg，フェントスでは 2mg の各製剤となることに注意が必要である．

　パッチ貼付後，血液中のフェンタニルが有効濃度に達するのは 3 〜 23 時間後，血中濃度が一定となって効果が安定するのは 36 〜 48 時間後である．このため，1 日ごとに貼り替える製剤であっても，初回開始後や増量後 2 日間は同じ用量で維持し，さらなる増量は 3 日目以降とする．鎮痛効果が安定するまでは，モルヒネやオキシコドンなどの速効型オピオイドを適宜併用することが必要である．このようにフェンタニル貼付剤は細かな調節が難しい製剤であり，オピオイドの開始薬としては使わず，他のオピオイド鎮痛薬によって効果が安定したあと切り替える形で使用する．フェンタニル貼付剤のメリットは，モルヒネやオキシコドンの内服薬に比べて便秘の副作用が少ないこと，嚥下困難がある患者でも使用できることである．

　フェンタニル口腔粘膜吸収剤（イーフェンバッカル錠，アブストラル舌下錠）は，小腸から吸収される経口オピオイドに比べ，口腔粘膜から吸収されるために効果発現時間が早く，持続時間が短いことを特徴とする製剤である．強オピオイド鎮痛剤の定時投与により持続性疼痛が適切に管理されているがん患者における突出痛（発生が急で持続時間が短い痛み）に対して使用される．オピオイドを使用していない患者に使用すると重篤な呼吸抑制があらわれる危険があるので使用できず，原則として経口モルヒネ換算 30mg/ 日以上のオピオイドを定期使用していることが前提となる．

5 ブプレノルフィン

　ブプレノルフィンは，モルヒネと同じく μ オピオイド受容体に作動するオピオイド鎮痛薬であるが，受容体を活性化する程度が部分的なものにとどまる部分作動薬である．増量していくと効果に限界（有効限界）がある．モルヒネと同時に使用するとブプレノルフィンがモルヒネを μ 受容体から追い出して結合し，その効果がモルヒネに比べ部分的なものとなるため鎮痛効果が弱まる可能性があるので，モルヒネに拮抗する拮抗性麻薬に分類される．ブプレノルフィンの利点は，①麻薬としての管理が必要ないためモルヒネなどに比べ処方しやすいこと，②精神神経系の副作用がモルヒネに比べ少ないこと，③作用時間が約 8 時間と長いこと，である．現在日本では注射薬（レペタン®注 0.2mg）と，坐薬（レペタン®坐薬 0.2mg・0.4mg）が使用できる．

❻ タペンタドール

　タペンタドールは，オピオイドμ受容体を介する鎮痛効果に加え，ノルアドレナリンの再取り込み阻害作用による鎮痛効果を併せもつ薬剤である．強い作用のオピオイド（WHO第3段階）に分類され，麻薬管理が必要である．経口投与による鎮痛効果はトラマドールの1.5倍，モルヒネの1/3，オキシコドンの1/5といわれている．トラマドールと同じくセロトニン再取り込み阻害作用ももつが，この作用は弱いため，セロトニン症候群をきたすリスクが少ない．

　主にグルクロン酸抱合により代謝され鎮痛効果をもたない代謝物となるため，CYPによる相互作用を考慮する必要がない．投与量の上限は1日500mg（経口オキシコドン換算：100mg/日）とされている．

　国内ではタペンタドールの徐放剤であるタペンタ®が使用できる．主な副作用は，便秘17.9%，悪心16.6%，傾眠13.9%である（臨床試験におけるデータ）．徐放剤であるため消失半減期が約5～6時間と長く，疼痛悪化時のレスキューとして使用することは適切ではない．

❼ メサドン

　メサドンは，μオピオイド受容体とδオピオイド受容体に作用する強オピオイド鎮痛薬であるが，疼痛の慢性化やオピオイドの耐性化に関与するNMDA受容体の拮抗作用，および脊髄内の下行疼痛抑制系を活性化するセロトニンとノルアドレナリンの再取り込み阻害作用も併せもつ薬剤である．肝臓で主にCYP3A4とCYP2B6によって代謝されて活性のない代謝物となるため，腎機能障害があるときでも蓄積作用を起こさずに使用できる．

　一方で注意点としては，①半減期が長いため効果や副作用が安定するまでに約5～10日間を要すること，②薬物代謝の個人差が大きいこと，③他のオピオイドとの換算比が定まっていないことなどがある．また，重篤な副作用として，QT延長症候群・致命的な不整脈の発生や呼吸抑制による死亡例も報告されている．

　このため，一定の決まった用量で処方するのではなく，少ない量から開始し，重篤な副作用に注意しながら鎮痛効果が不十分な場合は1週間ごとに増量を行って，ゆっくりと適切な用量を決定していくことが必要な薬である．

　こうした薬物の特性から，わが国ではWHO第3段階の鎮痛薬によっても十分な疼痛緩和が得られない患者に対して使用する「第4段階」の位置に置かれており，処方する医師はe-ラーニングまたは集合形式での講習を受講して登録を行うことが必要である．

　実際にメサドンが適応となるのは下記のような場合である．

①がんによる疼痛で，モルヒネなど他の強オピオイド（±鎮痛補助薬・NSAIDs）によってコントロールが困難な場合．

②モルヒネなど他のオピオイドの使用によって副作用（せん妄・アロディニア・痛覚過敏・嘔気等）が出現し，オピオイドの減量や他のオピオイドへの変更を行っても鎮痛効果と副作用のバランスがとれない場合．

③重症の腎不全があるが2～3週以上の余命が予測され，強い痛みに対してオピオイドによる継続的な鎮痛が必要な場合．

高用量の強オピオイドや何種類もの鎮痛補助薬によっても疼痛コントロールが不良な症例にお

いて，メサドンへの切り替えを行うことで劇的に痛みが軽減したという報告も数多くなされており，必要な事例に対して適切に使用されることが望まれる.

⑧ オピオイドの切り替え（オピオイドスイッチング）

オピオイドの切り替え＝オピオイドスイッチングとは「オピオイドによる鎮痛効果と有害作用とのバランスの維持が困難なとき，使用中のオピオイドを他のオピオイドに変更することによってそのバランスを回復すること」をいう．以前は，オピオイドローテーション（opioid rotation）とよばれていたが，最近ではopioid switching（交換）やopioid substitution（置換）と記載されることが多くなった．

＜オピオイドの切り替えを要する場合＞
　①あるオピオイドを使用し疼痛のコントロールはついているものの，治療困難な副作用が出現して，それ以上そのオピオイドを続行することができない場合.
　②疼痛も副作用もコントロールできない場合.
　③そのオピオイドをいくら増量しても疼痛コントロールがつかない場合.
　④オピオイドの反復・長期使用によって発現した耐性を回復したい場合.
　⑤患者の状態により投与経路の変更が必要になった場合.
　⑥医療経済的な問題が発生した場合.

上記のうち，オピオイドの副作用，特にオピオイドによる精神・神経症状（opioid-induced neurotoxicity：OIN）が悪化した場合にオピオイドスイッチングを必要とすることが多い．オピオイドによる精神・神経症状は，認知機能障害・眠気・幻覚などの精神症状と，ミオクローヌス・けいれん・痛覚過敏などの神経症状としてあらわれる．オピオイド投与中にこうした精神・神経症状がみられた場合，現在投与中のオピオイドを他のオピオイドに変更するか，オピオイドの投与量を減量することが必要である．

オピオイドを他のオピオイドに変更する場合，それぞれの薬剤の鎮痛用量比を勘案して切り替えを行う．表V-2に主なオピオイドの等鎮痛換算表を示す.

表V-2　主なオピオイドの換算表

モルヒネ 経口（mg/日）	30	モルヒネ 注（mg/日）	15
オキシコドン 経口（mg/日）	20	オキシコドン 注（mg/日）	15
ヒドロモルフォン 経口（mg/日）	6	ヒドロモルフォン注への変更（mg/日）	1.2
トラマドール 経口（mg/日）	150	ヒドロモルフォン注からの変更（mg/日）	2.4
タペンタドール 経口（mg/日）	100	フェンタニル 注（mg/日）	0.3
フェンタニル貼付：3日用（mg/枚）	2.1	ブプレノルフィン 注（mg/日）	0.6
フェンタニル貼付：フェントス（mg/枚）	1	硬膜外 モルヒネ（mg/日）	1.5
モルヒネ 坐剤（mg/日）	20	くも膜下 モルヒネ（mg/日）	0.15
ブプレノルフィン 坐剤（mg/日）	0.6		

⑨ 神経障害性の痛みに対する鎮痛補助薬

鎮痛補助薬とは，広くは表V-3のような目的で痛みをより良好に治療するために用いられる薬の総称である．

表V-3 鎮痛補助薬の使用目的
①オピオイド鎮痛薬では効果が上がりにくい特殊な痛みの治療
②鎮痛薬による副作用の軽減
③痛みにともなう精神的症状の改善

このうち，オピオイド鎮痛薬では効果が上がりにくい特殊な痛みの治療薬のことを鎮痛補助薬とよぶことが多い．特殊な痛みの緩和目的で使用される鎮痛補助薬は，痛みの種類により表V-4のように使い分けられる．

表V-4 オピオイドが効きにくい痛みに対する鎮痛補助薬
神経障害性の痛み
　神経線維自体が傷害されて発生する雑音のような痛み．
　　ステロイド・抗うつ薬・抗けいれん薬・抗不整脈薬・NMDA受容体拮抗薬を用いる．
骨転移による痛み
　非オピオイド鎮痛薬の使用が基本．
　ステロイドを併用する．
筋肉のれん縮による痛み
　脊髄障害によって起こる不随意性の筋肉の収縮などによる痛み．
　筋弛緩薬を用いる．
腹部疝痛
　腸管蠕動亢進によるさしこむような痛み．
　鎮けい薬を用いる．

神経障害性の痛みは，直腸がんの骨盤内再発，パンコースト型肺がんの腕神経叢浸潤，がんの脊椎転移による脊髄・神経の圧迫などでみられるもので，治療が困難な痛みである．しびれなどの知覚異常をともなうことが多く，つっぱるような痛み，電気が走るような痛みなど通常の痛みとは異なる痛み方をするのが特徴である．モルヒネを1日120mg以上内服しても痛みが残るときに，神経障害性疼痛の存在を考えて以下の鎮痛補助薬を試みる．

1 コルチコステロイド

主に腫瘍周辺の炎症性浮腫を軽減し腫瘍による神経圧迫をやわらげることによって鎮痛効果を発揮する．

ステロイドの副作用として，口腔内カンジダ症，高血糖，不眠，抑うつや興奮などの精神障害，骨粗鬆症，結核などの日和見感染症，近位筋（大腿の筋肉など）の筋力低下などがみられる．いったん効果が得られたらできるだけ少量の投与とすることが望ましい．

2 抗うつ薬

　脳-脊髄神経には過剰な痛みを感じにくくするために下行性抑制系とよばれる疼痛抑制経路が備わっているが，抗うつ薬はこの下行性抑制系を活性化することで痛みを緩和するといわれている．三環系抗うつ薬のアミトリプチリンが代表薬であるが，日本ではより副作用が少ないアモキサピンやノルトリプチリンが用いられることが多い．効果発現までの期間は4～7日間と抗うつ効果より早く，また投与量もうつ病の治療よりも少ない量で鎮痛効果が得られる．副作用として，眠気，口渇，排尿困難，起立性低血圧，せん妄などがみられる．少量から開始することと，副作用の少ない抗うつ薬を選択することが大事である．

　また，近年では，三環系以外の抗うつ薬である選択的セロトニン・ノルアドレナリン再取り込み阻害薬（SNRI）のデュロキセチンや，ノルアドレナリン・セロトニン作動性抗うつ薬（NaSSA）のミルタザピンなども鎮痛補助薬として用いられている．

3 抗けいれん薬

　抗けいれん薬は，神経細胞の異常な興奮を抑える効果があり，抗けいれん作用に加えて痛みをやわらげる効果が期待されている．めまい，眠気，ふらつきなどの副作用が多くみられるため，少量から開始する．最も頻繁に用いられるのは神経障害性疼痛に対して保険適用が認可されているプレガバリン（リリカ®）である．プレガバリンは肝臓での代謝を受けずにそのまま腎排泄されるため，腎機能障害がある場合には減量が必要である．その他に，ガバペンチン，クロナゼパム，カルバマゼピン，バルプロ酸などが鎮痛補助薬として用いられる．

4 抗不整脈薬

　抗不整脈薬は，末梢神経の神経細胞膜を安定化し神経の興奮性を抑制することで鎮痛効果を発現するといわれている．内服薬としてはメキシレチン，注射薬としてはリドカインが用いられる．メキシレチンでは嘔気が最も頻度の高い副作用であるが，食事中に内服することで吐き気は軽減する．注射薬のリドカイン使用中には，眠気，せん妄などの副作用が多くみられるので注意が必要である．

5 NMDA受容体拮抗薬

　脊髄のN-メチル-D-アスパラギン酸（NMDA）受容体は，末梢神経から送られる刺激に対する脊髄の反応性を調節する役割を担っており，NMDA受容体拮抗薬はこの受容体の働きをブロックすることにより痛みを緩和するといわれている．現在日本で使用可能なNMDA受容体拮抗作用をもつ薬は，ケタミン，デキストロメトルファン，イフェンプロジルなどである．

2 倦怠感に対する薬剤の活用とその副作用対策

　患者が「だるい」「しんどい」「身の置き所がない」などと訴える症状を倦怠感という．倦怠感は，身体的・精神的にエネルギーが減少したと感じる感覚であり，体だけでなく気持ちの症状でもある．
　がん患者が倦怠感を自覚する頻度は高く，終末期のがん患者だけでなく，化学療法や放射線治療によっても患者の半数以上が倦怠感を自覚しているといわれる．倦怠感は，仕事（勤労・家事など）や入浴・食事・睡眠などの日常生活の支障となるとともに，治療への意欲の減退につながることもあり，痛みや呼吸困難とともにがんの患者にとって重大で頻度の高い症状であることに注意が必要である．

① がん患者の倦怠感の原因

　がんにともなう倦怠感は，その要因を大きく二つに分類すると理解しやすい．一つはがんそのものによって生じる倦怠感であり，**一次性倦怠感**とよばれる．もう一つはがんの治療および対症療法や，がんにともなう合併症によって生じる倦怠感であり，**二次性倦怠感**とよばれる（表Ⅴ-5）．
　一次性倦怠感は，がんに対する体の反応によって生じると考えられている．まず，進行したがん病変に対する免疫反応としてさまざまな炎症性サイトカインが産生され，免疫・神経・内分泌系の変化が起こり，これらが倦怠感の自覚につながるといわれている．しかし，詳細な機序については明らかではない．

表Ⅴ-5　がんによる倦怠感

1. がんによる一次性倦怠感
   広範ながんの浸潤・転移
   がん性悪液質
2. 身体的要因
   ①**がんにともなう苦痛症状の悪化**：痛み・熱発など
   ②**代謝異常**：高カルシウム血症・脱水・高血糖・低血糖など
   ③**感染症の合併**：肺炎・尿路感染・カテーテル感染・胆管炎・敗血症など
   ④**貧血**
   ⑤**低酸素血症**
   ⑥**腎不全**
   ⑦**肝不全**
   ⑧**心不全**
   ⑨**甲状腺機能低下**
3. 薬剤性要因
   ①オピオイド鎮痛薬や向精神薬による眠気
   ②抗精神病薬・制吐薬によるアカシジア
4. 精神・心理的要因
   心理的要因：病気に関する不安・悲嘆・スピリチュアルペインなど
   精神疾患：抑うつ・不眠・せん妄など

二次性倦怠感は，がんによる障害によって生じた身体および精神的合併症（貧血，感染症，脱水症，抑うつなど）や，がんの治療（抗がん剤・放射線治療・ホルモン療法など）や対症療法のために使用した薬物（オピオイド・向精神薬など）の影響によって二次的に生じるものであり，多くの要因が関与する．

② 倦怠感の治療の基本

　がんの広範な進行にともなう一次性倦怠感については，確実な効果を得ることができる薬物療法は確立していない．一方で，薬物の影響による眠気やアカシジア，一時的な合併症（高カルシウム血症・感染症など）による二次性倦怠感の場合には，その原因対策を行うことができれば著明な効果を得られる可能性がある．このため，倦怠感の対策を行うにあたっては，まずは二次性倦怠感をもたらしている原因をしっかり検索することが重要であり，そのうえで一次性倦怠感への薬物療法などを検討する．

　評価を行ったあと治療を実施する前に重要なことは，治療・介入による症状の改善可能性を評価することである．例えば，余命数日と考えられる患者が倦怠感を訴えたときに，どこまでの治療を行うかについては，その治療によって予測される症状改善効果を踏まえて患者や家族の希望を重視して対処する．特に高齢者においては，二次性倦怠感の原因となる病態によってもたらされる傾眠傾向が臨死期の苦痛症状の緩和につながることもある．

〔1〕患者から話を聞く

　患者が倦怠感を訴えたときは，患者に「どんな具合なのですか」などとたずね直して患者自身の言葉で体と気持ちの状態を詳しく話してもらう．倦怠感は身体面だけでなく心理面の問題も大きく影響する症状であり，患者の話を聞くときは，それが単に情報収集としての行為なのではなく，治療行為であることも意識して行う．

　ある薬を始めてから（薬剤性の可能性），あるときから急に（感染症の可能性）など症状の出現のタイミングや，何もやる気がしない（抑うつ状態の可能性），だるくてじっと横になっていられない（アカシジアの可能性）など倦怠感の表現のしかたなどから二次性倦怠感の原因が推測できることも多い．

〔2〕身体の診察と検査を行って治療可能な病態があれば治療する

　全身の診察，アンモニア・血清カルシウム・腎機能・貧血の有無・炎症反応（CRP）・血液培養等の血液検査，胸部X線撮影などを行い，問診した情報とあわせて倦怠感をきたす要因を明らかにし，治療可能な病態があれば治療を行う．

〔3〕薬剤を見直し，眠気や倦怠感を催す薬を減量する

　オピオイド鎮痛薬・睡眠導入薬・抗うつ薬などの眠気を催す薬や，抗がん剤・降圧剤などの薬剤が倦怠感の原因となっていることも多い．症状によりできるだけ投与中の薬を減量・中止する．

〔4〕倦怠感を軽減するための薬剤を使用する

　上記の対策で倦怠感が残る場合，コルチコステロイドなど一次性倦怠感に対してアプローチす

る薬の使用を検討する．

(5) 倦怠感に対する心理・社会的アプローチを行う

運動・リハビリテーション，エネルギー温存療法，認知行動療法や，気晴らしとなる活動・気分転換の支援などの心理・社会的アプローチなどががん患者の倦怠感に対して試みられている．ただし，がん終末期においてはこれらの対策の有効性は限られており，患者の状態と希望に応じて適応を慎重に検討する．

③ 倦怠感に対する薬と副作用対策

二次性倦怠感の原因となる特定の要因が明らかにならない場合，あるいは特定の要因に対する治療を行っても残る倦怠感に対し，薬物療法が試みられる．

1 コルチコステロイド

コルチコステロイドは，炎症性サイトカインを抑制することによってがんにともなう倦怠感を改善すると考えられている．海外での研究では，デキサメタゾン 3 〜 8mg/ 日やメチルプレドニゾロン 32mg/ 日を使用して有用であったとする報告があるが，コルチコステロイドの投与方法について統一された見解はない．日本ではベタメタゾンまたはデキサメタゾン 1 〜 6mg/ 日を朝 1 回ないし朝・昼分 2 で使用することが多い．効果は 2 〜 3 日で得られ，ときに著効を示す．有効であった場合，効果が維持できる最低限の量の投与を続けるが，副作用（免疫抑制による感染症，不眠症，ミオパチー，糖尿病の悪化等）への懸念から数週間以内の投与とすることが望ましい．

生命予後が 1 週間未満となった場合には，コルチコステロイドの効果はみられず，逆にせん妄・不眠などの精神症状を悪化させる場合が多くなるため，がんによる全身状態の悪化が日日単位となった時点でコルチコステロイドを減量・中止する．

2 精神刺激薬

精神刺激薬（メチルフェニデート・モダフィニル・ペモリンなど）は，脳幹と大脳の運動・知覚・感覚系を刺激して脳の覚醒機能を活性化する働きをもつとされる一種の覚醒剤である．海外では，がんにともなう倦怠感やオピオイド鎮痛薬による眠気・倦怠感を改善させる薬としてメチルフェニデートやモダフィニルが利用されている．しかし日本では，メチルフェニデートおよびモダフィニルはナルコレプシー（突然眠りこんでしまう発作を起こす病気）の治療にのみ認可されており，適応外使用は禁止されている．代用薬としてペモリンが用いられる場合もあるが，倦怠感への有効性を示す報告は少ない．また，ペモリンは半減期が 12 時間と長く，副作用として不眠に注意が必要である．

精神症状に対する薬剤の活用とその副作用対策

① 精神症状の治療に用いられる薬

精神症状の治療のために用いられる薬は大きく分けて**抗精神病薬・抗不安薬・抗うつ薬**の3種類である（表Ⅴ-6）.

抗精神病薬は，メジャートランキライザーともよばれる薬であり，主として脳内の興奮性の神経伝達物質であるドーパミンの働きを抑えることによって脳の興奮を抑制して効果を発揮すると考えられている．この薬の適応となる幻覚・妄想状態は，脳内の興奮性物質の働きが部分的に高まりすぎて精神機能が暴走を始めた状態であるということができる．抗精神病薬は，車の操作にたとえると，アクセルをゆるめてエンジンの回転数を減らし，スピードをゆっくりにすることで暴走を改善させる働きをもつ．作用発現は比較的ゆっくりであり，抗幻覚効果があらわれるまでには数日以上かかるが，投与してすぐにあらわれる鎮静効果によって早くに症状が緩和してみえることもある．抗精神病薬は一般的には統合失調症における幻覚・妄想状態を改善させるための治療薬であるが，ターミナルケアの領域ではせん妄・錯乱症状の治療に多く用いられる．代表的な薬剤はハロペリドール，リスペリドン，クエチアピンである．

抗不安薬は，一般的に精神安定剤・睡眠導入剤あるいはマイナートランキライザーとよばれる薬である．作用機序としては，脳内の抑制系の神経伝達物質であるガンマアミノ酪酸（GABA）の受容体に結合することによって作用を発揮するとされている．つまり，脳の働きにブレーキをかけることにより精神安定作用や睡眠作用をもたらす薬とたとえることができる．車のブレーキがすぐにかかるように抗不安薬の効果は即効性である．不眠・不安・パニック障害の治療に用いられ，ターミナルケアにおいても処方されることが多い．代表的な薬剤はロラゼパム，ブロチゾラム，アルプラゾラムなどである．

抗うつ薬は，覚醒・気分・知覚・食欲などのさまざまな脳内機能の全体的な調節を行う神経伝達物質であるノルアドレナリンとセロトニンの働きを高めるとされている．うつ状態は脳全体のバランスがくずれて意欲や食欲が減退した状態であり，抗うつ薬は整備工場で車全体の整備を行うような働きをすることで抑うつ状態の治療効果を発揮すると考えられる．抗うつ薬の代表は三

表Ⅴ-6　精神症状の治療に用いられる薬の働き

薬剤	効果	車にたとえた働き	効果出現までの時間
抗精神病薬	幻覚や妄想を抑える	アクセルをゆるめる働き	数時間〜数日
抗不安薬	不安を抑え睡眠をとりやすくする	ブレーキを踏む働き	1時間〜1日以内
抗うつ薬	脳全体の働きを調整し気分を改善させる	全体の調整を行う整備工場の働き	2週間以上（精神刺激薬は1日以内）

環系抗うつ薬とよばれるもので，アミトリプチリン，アモキサピンなどがある．しかし三環系抗うつ薬は抗うつ効果発現まで2週間以上かかることが多く，一方で副作用の口渇や便秘がすぐにあらわれやすいため，ターミナル期では使いづらい．最近では，副作用が少ない選択的セロトニン再取り込み阻害薬（SSRI）のパロキセチン，セルトラリンや，ノルアドレナリン作動性・特異的セロトニン作動性抗うつ薬（NaSSA）のミルタザピンなどが使用される場合が多い．

② せん妄の治療と薬の使い方

1 症状と特徴

　せん妄は，覚醒レベルの変動（意識混濁・傾眠・不眠）と知覚障害（幻覚），認識障害（誤解・妄想）をともなって生じる意識障害である．せん妄はがんの患者によくみられる精神症状であり，ターミナル期には患者の30～80％にせん妄が発生するといわれている．

　症状は，まず夜間の不眠や落ち着きのなさで始まる．悪化すると，ここがどこでいまがいつで相手がだれだかわからなくなったり（見当識障害），声をかけて質問しても違う話になってしまったり（注意・集中力の低下），夜中に服を脱いでしまう，来ていない人が来たと言う，見えないものが見えると言う（幻視）など，知覚・行動の異常がみられる．また日中はウトウトしておだやかなのに夜は興奮してチューブ類を抜いてしまうなど，1日の中でも状態が大きく変動するのが特徴である．

2 原　因

　ターミナル期におけるせん妄は，臓器障害，オピオイドや睡眠薬などの薬物，感染症，環境変化など多数の要因が関連して発症する（表V-7）．ターミナル期のせん妄の原因としてよくみられるのは，薬剤，感染症，高カルシウム血症である．薬剤では，オピオイド，向精神薬（睡眠薬・抗うつ薬など），コルチコステロイドが原因となることが多い．多くの場合，薬剤が単独でせん妄をきたすのではなく，脱水や全身状態の悪化など各種の要因が重なって薬剤の副作用が出現しやすくなる．高齢者や意識状態が低下した患者では，尿閉，宿便など精神症状と関連がなさそうにみえる問題がせん妄の原因となることもある．

　脳転移など脳自体の病変がせん妄の原因となることは一般に考えられるよりも頻度は高くない．はっきりした神経学的異常所見がない場合は，まず先にあげたような要因を検討するべきである（表V-8）．

3 治　療

　せん妄は身体の異常を原因とする危機的な精神症状であり，治療されなければ患者は死に至る可能性が高い．せん妄を引き起こした原因を推定し，薬の副作用や感染症などの治療可能な要因の対策を迅速に行うことが重要である．そのうえで必要に応じて抗精神病薬や鎮静薬の投与を行う．がん自体による臓器不全のために予後が数日以内である場合を除き，適切な対策が行われればせん妄は通常10～12日以内に改善する．

表V-7 せん妄の原因

```
薬剤
    オピオイド
    鎮静薬（ゾルピデム・ブロチゾラム・トリアゾラムなど）
    抗うつ薬
    抗パーキンソン薬
    ステロイドホルモン剤
    $H_2$拮抗薬（ファモチジンなど）
    抗がん剤
臓器不全
    肝不全・腎不全・心不全・呼吸不全など
生化学的異常
    高カルシウム血症，低ナトリウム血症，低血糖，高血糖
感染症（敗血症）
    ステロイドを使用中には熱がでない敗血症がしばしばみられる．ぐったりした様子，急な混乱，じっとり湿った皮膚，血圧低下などが特徴．
中枢神経の占拠性病変
    がんの転移，硬膜下血腫など
痛み・呼吸困難
尿閉・便秘
環境の変化
```

表V-8 せん妄の原因把握のための手順

```
①バイタルサインを含め全身状態を診察する
②使用中の薬剤を調べる
③感染症，高カルシウム血症，肝機能などの身体疾患に関する検査を行う
④脳転移など頭蓋内病変の検査を行う
```

〔1〕薬以外の一般的な対策

まず，せん妄状態にある患者はひどく不安で恐ろしい体験をしていることを理解する必要がある．そのためには，薄暗い見知らぬ場所で目覚めた状態を想像するとよい．ここがどこで，いまが何時かわからず，まわりにいる人がはっきりだれか思い出せない．そうした状況におかれた人にどう対処すればよいかを考えて，せん妄の患者へ対応する．

- 患者に礼儀正しく接し，ていねいな言葉で話し，信頼感・安心感を与える．
- 患者がよく知っている家族や友人が付き添えるように働きかける．
- 夜も部屋は少し明るくして，周りの状況がわかりやすいようにする．
- 患者の手足の拘束は絶対に行わない．興奮の鎮静のためには薬を用いる．

〔2〕使用中の薬物の減量

薬物がせん妄の原因ないし誘因になっていることはきわめて多い．処方中の薬のすべてを点検し，精神障害の悪化につながっている疑いがあるものを中止ないし減量する．オピオイド鎮痛薬を使用中の場合は，他のオピオイドに変更を試みる．

〔3〕抗精神病薬の使用

せん妄の治療薬として用いられるのは抗精神病薬である．抗精神病薬は精神科以外で用いられ

る機会が少ない薬であり，使用にあたっては薬理作用をよく理解し，副作用に注意して治療効果を観察しなければならない．

4 せん妄に対する抗精神病薬の使い方

〔1〕作用機序

　抗精神病薬は，神経遮断薬ともよばれるように，脳内のさまざまな神経伝達物質の受容体を遮断することにより薬理作用を発揮する．その主な作用は，ドーパミン2（D_2）受容体遮断作用，ヒスタミン（H_1）受容体遮断作用（抗ヒスタミン作用），$α_1$アドレナリン受容体遮断作用，ムスカリン性アセチルコリン受容体遮断作用（抗コリン作用）である．どの作用が強いかは抗精神病薬の種類によって異なる．

　このうち使用目的である精神症状軽減作用は，D_2受容体遮断作用によって脳内の興奮性の神経伝達物質であるドーパミンの働きを抑えることによりもたらされる．特に，食欲や喜怒哀楽などの本能的な情動をつかさどっている大脳辺縁系とよばれる場所でのドーパミンの活動を抑えることにより幻覚や妄想を抑えると考えられている．

〔2〕副作用とその対策

　抗精神病薬によるD_2受容体遮断作用は，大脳辺縁系だけではなく他の脳の部位でも生じ，これが錐体外路症状や悪性症候群といった副作用の原因となる．またドーパミン受容体遮断作用以外の，ヒスタミン受容体遮断作用（抗ヒスタミン作用），$α_1$アドレナリン受容体遮断作用，ムスカリン性アセチルコリン受容体遮断作用（抗コリン作用）によっても本来必要とされない症状が生じる．

　抗精神病薬にはこうした目的以外の作用が多く，副作用の頻度は決して低くない．しかし，がん患者に対して抗精神病薬が用いられる場合に，副作用の症状が出現してもがんの進行によるものと考えてしまい，薬の副作用として対処されずに症状が放置されることがあるので注意が必要である．

(1) 錐体外路症状（D_2受容体遮断による副作用）

①パーキンソン症候群

　筋肉の緊張亢進のために，動作が緩慢となり，歩行障害や表情の減少がみられる．抗精神病薬を最低限の量まで減量し，抗パーキンソン薬を併用する．

②アカシジア（静座不能症）

　アカシジアは，脚をじっとさせていられず動き回りたくなるような非常に不快で落ち着かない感覚である．患者はイライラした様子で，横になったり立ったり座ったりをくり返したくなる．対策は，$β$アドレナリン受容体拮抗薬のプロプラノロール（インデラル®）を内服で用いるか，ビペリデン（アキネトン®）などの抗パーキンソン薬を内服または注射で用いる．

③急性ジストニア

　抗精神病薬を始めて数時間〜数日以内に起こる副作用で，首・顔・舌・腕などの筋肉が突然収縮をくり返す症状である．40歳以下の若年者のみであらわれる．患者は，舌の出し入れをくり返したり，眼球を上転させたり，顔を引きつらせたりする．対策として，ただちにビペリデン（アキネトン®）などの抗パーキンソン薬を注射で用いる．

(2) 悪性症候群（D_2受容体遮断による副作用）

悪性症候群は，筋肉の緊張亢進から症状が始まり，やがて解熱剤に反応しない高熱をきたし，血圧の変動，頻脈，腎不全，意識レベル低下などが進行して死に至るという，抗精神病薬による重篤な副作用である．患者は錯乱状態ないし無言状態で，発熱しベッド上であまり動かない状態として観察される．検査ではCPKの上昇がみられることが多いが，特異的なものはない．悪性症候群の治療は，原因薬剤をただちに中止し，輸液，高熱に対する冷却，心機能・腎機能の管理など，全身管理を行うことが重要である．治療薬としては，筋弛緩薬ダントロレンの静注や抗パーキンソン薬ブロモクリプチンの内服によって，筋肉の強い緊張亢進状態を緩和する対策が行われる．

(3) 起立性低血圧（α_1アドレナリン受容体遮断による副作用）

起立時のふらつきや，重篤な場合は失神を起こして転倒することがある．仰臥位からはゆっくり起き上がるように指導する．

(4) 抗コリン作用による副作用

口渇，眼のかすみ，排尿困難，頻脈などがみられるほか，中枢性の抗コリン作用によって錯乱・幻覚が出現することもある．

(5) 眠気・過度の鎮静状態

抗精神病薬の使用にともなう軽度の眠気は，興奮の鎮静や夜間の睡眠確保のために有用な場合も多い．しかし，過度の鎮静状態をきたすと経口摂取が困難となったり，会話ができなくなったりする．

〔3〕抗精神病薬の選択

せん妄に対して用いられる抗精神病薬には以下のような薬剤がある．

①ハロペリドール（セレネース®）

1回0.75〜2.5mgを内服または皮下注・静注で投与する．効果をみながら漸増し，くり返して使用する．ときには24時間で20〜30mgを要することもある．ハロペリドールはD_2受容体遮断作用が強く他の神経遮断作用は弱いので，心血管系や呼吸器系への副作用が少ないが，錐体外路症状は出現しやすい．

②クロルプロマジン（ウインタミン®），レボメプロマジン（ヒルナミン®）

これらの薬剤はハロペリドールに比べ鎮静作用が強いため，興奮が強く鎮静が必要な場合や，夜間の睡眠を確保することを目的とする場合に使用される．1回12.5〜25mgを夜に内服する．血圧低下や過度の鎮静などをきたしやすいため，高齢者や全身状態の悪い患者では注意を要する．

③リスペリドン（リスパダール®）

ハロペリドールに比べ，副作用の錐体外路症状を生じにくい薬剤である．鎮静作用が弱いため，日中に使用しやすい．1回0.5〜1mgを1日1〜2回内服する．

④クエチアピン（セロクエル®）

抗精神病薬の中で，最も錐体外路症状をきたしにくい薬剤の一つである．抗ヒスタミン作用を併せもつため，鎮静作用が比較的強いことが特徴であり，夜間の睡眠確保が必要な場合に選択されることが多い．1回25mgから開始し，必要に応じて1日300〜600mgまで増量する．副作用として，血糖値を著しく上昇させる場合があるため，糖尿病の傾向がある患者への使用は禁忌である．

⑤**オランザピン（ジプレキサ®）**
　リスパダール等と同じく，錐体外路症状の副作用が少ない薬剤である．2.5mgを1日1回夜間に服用する．必要に応じて5〜10mgまで増量する．セロクエルと同じく，血糖値を著しく上昇させる場合があるため，糖尿病の傾向がある患者への使用は禁忌である．
⑥**アリピプラゾール（エビリファイ®）**
　アリピプラゾールは，他の抗精神病薬のようなD_2受容体遮断作用ではなく，ドーパミン作動性神経伝達を適量に調節して安定化する働きをもつとされる薬剤である．鎮静作用がほとんどないため，低活動型せん妄に用いられる．

③ 抑うつ・うつ病に対する薬と副作用対策

　進行したがん患者ではその経過の中で一時的なうつ傾向がみられることが多く，5〜15%の患者は病的な抑うつ＝うつ病を発症するといわれている．抑うつ・うつ病を正しく診断し，適切に治療を行うことは緩和ケアの重要な仕事の一つである．

1 抑うつ・うつ病の診断

　抑うつ・うつ病は正常な状態と病的な状態がはっきり二つに分かれるものではなく，正常な精神状態での気分の変動から，一時的な抑うつ状態，そして強い抑うつが持続するうつ病にいたるまで連続的なものである．まずは患者が少しでも抑うつ的かどうかを把握し，抑うつ的な場合は薬による治療を行うべき病的な抑うつ＝うつ病の段階なのかどうかを判断することが必要である．
　抑うつの傾向があるかどうかを判断するには，痛みの有無を患者にたずねるように，抑うつ＝憂うつな気分の有無を直接患者にたずねることが大切である．「この1〜2週間，気持ちの面で落ち込んでいるなとかいつも気分が憂うつだなと感じたりすることはありませんか」と患者に問いかけ，抑うつ気分の有無を確かめる．抑うつ気分があると患者が答えたときは，精神科医などに相談し，診断基準に従ってうつ病の診断を行う．

2 一般的対策

〔1〕原因への対策
　抑うつ・うつ病は，心理社会的要因，身体的要因など多くの危険因子の影響を受けて引き起こされる（表V-9）．特に，薬物や高カルシウム血症，脳腫瘍などの是正・治療が可能な要因は見逃さないよう注意する．

〔2〕心理療法（支持的精神療法）
　がんの患者の精神療法的サポートは専門のカウンセラーや精神科医のみが行うものではない．看護師や医師など個々の医療従事者が，患者の人格や生活を尊重し，決して見捨てず，何があってもケアを続けることを保証すること，それにもとづいた信頼関係を維持することが最も重要な精神的サポートとなる．患者ががんの進行や治療に関連して過剰な不安や恐れを抱いているようであれば，納得できるように病状を説明し，苦痛症状について治療が可能なことなど現実的な範

表V-9 抑うつ・うつ病の危険因子

心理社会的要因	身体的要因
がんの診断 がんの治療終了 死の恐怖 家族・友人との死別 下肢の麻痺 経済的問題 自律性の消失	長く続く痛み 脳腫瘍 生化学的異常 　高カルシウム血症 　低カリウム血症 薬剤 　コルチコステロイド 　抗精神病薬（クロルプロマジンなど） 　抗がん剤（インターフェロン・ビンクリスチンなど） 　高血圧治療薬（β遮断薬など）

囲で安全を保証することも大切である．

　心理療法の基本は，患者の気持ち，悩み，悲しみ，後悔などについて耳を傾けることである．その患者にとってがんはどういう意味をもつのか，患者はそれにどう対応しようとしているのかを探りながら話を聞き，その人なりの取り組み方，考え方で当面の問題を乗り越えていけるように支えていく．病気の進行を"否認"したり，"悲しみ"や"怒り"の感情をくり返し表出する患者への対応に医療者が困難を感じることは多いが，これらの反応は患者がきびしい現実に対応する方法であることを認識しておき，決して禁欲的な"受容"をすべての患者に求めようとしてはいけない．

　こうした傾聴を中心としたアプローチによっても患者の抑うつ感が強く持続する場合や，「早く死にたい」といった希死念慮がくり返し語られる場合には，心理療法士や精神科医などの専門家に紹介して対応を行う．

③ 薬物療法

　うつ病の治療薬を選択するうえで重要なのは，患者の予後・余命がどの程度かという見通しである．4週間以上の余命が見込める患者では，抗うつ効果があらわれるまで2～3週間以上必要な三環系抗うつ薬や，その副作用を軽減した選択的セロトニン再取り込み阻害薬（SSRI），セロトニン・ノルアドレナリン再取り込み阻害薬（SNRI）などを用いることができる．一方，病状が進行していて余命が短い週単位と考えられる場合には，一般的な抗うつ薬の効果は期待しがたい．不安や睡眠障害の状態に応じて，抗うつ作用も併せもつ抗不安薬であるアルプラゾラム（コンスタン®，ソラナックス®）が使用される．海外で用いられている速効性の精神刺激薬であるメチルフェニデートは，日本国内ではナルコレプシー以外の疾患への使用が認められていないため，がん患者のうつ症状に対して使用することはできない．

①三環系抗うつ薬

　代表的な抗うつ薬であり，抗精神病薬と同様にさまざまな神経伝達物質の受容体に働きかけて薬理作用を発揮する．その主な作用は，ノルアドレナリン再取り込み阻害作用・セロトニン再取り込み阻害作用・ムスカリン性抗コリン受容体遮断作用（抗コリン作用）・α_1アドレナリン受容体遮断作用・ヒスタミン（H_1）受容体遮断作用（抗ヒスタミン作用）である．このうち，脳の全体的な状態を調節する役割を担っているノルアドレナリン系とセロトニン系神経への作用が抗う

つ効果に関連していると考えられているが，正確な臨床効果の機序はわかっていない．

がんを有する患者に対して三環系抗うつ薬を用いる際には，ノルアドレナリン再取り込み阻害作用・セロトニン再取り込み阻害作用によって神経障害性疼痛に対し鎮痛作用を有すること，抗ヒスタミン作用によって鎮静作用が比較的強いことなどの特徴を考慮し，鎮痛補助薬としての効果や，鎮静・睡眠効果を期待するときに選択する．投与量は1日10～25mg眠前1回で開始し，副作用に注意しながら増量する．身体が健康な患者で抗うつ効果を得るのに必要な投与量は150mg/日程度だが，がん患者のうつ病ではそれより少ない量でしばしば有効である．

副作用として，抗コリン作用による口渇・排尿困難・便秘・せん妄や，$α_1$アドレナリン受容体遮断作用による起立性低血圧・ふらつき・転倒，抗ヒスタミン作用による眠気・過剰鎮静などが問題となる．特に体調が悪化した進行がんの患者では，これらの副作用のために三環系抗うつ薬の投与を中止せざるを得ない場合も多い．

日本で用いられている三環系抗うつ薬は，アミトリプチリン（トリプタノール®），イミプラミン（トフラニール®），アモキサピン（アモキサン®），ノルトリプチリン（ノリトレン®）などである．

②選択的セロトニン再取り込み阻害薬（SSRI）

選択的セロトニン再取り込み阻害薬（SSRI）は，抗うつ薬のノルアドレナリン・セロトニン・コリン・ヒスタミンの各受容体に対する作用のうち，セロトニン系以外の作用は弱く，セロトニン系への働きのみを選択的に高めた薬剤である．このため，尿閉・便秘・眠気・起立性低血圧などの副作用が三環系抗うつ薬に比べ少なくなっており，ターミナル期の患者でも使いやすい．

SSRIでよくみられる副作用は，嘔気や下痢などの消化器症状のほか，頭痛・焦燥感・不眠・性機能障害などである．高用量で使用した場合や他の抗うつ剤と併用した場合に脳内セロトニン活性が異常に亢進し，錯乱・頻脈・下痢・高熱・振戦などの症状が急激にあらわれることがある．これはセロトニン症候群とよばれる重篤な副作用であり，すぐに薬剤を中止し輸液を行うなどの処置を行う．

日本でよく用いられているSSRIとしては，フルボキサミン（デプロメール®，ルボックス®）・パロキセチン（パキシル®）・セルトラリン（ジェイゾロフト®）・エスシタロプラム（レクサプロ®）などがある．

③セロトニン・ノルアドレナリン再取り込み阻害薬（SNRI）

SNRIは，SSRIと同様に神経終末でのセロトニンの再吸収を阻害して神経細胞間のセロトニンの濃度を高める作用に加え，ノルアドレナリンの再吸収を阻害することによってノルアドレナリンの濃度も高める作用をもつとされる．このため，抗うつ作用に加えて神経障害性疼痛に対する鎮痛作用も期待されている．副作用としては，SSRIと同じく抗コリン作用や鎮静作用・血圧低下作用は弱く，嘔気・頭痛・不眠などがよくみられるほか，高用量ではノルアドレナリン作用による発汗やめまいがしばしばみられる．

日本で用いられるSNRIは，ミルナシプラン（トレドミン®）・デュロキセチン（サインバルタ®）などである．

④その他の抗うつ薬

ミルタザピン（リフレックス®，レメロン®）

ミルタザピンは，ノルアドレナリン作動性・特異的セロトニン作動性抗うつ薬とよばれる薬剤で，神経終末でのノルアドレナリンとセロトニンの産生を高めるとともに，シナプス後神経にお

けるセロトニン受容体のうち，セロトニン2受容体とセロトニン3受容体を遮断してセロトニン1A受容体のみへの作用を高めた薬剤である．また，ヒスタミン受容体拮抗作用も併せもつとされている．これらの作用機序により，セロトニン3受容体拮抗作用による制吐作用のためにSSRIでみられる嘔気の副作用が軽減されていることと，抗ヒスタミン作用による眠気や鎮静作用が生じやすいことが，この薬剤の特徴である．特に不眠や焦燥感のある患者に適しており，副作用が少ないために高齢者にも用いやすいとされている．投与量は15mgを就寝時に内服で開始し，必要に応じて30mgまで増量する．

④ 不安に対する薬と副作用対策

不安とは，将来起こることに対する心配や恐怖から起こる心身の予期反応である．進行がんを患った患者がさまざまなことを心配し，不安に思うのは自然な感情の動きである．しかし，不安な感情が強く持続的な場合は，不眠・動悸・息切れ・発汗・頭痛などの身体症状をともない，身体活動や日常生活に支障をきたす．こうした病的な不安はがん患者の10～40％に生じるといわれており，治療の対象となる．

1 原　因

医療者は，落ち着きがなく，ささいなことでナースコールをくり返す不安が強いがん患者を見ると，心理的な要因が不安にさせていると考えがちである．しかし，進行がんの患者が病的な不安を生じる最も多い原因は，コントロールが十分なされていない疼痛である．特に，ふだんは痛みが落ち着いているのに突然の激痛を生じる患者は強い不安を訴える．

その他，不安症状を呈する患者では，心理的要因だけでなく，身体的要因・薬剤による要因など多方面からの検討を要する（表Ⅴ-10）．

表Ⅴ-10　不安の要因・誘因

心理社会的要因	身体的要因
がんの診断	激しい痛み，呼吸困難
病院や治療への恐怖	脳腫瘍
死の恐怖	低血糖
経済的問題	
自律性を失うことへの恐怖	薬剤による要因
	薬剤の副作用
精神医学的要因	コルチコステロイド
パニック障害	抗精神病薬によるアカシジア
せん妄	薬剤の中止
抑うつ	ベンゾジアゼピン系の薬
	抗うつ薬
	アルコール

2 薬以外の対処方法

　まず患者に「気持ちが落ち着かないとか，不安でたまらないとか感じることがありますか」と不安の感情があるかどうかをたずねてみる．不安を感じている患者は，自分の不安に対処しようとしてくれる医療者がいることがわかるだけでもずいぶん安心するものである．
　次に，疼痛などの身体症状をできるだけ改善することを約束し，症状コントロールを行っていく．薬による不安の可能性も考えて内服中の薬を見直すことも重要である．
　原因が解決できない状況では，抑うつの治療でも述べた支持的精神療法が不安の治療の基本となる．その他に，心理療法士，音楽療法士などと協力することができれば，リラクセーション，自律訓練法，音楽療法などを行うことができる．

3 薬による治療

　不安に対する薬物としては，ベンゾジアゼピン系抗不安薬や抗うつ薬が用いられる．ただし，不安を薬だけでコントロールしようと考えるのではなく，身体症状のコントロールや，適切な病状説明，医療者−患者関係，支持的精神療法が基本であることを忘れてはいけない．

〔1〕ベンゾジアゼピン系抗不安薬の作用と選択

　ベンゾジアゼピン系抗不安薬は，脳内の抑制系の神経伝達物質であるガンマアミノ酪酸（GABA）の受容体に結合することによって，脳内の働きにブレーキをかける形で作用を発揮する．日中の不安の軽減と夜間の睡眠の改善を得ることができる．効果時間の長さ，抗不安効果の強さ，鎮静効果の強さ，ふらつきの原因となる筋弛緩効果の強さが薬剤によって異なるので，使用目的によって薬剤を選択する．
　代表的な三薬剤につき以下に述べる．

①**アルプラゾラム（ソラナックス®，コンスタン®）**
　不安を抑える効果が強く，眠気やふらつきを起こしにくい薬剤なので，ターミナル期の患者にも使いやすい．抗うつ効果を併せもつ．

②**ロラゼパム（ワイパックス®）**
　筋弛緩作用が弱く，不安を抑える働きが強い．グルクロン酸抱合によって代謝されるため，高齢者や全身状態の悪い患者でも効果が長引かない．

③**エチゾラム（デパス®）**
　不安を抑える働き，筋肉の緊張を抑える働き，睡眠をとりやすくする働きを併せもつ．不眠の治療にも用いられる．

〔2〕ベンゾジアゼピン系抗不安薬の副作用と対策

　よくみられる副作用は，眠気，ふらつき，混乱である．
　眠気やふらつきが強い場合は減量・中止する．過度の鎮静のため呼吸抑制まできたしたときは，ベンゾジアゼピン系抗不安薬の拮抗薬であるフルマゼニルを静脈注射で使用する．
　精神的混乱については興奮・幻覚・せん妄といった激しい症状であらわれる場合もあるし，何となく落ち着かない様子といった不安症状の増悪としてあらわれることもある．抗不安薬による

混乱は投与を中止することで数日以内に改善する．逆に，抗不安薬の投与中止後や効果が消失する時間帯に不安・興奮の増悪がみられる場合がある．これは鎮静効果が急速に消失したために起こるリバウンド（反動）現象であり，長期間（2〜3週間以上）ベンゾジアゼピン系薬剤を投与したあと突然中止した場合や，半減期が短いベンゾジアゼピン系抗不安薬を使用した場合にみられる．リバウンド現象を防ぐためには，半減期の長い薬物にいったん変更してから徐々に中止していくとよい．

〔3〕不安に対する抗うつ薬

抗うつ薬は，うつ病だけでなく不安障害の治療にも用いられる．抗うつ薬はセロトニンを増やしセロトニン受容体に作用することによって不安を軽減させるといわれている．

⑤ 不眠に対する薬と副作用対策

睡眠障害は，多くのがん患者でみられる症状である．なかでも入眠困難・中途覚醒などの不眠症は進行がん患者の19〜63％でみられるといわれている．がん患者の長く続く不眠は，患者だけでなく，家族・介護者もひどく疲れさせるため，積極的に治療することが必要である．

1 原　因

がん患者における不眠の原因の多くは，疾患や疾患の治療にともなう身体的・心理的要因によって生じる（表V-11）．患者が眠れないと訴えた場合，何がその要因になっているのかを評価し，不眠の原因に対して対策を行うことがまず重要である．特にがんの進行にともなう身体症状がコントロールされていない場合，症状を緩和するために患者と十分に話し合いを行い対策を実施することが，身体症状の緩和のみならず心理面での不安も軽減して，睡眠障害の改善につながる．

表V-11　不眠の原因

身体症状	薬　剤
疼痛	コルチコステロイド
倦怠感	利尿薬
嘔気・嘔吐	アルコール
息苦しさ	鎮静薬の中止
かゆみ	持続点滴
下肢の不随意運動	
肝性脳症などの代謝性脳症	**生理学要因**
頻尿	入院による環境変化
	照明
心理的要因	騒音
不安	昼寝
抑うつ	老化にともなう睡眠障害
せん妄	睡眠覚醒リズムの逆転をともなった認知症

❷ 薬物以外の一般的な対策

　がん進行期の患者に対して睡眠剤を処方することは，転倒やせん妄のリスクを高める．まず，薬物以外の一般的な対策を行い睡眠がとりやすい環境を整え，そのうえで必要最小限の鎮静剤を使用することが大切である．
　薬以外の不眠に対する対策として，患者の状態に応じて以下のようなことを行うとよい．
・不眠の原因となっている身体症状を緩和する．
・皮膚の清潔を保つ．
・ベッドや寝具の居心地を良くする．
・手や足のマッサージ．
・前夜の睡眠時間によらず同じ時間に起きる．
・昼間の活動を増やし，昼寝を避ける．

❸ 薬物療法

　不眠症が薬物以外の一般的な対策で改善しない場合，睡眠剤・鎮静剤を用いる．
　不眠に対して現在最も多く用いられる薬剤は，ブロチゾラム（レンドルミン®）などのベンゾジアゼピン系睡眠剤と，ゾルピデム（マイスリー®）などの非ベンゾジアゼピン系睡眠剤であるが，この他に，抗ヒスタミン薬，抗うつ薬，抗精神病薬，メラトニン受容体作動薬などが不眠症の改善のために用いられる．

〔1〕ベンゾジアゼピン系睡眠剤

　「不安に対する薬と副作用対策」の項で述べたように，ベンゾジアゼピン系薬剤は，脳内の抑制系の神経伝達物質であるガンマアミノ酪酸（GABA）の受容体に結合することにより，脳内の働きにブレーキをかける形で作用を発揮する薬剤であり，抗不安作用，睡眠作用，抗てんかん作用，筋弛緩作用をもつ．このうち，鎮静作用が強い薬剤が睡眠剤として用いられる．また，作用持続時間によって，超短時間作用型，短時間作用型，中時間作用型，長時間作用型に分類される．
　高齢者やターミナル期の患者では，筋弛緩作用によるふらつきや，翌日への眠気の持ち越し，認知機能障害・せん妄などをきたしやすいため，最小限の使用にとどめることが望ましい。もし使用する場合には、健常成人に使用する量の半分量を目安にして投与を開始する．

①**フルニトラゼパム（ロヒプノール®）**
　中時間作用型で睡眠作用も強い薬剤である．しかし，筋弛緩作用も強いため，高齢者やターミナル期の患者ではふらつき・転倒をきたしやすく使用しづらい．

②**ブロチゾラム（レンドルミン®）**
　短時間作用型で，フルニトラゼパムに比べ筋弛緩作用が軽度であり，ふらつきや翌日への持ち越し効果が比較的少ないとされている．国内で最も多く処方されているベンゾジアゼピン系睡眠剤である．

③**トリアゾラム（ハルシオン®）**
　超短時間作用型であり，翌日への持ち越し効果が少ないとされる．しかし，一過性健忘（例：中途覚醒時のことをおぼえていない）や，中止後の反跳性不眠がほかの薬剤より多くみられる可

能性があり注意が必要である．
④**ロルメタゼパム（エバミール®）**
　短時間作用型の薬剤であり，大半が肝臓でのグルクロン酸抱合によって代謝され不活化される．薬物代謝酵素による代謝に比べて，グルクロン酸抱合による薬物代謝は肝機能が低下した患者でも保たれやすいため，肝疾患の患者や肝機能が低下した高齢者でも効果が延長しにくいことが特徴である．

〔2〕非ベンゾジアゼピン系睡眠剤

　ゾルピデム（マイスリー®）・エスゾピクロン（ルネスタ®）などの薬剤であり，ベンゾジアゼピン系睡眠剤と同じくGABA受容体に作用して効果を発揮するが，抗不安作用，抗けいれん作用，筋弛緩作用はない．また，依存性や耐性をきたしにくく，ベンゾジアゼピン系睡眠剤と比べて安全性が高いとされている．しかし，認知機能の障害やせん妄などの副作用はベンゾジアゼピン系睡眠剤と同じくみられることに注意が必要である．

〔3〕抗ヒスタミン薬

　抗ヒスタミン薬は，抗アレルギー作用・制吐作用・鎮静作用をもつ薬剤であり，乗り物酔い・鼻炎などに用いられるほか，鎮静作用を強くもつ薬剤は不安や不眠に対する鎮静剤として使用される．がん進行期の患者では，嘔気のために睡眠障害が悪化している場合も多くみられるため，嘔気と不眠の両方に対する効果が期待できる抗ヒスタミン薬がしばしば使用される．ヒドロキシジン（アタラックス®），プロメタジン（ピレチア®）などの薬剤がある．

〔4〕抗うつ薬

　抗うつ薬のうち，鎮静作用がある薬剤を抗うつ作用が出現するよりも少量で使用して睡眠効果を得る場合がある．
①**トラゾドン（レスリン®，デシレル®）**
　抗うつ薬としては，75〜100mgで投与を開始し通常200〜300mg/日まで増量して使用する薬剤であるが，抗うつ薬としてよりも睡眠補助のために処方されることが多い．高齢者において，25〜50mgを就寝時に内服することで，ふらつきや翌日への持ち越し効果なしにおだやかな睡眠効果を得ることがある．
②**ミルタザピン（リフレックス®，レメロン®）**
　「抑うつ・うつ病に対する薬と副作用対策」の項で述べたように，ミルタザピンは抗うつ作用に加え制吐作用・鎮静作用をもつ薬剤である．食欲が低下したがん患者で抑うつ傾向や早朝覚醒がみられる場合，ミルタザピンの使用によって睡眠障害の改善とともに吐き気の減少や食欲の改善を得られる場合がある．

〔5〕抗精神病薬

　認知障害やせん妄が疑われる患者では，抗精神病薬の投与が夜間の睡眠確保のために有用である．（「せん妄の治療と薬の使い方」の項参照のこと）

〔6〕メラトニン受容体作動薬

　メラトニンは脳の松果体から分泌されるホルモンであり，脈拍，体温，血圧を低下させることによって，自然な眠りを誘う作用がある．メラトニン受容体作動薬であるラメルテオン（ロゼレム®）は，視交叉上核のメラトニン受容体を刺激し，睡眠覚醒サイクルを正常に調節する働きをもつ薬剤である．適応症は「不眠症における入眠困難の改善」である．副作用は，眠気・頭痛・倦怠感などであるがその頻度は少ない．また，ベンゾジアゼピン系睡眠剤でみられる筋弛緩作用はなく，依存性や耐性も形成しない．ラメルテオンは薬物代謝酵素CYP1A2で代謝されるため，CYP1A2を強く阻害する抗うつ薬フルボキサミン（デプロメール®，ルボックス®）との併用は禁忌である．

　メラトニンは加齢とともに低下するといわれており，高齢者の入眠困難や早朝覚醒の要因となっている．副作用が少ないメラトニン受容体作動薬は，特に高齢者の不眠に対して用いられることが多い．しかし，速効性が得られることは少なく，2〜4週間内服することによって入眠障害や熟眠障害が徐々に改善していくことが期待できる．

〔7〕オレキシン受容体拮抗薬

　オレキシンは視床下部の神経細胞で産生される神経伝達物質であり，感情の高まりや強い動機をともなう行動によって分泌が刺激され，脳の覚醒を維持する作用をもつ．スボレキサント（ベルソムラ®）およびレンボレキサント（デエビゴ®）は，オレキシンが受容体へ結合することをブロックし，過剰な覚醒状態を抑制して脳を睡眠状態へと移行させるオレキシン受容体拮抗薬である．自然な眠気を強めることにより，入眠障害と睡眠維持障害の両方に効果が期待される薬剤である．

　副作用としては，ベンゾジアゼピン系睡眠剤と比べて認知機能に影響を及ぼしにくく，ふらつき・転倒も少ないと報告されている．このため，中途覚醒や早朝覚醒が多い高齢者に用いやすい．一方で，入眠障害には効果が不十分となる可能性があること，悪夢の副作用報告が比較的多くみられること，翌日の日中に眠気を持ち越す可能性があることに注意が必要である．

参考文献

1. 世界保健機関編，武田文和訳（1996）がんの痛みからの解放：WHO方式がん疼痛治療法，金原出版．
2. 木澤義之，塩川満，鈴木勉監修（2021）WHOガイドライン 成人・青年における薬物療法・放射線治療によるがん疼痛マネジメント，金原出版．
3. 恒藤暁（2013）系統緩和医療学講座 身体症状のマネジメント，最新医学社．
4. 日本緩和医療学会ガイドライン統括委員会編（2020）がん疼痛の薬物療法に関するガイドライン 2020年版，金原出版．
5. 森田達也，白土明美（2021）緩和治療薬の考え方，使い方Ver.3，中外医学社．
6. 日本緩和医療学会編（2019）専門家をめざす人のための緩和医療学 改訂第2版，南江堂．
7. 森田達也，木澤義之監修（2022）緩和ケアレジデントマニュアル 第2版，医学書院．

学習課題

1. がん患者の痛み・倦怠感・精神症状の原因について説明してみよう．
2. 痛み・倦怠感・精神症状の治療に用いられる主な薬剤とその選択の方法について説明してみよう．
3. 痛み・倦怠感・精神症状に用いられる薬剤で生じやすい副作用とその対策を説明してみよう．

VI

コミュニケーション技術と技法

―― 学習目標 ――
1. ターミナル期におけるコミュニケーションで患者の体験を理解することの重要性について学ぶ.
2. ターミナル期におけるコミュニケーションを阻むバリアについて理解する.
3. ターミナル期における適切なコミュニケーションの方法について学ぶ.

① 医療者自身が気づかない感情

コミュニケーションとは，社会生活を営む人間の間に行われる知覚，感情，思考の伝達をいい，言語，文字その他視覚，聴覚に訴える各種のものを媒体とする[1]．ターミナル期という特殊な状況では，しばしばスムーズなコミュニケーションができにくくなることを私たちは体験する．ターミナル期という文脈は，その文脈に参加する人々に「死」という非日常的で畏れを抱く状況をよび起こすので，人々は事前に互いの気持ちをくみとりながらぎこちない会話を進めてしまう．死に対する人々のイメージが否定的であればあるほど，それを話題にすることへの抵抗は大きい．人間間コミュニケーションでは，言葉の発信者は受け手がその言葉によってもつ体験を一度自分自身の中で体験して発信する．すなわち，言葉の発信者は否定的なイメージをもつ言葉をコミュニケーションの俎上にのせるとき，自分自身がその言葉を受けたときの体験や感情を推測し，それがあまりにも悲惨で耐え難いと自分自身が感じるときは，言葉として口にだすことを非常にちゅうちょするか，もしくはその言葉を発信しない．例えば，ターミナル期の患者が「自分はあとどれくらい生きることができるのだろうか」と問いかけてきた場合，問われた側の医師や看護師，または家族は「死に至る時期について話をすれば，患者を死に直面させてしまう．死に直面するのはとてもおそろしくて，この患者（というより"私自身が"ということであるが，この時点でそれが自分の感情であることは認識していない）は耐えられない」と感じる．このように相手の感情を推測して体験することによって，話し手になった人にはさまざまな感情や現象が起こる．私たちは自分自身に起こっている感情になかなか気づかないので，「死について話をするのは患者をこわがらせるのでやめておこう」と，さも相手の感情に配慮したかのような錯覚の中でその話をやめる，またはそらすという行動をとることになる．

　もし死にゆく人々と適切なコミュニケーションをもつことができれば，多くの死にゆく患者のケアは向上するだろう．現在のところ，死にゆく人が死について話したいと望んだとき，それに対応する技術は十分教育されているとは言い難い．対応の技術はいわゆるハウツーで学ぶことは難しく，対応する人自身のあり方が問題になるので，医療者が自分自身に起こる感情や心の動きについてよく知っておく必要がある．わが国では，年間死亡の90%以上が自宅以外の病院などの施設で死亡している[2]．病院で死にゆく患者に対峙している医療従事者は，ターミナル期のコミュニケーションについて訓練される必要があるだろう．特に医療者自身に生起する感情について研究が進み，当事者たちが自分自身の気持ちに素直に直面することが，ターミナル期のコミュニケーションにおいて大きな課題といえる．

② 死にゆくことへの理解と共感

　がんやAIDSなど有効な治療法がなく確実に進行する疾患では，死期が近くなると病名告知の有無にかかわらず，患者は自分自身が死に向かっていることを認識する．しかし，患者も医療者も死が近いことを認識しながら，死について間接的な話をすることはもちろんのこと，死という言葉を直接用いて話をすることは難しく感じられる．死は生きている者の体験を超えるものであり，話をすることにも聴くことにも不安がつきまとうのは自然なことであるが，多くの患者には，自分の体験を他者に共有してもらい，共感してもらいたいという欲求があるといわれている[3]．また，多くの書物が，死にゆくことから本人も周囲の人々も逃げないで直面することが，患者が

残された時間を豊かに過ごすために重要であることを述べており，患者との率直な会話を勧めている．死にゆく人が死について話をすることができると，周囲との共感性に富んだ会話を体験し，自分が他者によって理解され，心の平安を得るという現象も熟練したケア提供者によって行われている．

　死は，本来人間の生活や人生の中で自然な出来事であり，人々は家の中で生まれ，家の中で家族に囲まれて死んでいた．医療技術の進歩にともない，死は病院で管理されるようになり，人々の日常から隔絶されるに至った．地域社会や家族が，死にゆく人に寄り添い，最期の時間を共有するといった現象は，現代社会では非常にまれになっている．死にゆく人の傍らにいて，看取り，死を悼み，別れを惜しむという人間生活の知恵は受け継がれることなく消え去っている．

　一方，医学は感染症を克服し，科学を背景とした介入によって寿命を延ばし，ときには望まれない延命を行いながら，発展を遂げている．1960年代以降，患者の権利意識の高揚が起こり，医療訴訟が頻発するようになったアメリカ社会において，ターミナル期の患者のケアに関心が高まり，人々は死について語りはじめたといわれている[4]．契約社会の中で，個人の自由と権利を重視するアメリカ社会では，病名や予後を明確に知らされ，患者は，一人で自分の死に向き合わなければならない．このような状況は，死にゆく人々をケアする専門的な知識や技術の必要性を生み，ターミナルケアに関する研究や実践活動が生まれた．まったく同じではないが構造的には類似した社会の変化がわが国をおそっている．死にゆく患者は住み慣れた地域や家族から離れ，病院の中で孤独のうちに死と向き合っている．従来であれば家族や友人が死にゆく人々と体験を共有し，癒す智恵をもっていたが，いまやそのような智恵は期待できず，最も長く傍らにいる医療従事者，特に看護師もその技術を専門的に訓練されているわけではない．**孤独の中で死に直面する患者**にとって，他者による共感，理解はなくてはならないものであり，現代社会において，死について語る必要や死について語ることを聴く必要性がますます増大しているといえるのではないかと思われる．

③ 言語化が死の恐怖や不安を浄化する

　悲惨な体験や苦痛を言語化して他者に伝え，気持ちが軽くなり，体験を整理して自己に統合し前に進むことができるという現象は，生活の中で日常的に体験される．作家柳田邦男氏は，多くのがん闘病記を分析して，がん患者が突き動かされるように闘病記を書いている状況をとらえ，「苦悩の癒し」として書くという行為がなされていることを指摘している．そして，書くことの意味を「病を得て初めて知った痛みや苦悩や無念の気持ちの過酷さを，何らかの形ではき出したい，そして人にわかってほしいという衝動に駆られる．そのとき，書くという行為は自己表現の最も身近な方法となる」と述べている．さらに，書くことには，「死の受容への道程としての自分史への旅」という意味があり，「人はだれしも自分の歩んできた人生への納得なしには，心安らかな死を迎えることはできないだろう」と述べ，書くことの意味は，「自分が生きたことへの証の確認」という意味を含んでおり，このことが最も書くことの意味の中核になるのではないかと述べている[5]．その他に，書くことは肉親や友人へのメッセージ，同じ闘病者への助言と医療界への要望といった意味合いもあり，言葉として表現するという行為が死にゆく人々にとって自分自身の存在を確認する行為として重要な意味をもつことがわかる．また，言語的表現を促すことによって患者は，自分に起こっている感情や葛藤を整理し，客観視することができる．

死にゆく患者が，死の恐怖や不安を抑圧しないで他者に表現することは，精神の健康を維持するという点で支持できることであり，実際にターミナル期の患者に接する看護師の教育にも患者の話を聴くことの重要性が必ずといっていいほど組み込まれている．死にゆく患者が死や死にゆくことを言葉にだして表現することは，死にともなう不安やさまざまな感情を浄化する効果があることが心理，看護などの専門家によっても認められ，推奨されている[6]．患者と**死について語る**ことを意図的に進めた事例研究では，患者は自分自身が死んでいくことを話すことについて，「話したかった」[6]，「みんな，こんな話（死についての話）をするとこわがるだろう．今日は聞いてくれたので話せる」と述べている[7]．そして，自分自身の死について不安や死にたくないという思いを言語化した後に家族との和解や別れを行うことができる場合がある．このような実例は，言語化によって死にゆく過程を表明したために，死を隠ぺいし死にともなう感情を抑圧するために用いられていた患者の心的エネルギーが節約され，現実への対処能力を取り戻すことができた事例といえよう．

抑圧には多くの心的エネルギーが消耗されるので絶えず必要なエネルギーが供給されなければならない．死にゆく患者が，死の脅威，不安にさらされ，否認をはじめとする一連の心理反応を起こすことは，**キューブラー＝ロス**（Kübler-Ross）によって明らかにされている[8]．患者は，このような心的エネルギーの消耗を防ごうとして，防衛機制を働かせるが，否認や抑圧は，防衛として一時的に成功してものちに重大な消耗を引き起こすといわれている[9]．心的エネルギーの消耗が過度になると，自我機能は低下し，現実検討をはじめとするさまざまな機能が低下することになる．不安や気がかりなことはそれを抑圧しようとすると心的エネルギーを消耗するので，何らかの方法でそれを解消することが望ましい．言葉にして表現するという行為は，不安の実体を見すえたり，他者に理解してもらうことを通して抑圧を少なくするという効果が期待され，journal（文章や日記を書くことを治療法としているもの）などの自己表現が治療的介入として位置づけられている[10]．

④　ターミナルケアにおけるストレスとジレンマ

さて，ターミナル期の患者とのコミュニケーションの重要性や必要性を十分理解できても，実際にベッドサイドで話が病気や死に及ぶとどのように対応したらよいか，多くの医療者がとまどってしまう．そしてターミナルケアの現場にいる医療者は，コミュニケーションに関する多くのストレスを抱えていることがわかっている．がん看護に携わる看護師のストレスを調査してカテゴリーを抽出した研究では，9つのストレスグループとして「組織運営上のストレス」「患者や家族が悼むのを見ること」「医師との関係で生じるストレス」「倫理的な課題にともなうストレス」「死や死にゆくこと」「同僚とのストレス」「資源が適切にないこと」「否定的な考え」「働き過ぎであること」が見いだされ，中でも「死や死にゆく」人のケアに関連したストレスはその程度が大きいといわれている[11]．同じく米国での看護師のターミナルケアにおけるジレンマに関する調査をみると，判断能力を失った際に自分に行われる医療行為に対する意向を前もって意思表示する事前指示（advanced directive）を用いることや，患者の意思決定を守ることが高い頻度でストレスと感じられている[12]．

2000年に全米規模で2,333人の看護師に対して行われた調査では，「医療従事者の死に対する居心地の悪さ」はターミナルケアにおけるストレスの4番目にあがっており，73％の医療従事者

が強くまたはいくらか死に対して居心地の悪さを感じていた．同調査でターミナルケアのジレンマは，看護実践では共通にみられ，多くのバリアが存在し，ターミナルケアのシステムが整っていない施設で症状緩和や痛みのマネジメントに直面している看護師は，自殺幇助や安楽死の問題について有意にバリアを強く感じていることもわかっている．また，年齢の高い看護師ほどQOLを重視したケアは効果的であると感じており，若い看護師ほどそれにジレンマを頻回に感じていることも報告されている[12]．

文化的な背景が影響するコミュニケーション上のバリアについて調べたゴードン（Gordon）[13]は，3/4の白人，2/3の黒人が自分の死について他の人に話したいと答えたのに比べて，メキシコ系アメリカ人で死について話したいと答えたのは，1/3であったとしており，メキシコ系アメリカ人には，死ぬことについて周囲に知られないようにする文化があり，死に関してはオープンコミュニケーションをもっていないと述べている．また，階層的なアジアの文化では相互依存的な社会構造の中で調和をとることがよしとされ，コミュニケーションは微妙で間接的になっていると指摘されている[14]．

日本では，ターミナルケアにおける医療者のストレスに関する調査が1980年代に主に看護師を対象に行われている．1982年に行われた調査では，緩和医療や病名告知が進んでいない時代的な背景もあって，疼痛コントロールや病名を知らされない患者への対応がジレンマとしてあげられている[15]．看護師と医師を対象とした研究では，病名を知らされていない患者とのかかわりにおいて，偽りを重ねることでストレスを感じていることや，病名を知らされている患者との間では落ち込んでいる患者への対応に困っていることが明らかになっており，患者が死について話しかけてくる場合，ともに死について語る自信がないなど不安やおそれを抱いていた．そのほかに死を看取ることのストレスや医師，看護師，家族などとの人間関係，自己の能力に関するストレスなどがあげられている[16]．高橋[17]は，日本の医師は治癒可能ながんは告知するが治癒不可能ながんの場合は患者を情緒的な危機に追いやるとして避ける傾向にあり，これは医師自身のおそれが最も大きな原因であると指摘している．さらに，相互依存という日本の文化的特色のために，不治の病であることを告げることは，死にゆくことを告げるという意味だけではなく，依存し合う重要な関係を破壊してしまうと受け取られ，医師は，真実を知ったことで患者が味わう苦難の原因に自分はなりたくないと考えていると述べている．そして，治療している間は病室に行くが，治療できなくなると医師は病室に行かなくなり，共感や思いやりによって医師が患者を癒すことができることに気づいていないとしている．

1991年に行われた調査では，看護師が精神的に負担と感じるのは，「スタッフ間の意見の食い違いを感じるとき」「仕事と理想や期待が食い違っていると感じるとき」「患者とコミュニケーションがとれないとき」という回答が多くみられた[18]．小西とデービス（Davis）[19]は，日本の看護師を調査して，看護師は，死が差し迫っていることを隠ぺいするのは日本では伝統的な規範であると認識しているとし，欧米の知らせることに関する価値観へ移行しつつある看護師との間で緊張を生み出しているとしている．また，知らされないで準備できないまま死んでいく患者に直面して，家族との間で，または病院の考え方との間で倫理的な葛藤を体験していると述べている．2000年代になって日本におけるターミナルケアの医療者のストレスを調べた研究では，犬童[20),21]が，がん看護にともなう看護者の不安に関連する要因として，「否定的な看取り体験」「がん看護目標に対するギャップ感」「仕事だから仕方なく事務的に接した態度」「死という言葉を会話の中で口にしたくない態度」「否定的がんイメージ」「看護者のインフォームドコンセントがうまくい

かない状況」の6つの要因を見いだし，看護者のメンタルヘルスに影響していることを指摘している．

　これらのストレスやバリアは，ターミナルケアの状況が変化すると当然変化するものと思われる．ここ10年間でモルヒネ使用量は飛躍的に増加し，告知率も1992年には18％であったものが1995年には29％に上昇している．そして1997年のがん治療の地方中核病院を対象にした全国レベルの調査では，告知率は75％に上昇している[22]．現在，医師は真実を告げる傾向にあり，今後告知率は暫時上昇するであろうといわれている[23]．このようにがん性疼痛は満足といえないまでもかなり改善され，病名や予後を知らされている人の比率は増え，事実を知らせないで虚偽を演じるストレスは軽減されるかもしれない．一方，患者が自分の病名や予後を知っているからといって，医療者のストレスが減るわけではない．明確になったがゆえに生じる新たな種類の異なるストレスを抱えることになることも予測される．

⑤ コミュニケーションへのステップ（看護者の構え）

　タセック（Ptacek）と**エバーハード**（Eberhardt）[24]は，1985年からの「悪い情報の伝え方（breaking bad news）」に関して出版された181文献からbad newsに焦点を当てた67文献を選別し，書かれている内容を物理的社会的な条件と推奨される方法に分類して提示している．ほとんどが医師によって書かれたもので患者の立場を反映していないという欠点はあるが，「bad newsを話す場の快適さ」「時間的な余裕」「話すときの態度」や「サポートネットワーク」などが必要な条件としてあげられており，推奨する方法として「患者の準備状態を作るために警告的な発信をする」「患者がすでに知っていることを確認する」「希望を伝える」「患者の反応に注意し，情緒的な表現を許容する」「ときどき話を要約する」「温かく，ケア的で共感的に相手を尊重して話す」「言葉を慎重に選択し，シンプルに，率直に話し，専門用語や婉曲的な言い方をさける」「患者のペースに合わせ，話したことを書き取ってもよいことを言う」などの項目が共通して述べられていると分析している．そしてbad newsを伝えることも伝えないこともストレスフルなことであるとしている．また，カーティス（Curtis）[25,26]は，患者に特有のバリアや医師に特有のバリア，さらにEOL（end of life）に関する話を進める要因（ファシリテーター）についても分類しており，「患者が将来のQOLについて関心がある場合」や「家族がその場にいること」が話を進めやすくする要因としてあげられるとしている．

　ターミナルケアにおいて死にゆく患者とのコミュニケーションに焦点を当てた介入をコンサルタントの導入によって行った筆者の研究では，より平穏な死を導くための有効な看護を次のように抽出している．①死期の迫った患者に対して自分の死について表現する機会を与える．話すことの恐怖も理解し無理に勧めない，②いったん機会を与えたら最後まで患者が死について話すことから逃げないということを言語化して患者に保証する，③自分の体をどう感じるか表現してみるように勧めてみる――である．これらのことは患者にとって死を語る自然なきっかけになる可能性がある．さらに看護者が自分自身の患者を失う体験に目を向け，自分自身のケアを行うことも重要であり，そのことがその後の看護者の悲嘆からの回復をよりスムーズにする[6]．

　また，筆者が行った事例研究では，当事者である患者よりも相対時する看護者の構えによってコミュニケーションが豊かに行われるかどうかが決まることが示唆された．この研究では，患者が死について話をしたいと望んで，話のきっかけを投げかけたとき，看護者にはどのような準備

性が必要なのかいくつかの示唆を得ている[7].

　以下は，筆者の事例研究によって抽出されたターミナル期のコミュニケーションをより円滑に行うための具体的な**看護者の準備性**に関連した項目をステップとして示したものである．

1 ステップ1：自分自身の気持ちや感情を確認する

　ターミナル期の患者とのコミュニケーションでは，相手である患者の気持ちがどうかということが気になるが，最も確認しなければならないのは自分自身の気持ちである．患者があなた（看護者）に対して，死についての話題を持ちかけてきたらまず，自分自身の気持ちはどうか，その構えについて確認することが必要である．次のような問いを自分自身に発してみることがすすめられる．
①あなたは，患者が話したいと望めば死について話をしたいと思いますか．
②死について話すことができる患者の能力を信じることができますか．
③あなたのコミュニケーション技術がもし相手を傷つけたときは，患者が反応してくれる（教えてくれる）と信じることができますか．
④自分の行動をいつでも修正できると思いますか．

　死にゆく患者と死や病気について話すとき，多くの看護者は相手を傷つけるのではないかとこわくなり，不安が大きくなる．死について話すことは無遠慮に行われるべきではない．こわがること，不安をもつことは大切であり，死の話はむしろ畏れをもって話し始めるべきであろう．そしてこの畏れは，何回同じような場面を経験しても慣れることはなく，上手にできるというものではない．「うまくいかないのではないか」という不安は最後までつきまとい消えることはないため，不安をなくすというより，不安を調整する方法を学ぶとよい．専門職のキャリアの中で率直に患者と病気や死について話ができる時期は人それぞれであり，キャリアの早い時期にできることが必ずしもすぐれていることとは限らない．あせらず，自分自身の状況をよく認識して，ステップを踏むことが必要である．

2 ステップ2：場に入り信頼関係をつくる

　看護師は，他の職種に比べて患者と病気や死など患者の思いに迫るコミュニケーションをもつのに最も適切な立場にいる専門職である．なぜならば，患者の身体に接触する直接的な世話（看護）を行うことが許されているからである．このように看護師は患者との物理的な距離を縮めるチャンスを豊富にもっており，身体をふき，排泄の世話をすることで患者は気持ちを開き，身体感覚をとおして信頼関係を獲得することができる．

　死に関連した話でなくても，関心をもって話を聞き続ける態度や死にゆく人から逃げないという構えをみせることで，患者から大きな信頼を得ることができる．ときに新人看護師や看護学生に対して患者が本音を語ることがある．新人看護師や学生には洗練されたコミュニケーション技術はないかもしれないが，いわゆる業務的ではなく患者の話に真摯に耳を傾けるという態度をもっているという点ですぐれており，患者から話し相手として選ばれるのではないかと思われる．

3 ステップ3：自分自身をオープンにする

　自分自身が開かれた状態でなければ，死を話題にされたとき，不安のために思わず自分を閉ざしてしまう．自分自身をオープンにすることは難しいことであるが，前述したように，ステップ1で自分自身を客観的にみることができていれば，実現することができる．何か特別なことをして患者を助けなければならないとか，上手にコミュニケーション技術を使うといった考えから離れて，「患者は何を伝えたいのだろうか」という一点に集中して，率直で誠実な態度を保つことが重要である．その場の文脈や状況によって（一概に言うことはできないが），例えば「話を聴くのはこわい（または失礼であるような気がする）けれど聴きたい」と感じていればそのように言葉にだしてしまうことも一つの方法である．患者から提示された話題から逃げることなく，「死について話すことはこわい気がします（失礼ではないかと心配です）が，どのようにお感じなのかとても知りたいと思っていました」「ぜひ，聴かせてください」と言うことができる．または「昨晩，もう長くないのではないかとおっしゃった言葉が気になって，昨日はよく眠れませんでした．もしよかったらどんなふうにお感じでいらっしゃるのか，お聴かせくださいますか」と言うこともできる．このように自分の気持ちを素直に表明することによって自分自身の構えはある程度オープンになり，患者もまたリラックスして自然に話を始めることができるだろう．

4 ステップ4：時期を見極める

　病期，病状，患者のおかれた状況によって話したいというニーズは変化する．あまりに死が遠い時期では，まだ身体が大丈夫と感じており，患者も死を話題にすることは少ない．話したいと望んでも，周囲に人が大勢いたり，にぎやかで落ち着ける雰囲気ではないところでは，深刻な話は始めにくい．また，環境的な条件が整っていても，前後の文脈から死を話題にすることが不適切な場合もある．患者から話題を持ちかけられ，こちらが応じても話が進まないこともある．このような場合は，患者が話さないことも柔軟に受け止め，時期をずらしたり，あらためたりすることができる．

5 ステップ5：きっかけをつくる

　患者は話し始めても，話したいことがあるのに一体何を話したらよいかわからずとまどうことがある．そういう場合はいくつか話すきっかけを用意しておくとよい．次のような話題は会話に無理がなく，よく用いられる．

(1)「身体の感じ」を表現してもらう

　「自分の身体をどのように感じますか」と問うと，患者は自分に出現している身体症状を説明して，それがどのような体験であるかを話すだろう．当然のことながら，死を間近にしている身体感覚について言及するかもしれない．そうすれば死を見すえて自分の希望を述べたり，自分自身の人生を振り返るよい機会となることがある．

(2) タブーである言葉をあえて口にだす

　「死」「死ぬ」といった直接的な言葉だけでなく，「お葬式」「遺言」といった関連する言葉を会話の中でも用いるのはちゅうちょするものである．しかし，このようなタブーとなっている言葉

を一度お互いの間で声にしてしまうと,会話に率直さが生まれることもよく経験する.もちろん,状況判断は必要であるが,勇気をだしてタブーになっている言葉を表にだしてみることも必要であろう.

(3) 患者の言葉をつなぐ

患者が死について話し始めると,周囲の人々が「そんなことはまだ考えなくてもよい」「まだそんなに悪くはないですよ」と言って会話を差し止めてしまうことがある.患者は話を聞いてくれると思って勇気をだして話そうとしているのに,聞き手が逃げてしまうと非常に強い孤独を感じ,その後のコミュニケーションが阻まれてしまうだろう.患者が話したそうにしているときは,それを遮らず,うなずきながら次の言葉を待つ.そして必要であれば「もう長くないと感じているとおっしゃっていますが,どんな感じなのですか」と言葉をつなぐように話を進めるとよい.

❻ ステップ6:率直で誠実な関心を示す

患者が具体的に話し始めなくても,前後の文脈から自分が死にゆくことを他者に聞いてもらいたいと思っていることを看護者が感じ取る瞬間がある.そういう瞬間,患者との相互作用で看護者は患者の気持ちを聞きたくなっている場合が多い.このような場合,自分の関心の高まりにある程度正直になる必要がある.失礼にならないように例えば「病状が進んでいるとおっしゃいましたが,いまどのように感じておられるか気になっています.もう少し詳しくお話しいただけますか?」,または「昨晩は眠れなかったとおっしゃいましたが,どのようなお気持ちでおられるのかとても気になっています」と聞くことができる.この問いかけは,できれば患者が自ら話し始めるまで待つのが望ましい.しかし,看護者が文脈の中で体験する「いまそのとき」という感覚は,よほど文脈を読みとれない場合を除いて,それほど的はずれなものではない.どのように話を始めてよいかわからない患者にとって,このような問いかけは自分の気持ちを表現する大きなきっかけになるだろう.もちろん,もしこのような聞き方をして患者が不愉快になった場合は,不愉快な思いをさせたことを誠実に謝る.

❼ ステップ7:具体的な表現方法を提供する

ただ単に,死にゆくことやそれにともなう思いを表現するといっても,何か媒体や材料がなければ患者は表現しにくいものである.ライフレビューによって,これまでの人生を物語ってもらい,人生の意味づけを一緒に行うことは,看護介入としても研究されている.そのほかにも日記や手記を書くこと,知人に手紙を書く,孫や子どもへのメッセージを録音するといった方法を提案することができる.提案の中から「この方法ならやれそうだ」という方法を探し,必要な場所や時間,機材を提供する.

❽ ステップ8:患者の表現スタイルを尊重する

死にゆく過程におけるコミュニケーション,表現のスタイルには患者個々人の特性がある.それぞれの患者の表現スタイルを大切にすることが求められる.例えば,患者によっては「みんなよく理解してくれていると信じているのでさようならは言わないで死のう」という人もいる.そ

のような場合は，患者が選択した方法を尊重し「それでよいと思いますよ」と伝え，患者の決定を保証する．患者によっては，コミュニケーションに「壁」を感じる場合もある．柏木（1996）は，壁をもった患者とのコミュニケーションでは，「壁を認める」ということを述べており，患者のこれまで培ったコミュニケーションパターン（スタイル）を尊重しながら，ケアを継続することを勧めている．

⑨ ステップ9：患者が話し始めたら場を整え話すことをサポートする

　患者の話を注意深く聞き，必要なら言葉を足したり（代弁したり），言うことを励ましたり，話したい相手をそばに連れてきたり，話しているときにそばにいてほしいと患者が希望すれば，そばにいて静かに見守ることも大きな助けになる．そばにいるべきかどうかは，患者にきちんと確認するのがよい．

　体力や集中力の程度によっては，続けて話すことが難しいときもある．毎日そのような話をするというわけではなく，状況に応じて日常的な会話にもどす用意も必要である．ごく普通の会話，たわいのない日常的な出来事などを話題にして，平凡な時間を過ごすことが患者にとっても必要であるので，いつでも話題を提供できるようにしておくとよい．ユーモアを交えた会話は特に有効である．

⑩ ステップ10：話をしてくれたことに感謝し，聞き続けることを保証する

　最初のセッションが終わったら，必ず感謝の気持ちを伝え，今後死について話をしてくれるときは決してその話から逃げないことを患者に約束する．死にゆく患者が最もおそれるのは，死について話すと周囲の人がこわがって逃げていくのではないかということである．自分の周囲から人が遠ざかると患者は強い孤独感に襲われる．死に直面して孤独に陥ることがないよう，「とても大切な話なので，続けて聞かせてほしい」と言い，次に会う時間や場所を約束する．

⑪ ステップ11：自分自身をサポートする周囲の体制を整える

　話を聞く看護師は，患者への共感性が高くなり，話のあとで深い悲しみを感じるであろう．患者への愛着も強くなるので，患者を失うことも大きなショックである．患者と死について話し始めたら，自分自身をサポートする仲間，スーパーバイザーの存在が必要になる．このような周囲のサポートは事前に用意しておくことが望ましい．緩和ケア病棟などターミナルケアに特化した病棟であれば，そのようなサポートも得られやすいが，外科病棟など医療処置に追われている病棟では優先されることが異なり，なかなか同僚のサポートを得ることは難しい場合もある．また，訪問看護ステーションから出かけていって在宅ターミナルケアを行っている場合などは，看護師一人で訪問する場合が多いので状況を共有しにくいこともある．このような場合，管理の立場にある看護職が大きな役割を果たす．話し合いの場をもったり，チームを組んでサポートするなどさまざまな方法が考えられる．がん看護専門看護師やリエゾンを専門とする精神看護専門看護師などコンサルテーションを実施することのできる看護師がいれば活用するとよい．

ここで紹介したステップは，看護者という立場を想定して記述した．家族，重要他者などの患者との距離がもともと接近している人々にそのまま用いることはできない．家族や重要他者の場合，さらに患者へのコミットメントが強くなっているので，患者と病気の進行や死について話すのは困難な場合が多い．看護師や医師など医療職が家族を亡くす場合，医療者も家族や重要他者としての立場をとるので，いつもは率直に話すことができるのに，死にゆく自分の家族に対してはそのような態度がとれないことがある．このような現象はむしろ自然な現象であり，あってもよい現象である．

　患者を囲むいろいろな立場の人々が，それぞれの関係性を土台に患者とのコミュニケーションを展開する．看護師は患者のベッドサイドにいて，日常性を共有し，身体に触れてケアを提供しているという役割上の特性があるので，それに見合うコミュニケーションのとり方ができる専門職ということができる．

引用文献

1）新村出編（1992）広辞苑，p.968，岩波書店．
2）厚生労働省ホームページ，人口動態調査，人口動態統計，表5．
3）柏木哲夫（1996）死にゆく患者の心に聴く　末期医療と人間理解，p.244，中山書店．
4）Backer, A. B., Hannon, N., Russell, N. A.（1994）Death and dying : understanding and care., p.4, Delmar Publishers.
5）柳田邦男編（1992）「生と死」の現在，同時代ノンフィクション選集，p.26，文藝春秋．
6）内布敦子（1996）終末期がん患者の看護援助について：Peaceful Death を導く患者看護婦関係，がん看護，1（2），pp.160-164．
7）内布敦子（2002）患者が死にゆくことを言語化することを支える「看護師の構え」，がん看護，7（6），pp.521-527．
8）Kübler-Ross, E.（1969）On death and dying., p.188, Simon & Schuster Inc.
9）Freud, A. 著，外林大作訳（1958）自我と防衛，p.63．誠信書房．
10）Snyder, M.（1992）Chap. 13, Independent nursing interventions., pp.115-122, Delmar Publishers Inc.
11）Florio, A. G., Donnelly, P. J., & Zevon, A. M.（1998）The structure of work-related stress and coping among oncology nurses in high-stress medical settings: a transactional analysis., Journal of Occupational Health Psychology, 3（3），pp.227-242．
12）Ferrel, B., Virani, R., Grant, M., Coyne, P., & Uman, G.（2000）Beyond the Supreme Court decision : nursing perspectives on end-of life care., Oncology Nursing Forum, 27（3），pp.445-455．
13）Gordon, A. K.（1995）Deterrents to access and service for Blacks and Hispanics: the medicare hospice benefit, healthcare utilization, and cultural barriers., The Hospice Journal, 10（2），pp.65-83．
14）Nilchaikovit, T., Hill, J. M., & Holland, J. C.（1993）The effects of culture on illness behaviour and medical care, Asian and American differences., General Hospital Psychiatry, 15, pp.41-50．

15) 木下由美子，福田幸子，真中久子，関口敬子，梅里良正，岩下清子，季羽倭文子，岡安大仁（1983）末期がん患者ケアにおけるナースのジレンマ，看護展望，8（12），pp.25-34.
16) 小松浩子，小島操子（1988）ターミナルケアに携わる看護婦と医師のストレス，看護学雑誌，52（11），pp.1077-1083.
17) Takahashi, H.（1990）Informing a patient of malignant illness: commentary from cross-cultural perspective., Death Study, 14（1），pp.83-91.
18) 上村晶子，皆川邦直，依田由美，大倉久直（1994）ターミナルケアにおける看護婦のストレス：意識調査から，心身医学，34（4），pp.291-297.
19) Konishi, E, Davis, A. J.（1999）Japanese nurses' perceptions about disclosure of information at the patients' end of life., Nursing and Health Sciences, 1（3），pp.179-187.
20) 犬童幹子（2000）癌看護に携わる看護者のケアリングに関する研究：癌看護のケアリングに影響する要因調査，日本がん看護学会誌，14（2），pp.43-53.
21) 犬童幹子（2002）看護者のメンタルヘルスに関する研究：がん看護に伴う看護者の不安に関する因果モデルの検証と再構築，日本看護科学学会誌，22（1），pp.1-12.
22) 佐々木壽英（1998）地域医療計画からみた地域がん診療施設整備拡充に関する研究（報告書），厚生労働省科学研究費報告書.
23) Kashiwagi, T.（1999）Truth telling and palliative medicine., Internal Medicine, 38（2），pp.190-192.
24) Ptacek, J. T., Eberhardt, T. L.（1996）Breaking bad news, A review of the literature., Journal of American Medical Association, 276（6），pp.496-502.
25) Curtis, J. R. & Patric, D. L.（1997）Barriers to communication about end-of-life care in AIDS patients., Journal of General Internal Medicine, 12（12），pp.736-741.
26) Curtis, J. R., Patric, L. D., Caldwell, S. E., & Collier, C. A.（2000）Why don't patients and physicians talk about end-of-life care? Barrier to communication for patients with acquired immunodeficiency syndrome and their primary care clinicians., Archives of Internal Medicine, 160（11），pp.690-696.

参考文献

1．柏木哲夫（1980）臨死患者ケアの理論と実際：死にゆく患者の看護，日総研出版.
2．遠藤惠美子（2001）希望としてのがん看護　マーガレット・ニューマン"健康の理論"がひらくもの，医学書院.

学習課題

1．ターミナル期のコミュニケーションにおけるバリアやストレスについて考えてみよう．
2．死にゆく人と接するときの自分自身の構えを点検してみよう．
3．死にゆく人とコミュニケーションをとるときの自分自身の不安は何か考えてみよう．
4．ターミナル期にある人々が死にゆくことについて話をしたいと望んだとき，どのようなサポートができるか考えてみよう．

VII

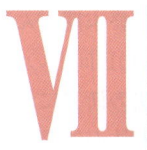

心理的支援の方法

学習目標
1. 終末期がん患者の心理的適応とは何かを理解する．
2. 患者への心理学的介入方法について理解する．
3. 患者への心理学的介入の可能性について理解する．

終末期がん患者の QOL の向上を目指す現代医療において，患者の心理的適応をはかることは，QOL 向上のための最も重要な要素の一つであるということができる．一方で，心理学・心理療法の研究において，終末期がん患者の心理的適応の向上に寄与する可能性のあるさまざまな介入方法が開発され，紹介されている．そこで，本章ではまず，終末期がん患者の心理的適応について紹介する．次に，がん患者一般に対して有効であるとされる心理的援助の方法の分類を行う．そして，これらの方法のうち，特に終末期がん患者に有効とされる方法について，精神医療・緩和医療の専門家に対するアンケートの結果を参考にしながら述べる．これを通して，終末期がん患者の心理的適応を向上させる心理的支援の方法について考える資料を提供したい．

① 患者の心理的適応とアセスメント

現在のサイコオンコロジーや緩和医療においては主流の，終末期がん患者の心理的適応の考え方は，苦痛のない状態をもって適応とするものである．この考え方では，抑うつや不安が精神医学的な問題のない範囲であることを心理的に適応しているとする．

よって，この意味での心理的適応の評価は，抑うつと不安の評価をもって行われる．抑うつの評価尺度としては，**CES-D 抑うつ尺度**（Center for Epidemiological Studies Depression Scale：CES-D）[1]，**Zung 自己評価式抑うつ尺度**（Zung Self-Rating Depression Scale：SDS）[2] などがあげられる．不安の評価尺度としては，**状態特性不安尺度**（State-Trait Anxiety Inventory：STAI）[3]，**ハミルトン不安尺度**（Hamilton Anxiety Scale：HAMA）[4] があげられる．このほか，抑うつと不安を同時に測定するものとして，**HADS 尺度**（Hospital Anxiety and Depression Scale：HADS）[5]，情緒状態全般を測定する**日本語版 POMS**（Profiles of Mood State：POMS）[6] がある．最近では，適応障害，抑うつのスクリーニングツールとしてHADSと同等の感度と特異度をもち，しかも2項目と非常に簡便な「つらさの寒暖計」[7] が心理的適応の指標として用いることのできる評価尺度である．

このような心理的適応に直接影響を与える心理的要因として，**セルフエフィカシー**（self-efficacy，**自己効力感**）[8] がある．セルフエフィカシーとは，「自分にはこれだけのことができるのだ」という主観的な判断のことであり，セルフエフィカシーの高低が，心理的適応，特に抑うつや不安に影響を与えるとされている．筆者らは，終末期がん患者のセルフエフィカシーについて研究してきた．これまでの研究では，終末期がん患者の心理的適応は，患者の全身状態（performance state）などの身体的状況が直接関係しているのではなく，セルフエフィカシーが媒介して影響を与えていることが明らかになっている[9]．よって心理的適応の向上のためには，患者のセルフエフィカシーを高めるような支援の方法が推奨される．例えば，患者の日常生活での行動を強化するような看護介入を考えることができる．

一方で，終末期がん患者の心理的適応を抑うつ・不安のない状態であると考えるのでは不十分であると考えることもできる．現在，終末期医療，緩和医療の領域では，**実存的苦痛**，あるいは**スピリチュアルペイン**といった概念が盛んに取り上げられている[10]．これらの問題に適切に対処することが終末期がん患者の心理的適応の向上に寄与するものであると考えられる．

② 心理的援助に用いられるさまざまなアプローチ

　終末期がん患者を含む，がん患者全般に対しての具体的な心理的援助の方法について述べる．がん患者に対する心理的援助の方法については，さまざまな研究によりその有効性が実証的に検討されている．これらを統合的に理解するために，介入技法の様式を体系的に分類した．いくつかのレビュー論文がすでにだされているが，それらを参考に筆者はがん患者に対する心理学的介入の独自の体系化を試みた．

　がん患者に対する心理学的介入において用いられている個々の介入方法を大まかに分類すると，実存的精神療法，支持的精神療法を基盤にするプログラムと，心理教育，認知行動療法を基盤とするプログラムに分けられる[11]．この中で，構造化の度合いが強いほど，心理教育，認知行動療法を採用する傾向がある．しかし，両者を折衷するものも数多く存在する．そこで，実存的・支持的心理療法から認知・行動療法的アプローチを両軸端とした分類を行った．構造化の高い順にあげていくと，"教育的アプローチ"，"目標設定型アプローチ・問題解決技法"，"リラクセーション・イメージトレーニング"，"認知行動的アプローチ"，"支持的表現的アプローチ"，"実存精神療法的アプローチ"となる．

1 教育的アプローチ

　このアプローチは，主に情報提供を目的としたものである．このアプローチに含まれるものは，健康教育[12]，心理教育[13]，治療法に関する話し合い[14]，コミュニケーション方法に関する情報提供[15]などである．がん患者の場合，治療や疾患に関する情報を提供することが中心となるが，ストレスや対処行動といった心理学的な内容の情報を提供する場合もある．それぞれの情報についてのマニュアルやテキストにそって行われるため，比較的簡単に実施可能なアプローチであり，心理学的介入以外で広く用いられる介入法である．

2 目標設定・問題解決技法アプローチ

　このアプローチは非常に多くの研究で用いられているものであり，参加者それぞれに対して治療，ケア，ストレス対処について目標を設定して，その目標に取り組んでいくものと，各参加者独自の問題についてその解決方法を具体的に話し合うものである[12),13),16]．このアプローチは，認知行動療法的な介入を用いる研究では必ず取り入れられているものである．患者の積極的な日常生活を支援し，患者の適応を促進していくことが目的である．心理学的介入以外の介入でも多く用いられる．

　わが国では，厚生労働省科学研究費補助金「がん患者に対するリエゾン的介入や認知行動療法的アプローチ等の精神医学的な介入の有用性に関する研究」班（明智班）において，問題解決療法プログラム（Problem-solving Therapy for Japanese Cancer: PST-JC）が開発され，さまざまながん種と病期のがん患者を対象としたグループ療法として介入研究が実施されている[17)−19]．

③ リラクセーション・イメージトレーニング

　このカテゴリーには，漸進的筋弛緩法や自律訓練法といったいわゆるリラクセーションプログラムとよばれる介入技法[12),13),15)]，例えばナチュラルキラー細胞ががん細胞を攻撃するイメージを想定させるような，イメージトレーニングあるいはイメージ療法[13)]，催眠訓練[20)]，そして，自らの怒りの感情を直接コントロールするような情動管理[14)]とよばれるものが含まれる．認知行動療法的な介入を用いる研究に多く取り入れられている．これは，患者が自分自身の体に直接自ら働きかけることを促すアプローチであり，患者が介入のその場でその効果を体験するという意味では非常に効果的な介入技法であると思われる．

④ 認知行動的アプローチ

　がん患者への心理学的介入研究の中で，認知行動的アプローチとして用いられているものにはさまざまな技法が含まれる．坂野[21)]によると，認知行動療法には，行動的技法と認知的技法があり，これらの組み合わせによって実際の治療が行われる．よって，これら2つを厳密に区別することはできないが，文献で取り上げられていた介入技法をここではあえて分類した．まず，行動的なアプローチでは，行動スケジュール表の作成[22)]，行動リハーサル[23)]，ホームワーク[22)]，ウォーキングなどの運動[24)]，そして積極的情動表出[22),23)]などがある．認知的アプローチとしては，認知的再体制化[13),14),24)]，否定的な自動思考・誤った認知的パターンの同定[14),15)]，代替となる考えの紹介や誤ったパターンの修正[23)]，自己の積極性・強さの強調[22)]，セルフモニタリング[23)]などがある．このように非常に多くの技法が，がん患者に対しても用いられている．日常生活の中で，そのほとんどが病気に対処する時間となるがん患者の場合，これらの方法で，患者を手助けすることは非常に大きな影響を与えることになると考えられる．

⑤ 支持的表現的アプローチ

　支持的表現的アプローチは，非指示的ともよばれるが，心理学的介入，心理療法においては最も基本的なアプローチであると同時に，医療場面におけるコミュニケーションにおいても非常に有用な方法であるとされている[25)]．がん患者の心理学的介入研究においても最も基本的な技法として用いられている[12),13),15),20),23)]．これらの多くは，ピアサポートグループ，あるいは相互サポートグループ（mutual support group）とよばれるグループ療法の形態で行われている．グループでは，メンバー同士がお互いの発言，存在を尊重し，受容し合うものである．そこでは，介入効果として肯定的同意[23)]，自己表現[15)]が促進されている．ほとんどのがん患者に対する心理学的介入においてこのアプローチは用いられているものである．

⑥ 実存精神療法的アプローチ

　がん患者に対する心理学的介入において，実存的精神療法にもとづくものがいくつかある．その最も代表的な研究は，スピーゲル（Spiegel）ら[26)]による研究である．スピーゲルはヤーロム（Yalom）[27)]の示した枠組みに従って，転移のあるがん患者に対して，実存的精神療法にもとづく

グループ療法を行っている．キセイン（Kissane）ら[14]は，認知行動療法的アプローチとこの実存的アプローチを折衷した実存的・認知的療法を提唱している．これらのアプローチはほとんどグループ療法により行われている．実存的グループの特徴は，そこで話し合われるテーマにある．例えば，死や死にゆくことを話題にする[26]，人生を振り返る**ライフレビュー**を行う[28]，死の運命や死の不安に直面する[14),23]，無価値感や喪失の感覚といったテーマについて話し合う[29]などがある．これらについて共通することは，人間の実存，根元にかかわるテーマについて積極的にグループの中で話題にするということである．特に，スピーゲルら[26]のグループでは，グループのあるメンバーが亡くなったときに，次のセッションではその人のことを取り上げて，グループ全体で悲しんだり，思い出を語ったりするといったことが行われている．

また，カナダで開発されたディグニティセラピーは，終末期患者が経験する実存的苦痛を改善する簡便な方法として，高い実施可能性が報告されている．

③ アプローチの有効性

前述したように，終末期がん患者の心理的適応促進のためには，実存的苦痛・スピリチュアルペインを考慮した心理的適応の方法を考えなければならない．しかしながら，これらに対する心理的援助の有効性に関してはほとんど明らかにされていない．そこで筆者らは，精神医療と緩和医療の専門家を対象にアンケート調査を行い，終末期がん患者に対する心理的援助の有効性について検討した[31]．ここでは簡単にこの研究の内容を紹介し，終末期がん患者への適切な心理的援助のあり方について述べる．

調査は，終末期がん患者の実存的苦痛に対する心理社会的介入の，全体的な構造の探索，専門家が評価するそれぞれの介入の有効性，異なる実存的苦痛の状況に対する有効性の違いについて検討することを目的とした．

2001年に，ホスピス・緩和ケア病棟看護師，総合病院に勤務する精神科医と心理士の計819人に対して質問紙を用いた調査を行った．質問紙には，乳がんで余命が2カ月の50歳の女性を取り上げ，さらに，「将来の不確実性に関する不安」「過去についての後悔」「役割の喪失と依存の増大にともなう無価値感」の3つの実存的苦痛の状況を想定したシナリオを作成した．このシナリオに対して，前項の心理学的介入方法の体系化を参考に作成した25項目（表Ⅶ-1）の**心理社会的介入の有効性**について評定を求めた．

ホスピス・緩和ケア病棟に勤務する看護師268人と総合病院に勤務する精神科医146人と心理士42人の計456人より有効な回答を得ることができた（有効回答率38％）．探索的因子分析の結果，専門家が有効であるとした心理社会的介入は，"意味づけを中心とするアプローチ"，"快適な環境の提供"，"支持的表現的アプローチ"，"宗教的アプローチ"，"教育と対処能力の強化"，"存在"の6つに分類された．

"意味づけを中心とするアプローチ"には，"患者の人生価値の評価""ライフレビュー・インタビュー""認知的再構成""創造性の高揚"が含まれていた．"快適な環境の提供"には，"快適な環境の提供"以外に"芸術療法""リラクセーション""身体症状の緩和"が含まれていた．"支持的表現的アプローチ"には，"患者の受容と尊重""傾聴""患者への関心"が含まれていた．"宗教的アプローチ"には，"宗教的ケア""祈り""薬物療法"が含まれていた．"教育と対処能力の強化"には，"セルフエフィカシーの強化""病気に関する情報の提供""問題解決能力の向上"

表Ⅶ-1　調査で用いられた25の心理社会的介入に関する項目

No	項目
1)	患者につねに関心を向け，コミュニケーションを行える状態を保つ
2)	患者の傍らにいる時間を増やす
3)	患者のからだに触れるようにする（マッサージ，タッチなど）
4)	心から傾聴する
5)	患者をありのままに受け入れ尊重する
6)	患者の生きてきた歴史がわかるように生活史を書く
7)	つらい感情を表現するように促す
8)	患者の感情は当然であることを保証する
9)	心配していることを明確にし，解決可能な具体的な方法をとるよう促す
10)	病気の経過について具体的で現実的な説明をする
11)	過去に乗り越えた困難を思い出すように促し，現在も対処できる能力があることを強調する
12)	家族，友人など患者にとって重要なサポートが得られるように配慮する
13)	音楽や絵画などの芸術や，自然に触れ合う機会を提供する
14)	リラックスするための具体的な方法や，気分転換の方法を指導する
15)	患者がくつろげる環境を整える
16)	積極的に身体症状を緩和する
17)	向精神薬の投与を（依頼）する
18)	宗教について話をしたり，宗教家を紹介する
19)	患者とともに祈る
20)	患者の苦悩に関係しているかもしれない意識されていない要因を，生育歴にさかのぼって探索する
21)	他の考え方ができるように促す
22)	患者が大切にしてきたものや，生きている意味を感じさせてくれることについてたずねる
23)	短期間で実現しうる具体的な目標がたてられるように働きかける
24)	患者とともに人生を振り返り，その意味を再発見できるように支援する
25)	創造的なことをするように促す

（Hirai, K., Morita, T., Kashiwagi, T. (2003) Professionally perceived effectiveness of psychosocial interventions for existential distress of terminally ill cancer patients, Palliative Medicine, 17, pp. 688-694 より転載，筆者訳）

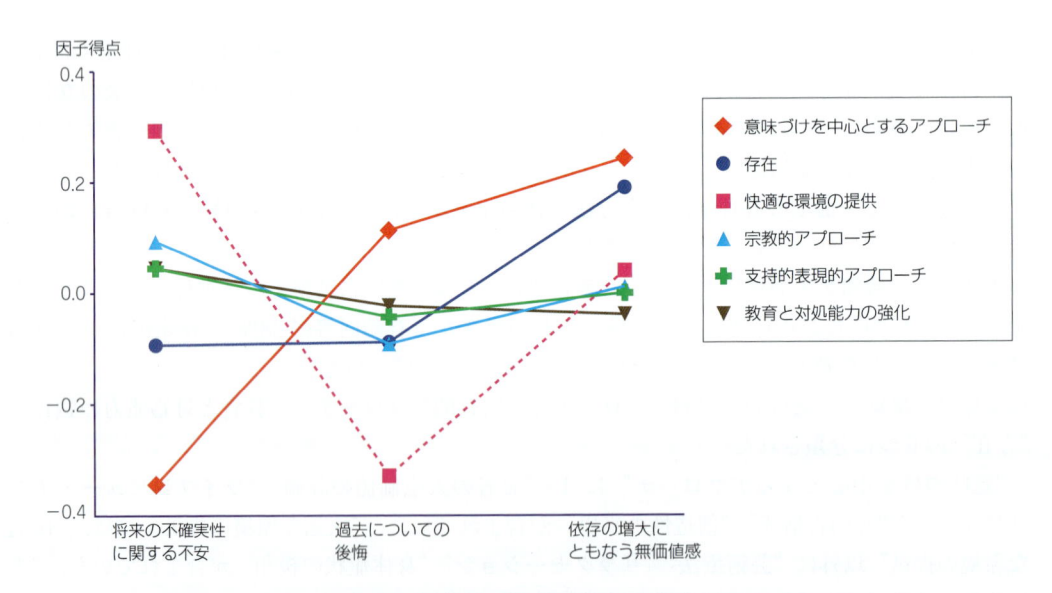

図Ⅶ-1　シナリオ別による心理社会的介入因子の有効性の違い

（Hirai, K., Morita, T., Kashiwagi, T. (2003) Professionally perceived effectiveness of psychosocial interventions for existential distress of terminally ill cancer patients, Palliative Medicine, 17, pp. 688-694 より転載，筆者訳）

が含まれていた．"存在"には，"時間の共有""タッチ"が含まれていた．

　有効とされたアプローチの中で，"支持的表現的アプローチ"は，状況にかかわらず有効なアプローチであるとされ，"快適な環境の提供"は，不確実性にともなう不安をもつ患者に対して有効であり，"意味づけを中心とするアプローチ"と"存在"は，依存に関連した無価値感をともなう患者に有効であるとされていた（図Ⅶ-1）．また，精神科医は他の2集団に比べ薬物療法を有効であるとする傾向があったのに対して，看護師は，他の2集団に比べすべての介入についてより有効であると評価する傾向にあった．

　これらの結果から，精神医療と緩和医療にかかわる専門家は，実存的苦痛の性質の違いと，専門性によって有効であると評価される介入方法は異なるが，終末期がん患者の実存的苦痛に対して多くの種類の臨床的介入が有効であると評価する傾向にあった．特に，"支持的表現的"な心理的援助の方法はどのような状況であっても有効とされており，終末期がん患者に対する心理的援助においても最も基本的なアプローチの方法であるということが明らかとなった．また，状況により有効とされる心理的援助の方法が異なることが示されたことから，終末期がん患者の実存的苦痛・スピリチュアルペインを含めた心理的適応の向上のための心理的援助には，まずは患者の状況の的確な把握が必要であることが示唆された．

④ 特定の方法論にとらわれず注意深く評価

　終末期がん患者の心理的適応の向上を目的とする心理的援助を考えた場合，まず，患者のおかれた状態の的確な評価が重要となる．そのためには，いくつかの評価尺度の使用が有効である．本稿で示したように心理的援助の方法にはさまざまなものがあり，どのような方法を選択するのが最もよいかというのは非常に難しい問題である．特に終末期がん患者の場合，実存的苦痛・スピリチュアルペインとよばれる状態が心理的適応に非常に密接に関連しており，それらを考慮しなければならない．本稿で示した調査の結果では，実存的苦痛の状況の違いによって有効とされる心理的援助の方法は異なることが示唆されている．その意味でも，心理的援助の対象である患者が，いまどのような状態にあるのか，どのような苦痛をもっているのかについて注意深く評価することが重要となる．

　さらにその評価の結果にもとづいて，特定の方法論にとらわれない，心理的援助の方法論の選択が必要である．調査では，支持的表現的なかかわりが広範囲な状況で有効とされる援助の方法であることが示されていたが，これは通常の看護ケアのかかわりの中で実行していくことができる援助方法であると思われる．その意味で，看護ケアの範囲内で十分にサポート可能な場合が多いと考えられる．しかし場合によっては，精神科医や心理療法の専門家にコンサルテーションした方がよい場合もある．正確な精神医学的診断と，薬物療法を含む治療が患者に最も利益をもたらす場合があるので，これらの専門家への依頼をちゅうちょしないことも必要である．

引用文献

1）Radloff, L. S.（1971）The CES-D Scale: a self-report depression scale for research in the general population., Applied Psychological Measurment, 1, pp. 385-407.
2）Zung, W. W., Richards, C. B., Short, M. J.（1965）Self-rating depression scale in an

outpatient clinic. Further validation of the SDS., Archives of General Psychiatry, 13, pp. 508-515.
3) Spielberger, C. D., Gorsuch, R. L., & Lushene, R. E. (1970) The State-Trait Anxiety Inventory. manual Palo Alto, CA : Consulting Psychologists Press, pp. 3-14.
4) Hamilton, M. (1959) The assessment of anxiety states by rating., British Journal of Medical Psychology, 32, pp. 50-55.
5) Zigmond, A. S., Snaith, R. P. (1983) The hospital anxiety and depression scale., Acta Psychiatrica Scandinavica, 67, pp. 361-370.
6) McNair, D. M., Lorr, M., & Doppelman, L. F. eds, (1971) Manual for the Profile of Mood States., Educational and Industrial Testing Service, San Diego, CA.
7) Akizuki, N., Akechi, T., Nakanishi, T., Yoshikawa, E., Okamura, M., Nakano, T., Murakami, Y., Uchitomi, Y. (2003) Development of a brief screening interview for adjustment disorders and major depression in patients with cancer., Cancer, 15 ; 97, pp. 2605-2613.
8) Bandura, A. (1977) Self-efficacy : toward a unifying theory of behavioral change., Psychological Review, 84, pp. 191-215.
9) Hirai, K., Suzuki, Y., Tsuneto, S., Ikenaga, M., Hosaka, T., Kashiwagi, T. (2002) A structural model of the relationships among self-efficacy, psychological adjustment, and physical condition in Japanese advanced cancer patients., Psycho-Oncology, 11, pp. 221-229.
10) 森田達也，角田純一，井上聡，千原明（1999）終末期癌患者の実存的苦痛：研究の動向精神医学，41, pp. 995-1002.
11) Burton, M. & Watson, M. (1998) Counselling people with cancer., John Wiley and Sons.
12) Fawzy, F. I., Fawzy, N. W., Hyun, C. S., Elashoff, R., Guthrie, D., Fahey, J. L., & Morton, D. L. (1993) Malignant melanoma. Effects of an early structured psychiatric intervention, coping, and affective sate on recurrence and survival 6 years later., Archives of General Psychiatry, 52, pp. 100-113.
13) Cunningham, A. J., Jenkins, G., Edmonds, C. V. I. & Lockwood, G. A. (1995) A randomised comparison of two forms of a brief, group psychoeducational program for cancer patients: week sessions vs. a 'weekend intensive'., International Journal of Psychiatry in Medicine, 25, pp. 179-189.
14) Kissane, D. W., Bloch, S., Miach, P., Smith, G. C., Seddon, A. and Keks, N. (1997) Cognitive-existential group therapy for patients with primary breast cancer., Psycho-Oncology, 6, pp. 25-33.
15) Edelman, S., Bell, D. R. & Kidman, A. D. (1999) A group cognitive behaviour therapy programme with metastatic breast cancer patients., Psycho-Oncology, 8, pp. 295-305.
16) Nezu, Arthur M., Nezu, Christine Maguth, Felgoise, Stephanie H., McClure, Kelly S., Houts, Peter S. (2003) Project Genesis: assessing the efficacy of problem-solving therapy for distressed adult cancer patients., Journal of Consulting and Clinical Psychology, 71 (6), pp. 1036-1048.
17) ローレンス・マイナーズ・ウォリス著，明智龍男，平井啓，本岡寛子監訳（2009）不安と抑

うつに対する問題解決療法，金剛出版．
18) Akechi, T., Hirai, K., Motooka, H., et al. (2008) Problem-solving therapy for psychological distress in Japanese cancer patients: preliminary clinical experience from psychiatric consultations., Jpn J Clin Oncol, 38, pp. 867-870.
19) 「がん患者に対するリエゾン的介入や認知行動療法的アプローチ等の精神医学的な介入の有用性に関する研究」班：がん患者に対する問題解決療法実施マニュアル．
http://pst.grappo.jp/pro/report.html
20) Spiegel, D., & Bloom, J. R. (1983) Group therapy and hypnosis reduce metastatic breast carsinoma pain., Psychosomatic Medicine, 45, pp. 333-339.
21) 坂野雄二（1995）認知行動療法，日本評論社．
22) Moorey, S., Greer, S., Watson, M., Baruch, J. D. R., Robertson, B. M., Mason, A., Rowden, L., Tummore, R., Matthew, L. & Bliss, J. M. (1994) Adjuvant psychological therapy for patients with cancer : outcome at one year., Psycho-Oncology, 3, pp. 39-46.
23) Edmonds, C. V. I., Lockwood, G. A., & Cunningham, A. J. (1999) Psychological response to long term group therapy : a randomized trial with metastatic breast cancer patients., Psycho-Oncology, 8, pp. 74-91.
24) Heinlich, R. L., & Schag, C. C. (1985) Stress and activity management: group treatment for cancer patients and spouses., Journal of Consulting and Clinical Psychology, 53, pp. 439-446.
25) R. バックマン著，恒藤暁，前野宏，平井啓，坂口幸弘訳（2000）真実を伝える：コミュニケーション技術と精神的援助の指針，診断と治療社，Buchman, R. (1992) How to break bad news : a guide for health care professionals., Johns Hopkins University Press.
26) Spiegel, D., Bloom, J. R., & Yalom, I. (1981) Group support for patients with metastatic cancer., Archives of General Psychiatry, 38, pp. 527-533.
27) Yalom, I. V. (1980) Existential psychotherapy., BasicBooks.
28) Linn, M. W., Linn, B. S., & Harris, R. (1982) Effects of counseling for late stage cancer patients., Cancer, 49, pp. 1048-1055.
29) Telch, C. F., Telch, M. J. (1986) Group coping skills instruction and supportive group therapy for cancer patients: a comparison of strategies., Journal of Consulting and Clinical Psychology, 54, pp. 802-808.
30) Chochinov, H.M., et al. (2005) Dignity therapy: a novel psychotherapeutic intervention for patients near the end of life., J Clin Oncol, 23, pp. 5520-5525.
31) Hirai, K., Morita, T., Kashiwagi, T. (2003) Professionally perceived effectiveness of psychosocial interventions for existential distress of terminally ill cancer patients., Palliative Medicine, 17, pp. 688-694.

学習課題

1. 終末期がん患者の心理的適応とは何かを説明してみよう.
2. 終末期がん患者の実存的苦痛について実際の場面を想定し,それに有効であると思われる心理的援助の方法を考えてみよう.
3. 看護ケアに取り入れることのできる心理的援助の具体的な方法について考えてみよう.

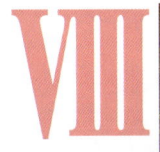

VIII 補完・代替療法
～アロマセラピーの効用～

---学習目標---
1. 補完・代替医療の考え方とその内容・看護教育における現状について理解する．
2. 緩和ケア領域で必要となる「癒し」について理解する．
3. アロマセラピーの効果，薬理作用，実践方法について理解する．

① 自己治癒力の向上

1 看護教育への導入

　米国国立補完・代替医療センター（National Center for Complementary and Alternative Medicine: NCCAM）では補完・代替医療（complementary and alternative medicine：CAM）を「近代西洋医学以外のすべての医療・ヘルスケアシステム・実践・生成物質を示す」と定義している[1]．補完・代替医療には東洋医学などの伝統医学，ヒーリングやバイオフィードバックなどの心身医学的介入，食事療法やハーブ療法などの生物学的療法，カイロプラクティックやアロマセラピーなどの手技療法，セラピューティックタッチや気功のようなエネルギー療法などがあり（表Ⅷ-1），日本では45％のがん患者が何らかの補完・代替医療を取り入れている[2]．

　多くの補完・代替医療には心（mind）・体（body）・魂（spirit）をひとつとしてとらえる「ホリスティックな哲学的基盤」があり，「自己治癒力の向上」を目的とするため，"病気をみるのではなく，病人をみる"という看護の理念と一致する．そのため米国ホリスティック看護師協会（American Holistic Nurses Association :AHNA）では，5つの補完・代替医療を上級実践看護師（advanced practice nurses：APN）に対して教育の提供をしており（表Ⅷ-2），またミネソタ大学スピリチュアリティ・ヒーリングセンターでは14の補完・代替医療を学ぶことができる．そのほかそれぞれの専門家を講師に招いて基礎看護学に導入している大学も多い．

　看護介入分類法（NIC）には，すでに看護師が独自に実践できる介入方法としていくつかの補完・代替療法が記載されている．「アロマセラピー」「芸術療法」「バイオフィードバック法」「音楽療法」「セラピューティックタッチ」等がその例であり，州によっては積極的に看護に導入し，ガイドラインをつくり実践や研究を行っている．

2 緩和ケアにおける「癒しの技」

　heal（癒し）は，ギリシア語のholos（全体）を語源とし，癒された状態をあらわす言葉としてheal-th（健康）がある．人における心（mind）・体（body）・魂（spirit）はそれぞれの価値をもち，深くつながり，等しく重要であると考え，これらが統合されバランスを整えた状態が「癒された状態」となり，健康が保たれているといえる．「治癒」という言葉は，「治る」「癒す（癒される）」の両語で成り立っており，治療だけでは患者は完全になおったとはいえず，そのため看護に「癒し」が求められ，その重要性が問われる．

　看護は，「病いではなく，病に苦しむ人を看る」という全人的かかわりを中心としたケアを行っていく．患者の安寧を願い，それらを実現するために癒しは欠かせない環境であり，時間であり，経験となる．癒しの定義は多様であるが，中川[3]は「医療や環境に対してつくった"こわばり""こだわり"を解いていくこと」とし，子宮内で自分がほとんど努力をせずとも羊水中に浮かんでいる状態を再現させ，追体験させることを癒しの基本としている．特に温かさや触れること，そばにいることが癒しにつながり，不安や恐怖体験のあとに安全，安心な経験へと導くことで患者は成長していくことができると述べている．

　人間にとって最も恐怖や不安を感じる「死」をもとらえつつ取り組まなければならない緩和ケ

表Ⅷ-1 補完・代替医療（CAM）の種類

分類と名称	内容
代替医学系 Alternative medical systems	伝統医学系統，民族療法（東洋伝統医学，アーユルベーダ，ユナニ，シャーマニズム等）
心身医学療法 Mind-body interventions	瞑想，催眠，舞踏，音楽，芸術療法，祈り，バイオフィードバック等
生物学に基づく療法（代替バイオ療法） Biologically based therapies	ハーブ，特殊食品，生理活性分子（マグネシウム，メラトニン，ビタミン等），サメ軟骨等を利用した治療
指圧など外部からの力で治療する方法 Manipulative and body-based methods	マッサージ，整体，整骨療法等
エネルギー療法 Energy therapies	気功，霊気，タッチング療法，電磁療法

（日本緩和医療学会ホームページ，がん補完代替医療ガイドラインより転載）

表Ⅷ-2 米国ホリスティック看護師協会による上級実践看護師のための補完・代替医療教育

教育プログラム	教育機関
① Aromatherapy for Health Professionals （医療従事者のためのアロマセラピー）	R.J. Buckle Associates LLC
② Healing Touch International Certification Program （ヒーリングタッチ国際認定プログラム）	W. Cedar Dr. 206 Lakewood, Co
③ Integrative Reflexology: A Course for Professional practices （統合リフレクソロジー：専門的実践コース）	Integrated Wellness Therapies
④ Nationals Nurses' Certificate Program in Amma Massage （按摩マッサージの全米看護師対象認定プログラム）	The New York College for Health Professions
⑤ Nurses Certificate Program in Imagery （イメージ法の看護師対象認定プログラム）	Beyond Ordinary Nursing

ア領域では，日々の看護の中に癒しが絶対的に必要な要素となる．また，癒しによってもたらされるおだやかな安心感は，身体的にも影響を与えることがわかっている．Wallace & Benson[4]は，「私はおだやかである（I'm peace）」とくり返しながら，呼吸を安定させることによって安定した精神状態をつくることに成功している．また，Barrie, R.C. & Andrew, J. V.[5]は，オイルマッサージによってがん患者の不安を軽減するだけでなく痛みや倦怠感などの身体症状も軽減することが可能であることを示している．

看護師が直接介入できる補完・代替療法は，患者のQOLの向上を中心に展開する緩和ケア領域では特に必要な「癒しの技」となる．

② アロマセラピー（芳香療法）

英国の70％以上のホスピスで導入されており，米国でも主要ながんセンターで導入されている補完・代替療法の一つ，アロマセラピーについて以下に紹介する．

1 「香り」や「触れること」の効果

〔1〕英米での発展

フランスの科学者ルネ＝モーリス・ガットフォセ（Gattefosse, Rene-Maurice）は1927年，科学雑誌に精油の薬理作用について研究論文を発表し，1937年"Aromatherapie"という造語を題名とした本を出版した．これが「aromatherapy」の始まりである．現在も医師や科学者を中心に抗菌性や抗がん作用など，精油の薬理作用について研究がすすめられている[6]．こうした精油がもつ薬理作用を感染症や皮膚疾患などの治療薬として使う場合は**メディカルアロマセラピー**とよばれ，医師らによって行われる．

一方，この精油を患者の状態にあわせ，精油の薬理作用だけでなく，香りの心理的作用，アロマセラピーマッサージによるタッチの生理的な作用を総合的に組み合わせ，人間の心・体・魂の全体に働きかけ，ホリスティック（全体的）なアプローチをすることによって患者の自己治癒力の向上を目的としたものが**ホリスティックアロマセラピー**とよばれるもので，英国を中心に発展してきた．さらに病いをもつ患者のもとで，アロマセラピーを用いて身体的，心理的，精神的に明確な目的をもったサポートを行うことを一般的なアロマセラピーとは区別して，**クリニカルアロマセラピー（臨床アロマセラピー）**とよび，英国や米国の看護領域で導入されている．

日本でもがんを含む慢性疾患や高齢者ケア，心療内科，精神科，リハビリテーション科，産婦人科，皮膚科，ICU（集中治療室）などで実践を始めており，臨床アロマセラピーの効果を検証する研究も進められている[7]．

〔2〕植物から抽出される精油

アロマセラピーは「芳香療法」と訳されるように，植物の花，茎，葉，根，実，種子，果皮，樹脂，木幹などから抽出されるさまざまな香りと薬理成分をもった精油（またはエッセンシャルオイル）を使用する．精油はそれぞれフローラル，フルーティ，フレッシュ，グリーン，スパイシーなど独自の香りをもち，季節や栽培地によって，同じ植物からとられたものであっても香りは変わる．揮発性・引火性・親油性などの特徴があるため，火の近くでは使用しない．また，熱・光・酸素に弱いため，遮光瓶で保存され冷暗室で保管する必要がある．安全に使用できる期間は半年から1年間で，その期間を過ぎると酸化とともに劣化が進み，精油による皮膚トラブルの原因となるため，保存方法や期間に関しては購入時に記録するなど十分に気をつける．精油は脂溶性のため，精油がテーブル等にこぼれた場合は，酒精綿でふき取る．

〔3〕快情動への働きかけ

精油の香りは，脳の視床下部，下垂体，大脳皮質へと伝わり，自律神経や内分泌，睡眠，呼吸の働きに影響を与える．また，本能をつかさどる大脳辺縁系の扁桃核で香りの快・不快が決定され，気分や情操，興味といった感情状態に変化を及ぼす．「気もちいい」「いい香り」「幸せ」「落ち着く」「楽しい」などの快情動を感じることによって，脳内神経伝達物質であるドーパミン・セロトニンのほかエンドルフィンなどが分泌されることが確認されている[8]．エンドルフィンはモルヒネの100倍以上の鎮痛作用があることが知られており，自分にとってよい香りをかぐだけで，痛みをやわらげることも可能である．

ラベンダーの香りは後頭部の脳波のα波を増加させ，気持ちを落ち着かせ，レモンでは集中力

を向上させる効果があると報告されている[7]．一般的に柑橘系の香りは気持ちをもちあげる効果があるといわれ，抑うつ気分の改善に期待される．

ただし，このような香りの心理的効果には好き嫌いという嗜好性が強く関係するため，効果があるからといって嫌いな香りを無理に嗅がせることは患者のストレスとなる．香りの好みは心身の状態や季節によっても変わるため，まずは患者自身が"今日，好きな香り"を選択することが大切である．

香りは強く残っている記憶と結びついていることがあり，香りによって過去の出来事が思い出されることもある（プルースト効果）．よい記憶なら患者は心地よさやなつかしさを感じるが，嫌な記憶と結びついている香りを使用した場合はすみやかに香りを替え，嫌な記憶から解放する必要がある．

〔4〕薬理作用

それぞれの精油は，痛みを緩和したり，けいれんを抑えたり，皮膚などの細胞再生を促進したり，咳を抑えたり，睡眠を誘導したりといった薬理作用をもつ．こうした薬理成分は，鼻腔から吸入することにより肺胞から静脈の血中に吸収され全身に運ばれる．また，塗布やマッサージによって皮膚の毛穴からも多少吸収される．一つの精油がもつ薬理作用は複数あり，表Ⅷ-3のように多くの効果が確認されている．

表Ⅷ-3 薬理作用別にみた精油の一覧（一部）

去　痰	ユーカリ　ティートリー　ローズマリー
血圧降下	マージョラム　レモン　クラリセージ　イランイラン　ラベンダー
血液循環促進	レモン　オレンジ　グレープフルーツ　マージョラム
消化促進	オレンジ　レモン　カモミール　ペパーミント
抗うつ	オレンジ　ゼラニウム　クラリセージ　ベルガモット　ローズ
抗炎症	カモミール　ラベンダー　ティートリー　ベルガモット　ユーカリ
抗けいれん	カモミール　ゼラニウム　サイプレス　イランイラン　クラリセージ
鎮　静	ラベンダー　ベルガモット　サンダルウッド　カモミール　イランイラン
鎮　痛	マージョラム　ラベンダー　カモミール　ペパーミント　ユーカリ

（今西二郎（2010）メディカルアロマセラピー：補完代替医療 第2版，p.83，金芳堂より転載）

❷ アロマオイルマッサージ

他者に触れられることでのみ起こるリラクセーション効果は，副交感神経を優位にする[9]といわれ，ゆっくりとしたテンポによるオイルマッサージを行うことでリラクセーション効果を高める．心地よいタッチは心拍数・呼吸数・血圧などを安定させ，痛みの軽減や不安の減少をもたらす[9]．また，触覚と痛覚が同時に感じると，より太い神経である触覚の方が優位になるため，痛いところをやさしくさすったり，温かい手を置くことだけでも痛み感覚が麻痺し，痛みが軽減されていく．ただし，患者の状態が悪くなるほど，圧を軽くし，スピードを患者の呼吸に合わせる必要がある．

③ アロマセラピーの実践

〔1〕室内蒸散

　患者の気分転換や感染予防を目的に使用する場合に適している．電気式アロマポットに原液を2〜3滴入れ，数時間香らせる．こうした道具がない場合は，コップにお湯を入れ，そこに2〜3滴の精油を入れ，やけどなどを起こさないよう患者の手の届かないところに置いておくとよい．気分転換の場合は患者の好きな香りを，感染予防であればティートリー・ユーカリ・ラベンダー・レモングラス・ローズマリー・ローズウッドなどを含めてブレンドする．

〔2〕吸　入

　患者に咳，痰，鼻づまりなどによる呼吸困難がある場合に適している．ティッシュペーパーを3枚重ねて4つに折り，ユーカリ1滴＋レモン1滴を落とし，鼻に近づけてゆっくりと吸わせる．急に吸うと咳き込むことがあるため，ゆっくりとした呼吸をしながら吸わせることがポイントである．呼吸困難によって睡眠不足がみられる場合は，植物オイル10mLにユーカリ2滴＋レモン1滴＋ラベンダー1滴を混ぜたものを，就寝前に患者の胸部にゆっくりと時計回りに塗布する．

〔3〕足浴・手浴

　足浴，手浴，入浴で使用する場合は，水に溶けず水面に原液が浮くため，原液が付着した皮膚が炎症を起こす危険がある．ラベンダー・ローズウッド・サンダルウッド・イランイラン・パルマローザなどは安全性が高いが，果実の精油（オレンジ・レモン・グレープフルーツなど）やレモングラスなどは危険性が高い．そのため分散剤を入れて混ぜ合わせるか，分散剤がなければティッシュペーパーに1〜2滴を落とし，患者の近くにおいて鼻腔から吸収させながら通常の足・手浴をするとよい．

〔4〕マッサージ

　植物オイル20mL（ホホバ油・アーモンド油・マカダミアナッツ油など）に2〜4種類の精油を4〜8滴（1〜2％希釈）を入れ，患者の身体に負担がかからない程度の圧で，手のひら全体を使ってやさしく動かしていく．部位や患者の状態によって手の使い方が違い，習得には一定の時間の練習が必要である．気持ちよさが提供できなければ患者の苦痛になるので十分に練習してからのぞむことが重要である．また，患者が最も楽に感じる体位で行うように考慮しなければならない．マッサージオイルは劣化が早いため，1カ月以内に使用するのがよい．大量につくって減ってきたら足していくような管理をしていると患者の皮膚トラブルにつながる．患者一人のために，その患者に合った精油で，その日に使う分だけをブレンドするのが理想であるが，経済的事情で同じブレンドで複数の患者のマッサージを行うときでも，1日の使用分だけつくり，最後に容器を洗浄し，翌日また新しいブレンドオイルをつくるようにする．また，原発部位，深部静脈血栓症がある場合は下肢の施術は禁忌．炎症，発熱がみられる場合は中止する．
　がん患者の施術時間は20〜30分程度が適当であり，長い時間のアロママッサージはかえって患者に強い疲労感を与えてしまうので時間を確認して行うとよい．終末期ケアを受けるがん患者に30分間のアロママッサージを行った研究では，疼痛，倦怠感，呼吸困難，不安，抑うつの5つの症状すべてに改善がみられた[10]．患者が希望すれば毎日の施術も問題ない．マッサージの効

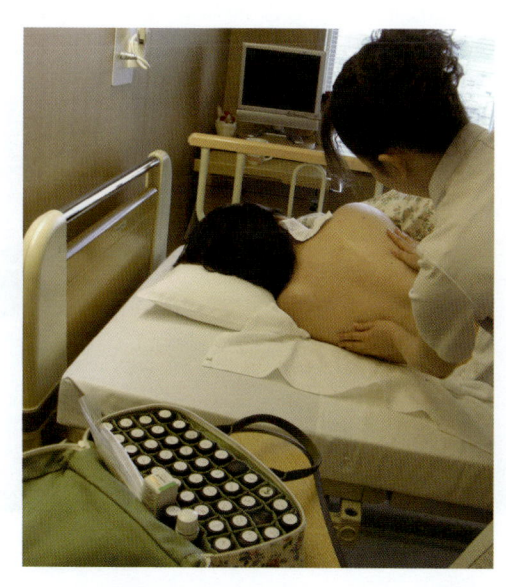

図Ⅷ-1 化学療法の長期臥床による肩・腰痛を改善

果の持続は外来患者で48時間，入院患者で24時間程度[5]といわれているため，毎日10分の施術でも毎日継続することの方が効果的だと考える．

　アロママッサージをする部位は，患者の状態や目的によって変わるが，原発がんの部位は決してもまず，施術の最後に温まった手のひらをそっとその部位に当てるとよい．患者は温かさと安心感で気持ちが休まり，痛みや不安感が軽減する．

　終末期になり言葉でのコミュニケーションが難しく，香りの嗜好性を確認することができない場合は，これまで使用してきた香りの中で最も患者が好んだものを使用する．嗅覚の低下がみられるため，額や頬，胸部や首，手や腕などなるべく鼻に近い部位を選択し，慰めるように患者の呼吸に合わせて静かに行う．

　スピリチュアルペインに対するケアにおいて，言葉では限界を感じることが多く，言葉を超えた"触れる""感じる"ケアが有効となる．アロママッサージによって肌と肌が触れ合い，人肌の温かさが心に沁み，看護師がそばにいることで患者はおだやかな気持ちを取り戻すことができる．看護師は自分の内に癒しの心をもち，自らが癒しの手段となり，患者が安寧を感じる環境をつくる．そのためには患者のすべてを受け入れ，患者を触れている自分の感覚を味わいながら患者との一体感を感じることが必要である．

事例　患者の目からこぼれた大粒の涙

　Tさんは緩和ケア病棟に入院中の78歳女性．肺がんの浸潤によって，右胸に強い痛みがあり，「いた〜い」と叫びにも近い大きな声を出していた．薬物療法でも十分な効果がみられず，ここ数日，体をくねらせ，天井に向かって何かをつかもうとするかのように手を激しく動かす終末期せん妄と思われる行動もみられるようになった．そのため，症状緩和を目的にアロママッサージによる援助をすることとなった．

　通常，肺がんの場合は呼吸困難感の改善のためにユーカリやローズマリーを使用することが多

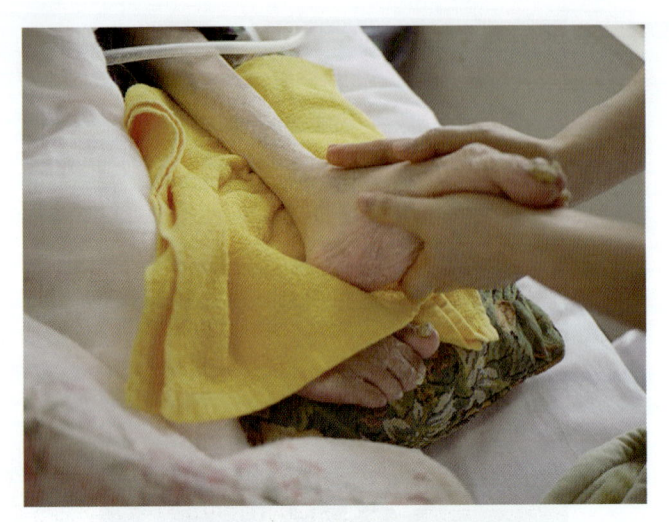

図Ⅷ-2 下肢の倦怠感を改善

いが，Tさんには呼吸困難感はみられず，眉間にしわを寄せ不安そうにしている姿から鎮痛作用，鎮静作用，抗不安作用のある精油を使用することとした．ゼラニウム，ペパーミント，サンダルウッド，ラベンダーを入れた1.5%濃度のブレンドオイルを手に取り，まず痛みを訴えている右胸にそっと触れ，「もう心配しなくていいですからね」と言いながら肌を温めるようにゆっくり軽い圧でさするように手を動かしていった．

しばらくすると「いた〜い」という大きな声は小さくなっていた．「怖かったんですね，そばにいますからね」と腕や手に触れていくとTさんは宙を舞うように動かしていた手を静かに胸に置き，じっとこちらを見ていた．「ね，もう痛くないでしょ．怖くないでしょ．もう大丈夫ですからね」と言うとTさんの眼尻から大きな涙がこぼれてきた．そして，安心したかのように静かに目を閉じ眠っていった．

苦しむことなく2日後Tさんは旅立たれた．Tさんは襲ってくる強い痛みと闘いながら，ずっとだれかの助けを待っていたのだと思う．そんな患者の体や心に寄り添い，看護師自身の手で患者を癒し，少しでも安寧に最期の時を生きられるようアロマセラピーを含めた補完・代替療法を看護援助として有効に使用してほしいと考える．

④ 家族の疲労も癒す

がんと診断されたときから患者だけでなく家族もさまざまな不安，焦り，寂しさを感じていく．特に終末期においては家族との別れを受け止めなければならず，遺されることへのとまどいや不安で家族の心身の疲弊はピークを迎える．

家族は自己犠牲的な介護をしがちであり，重篤な患者を前にして自分の心身の不調を訴えないことが多い．そこで，患者のケアと並行して家族の体調管理をしていく必要がある．不眠や倦怠感がみられる場合は，足脚，手腕，背中などをゆっくりアロママッサージするとよい．患者と同室で行うこともよいが，家族に精神的疲労がみられる場合は，別室で行い，気持ちの吐露や身体

の緊張を緩めやすい環境をつくる．また，家族から希望があれば簡単なアロママッサージを指導し，患者と触れ合い笑顔を交わせる機会をつくることも，遺された家族が感じやすい無力感や後悔を軽減するのに役立つと考える．

⑤ 教育の充実と看護技術への導入

　欧米では，がん患者に対してさまざまな補完・代替療法が実践され，QOLの向上やケアの継続の点から重要な看護介入となりつつあるが，日本では医療者の認知が遅れている．今後は研究機関の結果等も参考にして，患者に合った補完・代替療法について看護師が正しい助言・介入ができることが望ましい．しかし，各補完・代替療法ごとに身につけなければならない知識の範囲が広く，さらに具体的な手技介入を行う場合はそれぞれの理論や実践方法を学び，効果を発揮できるまでの実践力がなければ患者のQOLを損ねる可能性もあり，十分な習練が必要となる．補完・代替療法に関する教育の充実を図り，患者の回復や安寧に役立てる「安楽の技術」として導入されることに期待する．

引用文献

1) National Center for Complementary and Alternative Medicine (NCCAM).
   http://nccam.nih.gov/health/whatiscam/
2) 日本緩和医療学会ホームページ，がん補完代替医療ガイドライン．
   http://www.jspm.ne.jp/guidelines/cam/cam01.pdf
3) 中川米造，小林昌広（1995）「医の知」の対話：癒しをめぐって，p.103，人文書院．
4) Wallace,K.&Benson,H.（1972）The physiology of meditation., Scientific American, 226, pp.84-90.
5) Cassileth, Barrie R., Vickers, Andrew J.（2004）Massage therapy for symptom control: outcome study at a major cancer center., Journal of pain and Symptom Management, 28 (3), pp.244-249.
6) Battaglia,S.（1995）The complete guide to aromatherapy., p.20, Perfect Potion Pty Ltd.
7) 相原由花（2008）臨床アロマセラピストになる：命のそばで寄り添うケアリングとは，BABジャパン．
8) 鳥居鎮夫編（2002）アロマテラピーの科学，朝倉書店．
9) 山口創（2003）愛撫・人の心に触れる力，NHKブックス．
10) 相原由花，二木啓，江川幸二，鈴木志津枝（2016）終末期ケアを受けるがん患者におけるアロマセラピーマッサージの有効性，日本統合医療学会誌，9 (1), pp.85-93.

> **学習課題**
>
> 1. メディカルアロマセラピー，ホリスティックアロマセラピー，クリニカルアロマセラピー（臨床アロマセラピー）の区別について説明してみよう．
> 2. 「香り」や「触れること」の効果について説明してみよう．
> 3. がん患者の苦痛緩和・QOL向上にアロマセラピーがもたらす効用について考えてみよう．

IX

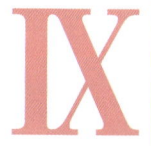

家族・遺族ケアの方法

学習目標
1. 家族ケア・遺族ケアの基本的な考え方を理解する.
2. 遺族ケアプログラムの実際について学ぶ.
3. わが国における遺族ケアの今後の課題を理解する.

遺族ケアの分類

　身内の死は，残される者に深刻かつ重大な心理社会的ストレスをもたらす．それゆえ，看護において，家族ケアや遺族ケアは重要な働きの一つである．日本ホスピス緩和ケア協会も，ホスピス緩和ケアの基本方針として「患者が療養しているときから死別した後にいたるまで，家族がさまざまな困難に対処できるように支える」ことを明示している．また，緩和ケアの理念としてだけでなく，臨床現場の実感として，ホスピス・緩和ケア病棟の看護師長の多くが，遺族ケアに対する遺族のニーズはあると報告している[1]．

　遺族ケアは狭義と広義に分けて考えることができる．狭義の遺族ケアとは，患者の死後，遺族への支援を意図した個人あるいは集団による態度や行動，活動のことである．これには，家族や友人・知人，医療関係者などによる慰めや傾聴のような形式ばらない援助と，支持的精神療法やサポートグループなどのように一定の形式や手続きによる援助が含まれる．前者の場合には，必ずしも特別な知識や技能を必要とはしない．「何も言わず，ただそばにいる」ということだけでも，遺族にとってはしばしば大きな支えになる．一方，広義の遺族ケアとは，遺族への直接的，意図的な支援だけではなく，患者の死の前後を問わず，結果として遺族の適応過程にとって何らかの助けになる行いのことを意味している．例えば，ある調査では約4割の遺族が，「患者を十分にお世話できたとの思いが，死別後のつらかったときの支えとなった」と回答している[2]．つまりこの場合，生前の患者と家族のかかわりを支援することは，広義の遺族ケアにあてはまるといえる．

　本節では，狭義の遺族ケアに焦点を絞って話を進めていくこととする．狭義の遺族ケアは，提供される援助の内容にもとづき，①情緒的サポート，②道具的サポート，③情報的サポート，④治療的介入に分類できる．

1 情緒的サポート

(1) じっくりと耳を傾けること

　遺族は喪失にともない，さまざまな思いとともに，悲しみや怒り，自責の念，不安，孤独感などの感情を経験する．そのような心情をだれかに聴いてもらうことで，気持ちが少しは楽になるかもしれない．援助者にとって聴いているのがつらい話でも，話をさえぎったり話題を変えたりしないように意識することが大切である．遺族の示す感情の中には，強い怒りや罪悪感など不合理なものが含まれている場合がある．援助者はその感情を否定したり訂正したりするのではなく，そのまま聴く姿勢が求められる．安易な励ましや押しつけがましいアドバイスをしたり，わかったふりをしたりするのではなく，遺族の心の声にじっくりと耳を傾けることが大切である．

(2) 思いやりをもって見守ること

死別後まもなくは，そっとしておいてほしいと希望する遺族もいる．そのようなとき，思いやりをもって見守ることも必要である．そして，しばらくしてから，例えば電話や手紙で「いかがですか？ お体は大丈夫ですか？」と様子をうかがうことが遺族にとって救いになるかもしれない．悲嘆プロセスに必要な時間は人それぞれであり，数週間で十分という人もいれば，3年が経ってもまだ深い悲しみの中にいる人もいる．遺族へのケアは死別直後だけでなく，長期にわたって継続的に行われるのがのぞましい．特に，故人の命日を迎える時期には，悲しみが再び強くなりひどく落ち込むという，いわゆる記念日反応を経験する遺族もあり，その時期に何らかの配慮を行うことは大切である．

(3) さらに傷つけないこと

遺族ケアにおいて，まず注意すべきことは，遺族の心をさらに傷つけないことである．不用意な言葉や態度は彼らの助けにならないばかりか，さらなるストレスとなりかねない．配偶者を亡くした遺族のおよそ3人に1人が，他者の言葉や態度に傷つけられた経験をもっていたとの調査報告もある[3]．そのような言葉や態度は，悪意をもって行われたというよりも，むしろ支援するつもりが，結果的に相手を傷つけてしまったというケースが少なくないと思われる．ケアを提供する側としては，自らの言葉や態度がストレッサーにもなり得ることに十分留意し，細心の注意を払うと同時に，それらが遺族にどのように受け取られているのかについてつねに敏感でなくてはならない．

❷ 道具的サポート

遺族がサポートを必要とするのは，情緒的な側面ばかりではない．例えば一連の行事や事務処理，家事など，より現実的な問題に直面し，ストレスを感じている者も多い[3]．それゆえ，このような問題に対する直接的な援助，いわゆる道具的サポートが必要となる．一連の行事や事務処理に関しては，悲しみの深い時期に取り組まなければならず，大きな負担ともなりかねない．それらにともなう雑用を手助けしてくれる人が身近にいれば，彼らの負担は多少なりとも軽減されるであろう．また，家事については，男女を問わず，死別後まもなくはおざなりになりがちなので，食事の支度や買い物を手伝うことは助けになると思われる．

❸ 情報的サポート

(1) 死別悲嘆に関する情報

遺族は，悲しみや怒りをはじめさまざまな悲嘆反応を体験し，自分はこのまま気が変になってしまうのではないかという不安を抱くことがある．その場合，口頭もしくは文書などによって通常の悲嘆反応や悲嘆プロセスなどについての知識を提供することで，彼らは自らの体験を異常ではないと認識し，安心感を得ることができるかもしれない．ただし，悲嘆反応や悲嘆プロセスには大きな個人差があるので，そのこともあわせて伝えられるべきである．死別体験に関する書物を紹介することも有効である．そのような書物を通して，彼らは立ち直りのヒントを得ることができるかもしれない．

(2) 各種サービスに関する情報

　地域によっては，自助グループや，行政による補助制度，法律相談，料理教室など，遺族のニーズに対応可能なサービスがいくつか提供されている．しかし，深い悲しみの中にある遺族にとって，このような情報を自ら進んで得ることは難しいかもしれない．そのような困難な状況にある遺族が，各種サービスを必要に応じて活用できるように，各種サービスに関する情報をリストアップし提供することは，有用な遺族ケアとなるであろう．

4 治療的介入

　正常反応である通常の悲嘆に対して，ときに複雑性悲嘆や，うつ病性障害，外傷後ストレス障害，不安障害，物質関連障害など精神保健上の疾患が独立して，あるいは合併して生じることがあり，その場合は支持的精神療法や薬物療法を含む精神科的治療が必要となる．しかし，複雑性悲嘆の診断基準が必ずしも定まっていないこともあって，その判断は必ずしも容易ではない．ただ，一般的にいうと，悲嘆によって日常生活に深刻な支障が生じている場合には，専門家からの援助が必要であると思われる．家族や友人・知人をはじめ，そのような治療の専門家ではない援助者は，遺族に複雑性悲嘆や精神疾患が疑われる場合，すみやかに専門家に相談し，診察を受けることがのぞましい．家族に日常的に接している看護師には，死別前後の家族の悲嘆の状況をモニタリングして，専門家による治療にのせる判断をする役割が期待される．

2 遺族ケアの実際

① 医療現場における現状

近年，わが国のホスピス・緩和ケア病棟における遺族ケアについて，実態調査が行われた[4]．この調査は，2001年12月末日における緩和ケア病棟届出受理施設（協議会A会員：97施設）すべてを対象とし，2002年11月に実施されたものである．それによると，95％の施設が何らかの**遺族ケアプログラム**を提供していた．そして，提供されている各種の遺族ケアプログラムの実施状況は表Ⅸ-1のとおりであり，「手紙送付」と「追悼会」が二本柱といえる．また，「サポートグループ」や「知識や情報の提供」は当時点では一部の施設でのみ実施されていたが，それぞれ23％の施設が今後行う予定としていた．実際にこれらの遺族ケアプログラムを実施するにあたっては，看護師が中心となる場合が多く[5]，直接の提供者として，あるいはコーディネーターとして，看護師の果たす役割への期待は大きい．

では，一般病棟においては，どのような遺族ケアプログラムが提供されているのであろうか．都市部の公立総合病院に勤務する病棟看護師長および看護師を対象とした調査報告によると，表Ⅸ-1に列挙されている遺族ケアプログラムは，一部の看護師が個人的には行っていたが，病棟

表Ⅸ-1 ホスピス・緩和ケア病棟における各種遺族ケアプログラムの実施状況

	いつも（定期的に，しばしば）行っている	たまに（不定期に）行っている	現在行っていないが今後行う予定	今後も行う予定はない	無回答
手紙送付	66%	23%	0%	5%	7%
追悼会	67%	8%	14%	5%	7%
サポートグループ	17%	2%	23%	37%	21%
電話相談	13%	51%	9%	16%	12%
葬儀参列	10%	29%	0%	53%	8%
家庭訪問	3%	24%	3%	60%	9%
個別カウンセリング	2%	38%	9%	35%	16%
家族カウンセリング	2%	29%	9%	43%	17%
知識や情報の提供	7%	31%	23%	25%	14%

(Sakaguchi, Y., Tsuneto, S., Takayama, K., Tamura, K., Ikenaga, M., Kashiwagi, T. (2005) Tasks perceived as necessary for hospice and palliative care unit bereavement services in Japan., Journal of Palliative Care, 22(4), pp. 320-323より転載，筆者訳)

としてはほとんど行われていなかった[6]．しかし，看護師の約8割が遺族ケアに対する遺族のニーズはあり，約7割が病棟として遺族ケアを行う必要があると認識していた．これらの結果については，サンプルにやや偏りがあるため一般化には慎重であるべきだが，遺族ケアの必要性を感じつつも，実際には病棟としては特に遺族ケアプログラムを提供していない一般病棟の現状を示唆するものである．

次項では遺族ケアプログラムの実際として，主にわが国のホスピス・緩和ケア病棟における，①手紙送付，②追悼会，③サポートグループ，④知識や情報の提供について論じる．

② 遺族ケアプログラム

1 手紙送付

手紙送付を行っていたホスピス・緩和ケア病棟のうち，ほとんどの施設（97％）で看護師が担当スタッフ（の一員）となっていた[7]．医師やソーシャルワーカーがかかわっている施設もみられたが，そのような施設は1割未満と少数であった．そして，8割以上の施設では1家族に1通，主たる介護者のみにカードを送付していた．一方で，1家族につき複数の家族成員に送付していた施設や，必要があると思われた遺族のみに送付していた施設，基本的に1家族につき1通としながらも，各家族成員の悲嘆の程度に応じて複数通を送付しているという施設もみられた．手紙送付を実施する時期については表IX-2のとおりである．およそ8割の施設が，一定の時期に手紙送付を行っており，そのうち約3分の2の施設が1回のみの送付で，残り約3分の1の施設が複数回の送付であった．1回のみ送付の場合の実施時期は，死別後3カ月が最も多く，次いで1.5カ月，いわゆる四十九日ごろの時期であった．複数回送付の場合の送付回数は，年2回が最も多く，その時期としては死別後3カ月と12カ月が最も多かった．

手紙送付の効果に関して，松島ら[8]が行った調査によると，約8割の遺族が肯定的に評価して

表IX-2　手紙送付の実施時期

時期は決まっている（1回のみ送付）	51%	3カ月後 [19]，1.5カ月後（≒49日）[6]，1カ月後 [3]，12カ月後 [2]，2カ月後 [1]，6カ月後 [1]，1〜3カ月後 [2]，2〜3カ月後 [2]，3〜6カ月後 [2]，6〜12カ月後 [1]
時期は決まっている（複数回送付）	29%	年2回：3／12カ月後 [5]，2／12カ月後 [3]，6／12カ月後 [1]，1.5／12カ月後[1]，1週間／3カ月後[1]，1.5〜3／6〜12カ月後[1] 年3回：1／3／6カ月後[1]，1／3／12カ月後[1]，1／6／12カ月後[1]，3／6／12カ月後 [1]，1.5／6／12カ月後 [1]，50日／6／12カ月後 [1] 年4回：1／3／6／12カ月後 [4]
時期は決めていない	17%	
その他	3%	
無回答	1%	

表中の［　］内の数値は施設数を示す．
（坂口幸弘，高山圭子，田村恵子，池永昌之，恒藤暁，柏木哲夫（2003）わが国のホスピス・緩和ケア病棟における遺族ケアの実施方法：カード送付と追悼会はどのように行われているのか？，死の臨床，26（1），pp.97-103，日本死の臨床研究会より転載，一部改変）

いた．また，ハチソン（Hutchison）[9]の調査でも，死別後1年の時点で手紙送付を受けた遺族の92％が好意的な評価をしていたという．さらに遺族の生の声として，ある50代の女性は次のように述べていた．「主人が亡くなった後，しなければならないことが次から次へとあり，無我夢中で行動しているときはいいのですが，少し片づいて，一人になったとき，もう何をする気力も起きず，ただただ主人が早く迎えに来てくれればとそればかり望み，落ち込んでいました．そのような時期に，看護師さんより便りをいただき，どれほど救われたかわかりません」

このように，手紙送付の有効性は一応支持されている．しかし，具体的にどのような実施方法が最ものぞましいのかについては検討の余地が残されている．死別後の悲嘆は長期に及ぶ可能性のある事象であり，遺族ケアを行うにあたっては継続的なケアの必要性が指摘されている．その観点から，送付回数に関しては，複数回がよりのぞましい方法であると考えられる．ただし，年間死亡患者数の多い施設では，複数回送付の負担は大きくなり，看護師のみでは対応に限界があると思われる．また，実施時期に関しては，ハチソンは先の調査結果から，有効な送付時期として死別後1年時点を示唆している[9]．しかし，この調査では他の時期との比較検討は行われていないため，どの時期がベストなのかは不明である．現実に死別後1カ月から3カ月の比較的早い時点で手紙送付を行っている施設も多く，その時期の有効性について今後検討する必要がある．

❷ 追悼会

追悼会は，"memorial service"の邦訳であるが，実際には，ホスピス・緩和ケア病棟では「追悼会」という呼び名はあまり用いられていない．むしろ「家族会」や「遺族会」とよばれている場合が多く，これらの方が一般的である．追悼会のプログラム内容をまとめたものを表Ⅸ-3に示す．茶話会やグループトーク，歌や演奏は多くの施設で行われており，それら以外のプログラムについては各施設が思案し，工夫しながら行われているようである[7]．ある施設の家族会に参加した60代の女性は，「家族会に参加できてなつかしい方々とお会いしていろいろな話をしたり聞いたりして心もなごみ，楽しいひとときを過ごせました．スライドで紹介された故人の写真を見て，あんなときもあったなとなつかしく思い出していました」と述べていた．

このように追悼会には主に，遺族と病院スタッフの交流の場という側面と，遺族の悲しみを癒す場という側面がある．

追悼会を実施していたホスピス・緩和ケア病棟の約8割では，半年もしくは1年に1回定期的に開催され，医師や看護師などが参加していた[7]．一方で，参加対象とする遺族の死別からの経

表Ⅸ-3 追悼会のプログラム内容（挨拶および式辞は除く）

・茶話会，グループトーク	・詩の朗読
・歌，演奏	・昇天者芳名紹介
・宗教家（牧師，チャプレン）の話	・黙祷，お祈り
・スライド上映，ビデオ上映	・遺族への花束贈呈
・献花（献灯，献杯）	・風船，七夕たんざくに思いを込めて
・記念撮影	・リラックスできるゲーム
・写真展示	・その他

(坂口幸弘，高山圭子，田村恵子，池永昌之，恒藤暁，柏木哲夫 (2003) わが国のホスピス・緩和ケア病棟における遺族ケアの実施方法：カード送付と追悼会はどのように行われているのか？，死の臨床，26 (1)，pp.97-103，日本死の臨床研究会より転載，一部改変)

過期間には施設間で差異がみられた．約半数が死別後半年以上経過した遺族を対象としていたのに対し，一部の施設は3カ月未満の遺族を対象としていた．開催場所に関しては，多くの施設が病院内で行っており，院外は1割強にとどまった．経費や利便性などの面で，院内での開催の方が合理的であるかもしれないが，故人の思い出が深い病院，特に病棟に出向くことにためらいを感じる遺族の存在についても留意すべきである．

各施設の2001年度の追悼会に関するデータによると，参加家族数の平均は約26家族であり，参加人数の平均は約41人であった[7]．平均参加率（参加家族数/招待家族数×100）は30％であったが，施設間でやや差異がみられた．追悼会への不参加の理由として，松島らの調査では，「日程の問題」や「ホスピスに行くのがつらく感じた」をはじめとして，「大勢の人が集まる所は好まなかった」「体の調子がすぐれなかった」「いまさら話をしたくない」「家族の介護のために外出が難しい」「私自身には必要ないと思った」などの回答が報告されている[8]．なお，この調査報告では，約7割の遺族が追悼会について肯定的に評価していた．

③ サポートグループ

ホスピス・緩和ケア病棟では，年に1，2回多人数が集まる追悼会とは別に，遺族同士の体験の共有，相互支援を目的とした語らいの会や自助グループなどともよばれる少人数の会を実施しているところがある．ここでは，そのような少人数の会を便宜的に「サポートグループ」とよび，その実際について，わが国の実態を明らかにするとともに，遺族のサポートグループの一例として，淀川キリスト教病院ホスピスで行われている「すずらんの会」を紹介する．

ホスピス・緩和ケア病棟におけるサポートグループの実施形態の概要（2002年11月時点）は表IX-4のとおりである．比較的共通した傾向として，運営者は看護師もしくは遺族であり，病棟あるいは病棟外の院内にて毎月または隔月で開催し，参加遺族数はおよそ10人未満である[10]．一方で，参加スタッフや案内時期に関しては，施設間でばらつきがある．ホスピス・緩和ケア病棟での遺族のサポートグループは，施設側が看護師主催で全面的に提供するグループと，遺族が主体となって施設と連携しながら運営するグループに大きく分けることができる．将来的にのぞましい形態として，運営の継続性や安定性の点では，看護師主催の方がやや優位であると思われる．しかし，看護師主催の場合，人的・時間的資源の面で活動に限界があり，この観点から将来的な方向性の一つとして，遺族主体のサポートグループへの期待は大きい．なお，遺族主体のサポートグループを行うにあたっては，世話人として適任の遺族があらわれることが前提条件となる．運営面の雑務だけでなく，ファシリテーターの役割も担う場合が多い．それゆえグループの成否が，世話人となる遺族の資質や力量に依存する面があることは否めない．また遺族が主体となって運営する場合，サポートグループの責任の所在を明らかにしておくことも重要な課題である．

遺族のサポートグループに関しては，その有効性を支持する多くの報告がある[11]．ただ，医療現場における遺族ケアプログラムの一つとして考えた場合，人的，時間的，金銭的などといった実施コストを比較的多く要するサービスといえる．また，サポートグループへの参加を希望する割合は10％強との調査結果もある[12]．今後，病棟の規模や体制，遺族との連携状況などさまざまな要素を踏まえ，実施コストと効果のバランスの面からもサポートグループの実施の是非や形態について議論する必要がある．

表 IX-4 サポートグループの実施形態

	開催頻度	運営者	参加遺族数	参加スタッフ	案内方法	案内時期	会費	開催場所	ファシリテーター	会報
A	毎月	宗教家、ボランティア	1〜5人程度	看護師、宗教家、ボランティア	案内状を送付	3カ月後	なし	病棟内	いない	なし
B	隔月	看護師	1〜5人程度	医師、看護師、MSW	案内状を送付	3カ月後	なし	病棟内	いない	なし
C	毎月	看護師	6〜10人程度	医師、看護師	死亡時、手紙を送付、来院時に随時案内	3カ月後	なし	院内	病棟スタッフ	なし
D	毎月	看護師	6〜10人程度	医師、看護師、宗教家	案内状を送付	1.5カ月後	なし	病棟内	看護師	なし
E	毎月	看護師	1〜5人程度	医師、看護師、宗教家、ケアワーカー	案内状を渡す	退院時	なし	病棟内	チャプレン	なし
F	2週間ごと	遺族	11〜15人程度	看護師、宗教家、ボランティア	案内状を送付	…	少額	病棟内	いない	なし
G	毎月	遺族	6〜10人程度	遺族ケアを学んだスタッフ	案内状を送付	10〜12カ月後	2000円/年	院内	遺族の世話人	年4回発行
H	年1回	遺族、宗教家	16人以上	医師、看護師、MSW、宗教家、ボランティア	案内状を送付	死別後1年を過ぎた遺族の希望時	1000円/回	病棟内、院内	遺族、宗教家	なし
I	隔月	看護師	1〜5人程度	看護師、ボランティア	案内状を送付	2〜3カ月後	なし	院内	看護師	なし
J	隔月	遺族	11〜15人程度	スタッフの参加なし	…	5〜6カ月後に家族会の案内に同封	300円/回	病棟内	遺族の世話人	年6回発行
K	毎月	看護師	6〜10人程度	看護師、宗教家	案内状を送付	3カ月後	なし	院内	グリーフカウンセラー	年1回発行
L	隔月	看護師、ボランティア	1〜5人程度	医師、看護師、MSW、ボランティア	案内状を送付	2カ月後	なし	院内	看護師	なし
M	隔月	遺族、宗教家、担当スタッフ	16人以上	医師、看護師、MSW、宗教家、ボランティア	案内状を送付	6カ月後	1000円/年	院内	遺族の世話人	年4回発行
N	2週間ごと	看護師	1〜5人程度	医師、看護師、MSW、ボランティアコーディネーター	入院中パンフレット、病棟内ポスター	入院中の患者家族を対象に行う	なし	院内	看護師	年4回発行
O	毎月	遺族、看護師	6〜10人程度	看護師、事務・厨房スタッフ	案内状を送付	1.5カ月後	300円/回	院内	遺族の世話人	年1回発行
P	不定期	遺族	6〜10人程度	必要に応じて医師、看護師	電話で連絡	12〜24カ月後	…	ホテル等	遺族の世話人	発行あり
Q	不定期	看護師	6〜10人程度	医師、看護師	案内状を送付	…	なし	病棟内、院内	病棟スタッフ等	なし

(坂口幸弘,高山圭子,田村恵子,池永昌之,恒藤暁,柏木哲夫(2004)わが国のホスピス・緩和ケア病棟における遺族ケアの実施方法(2)遺族のサポートグループの現状.死の臨床,27(1),pp.81-86.日本死の臨床研究会より転載,一部改変)

淀川キリスト教病院ホスピス「すずらんの会」

　淀川キリスト教病院ホスピスでは，遺族ケアプログラムの一つとして，遺族のサポートグループ「すずらんの会」を1998年10月に開始した[13]．会の名称にある「すずらん」の花言葉は「幸福の再来」であり，遺族が悲しみを乗り越えて再出発できることを願うスタッフの思いが込められている．この会の目的は，遺族同士が体験や気持ちを語り，分かち合うことで互いに支え合い，悲しみを乗り越える力を高めることである．死別後3カ月以上が経過した遺族を対象にプライマリーナースが案内状を手紙とともに送付し，オープンエンド形式で毎月1回，原則として第3土曜日の午後1時半から3時まで院内の会議室を利用して開催している．運営は担当の看護師数人が中心となって行い，ボランティア参加のグリーフカウンセラーがファシリテーターを務めている（ただし，2001年12月までは看護師がファシリテーターを務めていた）．参加費は無料であり，会報「すずらん新聞」を年1回発行している．

　参加者を対象としたアンケート調査によると，全体的満足については9割が肯定的に評価していた[10]．初参加のときの期待に関する回答を図IX-1，参加してよかったこと・悪かったことに関する回答を図IX-2に示す．サポートグループの重要な特徴の一つは，遺族同士による互いの

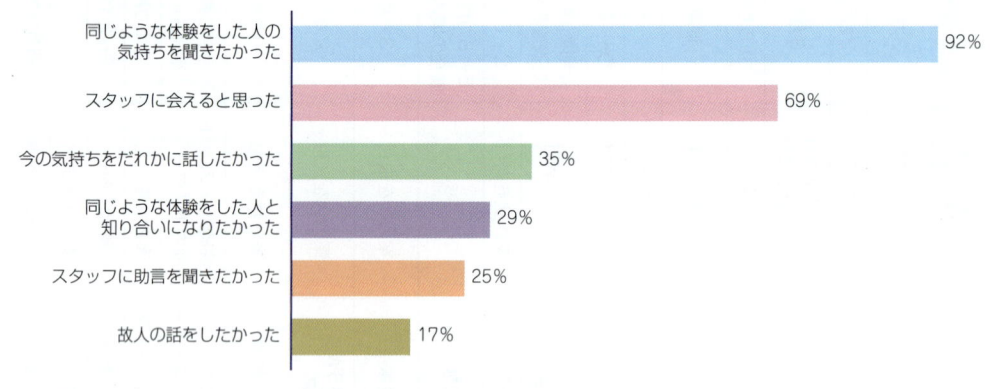

項目	割合
同じような体験をした人の気持ちを聞きたかった	92%
スタッフに会えると思った	69%
今の気持ちをだれかに話したかった	35%
同じような体験をした人と知り合いになりたかった	29%
スタッフに助言を聞きたかった	25%
故人の話をしたかった	17%

図IX-1　会に初参加のときの期待

（坂口幸弘，高山圭子，田村恵子，池永昌之，恒藤暁，柏木哲夫（2004）わが国のホスピス・緩和ケア病棟における遺族ケアの実施方法（2）：遺族のサポートグループの現状，死の臨床，27(1)，pp.81-86，日本死の臨床研究会より転載，一部改変）

項目	割合
考え方が前向きになった	64%
気持ちが軽くなった	61%
悲しみがやわらいだ	57%
立ち直りのきっかけを得た	50%
新しい人間関係が築けた	23%
悲しみが深くなった	11%
傷つくことを言われた	2%

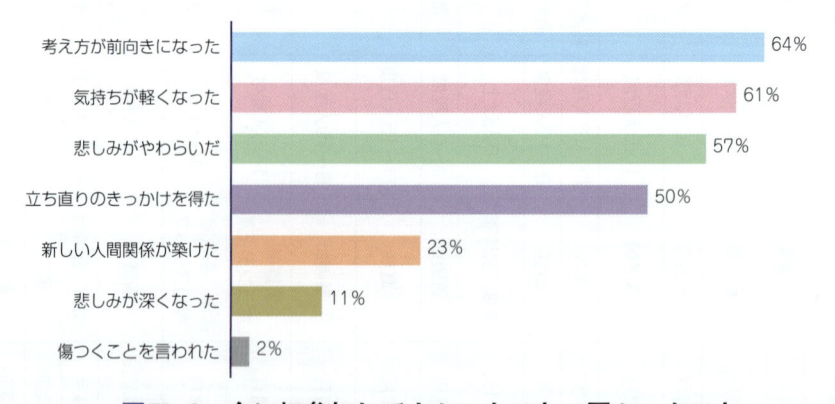

図IX-2　会に初参加してよかったこと・悪かったこと

（坂口幸弘，高山圭子，田村恵子，池永昌之，恒藤暁，柏木哲夫（2004）わが国のホスピス・緩和ケア病棟における遺族ケアの実施方法（2）：遺族のサポートグループの現状，死の臨床，27(1)，pp.81-86，日本死の臨床研究会より転載，一部改変）

体験の共有である．会への初参加のときの期待として，「同じような体験をした人の気持ちを聞きたかった」との回答が最も多かったことは，サポートグループの活動意義を支持するものである．また，回答者のおよそ6割が会に参加して，「考え方が前向きになった」「気持ちが軽くなった」などと回答しており，サポートグループの有効性が示唆されている．しかしその一方で，「悲しみが深くなった」「傷つくことを言われた」との回答が示されたことを見過ごしてはならない．なお「すずらんの会」では，このような際には会終了後に個別面談もしくは電話による対応を行っている．この調査ではさらに，参加しなくなった者に対し，その理由をたずねている．そこには「人前で話すのが苦手」や「期待していた会と違った」との回答もあり，サポートグループに不適な人や，サポートグループではニーズに十分に対応できない人の存在が示唆されている．

❹ 知識や情報の提供

「知識や情報の提供」は，時間や労力，専門的スキルの面で，提供にかかる負担が比較的小さく，一般病棟でも取り組みやすい遺族ケアプログラムである．それゆえ，医療現場への導入が期待されており，一部のホスピス・緩和ケア病棟ではすでに提供され始めている．例えば，聖ヨハネホスピス（東京・小金井市）では，悲嘆プロセスの解説や，地域の自助グループの紹介，本の紹介などを含む「大切な人を亡くした方へ」というリーフレットを遺族に配布している[14]．また，医療現場で実際に活用できるツールとして，遺族向けの小冊子「これからのとき：大切な方を亡くしたあなたへ」なども作成されている（図Ⅸ-3）．この小冊子は，遺族がこれからのときをどのように過ごしていったらいいのか，その気持ちに寄り添いながら，そっと手を差し伸べられるような内容となっている．本冊子は，日本ホスピス・緩和ケア研究振興財団のホームページ（http://www.hospat.org/korekara.html）より無料でダウンロード可能である．

一方で，坂口らはホスピスで患者を亡くした遺族を対象に，講義とグループディスカッションによって構成される教育的介入を試みている[15]．講義の内容は，死別後の悲嘆反応や悲嘆プロセス，対処法などについてである．グループディスカッションは，講義終了後，6～8人のグループに分かれて，ホスピスの看護師等がファシリテーターとなって行われた．参加者へのアンケートの結果によると，プログラムの満足度に関しては，参加者全員が肯定的に評価していた[15]．参

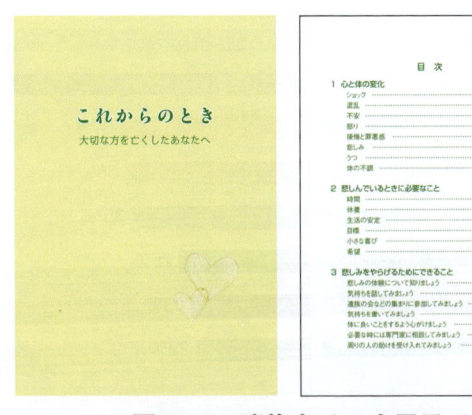

図Ⅸ-3 遺族向けの小冊子
（日本ホスピス・緩和ケア研究振興財団ホームページより転載）

加者の感想としては,「体と心の不調（についての話）は特に参考になりました.（話題にでた）日薬, 時薬を信じ, 前向きに生きていこうと思います［65歳女性］」や,「自分だけではないとよくわかりました［63歳女性］」,「自分のこの1年半を振り返って, 納得することが多く, とても参考になりました［44歳男性］」などがみられた. このような教育的介入には, 案内時に教育講演を前面に打ち出すことにより,「ケアを受ける」という意識を弱め, 遺族の抵抗感をあまり抱かせないという利点がある. わが国では, 死別後にケアを受けることは一般的ではなく, ケアを受けることを自分の弱さととらえる傾向があるように思われる. また第二の利点として, 個別カウンセリングに比べ, 教育的介入は実施が容易であり, ケア提供者は心理面接に関する専門的技能を必ずしも必要とはしない. 死別後の悲嘆や対処方法を学べば, 看護師やボランティアなど心理面接の専門家でなくても行うことができる. 第三に, 教育的介入は多人数を対象に行うことができ, 一度の実施でもある程度の効果が見込まれる. 人的や時間的, 資金的などさまざまな制約のある医療現場でも, 1年もしくは半年に1度の実施であれば可能かもしれない. いわゆる「追悼会」の一部に, 教育的な要素を導入することも, より現実的な選択肢として考えられる.

③ 今後の課題

　医療現場で遺族ケアを行うにあたって, さまざまな困難が存在する. 図Ⅸ-4は, わが国のホスピス・緩和ケア病棟の看護師長によってあげられた遺族ケアを行ううえでの問題点である[1]. この調査報告を参考に, 遺族ケアの今後の課題について考えてみたい.

1 組織として行う体制の整備

　体制の整備が必要な理由の一つとして, 遺族ケアにおける責任の所在の問題があげられる. 遺族ケアが看護師によって個人的に行われ, トラブルが生じた場合, その責任が看護師個人に科せ

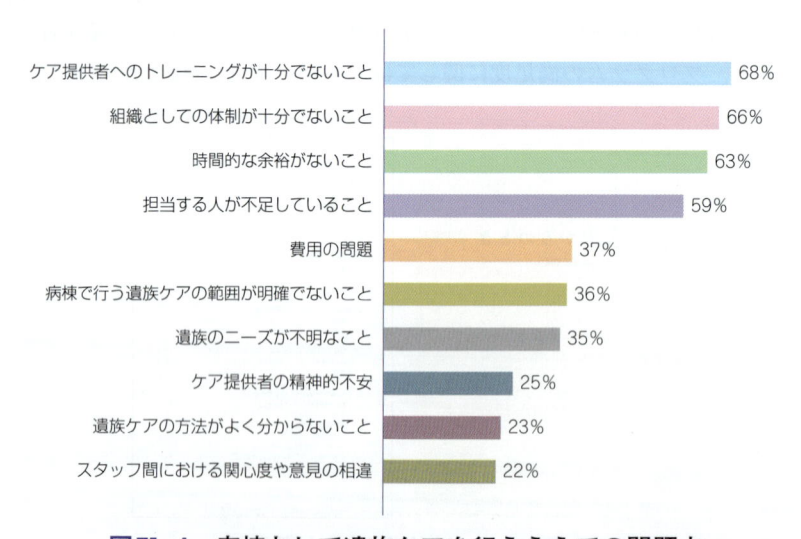

項目	割合
ケア提供者へのトレーニングが十分でないこと	68%
組織としての体制が十分でないこと	66%
時間的な余裕がないこと	63%
担当する人が不足していること	59%
費用の問題	37%
病棟で行う遺族ケアの範囲が明確でないこと	36%
遺族のニーズが不明なこと	35%
ケア提供者の精神的不安	25%
遺族ケアの方法がよく分からないこと	23%
スタッフ間における関心度や意見の相違	22%

図Ⅸ-4　病棟として遺族ケアを行ううえでの問題点

（坂口幸弘, 恒藤暁, 柏木哲夫, 高山圭子, 田村恵子, 池永昌之（2004）わが国のホスピス・緩和ケア病棟における遺族ケアの提供体制の現状, 心身医学, 44（9）, pp.697-703, 日本心身医学会より転載, 一部改変）

られる可能性は否定できない．現状において，病棟として行う遺族ケアの範囲が明確でない病院や病棟は少なくないと思われる．各病院あるいは各病棟で遺族ケアに対する方針を検討し，責任の所在を明らかにすることが大切である．病棟としての遺族ケアの体制の整備は，遺族ケアが看護師個人の負担とならないようにするためにも必要である．遺族ケアは有意義ではあるが，患者ケアを中心とする通常の看護業務に支障がでるようであってはならない．遺族ケアにともなう負担に関しては，時間や雑務といった実務上の負担だけでなく，ケアを提供する側の精神的負担も重要な問題である．実際，遺族にかかわる中で看護師自身が精神的につらくなることがあるかもしれない．遺族ケアに対する組織としての体制を構築する際には，ケア提供者同士で体験を分かち合う機会を定期的に設けるなど，ケア提供者の精神的負担への配慮も必要である．

❷ 研修の充実

遺族ケアをより適切に行うためには，知識の獲得やケア技術の習得などが求められるが，現在のところ看護教育や医学教育，あるいは卒後教育において，遺族ケアに関する教育・研修はあまり行われていない．ほぼすべての施設で遺族ケアプログラムが提供されているホスピス・緩和ケア病棟の場合，スタッフ同士の勉強会を行っているところが約6割と過半数を占めていたが，3割の施設は特に何もしていないとのことである[1]．また，一般病棟の看護師への調査報告によると，約6割の看護師が遺族ケアについて特に学んだことはないという[6]．一方で，回答した看護師のおよそ3人に1人は遺族ケアについて学ぶことを希望していた．このように遺族ケアに関する研修への看護師のニーズも実際に存在しており，卒前・卒後の教育，研修において遺族ケアを学ぶ機会を提供していく必要がある．

❸ 専門家との連携

遺族ケアの基本原則として，複雑性悲嘆が疑われる場合は，すみやかに専門家に委託しなければならない．にもかかわらず，わが国のホスピス・緩和ケア病棟の約半数は，精神科医やカウンセラーなどの専門家との連携はとっていなかった[1]．ただし，連携のあった施設のうち，実際に紹介した経験のある施設はおよそ3分の2にすぎず，またその多くにおいて年間の紹介件数は1，2回程度であった．このようにわが国のホスピス・緩和ケア病棟の場合では，実際に遺族を専門家に紹介するケースは少ない．しかし，治療的な介入が必要と思われるケースがみられた場合に備え，あらかじめ専門家との連携を確保しておくことは重要であり，このことはすべての施設に早急に求められる．

❹ ケアの必要性の高い遺族の評価（リスク評価）

リスク評価（risk assessment）とは，悲しみを遺族自身だけでうまく乗り越えられず，第三者からの援助を必要とする可能性が高い遺族を予測することであり，限られた人的・時間的資源の中で，より効果的な遺族ケアを行うための有効な方略と考えられる[16]．すなわち，要フォローアップ遺族を同定することによって，すべての遺族に同様のケアを提供するのではなく，高リスク遺族に重点的なサポートを提供することが可能となる．このようなリスク評価に対して，低リ

スクと評価された遺族へはまったくケアは行わないのかという疑問の声が聞かれることがあるが，リスク評価は限られた資源の中でのサポートの配分に注目しており，低リスクと評価された遺族に対してサポートをまったく行わないということを意味しているのではない．欧米のホスピス・緩和ケア病棟では一般的に行われており，全米ホスピス協会の会員施設を対象に1986年に実施された調査では，77％の施設がリスク評価を実施していた[17]．わが国でも遺族ケアの進展にともない，リスク評価への関心が今後高まるものと予想される．

5 地域の社会的資源との連携

　遺族ケアは，遺族のニーズに応じたケアが提供されてはじめて有効である．しかし，遺族のニーズはきわめて多様であり，また長期にわたるケアを要するケースもある．一機関で提供できる遺族ケアには限界があり，それゆえ地域の社会的資源と連携して，地域全体として遺族へのケアを考える必要がある．各地域で利用できる社会的資源，例えばセルフヘルプグループや電話相談，行政の支援制度，寺社・教会や葬儀業者による支援などとの連携により，遺族にとって最も有益な支援が選択できるような体制がのぞまれる．将来的には，遺族支援センターのような独立した専門機関が設立され，それを中心として地域の遺族ケアシステムが構築されることを期待したい．

引用文献

1）坂口幸弘，恒藤暁，柏木哲夫，高山圭子，田村恵子，池永昌之（2004）わが国のホスピス・緩和ケア病棟における遺族ケアの提供体制の現状，心身医学，44（9），pp.697-703.
2）柏木哲夫（1995）ターミナルケアと人間理解その8：死別後の悲嘆，Molecular Medicine，32，pp.566-570.
3）坂口幸弘，柏木哲夫，恒藤暁（1999）家族の死に関連して生じるストレッサー：「二次的ストレッサー」に関する探索的検討，家族心理学研究，13，pp.77-86.
4）高山圭子（2003）遺族ケアのニーズと現状に関する基礎調査研究：わが国のホスピス・緩和ケア病棟における遺族ケアの現状と課題，平成14年度日本ホスピス・緩和ケア研究振興財団調査・研究報告書，2, pp.35-45.
5）Matsushima,T., Akabayashi, A., Nishitateno, K.（2002）The current status of bereavement follow-up in hospice and palliative care in Japan.,Palliative Medicine, 16, pp.151-158.
6）坂口幸弘，恒藤暁（2003）遺族支援システムの構築に向けて：医療現場における遺族支援の現状と課題，大阪大学21世紀COEプログラム「インターフェイスの人文学」2002・2003年度報告書〈全8巻〉; 7. 臨床と対話：マネジできないもののマネジメント，pp.102-122.
7）坂口幸弘，高山圭子，田村恵子，池永昌之，恒藤暁，柏木哲夫（2003）わが国のホスピス・緩和ケア病棟における遺族ケアの実施方法：カード送付と追悼会はどのように行われているのか？，死の臨床，26（1），pp.97-103.
8）松島たつこ，赤林朗，西立野研二（2001）ホスピス緩和ケアにおける遺族ケア：遺族ケアについての意識調査と今後の展望，心身医学，41，pp.430-437.
9）Hutchison, S.M.W.（1995）Evaluation of bereavement anniversary cards., Journal of Palliative Care, 11（3），pp.32-34.

10) 坂口幸弘,高山圭子,田村恵子,池永昌之,恒藤暁,柏木哲夫（2004）わが国のホスピス・緩和ケア病棟における遺族ケアの実施方法（2）：遺族のサポートグループの現状,死の臨床,27（1），pp. 81-86.
11) Levy, L.H., Derby, J.F., Martinkowski, K.S., (1993) Effects of membership in bereavement support groups on adaptation to conjugal bereavement. American Journal of Community Psychology, 21, pp. 361-81.
12) 坂口幸弘（2000）遺族の自助グループへの参加意思に関する検討,日本保健医療行動科学会年報,15, pp. 220-235.
13) 椎野育恵,高山圭子,田村恵子（2001）淀川キリスト教病院ホスピスにおける遺族の会「すずらんの会」の活動,ターミナルケア,11, pp. 43-45.
14) 蛭田みどり,山崎章郎,朝長まり子,山田明子（2003）聖ヨハネホスピススタッフが行っている遺族ケアの現状報告,死の臨床,26（2），pp. 223.
15) 坂口幸弘,高山圭子,青木英恵,坂本麻由,飯田和子,玉田陽子,田村恵子,池永昌之,恒藤暁,柏木哲夫（2003）ホスピスにおける遺族への教育的介入の試み,ターミナルケア,13（4），pp. 326-331.
16) Payne, S.A., Relf, M. (1994) The assessment of need for bereavement follow-up in palliative and hospice care. Palliative Medicine, 8, pp. 291-297.
17) Lattanzi-Licht, M.E. (1989) Bereavement services: practice and problems., Hospice Journal, 4, pp. 1-28.

参考文献

1. 坂口幸弘（2010）悲嘆学入門：死別の悲しみを学ぶ,昭和堂.
2. 古内耕太郎,坂口幸弘（2011）グリーフケア：見送る人の悲しみを癒す～「ひだまりの会」の軌跡,毎日新聞社.

学習課題

1．遺族ケアについて,情緒的サポート,道具的サポート,情報的サポート,治療的介入に分類し,それぞれを説明してみよう．
2．遺族ケアプログラムに関して,手紙送付,追悼会,サポートグループ,知識や情報の提供をそれぞれ説明してみよう．
3．遺族ケアにおいて今後取り組むべき課題について説明してみよう．

X

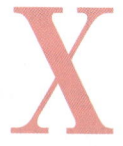

医療従事者のストレスとその対処方法

―― 学習目標 ――
1. 医療従事者のストレスとは何かを理解する.
2. 医療従事者のストレスマネジメントについて理解する.

終末期がん患者のケアをするスタッフの抱えるストレスは非常に大きな問題である[1]．がん医療においては，がんの診断とその告知に始まり，再発，転移，副作用などの説明や，治療法の選択など，医療従事者はさまざまな重大な決定に患者とともにあたらなければならない．さらに終末期医療においては，患者の死に直面しなければならない．また患者の死にともなう家族の悲嘆への対応などさまざまな難しい問題がその業務に含まれてくる．本章では，医療従事者，特に看護師のストレスについて述べ，そのストレスにどのように対応するのがよいかについて検討したい．

① 医療従事者のストレス

ラザルスら[2]によると，ストレスとは，「人間と環境との関係において，ある状況がその人のもっている能力や資源に負担をかけたり，幸福を脅かしたりすると評価された状態」と定義されている．またストレス状態とは，ストレスの原因となっている状況や出来事を示すストレッサー，ストレッサーに対する人の認知過程，認知の結果生ずるストレス反応の3つの段階によって構成されている．看護師のストレッサーとしてあげられているものは，①仕事の負荷，②人間関係の問題，③役割の葛藤とあいまいさ，④仕事と家庭のバランスの難しさ，⑤研修機会や資源の不足，⑥患者からの圧力——とされている[3]．

これらのストレッサーを個人がどのように認知するかによって，その後のストレス反応は変わってくる．ストレス反応には，情動的反応，認知行動的反応，身体的反応の3つの段階がある．ストレス反応が継続した結果生じるものとしてしばしばとりあげられるのは**バーンアウト**症状であり，また新任の看護師が陥りやすいストレス反応に，**リアリティーショック**とよばれる反応がある[3,4]．バーンアウトは，人に援助する過程で，自らの理想をもって熱心に取り組んだが，自分の努力は報われず，不満足な充足感のない状態に長期にわたってさらされることで，その結果，心身ともに燃えつき，身体的・心理的・社会的な問題を呈してしまうことであり，リアリティーショックは，新卒の看護師が実際に仕事を始めるようになって，予期せぬ苦痛や不快さをともなう現実にでくわして，身体的・心理的・社会的にさまざまなショック症状をあらわす現象のことである．

がん専門病院で働く医師・看護師・薬剤師・ソーシャルワーカー・事務職員を対象とした調査の結果，ストレスによるバーンアウト症状を示す「情緒的消耗感」と「個人的達成感の欠如」を，各群の3分の1以上の人が感じていることが明らかとなった[5]．この結果から，がん患者のケアに携わる医療従事者の多くがバーンアウト症状を発症する危険性のあることがわかる．

医療従事者がこのようなバーンアウト状態にあることは，患者に対するケアの質の低下につながるおそれがある[6]．また，長期欠勤や離職率の高さ，生産性の減少などと関連しているとも指摘されている[7]．よって医療従事者のバーンアウトにつながるストレス状態の緩和は，がん医療全体においても恩恵をもたらすものであると考えられる．医療従事者のストレス状態への介入の代表例は**ストレスマネジメントプログラム**である[8]．

② ストレスマネジメント

医療従事者に対するストレスマネジメントのためのプログラムの目的は，予防的にストレスに

対する効果的な対処方法を身につけることである．すでにバーンアウト症状を発症してしまった医療従事者に対しては，一般的な精神医学的な治療，カウンセリングなどの臨床心理学的介入が必要である．本章では予防的な目的で用いられるストレスマネジメントに焦点を当てることとする．

ストレスマネジメントのための介入は，主に，先に述べたストレス過程の認知に対して働きかけを行い，その修正を試みるものである．ストレスマネジメントプログラムは，主に，ストレス過程に対する理解を深めるような心理教育的介入，認知的枠組みの修正を行う認知行動療法的介入，自律訓練法や漸進的筋弛緩法などのリラクセーショントレーニングなどによって構成されている場合が多い．

これまで海外では，医療従事者に対するストレスマネジメントプログラムに関する研究がいくつか行われている．例えば，ヨハンソン（Johansson）ら[9]は，76人の看護学生を対象に，ストレスマネジメントトレーニングを行った．対象者の不安と抑うつをターゲットにして，認知的再体制化，リラクセーショントレーニングを含む介入を週2回，50分のグループにて行った．その結果，介入群と対照群を比較して，不安と抑うつが有意に改善されていたと報告されている．また，タシ（Tasi）とクロケット（Crocket）[10]は，137人の看護師を対象に心理教育とリラクセーションを含む認知行動的介入を行っている．介入群と対照群を無作為に分けて，週1回90分の介入を2回と5週間後の追加介入を行った結果，追加介入後の時点で，介入群は対照群に比べてストレス症状と職務ストレスの知覚が有意に減少したと報告している．

このように，いくつかの介入研究によって，ストレスマネジメントを目的としたプログラムの有効性が示されている．一方でわが国においては，医療従事者のストレスマネジメントに関しては，その必要性はさまざまなところで言及されているが[4]，実証的な研究でその有効性や構造を示した研究はほとんどない．

③ 看護師のためのプログラム開発

筆者らは，総合病院・大学病院に勤務する看護師のためのストレスマネジメントを目的とした介入プログラムの開発を行った[11]．

1 研究方法

近畿圏の公立大学附属病院のある同一病棟において，頭頸部がん患者の看護に携わっており，正看護師資格を有する，三交代制勤務の看護師17人（全員女性，平均年齢30.2 ± 6.7歳）を対象とした．平均勤続年数は9.5 ± 6.7年であった．

介入に先立つスクリーニングと対象の実態に合わせたプログラム内容は，より効果的なプログラム開発のためには非常に重要である．そこで，今回のプログラムの開発にあたり，**トランスセオレティカル・モデル**（Trans-theoretical Model：**TTM**）[12]の考えにもとづいて対象に事前調査を行った．TTMでは，人が何らかの行動変容を獲得する無関心期・関心期・準備期・実行期・維持期という5つの行動変容の段階があり，それぞれの段階では行動に対する意図が異なるということが中核である．そして，各段階にある異なる対象に単一の介入方法を提供することは，介入効果を希薄化するとされている[13]．例えば，禁煙に無関心な人と，実際に禁煙を始めることを

準備している人では，禁煙実行のための介入方法も変わってくるというものである．このTTMの考え方を用いることにより，各段階の行動の意図に応じた介入方法の考案が可能となる．この理論にもとづいた事前調査では，ストレスマネジメント行動に対する準備性の段階の評価，介入に対する期待度，実際に抱えているストレスの種類などを質問紙により明らかにした．その結果，ほとんどの参加者は，ストレスマネジメント行動の実行期と維持期にあった．また，介入に対する期待度も高かった．そこで，患者を看護する中で生じるストレスに対処することへのセルフエフィカシーを維持・向上させることを目標としたプログラムを構成した．

介入は連続する5つのセッション（S1〜S5）からなる心理教育・認知行動療法的技法を中心としたものとした．心理教育の内容は，ストレス理論の解説，参加者がストレス対処に関するセルフエフィカシーを高めることのできるような内容とした．各セッションでは前半約70分の心理社会的教育とその内容に関するディスカッション，心理的サポートが行われ，その後約20分のリラクセーションが実施された．リラクセーションは漸進的筋弛緩法と自律訓練法を行った．また，参加者はセッションの間，できるだけ感情を表出するよう促された．具体的な介入内容と構成を図X-1と表X-1に示した．

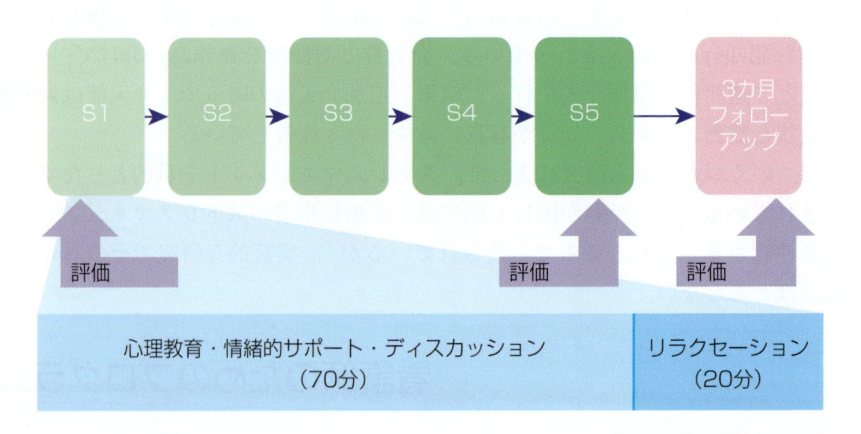

図X-1 看護師に対するストレスマネジメントプログラムの手続きと構造

2 結　果

この介入を行った結果，介入前に比べ，介入後，3カ月後にいくつかの心理尺度について変化が認められた．まず，ストレスコーピングの積極行動コーピングは介入前に比べ，介入直後と3カ月後ではスコアが上昇していた．次に，情緒状態の指標であるポムス（POMS：Profiles of Mood State）のスコアでは，「全般的情緒障害（TMD）」「緊張─不安」「抑うつ」「怒り─敵意」の各スコアで，介入前に比べ，介入直後でスコアが低下していた．しかしながら，有意ではなかったが3カ月フォローアップの時点では，いずれのスコアも再び上昇していた．また，「混乱」については，介入前に比べて，介入直後と3カ月フォローアップの両時点で有意にスコアが改善していた．看護に対するセルフエフィカシー尺度の得点については，介入前に比べ，3カ月フォローアップで有意にスコアが上昇していた．有意ではなかったが，介入直後でも介入前に比べ上昇する傾向にあり，全体として，セルフエフィカシーは上昇傾向にあった．

表X-1 看護師に対するストレスマネジメントプログラムの介入内容

セッション1：ストレッサー＆ストレス反応
・ストレスはストレッサーとストレス反応に区別されることを説明する．
・ストレッサーには物理的，化学的，身体的，心理社会的の4種類があることを紹介する．
・看護師特有のストレッサーについて紹介する．
・ストレス反応には，情動的反応，認知行動的反応，身体的反応があることを説明する．
・各自のストレッサー，ストレス反応について話し合う．
・リラクセーション

セッション2：認知（脅威性＆対処可能性）
・ストレッサーとストレス反応の間に存在する認知について説明する．
・ラザルスのストレスモデルを紹介し，ストレッサーの一次評価（脅威性）と二次評価（対処可能性），ストレス反応が生じるまでの過程のそれぞれについて説明する．
・知識の定着と自らの傾向に気づくことを目的に，ストレッサーの脅威性再評価を行う．
・対処可能性の評価をホームワークとして課す．
・リラクセーション

セッション3：コーピング＆セルフエフィカシー
・認知を構成する重要な要素として，コーピングとセルフエフィカシー（SE）を紹介する．
・コーピングとは何か，コーピング方法（問題焦点型，情動焦点型，回避・逃避型），などについて説明する．
・SEとは何か，SEとストレスの関係，SEを高める具体的な方法，のそれぞれについて説明する．
・介入前に回答されたコーピング・SEの得点をフィードバックし，各自の気づきを促す．
・ホームワークとして「自分をほめる」練習を行い，各自のSEの向上を目指す．
・リラクセーション

セッション4：がんの患者への心理的介入について
・サイコオンコロジーについて説明する．
・がん患者の心の問題を説明する．
・病棟内の患者の精神症状，行動について話し合う．
・がん患者を対象とした心理的介入について紹介する．
・末期がん患者におけるSEの重要性を説明し，病棟内の患者のSEについて話し合う．
・「病棟内の患者をほめる」練習をホームワークとして課し，患者のSEの向上を目指す．
・リラクセーション

セッション5：ソーシャルサポート，コミュニケーション
・ソーシャルサポートとは何か，3つの側面（社会的ネットワーク，知覚されたサポート，実行されたサポート），ストレス反応との関係，を説明する．
・図示することによって各自のソーシャルサポートについての気づきを促す．
・患者のソーシャルサポートの重要性を説明し，病棟内の患者に関して話し合う．
・患者・家族との円滑なコミュニケーションについて紹介する．
・セッション1～5までの知識を概観する．
・リラクセーション
・修了証を渡して終了する．

最後に，病棟内の人間関係の評価については，他の看護師同士との関係評価にのみ，介入前に比べ，介入直後でスコアが有意に上昇し，改善されていることが明らかになった．医師との関係，患者との関係については有意な変化は認められなかった．

3 考 察

このプログラムは，事前調査の結果に基づき，介入の対象となる心理学的媒介要因をまず明確

にし，それに有効であると考えられる介入技法を採用し，評価を行った．このようなアプローチは，ストレスマネジメントプログラムの開発においては今後非常に重要になると思われる．まず，事前調査によって対象となる集団の特性，ストレスマネジメント行動に対する準備性の段階，本介入に対する期待などを把握した．これらの手続きにより，本介入の対象者に対して有効であると考えられる介入プログラムを作成することができたのではないかと考えられる．特に今回は，対象者がすでに何らかのストレスマネジメント，ストレスマネジメントのための行動を実施していた．そのため，ストレスマネジメントに対するセルフエフィカシーの維持・強化を意図した介入プログラムを作成した．

　これまでの心理学的介入研究においては，まず介入技法があって，プログラムが構成されることが多かった．TTMのような考え方を用いて，介入プログラムの構成と内容を臨機応変に考えていくことは非常に有効であると思われる．また，今回の場合はセルフエフィカシーを介入の焦点とし，それに有効であると考えられる教育的アプローチ，認知行動療法的アプローチを採用し，さらに介入の評価においてもセルフエフィカシーの評価も組み込んで介入プログラムを作成した．このように介入の対象となる心理学的媒介要因をまず明確にし，それに有効であると考えられる介入技法を採用し，評価を行うことは，ストレスマネジメントのためのプログラムの構成においては非常に重要になると思われる．

　次に，介入の有効性としてはまず，セルフエフィカシーのスコアに上昇傾向がみられたことは，介入の一つの目標であるセルフエフィカシーの向上が達せられたことを示しているといえる．また，積極行動コーピングのスコアも上昇していることから，本介入はストレスマネジメントに関する対処やその対処効力感に影響を及ぼすものであると考えられる．このような能力の向上は，今後の業務の中で抱えるストレスへの効果的な対処にもつながる可能性があり，予防的観点からも重要であると思われる．一方で，POMSの各スコアは，総じて介入直後では有意に改善するが，3カ月後にはもとにもどる傾向がみられた．これは，今回の介入がPOMSで測定されるような状態の変化に関しては長期的な影響を及ぼさないといえる．また，病棟内の対人関係のうち，看護師同士の関係に介入直後での改善がみられた．本研究の対象となった看護師は，同じ勤務条件のもとで，同じ患者を看護し，同じ医師と治療にあたっており，職場におけるストレス要因が非常に類似している．よって，本介入がピアサポートグループとしての機能を果たすことができたと考えられる．つまり今回のような介入の形態は，一つの病棟内の看護師同士のソーシャルサポートの強化に十分な恩恵を与えられるのではないかと考えられる．ただし，病棟内人間関係の評価の向上は，3カ月後まで維持していなかった．したがって，定期的に追加のグループによる介入を行うなどのプログラムの改善が必要であろう．

　本研究の介入の実行可能性について検討する．医療現場で同じ病棟の看護師が週1回連続5回のグループに参加することは非常に難しいことかもしれない．これまでの研究でも，ストレスマネジメントグループへの参加率の悪さが指摘されている[14]．幸い今回の介入プログラムでは，グループのメンバーの勤務シフトの調整など病棟全体の協力により，脱落者も非常に少なく実行することが可能であった．もし，このようなサポートグループを現場のルーチンに組み込んでいくなら，介入の構成や内容にさらなる工夫が必要であると思われる．また，先に述べたように本研究の介入プログラムの内容は，事前調査の結果にもとづいて構成したものであるが，このような試みも実行可能性を高めることになったのではないかと考えられる．

　この点については，この研究結果とプログラムの内容をふまえて行った，大学病院の師長を対

象としたストレスマネジメントプログラムが参考となる．これは，大学病院の全科の看護師長46人を対象とし，2日間の集中プログラムを行ったものである．介入内容はほぼ前述のものと同様であるが，対象が看護師長となったため，心理教育の内容にリーダーシップ等に関する内容を付け加えた．グループディスカッションは5人あるいは6人のグループを8グループ作成して行った．なお，グループの効果に関する検証は行っていない．この介入では，2日間の集中プログラムとし，効率化することで実行可能性の向上をはかった．また一度に複数グループを同時に実行することも効率化を生んでいる．このように組織で日常的に行われている研修プログラムに，ストレスマネジメントプログラムを組み入れて行うことは，短期間で効率的に実施できることになる．このような効率化は，ストレスマネジメントプログラムの普及に非常に大きな影響を与えると思われる．今後は，このように限られた環境の中で最も有効性の高いプログラム内容の検討が必要になると考えている．

④ 今後の課題

　医療従事者のストレスの内容と，そのストレスへの対処法としてのストレスマネジメントプログラムについて述べてきた．患者に対するケアの質の向上，患者のQOL向上のためには，医療従事者をストレスにわずらわされる環境においては，その実現はきわめて難しい．まずは，医療従事者のストレスに対して適切に対処することが必要である．そのためには，職場全体でのストレスマネジメントのためのシステムを構築することが今後の課題となるであろう．具体的には，ストレスの内容に関する適切な評価，ストレス反応としてのバーンアウトやリアリティーショックといった臨床的に問題となる状態の適切なスクリーニングが必要となる．そして，適切に評価されたストレスの内容と，ストレスマネジメントに対する準備性を把握することによって，その職場にふさわしいストレスマネジメントのためのプログラム内容を構築することが可能となると考えられる．

引用文献

1）保坂隆編，平井麻紀（2003）がん診療における医療スタッフへの援助，サイコオンコロジー，現代のエスプリ，pp.5-17.
2）Lazarus, R. S., Folkman, S. 著，本明寛ほか監訳（1998）ストレスの心理学，実務教育出版．
3）Wheeler, H. H. (1998) Nurse occupational stress research. 5 : sources and determinants of stress., British Journal of Nursing, 7, pp. 40-43.
4）保坂隆（1991）ナースのストレス：その評価と対策 看護学雑誌，55，pp.506-511.
5）Grunfeld, E., Whelan, J. T., Zizelsberger, L., Willan, R. A., Montesanto, B., Evans, K. W. (2000) Cancer care workers in Ontario: prevalence of burnout, job stress and job satisfaction., Canadian Medical Association Journal, 163, pp. 166-169.
6）Brook, R. H., McGlynn, E. A. (1996) Quality of health care : part 2 : measuring quality of care., New England Journal of Medicine, 335, pp. 966-970.
7）Cordes, C. L., Dougherty, T. M. (1993) A review and an integration of research on job burnout., Academy of Management Review, 18, pp. 621-656.

8) Hardy, E. G., Barkham, M. (1999) Psychotherapeutic interventions for work stress. (in Firth-Cozens, J. Payne, L. R. eds., Stress in health professionals : psychological and organizational causes and interventions., West Sussex: John Wiley & Sons.)
9) Johansson, N. (1991) Effectiveness of a stress management program in reducing anxiety and depression in nursing students., Journal of American College Health, 40, pp. 125-129.
10) Tasi, S. L., Crockett, M. S. (1993) Effects of relaxation training, combining imagery, and meditation on the stress level of Chinese nurses working in modern hospitals in Taiwan., Issues in Mental Health Nursing, 14, pp. 51-66.
11) 平井啓,平井麻紀,前野正子,保坂隆,山田富美雄(2005)看護師に対する構造化された心理学的サポートグループによる介入プログラムの開発に関する研究,心身医学.
12) Prochaska, J. O., DiClemente, C. C. (1983) Stages and processes of self-change in smoking: Towards an integrative model of change., Journal of Consultant and Clinical Psychology, 51, pp. 390-395.
13) Velicer, W. F., Prochaska, J. O., Fava, J. L., Norman, G. J., Redding, C. A. (1998) Smoking cessation and stress management: application of the transtheoretical model of behavior change., Homeostasis, 38, pp. 216-233.
14) Kunker, J., Whittick, J. (1991) Stress-management groups for nurses: practical problems and possible solutions., Journal of Advanced Nursing, 16, pp. 172-176.

学習課題

1．医療従事者にとって問題となるストレスの内容を説明してみよう．
2．医療従事者のストレスマネジメントのための介入方法を考える際に注意すべきことを考えてみよう．

パートIII 事例編

1 トータルペインへのかかわり

すべての患者にトータルペインが存在する[1]といわれるが、特にがん患者のもつ痛みを理解する際にはトータルペインに焦点をあてて考慮することが重要である。終末期がん患者のトータルペインは、がん性疼痛をはじめとする身体的苦痛、精神的苦痛、社会的苦痛、スピリチュアルペインという側面に分類される。ここでは、がん性疼痛を抱え終末期を緩和ケア病棟で過ごした事例を通して、トータルペインに焦点をあてた援助について考える。

① 事例

患者：A さん（50歳代，男性）
病名：胃がん，がん性腹膜炎
職業：会社役員
家族背景：妻とは10年以上前に死別しており、母親との二人暮らし。長女と長男は20歳代であり県外で独立して生活している。隣町に姉が住んでいる。

1 病状経過

〔1〕予後3カ月
　検診で胃がんを発見され、総合病院で手術（亜全摘）。その後仕事に復帰していた。しかし、腹痛が出現し、精査した結果、腹腔全体に転移を認め、残胃がん再発、およびがん性腹膜炎と診断される。数カ月間化学療法を試みたが期待された効果は得られず、腹痛に対してオキシコンチン 10mg/日（オキシコドン徐放錠）を処方されていたが痛みは持続していた。主治医からは"胃がん手術後のがん性腹膜炎の状態、つまり胃がんの末期の状態。手術と化学療法を行ったが、がんの進行を遅らせることは困難であり、もはやこれ以上の治療効果は望めない。予後はおよそ3カ月"と説明されていた。A さんは「もうこれ以上つらい治療はしたくない」と、ホスピスのある病院を自ら希望し、当院緩和ケア病棟に転院してきた。

〔2〕緩和ケア病棟への転院
　緩和ケア病棟に入院後、鎮痛薬を増量することにより腹痛は消失し身の回りのことも自分で行えていた。病棟行事にも参加し、日中は散歩や買い物に外出したりしてA さんなりに毎日を過ごしていた。しかし腹腔内に穿孔を起こし再び腹痛が出現し、徐々に体力も低下して一日のほとんどの時間をベッド上で過ごすようになった。

その後病状が悪化し，家族に見守られながら永眠された．

② アセスメント

Aさんの抱えている苦痛を，トータルペインの4つの側面である①身体的苦痛，②精神的苦痛，③社会的苦痛，④スピリチュアルペインの視点から考察した．

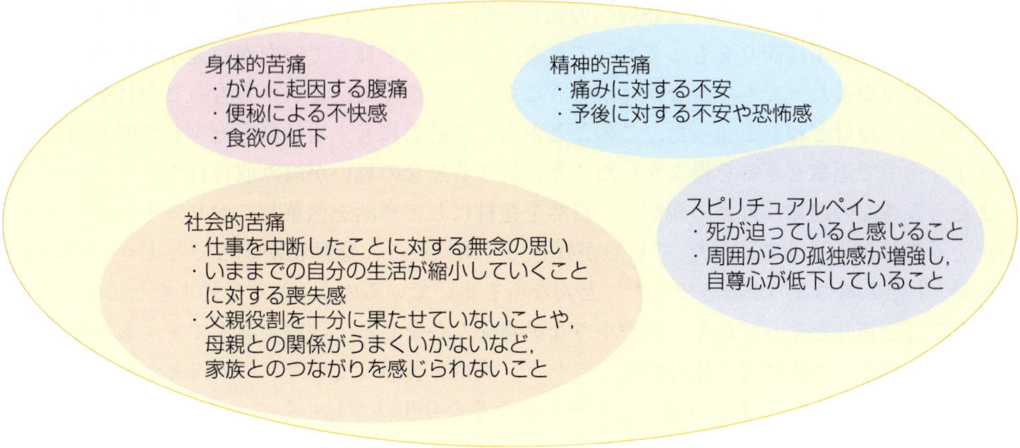

身体的苦痛
・がんに起因する腹痛
・便秘による不快感
・食欲の低下

精神的苦痛
・痛みに対する不安
・予後に対する不安や恐怖感

社会的苦痛
・仕事を中断したことに対する無念の思い
・いままでの自分の生活が縮小していくことに対する喪失感
・父親役割を十分に果たせていないことや，母親との関係がうまくいかないなど，家族とのつながりを感じられないこと

スピリチュアルペイン
・死が迫っていると感じること
・周囲からの孤独感が増強し，自尊心が低下していること

図-1　Aさんの抱えるトータルペイン

1 身体的苦痛

転院前の病院でロキソニン3錠/日，オキシコンチン10mg/日を処方されていたが腹痛は持続していた．これは，病巣およびがん性腹膜炎からもたらされるがん性疼痛であると考えられた．主治医との相談のうえ，オキシコンチンを増量することにより痛みは消失していたが，その後腹腔内穿孔により再度強い腹痛が出現し，コントロールを必要とした．

一方，Aさんは排便が毎日ないことを不快に思っており，食欲が低下してからは「もう，人並みの食事もできなくなった」と，つらい気持ちを表出していた．したがって，便秘や食欲不振などの不快症状もAさんの抱える身体的苦痛であると考えられた．

2 精神的苦痛

Aさんは痛みが増強するたびに「早く，早く．どうしたらいい．痛い，痛い．早く痛み止めを持ってきて．もう死ぬかもしれない」ときつい口調で言い，表情がこわばるなど**パニック症状**がみられた．看護師が速効性の鎮痛薬であるオキノームを持参すると「ただそこにいてくれたら痛みがマシになる」と言い，痛みが軽減するまでベッドサイドで話していると「ありがとう，楽になった」と，おだやかな表情に戻っていった．このことからAさんは腹痛が増強した際，痛みに対する不安や死に対する恐怖感が高まるためにパニック症状が出現するのであろうと考えられた．また，「僕は胃が悪いから胃のあたりが痛くなるんだよね．あとどのくらい生きられるんだろ

う．合併症を起こしたらあっという間だよね．だから少しでも体力をつけて，できるだけ食べて動こうと思って．リハビリもしたいって先生にお願いした」と，予後に対する不安を語っていた．

以上のことから，Aさんは痛みの増強や体力の低下を感じることにより，さまざまな不安や恐れを感じており，これらは精神的苦痛をもたらしていると考えられた．

❸ 社会的苦痛

Aさんは総合病院に入院中，腹腔内への転移を知った時点で会社を退職していたが「いままで人一倍頑張って仕事に誇りをもってやってきた．下にも人を従えていたが，途中で辞めることになり申し訳なかった．でもなかなか体がいうことをきかなくて．これからもっと会社を大きくしていきたかったけどね」と語った．このことから，年齢的にも立場的にも充実して取り組んでいた仕事を途中で退職せざるを得なかったことに対する無念の思いが汲み取られた．

また，Aさんの趣味は野鳥の観察で，自然を題材にして童話を執筆しており，そのうちのいくつかを看護師にも見せてくれた．「自然が好きで，山にいろんな動物がいるでしょう．そいつらの行動，生態を調べるのが好きでした．どんな所を歩いているのか，どんな動きをしているのか．そんなことを知りたくってねえ．鳥や小さな動物なんかをじっと観察するんです．もっと書こうと思っているが，いまは書く体力がなくて」と，表情を曇らせていた．このことから，病状の悪化にともない趣味やいままでの過ごし方ができなくなり生活が縮小していくのを感じることは，Aさんに社会的苦痛をもたらしていると考えられた．

さらに，Aさんは家族との関係においても悩みを抱えていた．子どもたちが会いに来た後「子どもたちには海や山や川に連れていって自然について教えておきたかったし，もっといろいろしてやりたかった．まだ若いからと思って父親らしいことを何ひとつしてこなかった」と，二人の子どもに父親としての役割を十分果たせていないまま死が迫っていることを感じ，無念の感情や，やりきれない思いを表出した．また，毎日身の回りの世話をしに通ってくる母親に対し，ささいなことで大声を上げて怒鳴るAさんであったが，「あの人にはいつも世話になっている」と看護師には話していた．母親は「病気のせいでいらいらして私に当たっているんだとわかっていますから」と，Aさんには何も言わず怒りを受け止めていた．

以上のことから，仕事を中断せざるを得なくなったことや，ベッド上の生活により楽しみが奪われてしまったこと，家族関係におけるさまざまな苦悩はAさんに社会的苦痛をもたらしていると考えられた．

❹ スピリチュアルペイン

腹腔内穿孔を起こし，PTCD（胆管ドレナージ）が挿入されてから意識が低下するまでの数週間，目が覚めると「あーあーあー．助けてー」と病棟中に聞こえるような声で叫び，看護師が絶えずそばにいないと5分とおかずナースコールが鳴る状況が続いた．このことから，Aさんは穿孔により再び強い痛みを体験することにより，死の恐怖に直面していると考えられた．

また，「こんなことばっかり言う患者はいないだろう．わがままな患者と思ってるでしょう」「こんな性格だから昔から敵が多くて．周りの人にも誤解されて損することが多かった．友人と呼べるような人はいない」と語った．これは，病気を通して自己の価値観を問い直した結果，自

分はわがままで人の迷惑になっており周囲の人から受け入れられていないと孤独感を感じ，自尊心が低下している状況に陥っていると考えられた．

以上のことから，死への恐怖を感じたり，他者との関係性の乏しさに直面し自尊心が低下したりしたことはAさんにスピリチュアルペインをもたらしていると考えられた．

③ 看護の実際

以上のアセスメントよりAさんに対する看護のポイントとして，疼痛コントロールおよびその他の自覚症状の軽減，苦痛体験を共有すること，人とのつながりを意識できるようはかること，予期悲嘆への援助の4点があげられた．

1 疼痛コントロール，自覚症状の軽減

腹痛の部位や程度，鎮痛薬の効果をアセスメントするとともに，Aさんが痛みや鎮痛薬について何でも話せるようにかかわっていった．フェイススケール[*1]やVAS（Visual Analogue Scale）[*2]，NRS（Numeric Rating Scale）[*3]を提示して痛みの程度を把握しようとしたが，「わかりにくい」「めんどう」と使用できなかったため，そのつどAさんの言葉や表情から痛みをとらえるようつとめた．看護師はAさんの痛みの意味を理解するよう話を聞きながら，痛みが生じたときにはできるだけ早く速効性のオキノームを臨時投与できるよう促し，Aさんがパニックを起こしたときには落ち着きを取り戻すまでベッドサイドに座り，痛みが軽減するまで背部や腹部を軽くマッサージして不安の増強を予防していった．

臨時投与の頻度を考慮しながら主治医とともに定期薬の増量を検討し，数日ごとにオキシコンチンの投与量を増量することにより，腹痛を意識せず過ごせるようになった．Aさんからは，「ここまで痛みがなくなるとは想像していなかった．ここへ来て本当によかった」と，笑顔がみられるようになった．翌年5月には，病巣の穿孔により腹腔内に排液がもれる状態となり，PTCDが挿入され内服困難となったため，以後は塩酸モルヒネの持続静脈投与に切り換えて疼痛コントロールを続けた．

また，便秘はがん性腹膜炎やオピオイド増量の副作用であると考えられ，毎晩緩下剤の量を調節し2～3日排便がないときにはAさんと相談して浣腸や摘便を行い排便コントロールにつとめていった．栄養科と連携してAさんの好むメニューを出したり，病棟のお茶会で看護師がたこ焼きやお好み焼きやホットケーキを手づくりしたりすることにより，少しでも食べられるようはかっていった．Aさんは「お祭りみたいでなつかしい」と笑顔でお茶会に参加し，他の患者と話しながら食べていた．Aさんが「体力をつけたい」とリハビリを希望した際には主治医と相談して歩行訓練のリハビリを取り入れ，気分がよい日は入浴や外出を積極的に声がけることにより，少しでも気分転換でき快の感情が高まるようつとめていった．外出は特に喜び，「行ってきまーす」と笑顔で散歩や買い物にでかけていた．

[*1] 顔の表情を描いた5種類の絵のうち，痛みの程度を最もよく表していると思うものを選ぶスケール．
[*2] 10cmの直線の両端に痛みなしと最悪の痛みを設けた視覚アナログスケール．
[*3] 0－10，1－5，0－100など，痛みの程度を数字におきかえて表現する数字スケール．

❷ 苦痛体験の共有

　Aさんが思いを表出したいときにはいつでも語れるようできるだけベッドサイドに足を運び，Aさんとかかわる時間をもつようにつとめた．普段は看護師に対して多くを語らないが，ケアの最中にポツリポツリと表出することがわかり，特にケアの際にはゆったりとした雰囲気でかかわっていった．そして思いを表出し始めたときにはいすに座ってじっくりと傾聴し，ときにはライフレビューを取り入れて，看護師がAさんの思いを理解し，受け止め共有していることが伝わるように言葉で返していった．

　入院当初は自らのことをあまり話さなかったAさんであり，「もういいよ，忙しいでしょ」と話を中断していたが，看護師とのかかわりが深まるにつれて少しずつ仕事のことや家族のことを話すようになった．徐々に「もう少しいてくれる？ありがとう」とAさんからその時々の思いを表出するようになった．

❸ 人とのつながりを意識できるようはからう

　Aさんがパニックを起こしたときには落ち着きを取り戻すまでともに過ごすようつとめたり，看護師の援助に対しAさんが気兼ねし自尊心が低下しないよう，一人の人間として尊重する態度で接し，気軽に看護師に手助けを求めることができるような雰囲気をもつことにより，Aさんと看護師との信頼関係を築けるようかかわっていった．Aさんは徐々に看護師が見守っていることに気づき，援助に対して身構える姿勢がみられなくなった．

　さらに，Aさんが個室に閉じこもり孤独感が増強しないよう，体調がいいときにはお茶会への参加を声がけた．Aさんはお茶会への参加を喜び，ほとんど毎週，始まりから終わりの時間まで皆とともに過ごし，他患やその家族，医療者との会話を楽しんでいるようであった．病棟のクリスマスパーティーにも母親とともに参加し笑顔で過ごした．

　一方，母親や姉が面会に訪れた際には，お互いに思いやっていることを代弁し，家族とのつながりを意識できるようかかわっていった．家族に対してもつねにねぎらいの言葉がけを行い，必要なときにはじっくりと聴く時間を設けた．

　また，月に一度Aさんの知人から病棟宛てに葉書がきていた．友人の面会が一度もなかったAさんにとってこの葉書だけが家族以外の人との接点と思われ，字を読むことがおっくうになってからは看護師が知人からの葉書を代わって読むことにより，周囲の人とのつながりを意識できるようかかわっていった．

　このようなかかわりによって，しだいに「迷惑だと思っているでしょう」などの言葉は聞かれなくなり，看護師の援助を自然に受け入れるようになっていった．

　意識が低下する直前に，母親が「あの子が"ありがとう"って言ってくれました」と涙を浮かべて看護師に伝えに来てくれ，Aさんなりの思いを母親に伝えることができたようであった．

❹ 予期悲嘆への援助

　病状の悪化によりさまざまな喪失を体験していくAさんの思いをそのつど傾聴していった．看護師に思いを表出することにより，Aさんはつらいながらもひとつずつ現実を受け止めている

ようであった．また，Aさんの抱えているであろう死への恐怖に対して，宗教や死生観を含め理解しようとしたが，表出することのないまま病状が悪化し意識が低下したため，具体的な援助には至らなかった．

④ まとめ

以上，Aさんの抱えるトータルペインを4つの側面に分類して考察し，症状マネジメントの実際を記述した．それぞれの苦痛は明確に分類できるものではないと思われるが，がん患者の痛みをトータルペインとしてアセスメントすることによりその個人の抱えるさまざまな苦痛に対してより深い関心をもち支援することができればと思っている．

引用文献

1) 高宮有介編（2001）ナースができる癌疼痛マネジメント，p.4, メヂカルフレンド社.

2

ターミナル前・中・後期の心理的変化

　ターミナル期は痛みや全身倦怠感，呼吸困難といったさまざまな身体症状が出現する．患者は悪化するそれらの症状に直面して，不安を募らせ，いらだち，孤独感や恐れを抱き，うつ状態を呈したり，怒りを表出したりする．また病状が進むにつれて，環境や地位，役割，所有物，愛情の対象，身体，自己などの喪失体験を次々と重ねていかざるを得ず，精神的負担は大きくなっていく[1]．本節では，身体症状の変化にともなって感情が揺れ動いた事例を通してターミナル期の患者の心理的援助について考える．

① 事例

患者：Bさん（60歳代，女性，主婦）
病名：膵臓がん，多発性肝転移
家族背景：夫（60歳代）との二人暮し．娘が一人いるが，結婚して別居している．

② アセスメント

　本事例は死亡までの約4カ月間，外来通院中も継続してかかわったケースであり，ターミナル前期（本事例では4カ月～1カ月），中期（数週間），後期（数日）それぞれの時期に分けて経過を紹介する．

1 ターミナル前期

　約半年前に膵臓がん，多発性肝転移と診断されたが，手術の適応はなく入院中に化学療法が開始された．家族へは病名と予後3カ月の説明がなされたが，本人に対しては家族の強い希望により"膵炎"と説明され，外来で化学療法を継続していた．約半年後に看護師が疼痛管理の相談を受け，外来でBさんと面談を行った際には，「先生から聞きました．私が教えてほしいって言ったの．膵臓がんで入院した時点で余命は3カ月だったって言われました．がんって言われたときはショックで落ち込みましたけど，いまはすっきりしています．家族でがんの話を冗談まじりでできるようにもなったし，言ってもらってよかったと思います．今度姉妹で温泉に行こうって話してるの」と笑顔で語った．

Bさんは，心窩部痛と背部痛がありNSAIDs（非ステロイド性抗炎症薬）を使用していたが，モルヒネの使用には抵抗感があり，疼痛管理が困難な状況となっていた．そして「これから痛みはどんどん強くなっていくのかしら，死ぬのは怖くないけど苦しむのは嫌」と今後の痛みに対する不安を述べていた．また夫がBさんに頼りきりで，夫に頼ることができずにイライラして怒鳴ってしまう状況が続いており，離婚を考えたことなどを話した．

　その後疼痛増強，食欲低下，全身倦怠感などの症状が出現し，「余命3カ月って言われていたのにそれも過ぎて，もういつ死んでもいいと思ってるの．死ぬのは全然怖くないの」と死について語る場面が多くみられるようになった．「最期はホスピスに行きたいと思っているのよ」と話し，ホスピスに関する情報を看護師に求めた．しかし，ホスピスに行く場合は化学療法が中止となることを知ったBさんは，化学療法を中止することについては迷いがあり，家族は治療継続を希望してホスピスに行くことについては反対した．

　全身倦怠感がさらに増強し，自宅でほとんど臥床して過ごすようになると，「夫に全部やってもらっているけど，夫は何もできない人だからそれがイライラしてストレスで．これなら早くホスピスに入ったほうがいいんじゃないかと思う．食べられないのがつらい」と涙を流しながら語った．さらに食事摂取できない状況が続き，「まったく食べられないんです．何でででしょうね．痛みはないし，食べられれば元気がつくんじゃないかと思うんですけど．体が弱ってきたんですかね，それとも点滴（化学療法）のせいですかね」と話した．

❷ ターミナル中期

　疼痛の増強，食事摂取困難のために来院した際には「もう嫌になっちゃった．もうだめかもしれない．もうどうしたらいいかわからない」と泣きながら話した．疼痛管理のために入院したが，発熱もともなうようになり，「もうつらいわ．こんなつらい思いをするなんて思わなかった．何だかここ1週間くらいでどんどん悪くなるような気がするんです．覚悟はできてるって言いながらもつらいんです．最近すぐ涙がでちゃうんです．これからどうすればいいんでしょうね」と語った．

　医師のすすめとBさん本人，家族の希望もあり化学療法が継続された．発熱や痛みの症状が改善し，「私は点滴やってた方が調子いいみたい．今日は痛みもないし，熱もでていないからすごく楽なんです．こうなるともっとがんばろうかなっていう気持ちになってくるんですよね．私，お正月に家族みんなで温泉に泊まろうかと思ってるんです．それを目標にがんばろうかなって．いままでみんなに迷惑かけたくないって思ってきたけど，もう周りに気を遣うのはやめました．お見舞いに来てくれるって言ったら，はい，ありがとうって言うことにしました．もう楽にすることにします」と笑顔で語った．

　鎮痛剤の使用方法の調整により疼痛が緩和され「いまの調子だとそろそろ退院できると思うけど，どうかしら」と退院を希望するようになった．また夫との関係については「夫もだんだん変わってきてるみたいで，食事は自分でつくると言ってくれてます」と話した．年末年始に旅館の予約が取れたとのことで「家族みんな楽しみにしてくれてるし，私もそれを目標にします」とおだやかな表情で語った．また，入院中に家族に向けての遺言をしたためていた．

3 ターミナル後期

1週間後の外来受診の際には全身倦怠感と息切れを訴えるようになり,「とにかくだるくて仕方がない. だんだん弱っていってるなというのが自分でもわかりますね. 今年いっぱいもつかしら」と話した. その後, 便秘による腹部膨満感で入院となったが, 本人は腹水が貯留したと認識し,「母が亡くなるときに腹水がたまってたので, ああ私もいよいよそうなんだと思ったんです. 私, 死ぬのなんてちっとも怖くないって思ってたんですけど. やっぱり怖いですね. そう思うと涙がでてきてしまって. すごく苦しむのかなとか考えてしまいます」と語った. その後急速に状態悪化し, 家族に見守られながらの永眠となった.

4 アセスメント

外来での初回面談時, Bさんはすっきりした表情で笑顔をまじえながら病気のことや今後のことについて語っていた. 病名を疑って主治医とも信頼関係が築けずに悶々としていた状況から解放され, 事実と向き合うことができたと考えられた. 笑顔でがんのことを語ることができる自分にBさん自身が満足しているようでもあった.

一方でモルヒネに対する恐怖心が強く, 外来で処方されても自宅で使用しない状況であったため, モルヒネに対する誤解を解き適切な薬剤の使用方法をアドバイスしていくことが必要であった. また痛みが今後どのように変化していくのかや強い痛みがでたときにどうすればよいのか, など疼痛の増強に対して不安や恐怖心を抱いていたため, 今後の疼痛緩和を保証することが必要と考えられた. Bさんは身体症状が安定しているときは精神的にも安定し前向きな言動がみられるが, 身体症状が悪化すると精神的に動揺が激しくなり, 身体症状の不安定さがBさんの心に大きく影響していた.

また, Bさんはホスピスに行くことを望んだが, その場合, 化学療法を中止しなければならないことを知り, ホスピスに行くか, 当院で化学療法を続けるかで揺れており, 療養の場の選択においての意思決定が必要であった.

当初Bさんは「死」という言葉を多用し, 恐れていないことを強調していたが, それは日々「死」を強く意識しながら生活していることのあらわれであった.「死」について取り乱すことなく語ることで自分自身を保っているようにも感じられた. しかし, 病状が進行し, 身体症状が自分ではコントロール不能な状態となったときのBさんの心の動揺は激しく,「まったく食べられないんです. 何ででしょうね」「こんなつらい思いをするなんて思わなかった」などと語っており, 自分の身体機能に対する喪失を受け入れることに苦悩していた. また夫との関係において, Bさんにすべて頼っている夫に対して感じているいらだちは, これまでBさんが果たしてきた妻としての役割を果たすことが困難になってきたことへの自分自身へのもどかしさのあらわれであり, 役割喪失に対する反応と考えられた.

そして死が迫ってきていることを感じたときのBさんの言動は予期悲嘆に対する感情表出であり, これは夫との関係性において, 自分がいなくなってしまったら夫はどうするのだろうという心配から, 夫への怒りとなって表出された.

さらにBさんは, これからどうなっていくのだろう, どうすればいいのだろう, 死ぬときは苦しむのだろうかといった死に関する不確かさに苦悩していた.

③ 看護の実際

以上のアセスメントより看護のポイントとして，症状緩和の保証，意思決定への支援，喪失・予期悲嘆への援助，不確かさへの援助があげられた．

1 症状緩和の保証

Bさんは身体症状の変化にともなう精神的な動揺が激しく，症状緩和を最も優先させることが必要であった．Bさんには持続性の心窩部痛と背部痛があり，モルヒネが導入されたが，モルヒネの使用に対する恐怖心が強かったため，まずBさんの痛みやモルヒネに対する認識を把握したうえで，モルヒネの安全性と有効性，使用方法についてくり返し説明を行った．

外来通院中は電話連絡をとり，症状緩和の状況を確認し，薬剤の使用方法についてアドバイスを行った．Bさんは症状が緩和されると精神的にも安定し，前向きな気持ちをもつことができるようになり，食べられない状況でも姉妹との温泉旅行を楽しんだり，年末年始は家族で温泉に宿泊するという目標をもつことができた．

またBさんは今後痛みがどのように変化するのかや痛みが強くなったらどうしようという不安を抱いていたため，痛みを緩和する方法はいろいろあり，今後も疼痛緩和のために最善を尽くすことを保証した．

2 意思決定への支援

Bさんはホスピスで平穏な最期を迎えたいという思いと，化学療法は続けたい，信頼する主治医にずっと診てもらいたいという思いの中で揺れていた．そこでホスピスに関する情報提供と見学を勧め，自分が療養を続ける場所としてどこが最適と感じるかを考えてみてはどうかと提案した．またホスピスを希望しながらも化学療法を続けていきたいという複雑な思いに共感するようにつとめた．最終的にBさんは，信頼できる主治医に最後まで診てもらいたいと，当院で可能な限り化学療法を継続することを選択し，最後までその決定が揺らぐことはなかった．

3 喪失体験，予期悲嘆への援助

Bさんは食事や入浴などの日常生活がいままでのようにできなくなってしまったことや，これまで家族や友人から頼られて生きてきたが，自分が人に頼らなければならなくなってしまったことなど，さまざまな喪失を体験していた．病状を十分理解していたBさんが，食事が食べられなくなったことに対してつらい気持ちを訴えたり，なぜ食べられないのかと疑問を投げかけたりしてきたことは，徐々に衰弱していく体をBさん自身が感じ取っていることによる悲嘆反応と思われた．また死への恐怖を涙ながらに訴えたことは近づいてきた死に対する予期悲嘆のあらわれであった．看護師はBさんがそういった感情を表出することを促し，思いを受け止め，共感するようにつとめた．看護師が傍らでBさんの話にひたすら耳を傾けることによって，Bさんは自分自身の体の変化を認め，「いままで頑張りすぎたのかしら，もう周りに気を遣うのはやめました」と言うように徐々に現実を受け入れていった．

また夫との関係性について，Bさんのがんの罹患によってこれまでの夫婦の関係性が維持できなくなったことに対して，Bさん自身は役割の変化の必要性を感じていたが，夫はその変化に適応するのに時間を要し，それがBさんにとってストレスとなっていた．そこでBさんの訴えに共感する姿勢を示しつつ，通院の際にはいつも一緒に付き添ってきてくれたり，入院した際には毎日飲み物やBさんの好きなものを差し入れたりしてくれる夫の気遣いをさりげなく伝えるようにしていった．告知後一時期は離婚も考えたBさんであったが，最後には変化してきた夫を感じ，夫に感謝し，夫を残して逝っても大丈夫と思えるようになった．

4 不確かさへの援助

Bさんは，「今後自分がどうなっていくのだろう」「死ぬときは苦しむのだろうか」という不確かさをもっていた．「もう覚悟はできている，死ぬのは怖くない」と語っていたBさんであったが，身体症状の悪化にともなって不確かさに対して苦悩するようになった．不確かさはつねにすべてを明らかにすべき事柄ばかりではなく，特にターミナル期は生や死が根底にある不確かさであり，あいまいさの中で安定したり希望をもつことができる場合もある．そこで看護師はBさんの傍らに座って思いを聴き，その思いを受け止めるようにした．不確かな状況にある自分の不安や苦悩を表出することによってBさんの表情はやわらぎ，落ち着きを取り戻したが，不確かさからくる苦悩から完全に解放されることはなかった．

④ まとめ

ターミナル期の身体症状は複雑で，すみやかに症状緩和をはかることが困難な場合も多く，平穏で安らかな最期を迎える患者ばかりではない．しかしキューブラー＝ロス[2]が，死の過程のどの段階においても希望をもち続けると述べているように，ターミナル期の患者は身体症状を完全に取り除くことが難しい場合においても，症状緩和をはかることによって自分のおかれた状況の中で，自己実現につながる希望を見いだしていくことができるのではないだろうか．このことを医療者が信じ，真摯な姿勢で患者に向かい，希望を支え続けていけるかどうかが，ターミナル期の患者には大きな意味をもつ．

当初「死ぬのは怖くない」とおだやかに語っていた患者が，身体症状が悪化し，死が身近に迫ってきたことを感じたときに「死ぬのは怖い」と死への恐怖や不安を訴え感情の揺れを表出した．高橋[3]は，「人間にとって，生存欲求がいかに強いものであるか，死を間近にしたときこそ，強く実感するものであり，心の苦悩が読み取れる」と述べている．死にゆくことへの苦悩を語り，生きたいという気持ちが痛いほど伝わってくる患者の前で看護者は何もできることがないと無力感にさいなまれる．しかし，小迫が「患者自身が"死"について語りたいと望むときには，聖職者でなくとも，身近にいる人は，それを聴くことを求められている．看護師は，このことに解答を与える必要はなく，ともに人生や生や死について考えるときを共有することが大切なのである」[4]と述べているように，人生の終焉のときをともに過ごす一人として，看護者はつねに患者のそばに寄り添っていく準備を整えておかなければならない．

引用文献

1）東原正明，近藤まゆみ編（2000）緩和ケア，pp.26-33，医学書院.
2）E.キューブラー・ロス著，鈴木晶訳（2001）死ぬ瞬間：死とその過程について，pp.231-260，中公文庫.
3）高橋正子（2002）ターミナルケア，12巻増刊号，pp.152-164，三輪書店.
4）前掲書1），pp.144-156.

3 家族・他職種連携による在宅ターミナルケア

　直腸がんのターミナル期であったCさんの「家に帰りたい」という思いから在宅療養が開始された．在宅療養を進めていくうえで，Cさんと家族には症状悪化や点滴管理などへの不安があったが，患者・家族を取り囲むコ・メディカルの密な連携によって在宅で看取りを迎えることができた．訪問看護師は在宅でいろいろな不安を抱いているCさんと向き合い，Cさんにとって一番望ましい在宅療養について，家族や医師などと何度も話し合いながら療養環境を整えていった．本節ではCさんの事例を通して，在宅ターミナルケアに欠かすことのできない他職種や家族との連携方法について述べる．

① 事例

患者：Cさん（40歳代，男性）　　**職業**：会社員
病名：直腸がん，肝転移，リンパ節転移，腸閉塞　　**予後**：数週間
セルフケアレベル：日常生活動作（ADL）は一部介助で自立しているものの，症状のためベッド上にいることが多い
家族背景：妻・長男と同居，近所に両親居住
住環境：実家の近所にあるマンションに居住
主な介護者：妻（キーパーソン），実家の両親，嫁いでいる姉
経済状況：医療保険適応外は自費で医療を受けることを希望し，経済的には裕福な家庭

① 病状経過

〔1〕発病から在宅療養に至るまで

　K病院にて直腸がんと診断され低位前方切除術，化学療法施行．翌年，肝・リンパ節転移を認め，化学療法を施行するが副作用が強く本人の意思で中止．再発から1年後，下痢・腹痛が続き，腸閉塞と診断されL病院入院．イレウス管を挿入し，バイパス術予定であったが，免疫療法を希望しており，セカンドオピニオンの結果，治療のためM病院へ転院．M病院にて腸閉塞の改善，積極的治療は困難と判断され，在宅療養への運びとなった．

　Cさんと家族には直腸がん・転移性肝がん・リンパ節転移と告知．医師より，「転移したリンパ節の腫瘍が大きくなっていて胃の幽門部が圧迫されている．また横行結腸が狭窄しており，そ

のため痛みが生じたり，食事摂取が困難であったりしている」と説明．さらに家族には「あと数週間の命で，連れて帰るならいましかない」という説明がなされ，家族は「患者にもうこれ以上シビアな説明はしてほしくない．そして，これ以上苦しい思いはさせたくない」と訴えていた．

〔2〕病院から在宅移行までの経過（準備期）

　Cさんの「病院で何もすることがないんだったら，家に帰りたい」という言葉を家族が聞き，病棟のスタッフに相談．病棟からM病院の在宅相談室に連絡が入り，在宅相談室から訪問看護ステーションに依頼があった．在宅療養を始めるにあたり，退院前に病院訪問を行いCさん，家族（妻・姉），主治医，病棟看護師，在宅相談室の看護師，訪問看護師で話し合いをした．「話し合いに参加する元気はない」とCさんはベッドにうずくまり言葉少なに訴え，病室で待機．別室にて主治医から「いつ急変してもおかしくない状態だが，それがいつ起こるかはわからない．そのときは救急車で病院にもどってきてください」と説明があった．

　ほとんど食事摂取ができていないことへのCさん・家族への不安に対し，在宅療養中の栄養確保のために，化学療法時に使用していた右鎖骨部のCVポート（皮下埋め込み型中心静脈アクセスポート）を使用することになった．また持続している右腹部の痛みに対して，日常生活に制限を与えない投与経路で病態・病期にかかわらず使用できる経皮吸収型持続性がん疼痛治療剤であるフェンタニルパッチなど簡便な方法で疼痛緩和をはかってもらうことを医師と相談した．家族は「本人の希望をできるだけかなえてあげたい．医師から帰るのはいましかないと言われ，本人も家に帰りたいと言っている．精神的にも家の方が落ち着くだろうから連れて帰ってあげたいが，何もわからないし，点滴も怖い．自分たちだけでは不安．24時間看護師さんについていてもらいたい．退院することも不安で数日間の外泊で様子を見たい」と訴えた．家族の不安に対し，トラブルがあったら病院にもどれるようベッドを確保し，在宅での24時間訪問看護体制を至急で整え，在宅での療養環境を話し合ったうえで実家に外泊することになった．M病院で外泊準備として，家族へのCVカテーテルの説明，症状コントロール，薬剤や衛生材料の準備，輸液ポンプや電動ベッドの手配，訪問看護師への状況説明などが行われ，外泊の運びとなった．

〔3〕外泊から退院に至るまで（開始期）

　不安のため外泊当日は訪問看護師が病院から付き添って帰宅．それまで外泊時間の設定やCさんの状況把握，在宅での必要物品について在宅相談室の看護師と訪問看護師は何度も連携をはかった．外泊中は本人・家族の不安への対応と在宅での療養環境を整えるため，24時間訪問看護体制をとった．外泊初夜，Cさんは眠れずにイライラしていた．家族はどうしていいかわからず「帰ってよかったのか」と不安を訴えた．訪問看護師はCさんが家に帰ってきたことを実感できるような会話を展開しながら，具合が悪いところをたずねた．Cさんは「お腹が痛い．どうせいつものパターンだから眠れないよ」と諦めたように言って，病院と同じ処置を希望した．希望通り頓用の塩酸モルヒネ入り生理食塩水を点滴し，10分後に再度痛みをたずね，効果を一緒に確認した．隣の部屋で待機し，ベッドサイドの鈴が鳴るたびにCさんのそばにかけつけ，すぐ対応していくことで，だんだん痛みへの不安が軽減されていった．しかし塩酸モルヒネ入り生食水の間欠投与ではCさんの痛みは消えず，トイレ以外ベッドを離れることができなかったため，病院の医師に電話で相談し，塩酸モルヒネ入り生食水を持続投与することになった．モルヒネの持続点滴を行いながら痛みに合わせて注入量を調整することで，会話やベッドサイドに座っている時

間も多くなった．住みなれた家で遠慮なくおだやかに過ごすことによって，「やっぱり家がいい．延泊延泊」とCさん自身が在宅療養の継続を決意した．訪問看護師は在宅相談室と連絡をとり，退院手続きをすすめてもらうとともに，今後の指示・緊急時の対応について確認し，薬剤や衛生材料の手配を依頼し，準備を整えたうえで退院となった．また今後の在宅療養体制についてステーション内や家族と何度も話し合いがなされた．

② アセスメント

在宅療養は本人・家族の強い意志がなければ困難といわれている．そこで病院訪問で実際に本人・家族と会って，Cさん・家族の在宅療養に対する思い，心構えを確認する必要があった．そして，痛みでイライラして1日中ベッド臥床しているCさんの疼痛緩和への援助を行ったうえで，できるだけ在宅でCさんの望む日常生活が送られ，在宅療養のよさを実感できるかかわりがCさんのQOL向上につながり，家族の満足にもつながると考えられた．

また在宅療養に踏み切るまでにはCさん・家族には栄養面や痛み，死への恐怖，医療行為に関することなどさまざまな不安があった．その中には一度，退院してしまったら病院にもどれないかもしれないという不安や，右も左もわからない在宅療養を行うにあたって自分たちで大丈夫だろうかという不安もあった．そこで病院との情報交換を密に行い，病院との関係を継続させていくことと，可能な限りCさん・家族の求める医療行為が在宅でも行えるような調整をはかり，安心して在宅療養を迎えられるような環境を整えていく必要があった．最初，家族は死を間近にしたCさんにどのように接していいかわからず，長時間の看護師付き添いを懇願したが，徐々に点滴管理など自分たちが行える部分を担ってもらうことで在宅療養に対する自己効力感を高めていけると考えた．またCさんと家族のふれあいを促すことで在宅療養における満足感を高められるようなかかわりを心がけた．

③ 看護の実際

1 疼痛緩和への援助

Cさんは下痢でトイレに行くたびに痛みの増強を訴え，痛みへの恐怖心が強かった．そのため看護師の管理下でフェンタニルパッチをベースとし，痛みに合わせてCVラインからの塩酸モルヒネ入り生食水を滴下調整する状態が続いていた．そこで本人・家族・医師と相談し，モルヒネの持続注入ができ，かつ疼痛時に患者自身がボタンを押すと鎮痛薬を投与できる仕組みのPCA（patient-controlled analgesia）機能がついたポンプの導入を試みることになった．最初「痛みの管理は自分には無理．それは専門家の仕事だよ」と関心を示さなかったCさんも，PCAボタンを自分が押すことですぐに痛みの緩和がはかれることに安心感をおぼえるようになった．

2 援助者間での療養環境の調整

①薬局業者との連携

塩酸モルヒネの頻回な利用により痛みの軽減ははかれたが，外泊時に処方された薬剤量では不

足することが予想された．そこで，M病院の在宅相談室経由で病院主治医と連携をはかり，薬局と連絡をとって訪問薬剤管理指導を導入し，薬剤師による在宅訪問サービスを行ってもらうこととした．そのため薬剤管理が容易になり，家族の負担軽減にもつながった．また点滴ポンプ導入では，薬局業者が自宅訪問し，実際の使用方法の説明を行い，薬剤補填(はてん)やポンプトラブルに対しては24時間サポート体制がとられた．訪問看護師は残薬量のチェックを行い，適宜ポンプの使用方法の相談・状況報告を兼ねて業者と連絡をとった．

②介護力の調整

　高齢の両親と姉，妻は各々が自分の仕事をもっており，介護に専念できる状況ではなかった．そのため家族と相談し，24時間対応のヘルパー導入をはかった．ヘルパー派遣会社に連絡をとり，Cさんの状況を説明し，対応可能なヘルパーを探した．訪問看護師はヘルパーと役割分担をし，協力してCさんの在宅療養のサポートにあたった．

③在宅医の導入

　開始期はM病院の医師に状況を電話報告し，そのつど指示を受けていたが，迅速な対応による症状コントロールが必要不可欠だと考えられた．Cさんにとって外来受診は負担が大きく，在宅医の導入をはかることとなった．至急で対応可能な在宅医を探し，在宅療養状況を報告するとともに，M病院の在宅相談室に連携をとり，在宅医に対してCさんの医療情報提供を依頼した．M病院との関係性もあり在宅医の導入に不安を抱いているCさん一家に，在宅医の役割・メリットを説明し，「本人にシビアな説明は避けてもらいたい，治療に希望を抱いている」といった家族の思いをあらかじめ医師に伝えたり，M病院と在宅医の連携を促したり，在宅医導入がスムーズにはかれるよう調整した．

❸ 家族の自己効力感を高める

　在宅療養を行っていくうえで，家族は多くの不安を抱えていた．先立つ息子に対してやるせない思いが父親にはあり，母親はどうしていいのかわからずおろおろしており，姉は生きてほしい一心で治療をすすめており，妻はCさんと病気について話し合ったことがなく，Cさんが長男と会いたがらないことにとまどっていた．家族は病院で点滴管理などについて説明を受けていたが，「看護師さんがずっといてくれるから帰ってきたんです．本人も医療行為を私たちがすることを望まないと思います」と，Cさんの医療行為に接することに抵抗を示し，看護師がCさんのそばを離れることに強い不安を訴えた．こういった家族の思いを引きだし，家族の在宅療養に対する自己効力感を高めることも必要であった．家族が点滴管理できるように，手技の説明・見学・実施をくり返し行う時間をとり，疑問や不安に対処していった．最初は看護師がそばにいないと不安でたまらなかった家族も，だんだんと点滴操作を習得し，在宅療養を継続していく覚悟をもつようになった．またCさんにどのように接していいのか悩んでいる家族の思いを聞き，家族とともにケアを行い，Cさんと家族が接することができる環境を整えたり，家族の「家につれて帰ってよかった」という思いを支持した．

❹ 患者・家族の満足感を高める

　Cさんは痛みの軽減がはかれると，妻や長男と語らう時間が増えたり，食卓まで歩いて母の手

料理を味わったり，部屋でテレビを楽しんだり，いすに座って一人で物思いにふける時間をもてるようになった．またCVルートをロックし，実家の近所にある自宅マンションまで歩いて行き，妻にお風呂に入れてもらったり，住み慣れたマンションで家族水入らずの時間を過ごすこともできるようになった．残された大切な時間の中で，Ｃさんが望んでいる夫婦の時間をつくっていくこと，ややもするとＣさんの実家の家族に遠慮して自分の役割を失ってしまいそうな妻が要(かなめ)となるよう看護を展開していった．

Ｃさんは生きたいという希望を強くもっており，在宅でもさまざまな治療を行った．訪問看護師は医師を含めた話し合いの場を適宜設定し，本人・家族の思いを確認しながら，悔いが残らないように支持していった．しかし，退院後3週間目ごろから徐々に症状が悪化し，下血や吐血が続くようになった．死を意識するようになった家族からは「いざとなったら病院へ」というとまどいの言葉も聞かれたが，在宅療養に至った思いをもう一度振り返り，医師からの病状説明の場をつくったり，今後起こり得る状況を説明し，看取りへの覚悟を促していった．残された貴重な時間をできるだけＣさんのそばに家族がいられるよう清拭などのケアを一緒に行ったり，そばにいて手を握ってもらったり，マッサージしたり，話しかけたりといったかかわりを促すことで，Ｃさんは最期のときを家族に見守られながら在宅で迎えることができた．

状況変化を聞き駆けつけた在宅医が死亡確認を行い，死亡診断書を作成した後，最期のケアを家族とともに行い，Ｃさんはお気に入りのＴシャツを着て，旅立っていった．家族は涙をいっぱい浮かべながらも，「皆いるよ．よかったね．息子は私たちが立派に育てます」という言葉をかけていた．訪問看護師は家族が悲嘆のプロセスを順調に歩めるように，最後まで在宅療養をやり遂げた家族を労い，とまどいながらも最後まで一生懸命にやったことで悔いはないという気持ちを支持した．

④ まとめ

Ｃさんと家族が在宅療養を選択してから，自宅での看取りに至るまでには医師，看護師・調剤薬局・ヘルパーなど多くのサポートが必要であった．また，それがなければ在宅療養の継続は不可能であったと考える．在宅での療養環境を整えるために，訪問看護師は病院，在宅医，薬局などと何度も電話やファクスまたは実際に会って調整をはかった．その援助者間での情報交換・相談・確認などに要した時間はややもするとＣさんへの直接ケアの時間をはるかに上回るかもしれない．「最期は家に帰りたい」という終末期がん患者・家族の思いはあっても，患者・家族には予測できない症状や医療行為に対する不安などが存在し，一筋縄では在宅療養の継続は維持できず，困難である．Ｃさんのようにマンパワーにも経済的にも恵まれ，自ら希望する医療行為を在宅で受けられるケースは残念ながら現状では数少ない．

平成24年度の診療報酬改定では訪問看護基本療養費（Ⅲ）で外泊時の訪問看護が認められるようになった．Ｃさんのように不安が強い患者・家族にとって，外泊時に看護師が訪問し，在宅療養環境を調整できるようになったことは，大きな安心につながると考える．

地域包括ケアの推進という国の取り組みもあり，24時間対応の訪問診療，訪問看護，訪問介護，麻薬の取り扱いが可能な薬局，在宅での衛生材料の調達，緊急時の受け入れ病院の確保など，在宅療養体制は整備されつつある．Ｃさんのケースのように，それぞれ点と点である他施設・他職種が力を合わせれば，それが一本の線となり在宅療養を継続させていくことは可能である．

在宅終末期医療において点と点を結ぶ重要な役割は，患者の状況を医療面・生活面からアセスメントし，必要な部分に行動を起こすことができる看護師にゆだねられている部分が多いと考える．在宅で安心した療養環境を整えられるように，スムーズな連携に今後も取り組んでいかなければならないだろう．

参考文献

1．東原正明，近藤まゆみ編（2000）緩和ケア，pp.100-106，医学書院．
2．川越博美（2002）在宅ターミナルケアのすすめ，日本看護協会出版会．

356　事例編

4

家族役割をめぐる患者と家族のジレンマ

　人間個々に成長・発達があるように，家族にも発達段階がある．家族は病気を抱えなくとも家族としての課題をつねにもっている[1]．家族という人間の最小単位の社会で責任をもつ立場にある壮年期のがん患者の「役割を果たしたい」という気持ちを支えていくことは重要な看護である．本節では親役割が果たせないことに苦悩する60歳代の終末期のがん患者とその家族の看護事例を報告し，終末期がん患者のいる家族を支える看護について考える．

① 事　例

患者：Dさん（60歳代，女性，主婦）
病名：子宮がん，腹腔内転移，骨転移
家族背景：父親（80歳代），長女（30歳代），次女（30歳代）．長女は仕事のため近県に在住．
プロフィール：Dさんは四人姉弟の長女として生まれ，20歳で結婚した．その後娘二人を出産し主婦として暮らしてきたが，夫を亡くし，実家で生活するようになった．次第にDさんは骨転移によるADLの低下のため娘の介護力が必要となり，次女は仕事を辞め母親と祖父の介護を引き受けていた．一方，長女は仕事の関係で近県在住，月に1～2回程度実家に帰ってきていた．

1 病状経過

〔1〕自宅療養への移行

　12年前，Dさんは子宮がんで子宮全摘出術を受けたが翌年再発し放射線療法を受けた．数年後，右腸骨に悪性腫瘍が認められ動注療法を受けたが，以後イレウスを併発し入退院をくり返していた．2年前，右下肢痛が出現し，それが転移による病的骨折とわかり主治医から緩和医療を勧められた．Dさんは見放されたような気になったが，自分の病状を納得したうえで緩和ケア病棟に入院してきた．Dさんは「ここに来るのを決めるまでの間，前の病院の先生やソーシャルワーカーの人にいろいろ言われたのよ．でもね，私，本当は来たくなかった．ここに来たらもう病気だけでなく自分の気持ちもダメになりそうな気がしてね……」と入院に際しての心境を語った．緩和ケア病棟でDさんはスタッフに打ち解けるのが早く，病状の悪化への不安を訴えながらも新たな療養生活の中でうまく調整しようと努力を惜しまなかった．
　痛みの緩和に関しては，初めはモルヒネによる副作用が強かったもののモルヒネ徐放薬

とNSAIDsで落ち着き疼痛緩和ができるようになった．また，サブイレウス症状に対して，残渣がない食事内容と便通コントロールにより症状がなくなり，ADLが維持でき安定した生活ができるようになっていった．次女は，「こちらの病院に来るとき，本人もすごくさびしがっていた．『見放されるような気がする』とも言っていました．でもこちらで皆さんがよくしてくださるから，私も助かります．私には世話はできるけど，痛いとかしんどいと言うときどうしていいかわからない．ここの先生や看護師さんにいつでも言えるので，ここに来てよかったと思っています」と話した．

　症状緩和が次第になされていく過程でDさんは，「私が病気になってから主人が亡くなった．子どもたちがいい年齢になっても結婚していないのが気がかり．そして娘には私の父のことを頼んでしまう形になって申し訳ないと思うんですよ」と何度も話した．

　その後状態が安定して自宅療養に移行することについて話がもち上がり，Dさん自身と話してみたところ，「ここはみんながよくしてくれるし，いつまでいてもいいと思う．……でもなんとか車いすも乗れるし，ここにいても家に帰ってもあまり変わりがないのなら，帰ってみようかな」と語った．

　一方，右股関節の病的骨折があるDさんにとって，介護について次女の協力は絶対に必要であった．長女は「向こうの先生に，いつ何があってもおかしくないという状態だと言われています．がんになってもう10年近く経っているので，私たちはあとの母の人生が楽に過ごせたらと思っています．私は仕事で離れているため妹に負担をかけるので，なるべく病院にいさせてほしい」と姉として妹に対する申し訳ないという気持ちを表出していた．しかし次女の方は「お母さんが望んでいるし，このくらい動ければ私がなんとかできるのではと思う」と主体的に介護に取り組む姿勢をみせていたこと，そして近隣の訪問看護ステーションのバックアップがあったことで，何かあればいつでも病棟への入院が可能であることをDさんやその家族と病院，訪問看護ステーションとの合同カンファレンスで申し合わせを行い，互いに連携をとりながら自宅療養が可能となり過ごすことになった．

　本人も次女も病院にいるという安心感がなくなることによる不安はあったが，準備の過程で徐々に自宅でいかに快適に過ごすかということを考えていくにつれて，その自由さや希望に期待を寄せるようになっていた．本人も次女も中心静脈栄養の管理や移動，入浴の方法，社会資源の活用方法などさまざまな状況設定にもとづいて予測される問題についてスタッフに相談し早期に見通しをたてることができ，順調に在宅療養へ移行となった．

〔2〕痛みの増強，尿路感染などで短期入院も

　自宅療養を行うようになったが痛みは増強していき，モルヒネの増量や種類の変更や調整が必要であった．また尿意がないことから尿道カテーテルを挿入していたことによる尿路感染やリンパ浮腫の増強による皮膚損傷など看護介入が必要な問題もみられていたため，短期入院をしながらできるだけ自宅での生活を継続していた．Dさんは「やっぱり家はいいね．玄関は狭くて不便なこともあるにはあるけど，周りのことは気にしないで自由にいられる．娘には世話をかけるけど『お母さんが思うとおりにしてあげたいから何でも言ってほしい』と言ってくれるからわがままさせてもらっています」と自宅での生活に満足しているようであった．

　また2週間に1回，2時間かけて次女に車で連れてきてもらい通院していたが，Dさんは毎回病棟に顔をだしてくれスタッフとの再会を喜び，最近の体調の様子や訪問看護のケアについての

思いなどを話した．次女は受診のときに病棟や外来スタッフに訪問看護ステーションの看護師のケアについての物足りなさを語ったり，日常生活のことを打ち明けたり，病棟でボランティアの人とお茶を飲んだりして過ごしていた．

〔3〕在宅を断念し，再入院

Dさんは自宅で転倒したのをきっかけに痛みが増強し，入院した．

入院時Dさんは，「また来ちゃった．家でこけちゃってね．またお世話になるけどよろしくね」と明るくスタッフに語っていた．しかしDさんの右足の痛みはこれまでの方法だけでは緩和が困難な状況で，骨転移による体性痛とともに神経因性疼痛も以前より増強し，これまでのフェンタニルパッチ10mgだけでは疼痛緩和が困難な状況であった．そこで今回は硬膜外チューブを挿入し持続的にオピオイドとキシロカイン®を注入する処置が行われ，足先のしびれに関してはケタラール®の内服も開始した．しかしながら右足のポジショニングをほんのわずか変えただけでも痛みが出現し，徐々に下半身の麻痺症状が強くなっていった．痛みが出現するため，ベッドアップが15度くらいまでしかできなくなっていた．Dさんは「だんだん動けなくなっちゃった．もうどこへも行けないねえ．ベッドのままになってまでどこかに行きたい気はしないから．いままでは足が悪くなってつらかったけど，車いすに乗れていたからね．……だんだん娘の助けを借りないといけなくなって，私の面倒で子どもらに迷惑をかけてきた．それにもう，こんなふうになって看護師さんに今度は迷惑をかけるね，ごめんね」と涙することもあった．それからもDさんの右足の痛みと著明なリンパ浮腫による腫れは徐々に強まったが，硬膜外からの注入やマッサージと下肢のポジショニングの工夫などで，ある程度痛みとしびれが軽減する時間が増えてはきていた．

Dさんは自宅に帰ることが希望であったが，医療依存度が高くなっていたDさんが再び家に帰るために地元の訪問看護ステーションに連絡をとり訪問を依頼したが引き受けてくれるところがなく，また今度は次女も介護が困難で自信がないということで，断念せざるを得なかった．Dさんは「もういいの．娘に看護師さんのようなことはできない．それに家に帰って何をするということもないのよ」と静かに語った．それ以後Dさんは自宅のことも外出のこともほとんど口にしなくなった．その一方で，毎月のイベントに参加したり好きな音楽テープを聞いたり，倦怠感のないときにはベッドのままベランダに出たりして緩和ケア病棟での生活の中で自分なりの楽しみや過ごし方を見いだしていた．しかし折に触れDさんは「もうこうして病院で寝たきりになっては，私は何もしてあげられない．私がこんな病気にならなければ，あの子たちも自由にできたのにと思うのよ．でもいまさらそう思ってもしょうがないわね．……ごめんなさい．思ったことは言いたくなるから愚痴を聞かせてしまって……でもありがとう」．話の最後にはDさんはこう締めくくり，少しすっきりした表情をみせていた．

次第に倦怠感が強くなり予後が週単位となってきたとき，Dさんから「今日は娘が来てくれるといいな．でもおじいちゃんの世話もあるし，あまりわがままは言えない．それにあの子らが来て泊まってくれても，看護師さんでないと私の体の世話は難しいもんね．おじいちゃんにはもう私がもたないことは先生が話してくれたから安心してるの．娘も私のお葬式のことで段取りはちゃんとするとこの前話していたから，もう私が長くないことはある程度わかっているのよ」と静かに語り，親類を呼び自分の葬式のことや今後の相談をしたりする機会もみられていた．

Dさんの病状は進み，看護師に対して"娘がいてくれたら"という言葉がよくでるようになっ

た．しかしDさんは状態が悪くなってきても家族が来たときだけは元気そうにふるまっていた．Dさんは子どもたちに負担をかけまいと思って，もっとそばにいてほしいということを伝えていなかった．Dさんは長女は仕事で忙しいこと，次女も祖父がいろいろと持病をもっており，車で2時間かかる家からたびたび来ることは困難なことはよくわかっていた．

それからまもなくDさんは意識が混濁していった．Dさんは「子どもにもっといてほしい」とはっきりと希望した．次女は毎日昼間に来ていたが，長女は仕事が忙しく病院に来られないということで看護師の方から留守番電話で毎日状況を伝えていた．ある晩Dさんは「長女に来てほしい」と訴えた．しかし長女の仕事が忙しく，Dさんの意識がいよいよ低下した日にやっと長女とじかに電話で話すことができた．長女はしばらくDさんの状況の話を聞いてもすぐには緊迫感をもてなかったようだが，全身に広がっているDIC（播種性血管内凝固症候群）による紫斑のこと，意識混濁の中で"歩きたい，歩くのよ……"と話すなど，いままでとは明らかに違っていることを伝え，できるだけ早くこちらに来てもらえないだろうかということを話した．長女が，「では明日朝一番でそちらに行けるよう仕事を調整します」と話し，泊まりにきたその日の夜，Dさんは長女と昔の思い出を楽しそうに話した数分後，静かに息を引き取った．

Dさんが亡くなってからも次女はときどき病棟に来て，「ここに来るとなんだか安心するんです」と思い出を話したり近況を語ってくれたりした．

② アセスメント

Dさんは12年という長いがん闘病生活のプロセスを経て緩和ケア病棟へ紹介され，ADLの低下による失望を経験しながらも症状・生活上の問題を医療者と相談したり，患者仲間，ボランティアといった人々とうまく交流しながら持ち前の社会性を発揮し，うまく気持ちの対処をしていた．イレウスや骨転移による病的骨折が増悪し，症状コントロールが困難になり生活の制限を受けるようになり，自宅へ帰ることや車いすに乗ることをあきらめざるを得なかったが，Dさんは家族や医療者，ボランティアの人々との交流を通して病気の苦しみをもちながらも周囲のサポートを原動力として自分らしさを維持していた．しかし一方で，子どもに介護をしてもらわねばならないこと，子どもを巣立たせないといけないという親としての責務が果たせていないこと，また年老いた親の世話をする立場にあるのに，それができず次女に背負わせてしまっているということは，Dさんにとってはストレスとなっていたと思われる．

親役割が果たせないというストレスに対して気持ちを表出することはできても，問題自体が解決しないうちに病状が進み，倦怠感，身体的苦痛，これから身体がどうなっていくのかという不安が強まり，Dさんは初めて家族にそばにいてほしいと訴えた．一方，長女や次女にとっては母親は大切な存在であり，母や祖父の世話をすることは自然なことと受け止めていた．しかし，それまでの長い病状経過から，頭ではわかっていても「母親の死」ということにすぐに結びつきにくくなっていた．Dさんにとって安心して人生の幕を閉じられるように，また家族にとってよい看取りを行うことができるように，看護者がサポートの方法を考慮していく必要があった．

③ 看護の実際

以上のアセスメントより看護のポイントとして，①コントロールの難しい症状に対し，可能な

限りの看護ケアを提供し続ける，②患者の家族内における役割遂行への思いを受け止め，家族員がよりよい看取りができるための援助があげられた．

❶ コントロールの難しい症状にも可能な限りの看護を

　Dさんは，イレウスによる嘔吐を予防するための食事と便通のコントロール，神経因性疼痛やリンパ浮腫による下肢の苦痛があったが，薬物療法だけではこれらのコントロールは困難であり，看護師は本人の苦悩を傾聴し一緒に看護計画を立てた．食事に関しては残渣のないものを，飽きがこないようにDさんの好みを聞きながら次女と協働し食べられるものを検討し調理してきてもらった．また必要時に栄養士も交え話し合い，食事内容を工夫していった．また下肢は掛け物による刺激や足の角度によっても微妙な痛みや不快なしびれが出現していたため，Dさんが痛いときは我慢しないでレスキューの使用やマッサージ，足のポジショニングの変更をすぐ行った．また一日の過ごし方のパターンをDさんに合うようにケアの工夫と提供をこまめにしていった．

　症状は悪化の経過をたどっていったが，医療者はDさんの症状が少しでも軽減することを目的に本人が希望するケアを行う努力をし続けることを保証し，状況の悪化に対する苦悩へ対応をしていくサポートを家族とともに行った．その結果，Dさんが最後までスタッフへ症状に対する不安を表出し，マッサージなど感覚の閾値を高めるケアが提供できたのではないかと考える．

❷ 家族の役割遂行とよい看取りへのサポート

　12年という長い闘病でDさんが最も悩んできたことは，長女，次女に自分と自分の父親の世話をかけ結婚や自立を妨げているという申し訳なさであった．それに対してスタッフは，Dさんの「感謝」や「申し訳なさ」という気持ちそのものを理解し傾聴するようにつとめた．また病気の進行による心細さや最愛の家族への希求があるにもかかわらず「娘にもっとそばにいてほしいけれど子どもに迷惑をかけてはいけない」と語ることに対して，Dさんのこの心情は子どもに対する母親としての自然な気持ちであることを理解した．

　臨終時，長女と次女にとっては意識のある母親に死が迫っていることがすぐに実感できなかったが，Dさんの家族へのこれまでの感謝の思いの表現をスタッフが代弁しながら，最後の一瞬までDさんと長女と普段どおりの会話が行われ最愛の子どもに最期を看取られていた．この看取りによってDさんが最後まで親として子どもを大切に思っているという気持ちを伝えやすくしたり，子どもにとってもDさんへの感謝やねぎらいをこめた看取りとなっていたのではないかと考える．

④ まとめ

　壮年期の女性であるDさんは，子どもを巣立たせていく親の役割と親の主介護者という二つの役割をもっていた．進行性のがんを抱えた患者は徐々に体力がなくなる中，他の家族の負担を心配しすぎて肝心なことを伝えられないことがある．また，家族のほうもサポートすることが当たり前と思っている場合，あらたまって気持ちを伝えていないこともある．本来の役割が果たせていないと思っている患者にとって，負担をかけながら自分が先立つことは非常につらいことで

ある.その気持ちを普段からよく表出してもらえるよう,看護者は症状コントロールをより工夫したり,患者の気持ちを家族へ代弁していくことも大切である.Dさんは母親の役割として子どもに家庭を築いてもらいたいが,かといってどうすることもできないということがジレンマとなっていた.看護師は,Dさんのそのどうしようもない気持ちを表現してもらい,Dさんが家族に対してどういう気持ちをもっているのかを理解し,最後に家族が互いに「感謝」の気持ちで過ごせるような状況をつくってもらうサポートを行った.

　それまでの病状経過を患者と家族がどう過ごしてきたか,また家族の関係性と一人ひとりの思いや状況を考えながら,どのような看護介入やケアをしていけばよいのかを状況判断していく,これらのことを日ごろから頭において日々ケアにのぞんでいくことが重要であると考える.

引用文献
1) 東原正明,近藤まゆみ編（2000）緩和ケア,p.158,医学書院.

5 病名を隠された患者の苦悩

　スピリチュアルな因子は，身体的，心理的，社会的因子を包含した人間の生の全体像を構成する一因としてみることができ，生きている意味や目的についての関心や懸念とかかわっていることが多い．特に人生の終末に近づいた人にとっては，自らを許すこと，他の人々との和解，価値の確認などと関連していることが多いといわれている．本節では，病名を隠された終末期がん患者のスピリチュアルペインに焦点を当て，その援助について考える．

① 事　例

患者：Eさん（60歳代，女性）
病名：大腸（回盲部）がん，右卵巣転移，小腸・腸間膜転移，肝転移，頸椎転移
職業：自営業
家族背景：夫，長女，長男がいるが現在は夫と二人暮らし．長女は結婚し子ども一人をもうけている．長男は社会人で家を出て一人暮らしをしている．夫は事業をしているがEさんが主導権をもっていた．夫は看護師からみて無口でおとなしい感じ．
性格：几帳面．思ったことはあやふやにせずきちんとやり遂げる．

1 病状経過

〔1〕最初に告知を避けた夫への不信と怒り

　Eさんは腹痛と腹部膨満感で総合病院に入院し精査を受けた．その結果，大腸がんを認めたが，Eさんの夫がEさんにがんであることを告げることをためらったため，病名は「腸閉塞」と説明され，右半結腸切除術（術中腹膜転移判明）を受けた．

　その後一時退院し自宅で過ごしたが術後体調はおもわしくなく，手術の7カ月後，声のでにくい感じと右肩痛が出現し，さらに食欲不振，腹部膨満感も強くなったため同病院に再入院となった．主治医は積極的治療は困難と判断し，腹痛や腹部膨満感に対する対症療法を開始したが，Eさんには説明がなく，次第にEさんは経過がよくならないことで不信感を抱き始めていた．

　あるとき主治医から「好きなことをしていい」と言われたため，Eさんは夫を問い詰めた．Eさんの激しい反応に耐えかね，Eさんの夫は医師に説明を依頼した．そしてEさんは医師から本当の病名，予後があと半年であることを告げられた．

　Eさんは，現実を知ったショックと悔しさで「10年以上毎年健診をしていたのにどうして見つけられなかったのか」と医師に訴えた．医師から「本当はわかるはずだがよっぽど運が悪かっ

たんですね」と言われEさんの心はひどく傷つき，「なぜ病気がわかったときに本当のことを言ってくれなかったのか．人生80年の時代に私はもう生きることができなくなった．早くわかっていればもっと何かできたかもしれないのに……」と，告知を回避した夫に対して深い怒りをあらわにした．

その後Eさんは情報を集め考えた結果，「どうせあと6カ月ならば緩和ケアを受け有意義な時間を過ごしたい」と自らの選択で緩和ケア病棟へ入院した．

〔2〕緩和ケア病棟に来てからの安定

Eさんは入院してから，来る看護師一人ひとりに「人生80年というのになぜ私はこんな歳でこんな手遅れな状態になってしまったのか，せめてあのときがんということを言ってくれたら」と涙を流し，言葉を選びながら切々と語った．看護師にいろいろと話した後には必ず「すみません，こんな話ばかりで．聞いてくださってありがとう」と必ずお礼の言葉を添えていた．

しかし夫に対してEさんは，夫の言葉を無視したり，看護師の前で夫のことをあからさまに非難するなど，厳しい態度がみられた．しかしEさんの夫はただ黙って妻を見守り耐えているようにみえた．看護師が夫に「つらいですね」と言うと，「いや，私が悪いんです」と言葉少なに答え，毎日病室を訪れていた．

Eさんの症状のコントロールとして，腹部の痛みに対してモルヒネ，全身倦怠感に対し副腎皮質ステロイドの投与，イレウスの対策が行われたことが効を奏し，少量ではあったが経口摂取ができ体調もよくなってきた．そして家族と相談をしながら時間を見つけては家の整理や入浴のために自宅に帰り，仕事の整理と引き継ぎをしたり，自分が亡くなるときに着る服を買いに行くなど身辺整理を積極的に行っていった．

ただ，Eさんは近所の人に自分の病気のことを隠し，自宅に帰るときや自宅から病院へ戻るときは人に見つからないような時間を選ぶようにしたり，近所の人には以前と同様に庭の掃き掃除をして見せたりしていた．そのことについてEさんの娘は「母は自分の弱った姿を見せたくないのだと思います．だから親類にもあまり言っていませんし，最期は父と私たち子どもの中で見送るつもりです」と語っていた．

Eさんは家の整理をほぼ終えてきたとき，「ひと段落できてホッとしています．夫に対していろいろあったけれどそれも仕方ない．いまは体の具合もいいし，楽になっています」と笑顔もみられ，家族で楽しげに過ごす姿も多くみられるようになった．

〔3〕家族の思いに悩みながらも最後は自己決定

症状が安定したある日，家族から「延命につながるかどうかはわからないけれど，もう一度よく専門医に診てもらい，相談したい」という申し出があった．Eさん自身としては副作用でしんどくなるのではないか，という不安をもっていたが「子どもが一日でも長く生きてほしいとせっかくあちらの病院にも行って準備してくれたのだから，診てもらおうかとも思います．私も治療できるとしたら受けてみたい．いまの調子だと何とかなるかもしれない」と治療を受ける心づもりをして転院の日を待っていた．

転院前日，Eさんの状態が急に悪化し，もだえるような腹部の痛みと全身倦怠感が著明に出現し始めた．Eさんは「しんどいんです．こんなにしんどくなったときほかの患者さんはどうされているのかしら．あちらの病院へ行ってもすぐ戻ってくるかもしれない．迷っていました．本当

のところは行きたくない，というのが正直な気持ちです．1週間前の私なら決心していたと思う．けど，いまの状態では無理．子どもたちの思いも理解できたし，1分1秒でも長く生きてほしいと言われたし，自分も生きなければと思っていた．だけど，苦しむのは私です．このつらさはだれもわからない．もう体はやめてくれと言っているようです」と涙ながらに話した．長女も「身の回りのことができていたときは，治療にのぞめるかと思っていましたが，1週間前からもう無理ではないかと思っていました．昨夕も，もう行くのをやめたらどうかと言ったけれど，本人は『行くように準備をしてくれているから行く』と言っていました．この苦しみからすると，このまま亡くなるということもあるでしょう．そのあとは本人が選んでいる着物を上から着せようかと思っています」と語った．

　Eさんはその後も全身倦怠感が治まらず，本人と家族の希望もありセデーションを行い，その数日後，家族に見守られ静かに永眠された．臨終後，Eさんの夫は泣きながら「これで楽になれたかなあ……」とつぶやいた．

② アセスメント

　Eさんにとってがんであるという事実を隠されていたことは，30年以上夫婦として生活し信頼していた夫，治療をゆだねた医師への激しい怒り，あるいは裏切りとうつっていたと考えられる．Eさんにとってのスピリチュアルペインには，このような信頼していた人への不信感・猜疑心が強く影響したものがあると推察された．おそらく人生を自分の意思決定で何でも切り開いてきたEさんが，自分の余命を知り緩和ケア病棟に来ることを自分で決めたことは，なんとかこのつらい状況を少しでもいい状態にありたいと這い上がろうとした決断だったと考えられた．

　緩和ケア病棟での生活を始めてからは，人間関係ではなく本来の自分の運命について"なぜ私ががんにならなければいけないのか"，"もっと早く知っていればこの7カ月の時間でもっと早く手が打てたのではないか"という怒りと悔しさに苦しみながら"なぜ自分がこのような思いにならなくてはいけないのか""まだ死にたくはない"という悲痛なスピリチュアルペインがEさんには存在していると考えられた．しかし，Eさんには必死で寄り添い気持ちを受け止めようと努力を惜しまない家族がおり，Eさんの中で家族の絆は少しずつ修復されている様子がみられた．またEさんはスタッフに対して自分の気持ちを表現し感情をだすことができていた．これらのことから，Eさんのスピリチュアルペインは自分の運命に対する悲痛な叫びを表現していくうちに，自分と向き合い自分の存在に気づくなかで，家族との本来の関係を取り戻すことによって自分らしく生きたいという思いに変化しつつあるのではないかと推察できた．

　以上から，Eさんを尊重し気持ちを表出しやすい環境の提供や傾聴を行うこと，Eさんが自分のことを自分で決定できること，今後の残りの時間をできるだけ家族で過ごせるように環境を整えることでEさんのスピリチュアルペインにかかわることが大事であると思われた．

③ 看護の実際

　以上のアセスメントより看護のポイントとして，①がんと知らされなかった患者の苦悩とそれを支える家族への支援，②がん終末期の意思決定過程，について述べる．

❶ 告知されなかった患者の苦悩とそれを支える家族への支援

　Eさんはがんであることを隠されたことにより，大切な時間を奪われ自分の意思で病気への取り組みがかなわなかった．今回緩和ケア病棟を選択したことは，Eさんにとっては唯一自分で選んだ医療の選択であった．周囲の人に裏切られ悔やみきれない思いをもつEさんが自らの力で気持ちを整理できるように，スタッフはEさんが語りたいときに語れるよう傾聴の姿勢をとった．また，家族は後悔の念と罪滅ぼしの気持ちをもっており，Eさんの怒りがしずまるまで耐える覚悟もみられていた．特に夫には機会を見計らってねぎらいの言葉や困っていることはないか声をかけていくようにした．

　やがてEさんの心境は変化し夫への攻撃はなくなり，一生懸命に自分のために介護をしてくれている夫をはじめとする家族への感謝の言葉や笑顔が多くみられるようになっていった．夫自身にも笑顔や余裕が出始め，夫婦間での会話も多くみられ始めた．そしてEさんは調子のよいときには家族に付き添ってもらって自宅に帰り，娘に仕事や家のことなどの引き継ぎをすべて行い，自分が亡くなったときに着る寝巻まで用意することができていた．

　Eさんが時間の経過とそれを支える周囲の人間によって苦悩を乗り越えられた理由としては，症状コントロールがうまくいったことで自分の身辺整理ができ，家族と過ごす中で自分の存在や意味を再考し家族の絆が再び取り戻せていったのではないかと推察する．つらい時期を過ぎ，夫婦の間の硬直も緩み，家族で楽しそうな団欒の光景がみられるようになっていた．

❷ がん終末期の意思確認と観察

　Eさんの家族が治療を受けさせたいと思ったことには，過去に治療の選択をさせてやれなかったという後悔が影響していた．Eさんも最初は自分もできるものなら望みをかけたいという思いもあっただろうが，家族の思いに応えたいといった家族のための選択ということがあったと思われた．しかしスタッフは双方の気持ちを十分聞き意思確認をとることができず，この意思決定過程へのかかわりが不足していた．その結果，Eさんの心身の苦しみが噴出するまでその状況が把握しきれなかった．Eさんが徐々に治療に耐えられない状況になってやめたい気持ちが強くなっても，家族の気持ちを立てて無理に受けようとしていた心の動きや状態を観察し，早く介入をしていれば，Eさんの意思決定への苦悩は避けられたのかもしれない．

　セデーション開始後，娘が夫と24時間交代で看病をしていたが，Eさんのセデーションに対して「この病院に来る前にもいろいろとしんどい状況があり，母も頑張ってきたと思う．いまは本当にすごくしんどいと思う．母の言うとおりにさせてあげたい．私たちとこの何日間かよく話し合いをした．家族の者にとっては完全に眠ってしまうことは正直百パーセント割り切れないのですが，母の希望ですからかまいません．よろしくお願いします．こちらに来てよくしてもらってありがたいと思っています」と語っていた．

　その後，家族が希望すれば話ができるようにセデーションをコントロールしていくこと，そしてここからさらに家族が精一杯のことができたという思いがもてるようなケアを心がけていった．家族とともにEさんの細かな体調や苦痛の変化はないかを観察し，Eさんの人柄や親子・夫婦間のエピソードを聞きながらケアを行い，家族の予期悲嘆をサポートすることにつとめた．そしてEさんの最後の願いであった「最期は苦しまないで逝く」ことを保証した．

④ まとめ

　スピリチュアルケアは人生の意味や目的にかかわる援助であり，かつ人間関係における許し，和解，人生の価値の発見にかかわることである．看護師はスピリチュアルケアとして身体的な安楽をはかり，おだやかな環境を保持し，感情移入をともなう熱心なかかわりをとおして，訴えを傾聴し，患者への尊敬を示すことができる[1]といわれているが，Eさんの事例のように一度傷ついた心の修復はそう簡単にはできない．看護者にできることは本人や家族の回復過程を信じ，少しでも生きる喜びやよい思いを感じ取れるような環境づくりをしていくことであろう．

　恒藤[2]は緩和医療を実践する医療従事者の姿勢にのぞまれるものとして，あるがままの相手と自分を見つめつつ誠実で正直なかかわりをもつこと，相手の痛みを感じ取り得る豊かな感受性が必要であること，相手に時間を与え相手の成長の可能性を信じる忍耐があること，相手から継続的に学んでいく姿勢が必要であること，人間の魂あるいは人間の根源にとって欠如を豊かさに変える決定的なものである真の愛を大切にできること——をあげている．患者や家族のもつ力を最大限に発揮できるような調整を支援する，そして病をもち，悩み苦しむ人への全人的かかわりが必要十分にできるよう，看護者は相手の気持ちをキャッチできる感度のよいアンテナをもち続けられるようにしなければならない．苦しみを理解し患者や家族の力を信じて傾聴の姿勢をもち続けること，そして患者と家族の意思決定にどのような心の動きがあるのかを十分に観察し，最後まで積極的にかかわり続けていくことが大事である．

引用文献

1）東原正明，近藤まゆみ編（2000）緩和ケア，pp.150-151，医学書院．
2）恒藤暁（1999）最新緩和医療学，p.5，最新医学社．

6

セデーションへの決断

事 例

①

患者：Fさん（40歳代，女性，独身一人暮らし）
病名：胃がん（ステージⅣ），腹膜播腫，多発性肺転移，多発性肝転移
職業：会社員
家族背景：隣県に実家があり，父親60歳代，母親60歳代，弟30歳代，兄は数年前にがんで死亡．

1 病状経過

〔1〕治療中止に反対する母親

　1年前に胃がんの診断を受け，他院にて治療を行っていた．本人，家族の希望で多発性肝転移の専門的治療を受けたいとK病院を外来受診した．受診時には右側腹部の痛み，右下肢のリンパ浮腫，腹水による腹部膨満感があり，抗がん治療が行えない状況だった．医師は家族に"予後は数カ月以内であること，抗がん治療はできず緩和ケアがメインであること"を伝えたが，母親は「絶対に希望を失うようなことは本人に言わないでほしい」と強く希望したため，医師はFさんに「症状緩和をはかりながら，精査を行い，治療方針を検討する」と説明し，入院となった．

〔2〕患者本人の意思確認ができないジレンマ

　入院直後より，緩和ケアチームに相談しながら，がん性疼痛緩和のために医療用麻薬の内服が開始された．しかし1週間もしないうちにDICとなり，Fさんの倦怠感も強くなり，急変の可能性も示唆されたが，母親はFさんを励まし続けていた．看護師はFさんと母親に安楽に過ごしてもらうための環境を整えたいと思い，個室への移動をすすめたが母親に拒否された．また，Fさんの腹部膨満感や倦怠感も増強しており，症状緩和のためのセデーションの説明を医師が行ったが，母親は希望しなかった．母親はFさんの兄（息子）をがんで亡くしたときに，個室に移動した直後に亡くなってしまったことに後悔の念をもっていた．母親は二人部屋のFさんの病室に泊まり込み，そばを離れることがないため，看護師はFさん自身の思いや希望を確認することができなかった．しかし，母親の意思でFさんに真実が告げられないまま，十分な症状緩和ができずに苦痛を与えてしまっていることにもジレンマを感じていた．

② アセスメント

1 患者のアセスメント

　Fさんの身体的苦痛として，①右側腹部痛，②腹水による腹部膨満感，③右下肢のリンパ浮腫，④全身倦怠感——があげられる．①の右側腹部痛は多発性肝転移による疼痛と考えられ，オキシコドン徐放剤の内服にてコントロールがはかれるようになったが，②の腹部膨満感やリンパ節転移による③の右下肢リンパ浮腫による右下肢の苦痛も増強し，夜間の睡眠を妨げ，④の全身倦怠感による身の置き所のなさも訴えるようになっていた．時折，レスキュー薬として速効性のオキシコドンを内服していたが効果がなく，次第に耐え難い苦痛となっていった．精神的苦痛として，Fさんが身体的苦痛以外で医療者に不安を話すことはみられなかった．

2 家族のアセスメント

　Fさんの付き添いを行っているのは母親のみであった．父親と弟は実家に戻っていた．そのため，医療者からの家族への説明などは母親がすべてを請け負っていた．母親は息子を亡くしたときの体験から，真実を伝えたり，セデーションを行ったりすることで，娘の希望が失われること，娘まで失ってしまうという不安，助けてやれない無力感，一人で看病している孤独感などを抱え，医療者から娘を守るかのように娘のそばを離れず，医療者からの提案を拒否しているように思われた．

3 医療チームの状況

　看護師は，入院して間もないFさんや家族と信頼関係が構築できないまま母親の思いに圧倒されていた．そのため，Fさんに真実をもって向き合えないことや苦痛の緩和ができない無力感を感じ，母親の気持ちとFさんの苦痛の緩和の狭間でジレンマを感じていた．また，主治医は母親の強い希望に対してFさんと今後のことを確認できないことを仕方がないと考えていた．緩和ケアチームは入院時に主治医と看護師からコンサルテーションを依頼され介入していた．がん性疼痛の緩和はできたが，全身倦怠感の増強に対するセデーションの必要性も考えていた．しかし，今後の緩和方針について病棟と話し合いができていなかった．

③ 看護の実際

1 セデーション開始前

〔1〕医療チームでのカンファレンス

　Fさんの状況について，緩和ケアチーム看護師と病棟看護師が相談を行い，多職種合同カンファレンスを行うよう調整した．カンファレンスは家族への対応やFさんの症状緩和方法の検討だけでなく，倫理的なジレンマも発生していたため，病棟看護師は倫理症例検討シートを用いて

状況を整理した．その結果，表1の問題状況が抽出された．

そこで，まず母親がおかれている状況の理解を医療者間で共有し，Fさんと母親にとってできるだけ苦痛の緩和をはかり，家族としておだやかな時間が過ごせることができることを目標に，以下に記す段階的なアプローチとケアを行うことになった．

①家族へのアプローチとケア

多職種合同カンファレンスでは，医療者が母親の思いに圧倒され家族にかかわる糸口が見いだせない状況であることがわかった．そのため，母親のおかれている状況の理解を深めることができるようFさんも含めた家族アセスメントを行った．その結果，母親は娘と一体化してしまい，娘の意思や心情に目が向いていないこと，娘に対するふびんさ，支えてくれる人がいないことによって他者からの情報が入らない状況になっていることが推測された．そこで，まず母親の追い詰められた切羽詰まった気持ちをほぐすこと，母親とFさんにとって一番よい方法は何かを話し合うこと，母親以外の家族の協力を促すことから始めることを決定した．

主治医と病棟看護師と緩和ケアチーム看護師が母親とゆっくり話をする時間をもうけて，「私たちもFさんとお母さんが少しでも楽に過ごせるようにお手伝いをしたいので，お母さんのいまの思いを十分に語ってもらいたい」と伝えた．母親は，息子を亡くし娘までもつらい思いをさせてしまっていること，息子のときのようにならないように，できるだけのことをしていることなど，つらい心情を語った．

医療チームは母親の必死な思いに共感を示しながら，母親の精一杯の労をねぎらい，認めるよ

表1 多職種合同カンファレンスで検討された問題状況（一部抜粋）

倫理症例検討シート（Jonsenの4分割表*）	
医学的適応	患者の意向
・予後数週間，積極的な緩和ケアが必要． ・がん性疼痛は医療用麻薬の内服で緩和できているが今後内服できなくなる可能性がある． ・増強している倦怠感や腹部膨満感は医療用麻薬では緩和できず，コルチコステロイドもDICやせん妄のリスクを考えると使用が難しく，間欠的なセデーションの導入も必要である．	・外来受診時以来，家族の意向もあり，病状の説明が行われず，確認できていないため，患者の意向を尊重することができていない． ・いまの状況なら，患者自身の意思を伝えることが可能であるが，徐々に会話することもつらくなってきている．
QOL	周囲の状況
・身の置き所のなさなど倦怠感により夜眠れなくなっている． ・セデーションを行わなかった場合，身体症状の増強が予測され，本人にとっても家族にとってもつらい状況が予測される． ・セデーションを行った場合，話ができなくなるなど家族の悲嘆が増強する可能性がある． ・緩和ケア方法として，塩酸モルヒネの持続注射に変更し，それでも緩和が困難なら，夜間だけでも間欠的にセデーションを導入する方法がある．	・母親が一人で娘の看病を抱えている． ・母親の予期悲嘆へのケアが必要． ・母親以外の家族の心情の確認と協力を促すことが必要． ・看護師も本人の苦痛緩和と母親の思いの狭間でジレンマを感じている． ・医療チームがFさんと家族との短期間のかかわりの中で困難を感じており，医療チームとしての支え合いが必要．

＊ ある症例に関するすべての問題点を4項目のどれかに割り振り，全体がみえたところで何を優先させるかを考えるなど，事実を順序正しく記述し整理することに役立つ．さらに最も重要な目的として，症例の倫理問題を検討する際のガイドとして使用することができ，多職種チームで症例検討をする際にも有効である（参考文献：Jonsen, Albert R., Siegler, Mark, Winslade, William J. 著，赤林朗，蔵田伸雄，児玉聡監訳（2006）臨床倫理学第5版，新興医学出版社）．

うにかかわった．そして，再度，「私たちもお母さんと同じ気持ちで，何がFさんにとって一番いいのか，ずっと考えてきました．しかし，ここにきてかなり体もきつくなって夜も眠れていないように思いますが，お母さんからみてどう思われますか」とたずねた．母親は「つらそうにしている娘を見るのはつらい．体をさすってあげても眠れていない．でも薬を使ってずっと眠らせたりするのは嫌です」と答えた．そこで，医療者もすぐに一日中眠らせるような薬の使い方はしないこと，まずは夜眠れるようにして，痛み以外の苦痛も少しずつ取っていく時期にきているように思えることを伝え，「いまの症状に対して娘さんがどうしてほしいと思っているのか，お母さんと娘さんと一緒に話して，相談させてもらいたい」という医療者側の率直な思いを伝えた．母親は娘と相談してみますと答え，その後，Fさんと母親と主治医と看護師，緩和ケアチームとで話をする機会をもつことができた．

②**患者の症状緩和アプローチとケア**

Fさんと症状マネジメントについて，そしてどのように過ごしたいのかという希望について話し合いを行った．

Fさんが現在つらいと感じていることは身の置き所のない倦怠感と腹部膨満感であり，痛みはそう感じていないこと，夜眠れないことで時間が長く感じられ，夜がくるのが怖いこと，母親が一生懸命にしてくれているが無理をさせていることが申し訳ないと感じていることが語られた．そしてFさんの口から「抗がん治療はいつするのか，治療したら楽になるのか」という質問があった．主治医は，いまの状況でがんの治療を行うことは難しいこと，かえって症状を悪化させてしまうのでFさんのつらい症状を緩和する治療を行っていきたいことを伝えた．Fさんは「私もいまの状況でがん治療を受けるのはつらいなと考えていました．少しでも体が楽になって，動けるようになれたらいい．夜は楽に眠りたい」ということを語った．

そこで，症状緩和方法として，まず内服が難しくなってきていることから経口内服していたオキシコドンを塩酸モルヒネ持続注射へ変更すること，それでも眠れない場合は，夜間しっかりと眠れるように21時くらいから6時くらいまで薬剤（ミダゾラム）の量を調整しながら使用すること，場合によっては日中も体のつらさが増強するようならば，薬剤を使用することも可能であることを提案した．Fさんは夜間の間欠的なセデーション導入に賛成し，母親も「夜ゆっくり眠ってほしい」と，間欠的セデーションを承諾した．

❷ セデーション開始からセデーション中

Fさんの細かな症状緩和方法に関しては，緩和ケアチームが主治医と看護師に提案を行い，1日目の日中にオキシコドンの経口内服から塩酸モルヒネ持続注射へローテーションを行い，夜間は状況に応じてミダゾラムを少量から使用した．2日目塩酸モルヒネへのオピオイドローテーションの評価を行い，夜間のミダゾラムの使用量と時間の調整を行った．

開始直後数日は，「夜ゆっくり眠れた」とFさんも母親も安心した表情を見せていた．しかし，数日後には状態がさらに悪化し，意識レベルも低下し，永眠となった．

❸ 看取りケア

話し合いの後から，看護師も母親と意図的にコミュニケーションを行うようになり，マッサー

ジや保清のケアを一緒に行った．また，父親と弟も面会に来るようになり，母親から電話で話は聞いていたが何もできずに家で心配していたことなどを語った．個室への移動は相変わらず拒否していたが，できるだけ家族で過ごすことができるように，病棟看護師長は亡くなる数日のベッドコントロールの配慮を行った．

最後はＦさんの意識レベルは低下していたが，母親と父親と弟に見守られて過ごしていた．母親は，「最後まで二人部屋のまま娘と一緒に過ごさせてもらってよかった．感謝しています」と看護師に伝えた．

④ まとめ

緩和ケアは，最後までその人らしさを尊重して生きることを支えるケアである[1]．最期のときには，最新の緩和ケアの知識と技術を駆使しても緩和困難な苦痛が出現する場合がある．このようなときにセデーションは必要かつ唯一残された苦痛緩和方法となる．しかし，その導入前後において看護師は多くの倫理的ジレンマも体験している．

本事例からもわかるように，終末期がん患者のセデーションにおける医療従事者の役割として，患者の意思確認，家族ケア，チーム医療が必要不可欠となる．

セデーションについて患者の意思確認を行う場合，普段から症状緩和や今後の過ごし方についてコミュニケーションがとれる信頼関係を構築しておくことが重要だが，実際には，Ｆさんのようにかかわる期間が短いことや，医療者側も死が迫ってきたときの状況について話し合うことに抵抗を感じることも少なくない．チームで話し合いながら，勇気をもって，患者の苦痛を緩和する方法を一緒に考えていきたいことや，看護者としての意図を率直に患者や家族に伝え，患者と家族の意思確認をすることは看護者としての重要な役割である．

また，Ｆさんの母親のように，がん終末期にある患者の家族は，大切な人を失うという予期悲嘆の状況にある．そのために，患者への病状説明を拒否したり，セデーションや医療用麻薬など薬剤を使用することに抵抗を示したり，時には医療者へ怒りをぶつけることもある．家族がおかれている複雑な心理状況や心身の疲労，それまでの体験などを理解しようとする姿勢を大切に，患者の苦痛緩和のために家族にかかわるのではなく，まず家族一人ひとりのケアを行う気持ちで家族にかかわっていくことが重要である．

また，セデーションの導入時だけでなく，セデーションが開始されても家族の気持ちは揺れ動くものである．罪悪感や無力感を増強させないよう家族の気持ちの揺れに十分に配慮しながら，ケアへの参加を促すなど家族ができることを一緒に見つけて支えていくことも家族のグリーフケアにつながる．

そして，看護師にとって一番の支えとなるのが医療チームである．特に，セデーションは緩和ケアを専門とした医師の診療と助言が必要[2]とされており，それまで患者と家族にかかわってきた主治医や病棟看護師との協働が重要となる．本事例のように，多職種が状況を共通理解し議論できるように，症例検討シートを用いたりしながら，患者，家族，医療者間の互いの状況や価値観を理解し，チームとしての方針を検討すること，適宜評価していくことが困難なときにこそ役に立つ．緩和ケアを専門とした医師や看護師，チームは，患者と家族の緩和ケアはもとより，主治医や看護師などのプライマリーチームの支援を視野に入れて活動している．患者と家族に一番にかかわる看護師が一人でジレンマや困難を抱え込まずに，医療チームで協働し，少しでも気持

ちを楽に患者と家族に向き合って看護ができることが,セデーションを受ける患者や家族へのケアとして大切なことであると考える.

引用文献

1) 田村恵子編(2010)がんの症状緩和ベストナーシング,学研,p.186.
2) 日本緩和医療学会編(2010)苦痛緩和のための鎮静に関するガイドライン2010年版,p.3,金原出版.

付　録

用語の解説

アドバンスディレクティブ（advanced directive）	生前の意思表示書．患者が自己の病態がターミナル期になったときを考えて，無駄と思われる医療や希望しない医療について事前に医師に指示しておく書面のこと．
安楽死（euthanasia）	安楽死は，激痛に苦しむ末期患者を苦痛から解放するために死なせることであるが，現在，明確な定義はない．オランダなど一部の国では安楽死が法的に認められているが，日本では医師による自殺幇助となるような安楽死は認められていない．
エンゼルケア（angel care）	患者の死亡確認後の一切のケアをいい，エンゼルメイク（できる限り生前のその人らしい容貌に整えること），全身の保清，更衣，遺体の温度管理，移送・安置などを含む．尊厳をもって故人を扱い，遺族の意向を大切にしながら，死後の旅立ちの姿を整える．遺族にとってエンゼルケアは，故人が生きてきたことの重みと喪失とに向き合う点で大きな意味をもち，遺族が家族の死から立ち直っていく重要なスタートにもなる．
エンパワーメント（empowerment）	エンパワーメントとは，もとは「権限を与える，認可する」という法律学用語であるが，看護の分野では，強い落ち込みの状態にあるような心的エネルギーの低下した患者に力を与え，患者のもっている力を引き出し，意欲的になれるようケアを行うことをいう．
エンリッチメント（enrichment）	例えば患者と家族間など，互いにとって価値・象徴的な意味をもった出来事をくり返すことで相互の関係性や絆を強めたり，相互交流によって安堵感や幸福感，喜び，自己の存在意義を見いだすなどの肯定的な感情を認識し，互いの力を高めていくことをいう．
緩和ケア（palliative care）	患者の症状の緩和と患者の視点からみたQOL（quality of life）の改善が第一義的な目的となるが，患者のおかれている状況によって目標は異なり，その患者に最も適切なケアを提供することが求められる．WHO（世界保健機関）は，緩和ケアとは「生命を脅かすよ

うな疾患による問題に直面している患者とその家族に対して，痛みやその他の身体的・心理社会的・スピリチュアルな問題を早期に発見し，的確なアセスメントと治療を行うことで苦痛を予防・軽減し，生活の質を向上させるアプローチのことである」と定義する．

ケアリング (caring)	「人間としての条件もしくは生活様式を改善したり高めようとする明白なニーズあるいは予測されるニーズをもつ他の個人を援助したり，支援したり，あるいは能力を与えたりすることを目指す行為」(マデリン・レイニンガー)であり，ケアリングとは決して看護師が一方的に与えるものではなく，ケアする人もケアされる人もともに成長するものとされる．
スピリチュアルペイン (spiritual pain)	村田久行は，スピリチュアルペインを「自己の存在と意味の消滅から生じる苦痛（無意味，無目的，無価値など）」と定義しており，それは「時間存在」「関係存在」「自律存在」という人間の存在構造が，死の自覚や症状の増悪・身体的衰弱により破綻して，これまでと同じようには存在できなくなることからくる苦痛ととらえている．つまり，「時間存在」である人間が将来を失うことで現在が無意味，無目的となり，「関係存在」である人間が他者との関係を失うことで自己の存在が意味喪失・空虚となり，「自律存在」である人間が自立・生産性を失う（無用）ことで無価値・無意味と感じると説明している．
全人的苦痛 (total pain)	全人的苦痛とは，シシリー・ソンダース（Saunders, Cicely）が死に直面した患者のケアを実践した経験の中から生まれてきた言葉である．ターミナル期の患者は，疼痛や倦怠感などさまざまな身体的苦痛とともに，不安，いらだち，悲しみなどの心理的苦痛や，家庭や職場・社会に対して役割が果たせないなどの社会的苦痛，また，苦しみながら生きていることの意味や自己の価値を見いだせないという霊的な（スピリチュアル）苦痛を抱えており，さらにこれらの苦痛が互いに影響し合って，全人的苦痛としてあらわれてくるという．
尊厳死 (death with dignity)	植物状態の患者のように意識の回復の見込みのない者に対する無益な医療を打ち切って，患者に自然の死を迎えさせるための措置．尊厳死はリスボン宣言の「尊厳性への権利」（患者は人道的な末期医療（ターミナルケア）を受ける権利，およびできる限り尊厳と安寧を保ちつつ死を迎えるためにあらゆる可能な支援を受ける権利を有する）に由来する．
ターミナルケア (terminal care)	患者の身体的な健康のレベルが低くなり，不可逆的な状態となって死に近づいている時期に提供されるケア．end-of-life care と同義で

用いられる．

チーム医療
(interdisciplinary approach to health care)
医師，看護師，薬剤師，栄養士，理学療法士，医療ソーシャルワーカーなど異なる職種の専門家が連携・協働するチームを編成し，患者や家族がもつ多様なニーズに柔軟に対応していく医療体制のこと．各専門職が垣根を越えて横断的・有機的に活動することで患者の治療や療養に関する総合的な判断や評価を得ることができ，結果として患者や家族にとっての医療の質・QOLの向上が期待できる．

脳　死
(brain death)
全脳髄の不可逆的な機能喪失状態をいう．全脳髄が不可逆的な機能喪失状態になっているかどうかは，厚生労働省の脳死判定基準（①深昏睡，②瞳孔の拡大，③脳幹反射の消失，④平坦脳波，⑤人工呼吸器をはずしても自発呼吸がない，⑥①から⑤までの検査を6時間以上経過して再度行い，変化がないことを確認）に従って判定される．

悲嘆のプロセス
(grief process)
悲嘆のプロセスは直線的な過程ではなく，変化していくさまざまな位相を含んでいる．ボウルビィ（Bowlby）の4位相の考え方によれば，①患者の死に対して，遺族がまだその現実に向き合えない「ショックと無感覚の位相」，②遺族が故人の死を情緒的に受け入れられず，何とか故人を取り戻そうとする「切望と探索の位相」，③故人をもはや取り戻せないと理解した遺族が激しい悲しみのなかで絶望し，将来や人生の目標にも無関心となりうつ状態に陥る「混乱と絶望の位相」，④遺族が故人をあきらめ，新たな結びつきを形成し，生活を立て直そうとする「再構成の位相」――の過程を経るという．

ホスピスケア
(hospice care)
ホスピスの語源は，「人々を親切にもてなすこと」「歓待すること」であり，ホスピスケアの哲学・理念は，ターミナル期の患者が最後まで人間としての尊厳を保ちながら生きることを目的として心身両面からのケアを提供することである．

予期悲嘆
(anticipatory grief)
悲嘆とは喪失から生じる強い感情ないし情緒的な苦しみのことで，予期悲嘆とは実際に喪失を体験する前にそれを予期して起こる悲嘆反応のことをいう．

ライフレビュー
(life review)
回想法ともよばれ，バトラー（Butler）によって提唱された高齢者を対象とする心理療法のこと．自分の歩んだ人生の再評価，自我の統合，過去―現在―未来への継続性の確認と受容を目的として行われる．バトラーらは，ライフレビューとは治療者により方向を示されるものではなく，すでに始まっている患者自身の分析を深く聴くことであるとする．

リビングウイル (living will)	生前宣言．生前に効力を発揮する遺言書のことで，医学的に回復の見込みがなく延命治療しか残されていない状態に陥ったことを想定して，その状態における治療を拒否する意思をあらかじめ書面に記し，尊厳死を自身で決定すること．
悪いニュース (bad news)	欧米では「悪いニュース」の定義を，「患者の将来への見通しを根底から否定的に変えてしまう情報」「患者の将来に対する見方を劇的に悪い方向へ変えてしまう情報」としており，医学的な"悪い知らせ"というだけでなく，患者がもつ病気の社会的意味や患者自身の価値判断も含まれるものとする．

日本語索引

ア

悪液質　65, 208
アセトアミノフェン　249
アドバンスケアプランニング　47
アドバンスディレクティブ　47, 373
アルフォンス・デーケン　22, 29, 35
アルプラゾラム　275
アロディニア　195
アロマセラピー　305
アワー・レディス・ホスピス　10
安楽死　48, 373

イ

医学的な死　16
意識の低下　66
意思決定　45, 119, 166
遺族ケア　178, 314
遺族ケアプログラム　317
遺体の移送・安置　177
痛み　63, 191, 246
異痛症　195
癒し　304
医療従事者のストレス　222, 284, 330
イレウス　227
インフォームドコンセント　33, 110, 112, 119

ウ

ウォーデン　131
うつ病　271

エ

栄養サポートチーム　54
エチゾラム　275
エバーハード　286
嚥下困難　215
エンゼルケア　173, 373,
エンバーミング　19
エンパワーメント　107, 170, 373
エンリッチメント　149, 373
NMDA受容体拮抗薬　262

オ

嘔気　224, 252
嘔吐　224, 252
オキシコドン　256
オピオイド鎮痛薬　218, 251
オピオイドスイッチング　260
オレキシン受容体拮抗薬　279
温罨法　200

カ

咳嗽　214
回想法　137
家族内コミュニケーション　146
家族のニード　159
カタルシス　138
カリフォルニア州自然死法　48
カルマン　101
カレン・アン・クインラン事件　47
がん患者の心理的適応　294
看護者の準備性　287
がん性疼痛　63
がん対策基本法　6
がん対策推進基本計画　6
がんリハビリテーションの分類　141
緩和ケア　5, 101, 124, 373
緩和ケアチーム　26, 55
緩和・ターミナルケア看護　15

キ

ギアチェンジ　119
気管支拡張薬　219
記念日反応　95
キャロル・レッパネン・モンゴメリー　104
キャンサーボード　27
キューブラー＝ロス　68, 74, 129, 240, 284
強オピオイド鎮痛薬　251, 254
共感　106, 133, 282
胸水　214
局所性浮腫　209
去痰薬　219

ク

グリーフケア　22, 177
グループ療法　296
グレーザー　130

ケ

ケアリング　104, 374
傾聴　107, 133, 195, 240
ゲートコントロール理論　200
ケミカルコーピング　252
下痢　231
倦怠感　186, 263

コ

抗うつ薬　261, 266, 278
口渇　253
抗けいれん薬　262
抗精神病薬　266, 278
抗ヒスタミン薬　278
抗不安薬　266
抗不整脈薬　262
呼吸器症状　214
呼吸困難　65, 214
呼吸停止　67
呼吸抑制　253
国際疼痛学会　63
告知　44
コデイン　254
子どもホスピス　37

コ

コミュニケーション 106, 146, 217, 282
コルチコステロイド 219, 261, 265

サ

サイコオンコロジー 6
在宅ターミナルケア 38, 350
サポートグループ 320
三環系抗うつ薬 272

シ

自己決定 114
自己効力感 294
自己存在 75, 110, 135
支持的精神療法 271
シシリー・ソンダース 10, 30
死生観 19, 83, 84
死装束 22
死にゆく過程 74
死の恐怖 82
死の三徴候 17, 51, 62, 67
慈悲殺 48
死別 94, 173, 315
死への気づき 91
死への準備教育 22
死へのプロセス 129
死亡宣告 17
死亡場所 5, 38
弱オピオイド鎮痛薬 251, 254
ジュディス・ルーベル 104
シュトレーベ 94
受容 133
準備性抑うつ 240
消化器症状 65, 224
消極的安楽死 48
食欲不振 65
知る権利 44, 114
心因性疼痛 195
侵害受容性疼痛 63, 194, 247
神経障害性疼痛 63, 195, 247
人生会議 47
心停止 66
心理的・社会的苦痛 70
診療報酬 39

ス

睡眠障害 276
スターリングの法則 206
ストラウス 130
ストレスマネジメント 330
スピーゲル 296
スピリチュアリティ 135
スピリチュアルケア 129, 135
スピリチュアルペイン 32, 73, 135, 294, 340, 362, 374

セ

精神刺激薬 265
精神症状 266
聖ファビオラ 9
生命活動の停止 66
絶縁儀礼 22
積極的安楽死 48
セデーション 50, 367
セルフエフィカシー 294, 332
セロトニン・ノルアドレナリン再取り込み阻害薬 273
遷延性悲嘆症 96
全身性浮腫 208
全人的苦痛 32, 70, 374
選択的セロトニン再取り込み阻害薬 273
セント・クリストファー・ホスピス 11, 30
全米総合がん情報ネットワーク 186
せん妄 66, 241, 253, 267

ソ

臓器移植法 52
葬送儀礼 21
ソーシャルサポート 97, 221
尊厳死 48, 374

タ

ターミナル期 4
ターミナルケア 4, 284, 374

体性痛 195
退薬症状 252
代理意思決定 166
タセック 286
タペンタドール 259
WHO三段階除痛ラダー 32, 248
WHO方式がん疼痛治療法 191, 246

チ

チーム医療 27, 54, 123, 375
治療拒否 45
治療中断 75
治療法の選択 124
鎮咳 218
鎮静 50
鎮痛補助薬 261
鎮痛薬 246

ツ・テ

追悼会 319
痛覚過敏 253
ディエッツの分類 141
デイホスピス 165
適応障害 239

ト

疼痛コントロール 32
トータルペイン 32, 70, 338
トラゾドン 278
トラマドール 254
トリアゾラム 277

ナ・ニ

内臓痛 194
二重過程モデル 95
ニニ・レイク 131

ネ

ネッサ・コイル 108

眠気 253

ノ

脳死 17, 51, 66, 375
脳死判定基準 52, 66
望ましい死 85, 169

ハ

バーンアウト 330
ハイスフィールド・ウォルフ 4
排痰 218
排尿障害 253
ハス 101
パトリシア・ベナー 104
反応性抑うつ 240
ハンプ 159

ヒ

非オピオイド鎮痛薬 249
非ステロイド性抗炎症薬 249
悲嘆 94, 129
悲嘆作業 131, 179
悲嘆のプロセス 94, 375
ヒドロモルフォン 256
非ベンゾジアゼピン系睡眠剤 278

フ

不安 71, 220, 235, 274
フェンタニル 257
複雑性悲嘆 96
腹部膨満 65
浮腫 205
ブプレノルフィン 258
不眠 65, 276
フルニトラゼパム 277
フローレンス・ナイチンゲール 106
ブロチゾラム 277

ヘ

米国国立がん研究所 231

ペインスケール 196, 341
ベンゾジアゼピン系抗不安薬 275
ベンゾジアゼピン系睡眠剤 277
便秘 65, 215, 229, 252

ホ

ポイントオブノーリターン 17
防衛機制 162, 284
芳香療法 305
ボウルビィ 94
補完・代替医療（療法） 304
ホスピス 8, 29
ホスピスケア 8, 124, 375
ホスピスボランティア 35
保清 175
ホリスティック 304

マ

マカフェリー 191
マッサージ 200, 211, 230, 308
マデリン・M・レイニンガー 105

ミ

ミオクローヌス 253
看取り 68
ミルタザピン 273, 278
ミルトン・メイヤロフ 104

メ

メアリー・エイケンヘッド 10
命日反応 95
メサドン 259
メディカリゼーション 16
メメント・モリ 14
メラトニン受容体作動薬 279

モ・ヤ

殯 17

モルヒネ 255
ヤーロム 296
役割移行 164
役割過重 165

ユ・ヨ

湯灌 22
予期的嘔吐 224
予期悲嘆 35, 95, 129, 161, 375
抑うつ 107, 238, 271

ラ・リ

ライフレビュー 137, 148, 161, 289, 297, 375
リアリティーショック 330
リスボン宣言 50
リハビリテーション 140
リビングウイル 47, 376
療養の場の選択 126
リラクセーション 332
輪廻転生 21
倫理的問題 44, 114, 369

ル・レ

ルネ＝モーリス・ガットフォセ 306
レスキュードーズ 255
レスパイトケア 165

ロ・ワ

ロバート・バックマン 129
ロバート・バトラー 137
ロラゼパム 275
ロルメタゼパム 278

悪いニュース 112, 121, 376

外国語索引

A

ACP 47
advanced directive 47, 373
Aikenhead, Mary 10
allodynia 195
angel care 373
anticipatory grief 95, 375

B

bad news 112, 376
Benner, Patricia 104
bereavement 94
Bowlby, J. 94
brain death 375
breaking bad news 115
Buckman, Robert 129

C

Calman 101
CAM (complementary and alternative medicine) 304
cancer board 27
caring 104, 374

D

death with dignity 374
Deeken, Alfons 22, 29, 35
DNAR 46, 119, 127

E

Eberhardt 286
empowerment 107, 170, 373
end of life 4
enrichment 149, 373
euthanasia 373

G

Gattefosse, Rene-Maurice 306

Glaser, B 130
Good Practice 169
grief care 178
grief process 375

H

Haisfield-Wolf 4
Hampe 159
Hass 101
hospice care 375
hospitality 31

I・K

informed consent 33, 110, 119
interdisciplinary approach to health care 375
Kübler-Ross, Elisabeth 68, 74, 129, 240, 284

L

Leick, Nini 131
Leininger, Madeleine M. 105
life review 375
living will 47, 376

M

Mayeroff, Milton 104
McCaffery 191
medicalization 16
Montgomery, Carol Leppanen 104

N

Nightingale, Florence 106
NMDA 262
NSAIDs 249
NST (nutrition support team) 54

O・P

opioid switching 260
palliative care 373
PEACE 7
Plato 19
point of no return 17
Ptacek 286

Q・R

QOL (quality of life) 14, 100, 142
respite care 165
role transition 164

S

Saunders, Cicely 10, 30, 79
sedation 50
self-efficacy 294
SNRI 273
SOL (sanctity of life) 14
Spiegel 296
spiritual pain 32, 73, 135, 294, 340, 362, 374
SSRI 273
Strauss, A. 130

T

terminal care 374
total pain 32, 70, 374
truth-telling 44

W・Y

Worden, James W. 131
Wrubel, Judith 104

Yalom 296

<編者略歴>

鈴木　志津枝　Shizue Suzuki

高知女子大学看護学科卒業，千葉大学大学院看護学研究科修士課程修了（成人看護学専攻），米国オレゴンヘルスサイエンス大学博士後期課程修了（Ph.D）．
兵庫医科大学病院看護師，神戸市立看護短期大学助手，神戸大学短期大学部助教授，高知女子大学看護学部教授，神戸市看護大学副学長，学長，兵庫医療大学副学長・教授を経て，
現在，兵庫医科大学看護学部教授．
著書：「危機的患者の心理と看護」(1987)，「看護における研究」(1999)，「図解高齢者介護実践ガイド」(2000)，「ナーシングマニュアル 第1巻 がん看護マニュアル」(2001)，「家族エンパワーメントをもたらす看護実践」(2005)，「慢性期看護論 第3版」(2014)

内布　敦子　Atsuko Uchinuno

熊本大学医学部附属看護学校卒業，東洋大学経済学部Ⅰ部卒業，千葉大学大学院看護学研究科修了，ミネソタ大学看護学部 Researcher scholar，大阪大学人間科学研究科博士号取得．
虎ノ門病院，東京女子医科大学看護短期大学講師，兵庫県立看護大学・兵庫県立大学看護学部教授，兵庫県立大学副学長を経て，
現在，敦賀市立看護大学理事長・学長．
著書：「別冊ナーシングトゥデイ "Symptom Management" 患者主体の症状マネジメントの概念と臨床応用」(1998)，「TACSシリーズ1 実践基礎看護学」(1999)，「看護管理テキスト 第3版 第2巻 看護サービスの質管理」(2021)

◆成人看護学◆
緩和・ターミナルケア看護論
［第2版］

編集	鈴木　志津枝 内　布　敦　子	平成17年3月20日	初版発行
発行者	廣　川　恒　男	平成23年12月1日	第2版ⓒ 1刷発行
組版 印刷 製本	株式会社ワコープラネット 凸版印刷株式会社	令和4年12月20日	10刷発行

発行所　ヌーヴェルヒロカワ

〒102-0083　東京都千代田区麹町3-6-5
電話 03(3237)0221　FAX 03(3237)0223
ホームページ　http://www.nouvelle-h.co.jp

NOUVELLE HIROKAWA
3-6-5, Kojimachi, Chiyoda-ku, Tokyo
ISBN978-4-86174-044-2

ケア従事者のための死生学

清水 哲郎　編集
島薗　進

医師、看護師など、ケア従事者が直面する死生の諸問題を考察する新しいタイプの死生学の入門書。

◎主な内容と執筆者

序　死生学とは何か　　　　　　　　　島薗進／清水哲郎

第1部　ケア現場の死生学

Ⅰ章　ケア従事者に求められるもの
　　　　清水哲郎／高橋都／松島たつ子／石谷邦彦

Ⅱ章　医療現場における生と死
　　　　行岡哲男・川原千香子／戈木クレイグヒル滋子
　　　　白石純子／玉井真理子／山崎浩司

Ⅲ章　介護現場における生と死
　　　　立岩真也／橋本操／川口有美子
　　　　岡部健・相澤出／大熊由紀子

第2部　死生学の諸問題

Ⅳ章　宗教・思想と人の死生　　　島薗進／安藤泰至

Ⅴ章　日本人の死生観　　　　　　竹内整一／末木文美士

Ⅵ章　死生をめぐる心と振る舞い
　　　　宇都宮輝夫／河正子／堀江宗正／井上ウィマラ

Ⅶ章　死生をめぐる文化と社会
　　　　谷山洋三／中筋由紀子

Ⅷ章　死生をめぐる倫理と法　　　香川知晶／稲葉一人

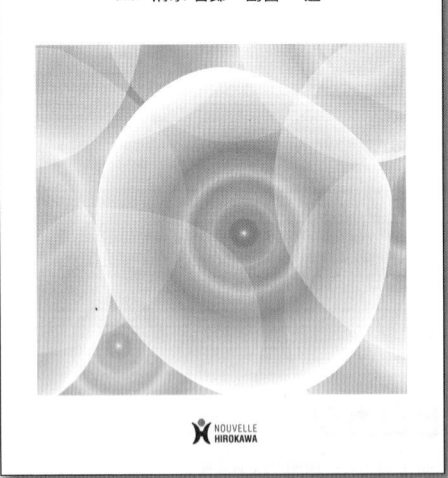

A5判 上製 420頁 定価(3,000円+税)
ISBN978-4-86174-036-7　2010年9月刊行

ヌーヴェル ヒロカワ
NOUVELLE HIROKAWA

ホームページ　http:// www.nouvelle-h.co.jp
東京都千代田区麹町3-6-5　〒102-0083
TEL03-3237-0221(代)　FAX03-3237-0223